MANXING GANBING
ZHONGXIYI
ZHILLIAOXUE

顾　问　王灵台
主　编　高月求
副主编　孙学华　周振华

慢性肝病

中西医治疗学

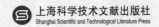

上海科学技术文献出版社
Shanghai Scientific and Technological Literature Press

图书在版编目（CIP）数据

慢性肝病中西医治疗学／高月求主编．—上海：上海科学
技术文献出版社，2019
ISBN 978-7-5439-7987-1

Ⅰ.① 慢… Ⅱ.①高… Ⅲ.①慢性病—肝疾病—中西
医结合疗法 Ⅳ.① R575

中国版本图书馆 CIP 数据核字 (2019) 第 222877 号

责任编辑：付婷婷
封面设计：房惠平

慢性肝病中西医治疗学
MANXING GANBING ZHONGXIYI ZHILIAOXUE
顾问 王灵台 主编 高月求 副主编 孙学华 周振华
出版发行：上海科学技术文献出版社
地　　址：上海市长乐路 746 号
邮政编码：200040
经　　销：全国新华书店
印　　刷：常熟市人民印刷有限公司
开　　本：787×1092 1/16
印　　张：22.75
字　　数：525 000
版　　次：2020 年 1 月第 1 版 2020 年 1 月第 1 次印刷
书　　号：ISBN 978-7-5439-7987-1
定　　价：88.00 元
http://www.sstlp.com

《慢性肝病中西医治疗学》编委会名单

顾　问　王灵台

主　编　高月求

副主编　孙学华　周振华

编　委

（按姓氏拼音顺序排列）

高月求　　黄凌鹰　　李　曼　　吕　佳

聂红明　　邱　华　　商斌仪　　孙学华

吴惠春　　吴韶飞　　张　鑫　　郑　超

周振华　　朱晓骏　　卓蕴慧

序

　　慢性肝病在我国发病率较高,并呈上升趋势,其病程较长,病情复杂,迁延难愈。目前国内外采取先进的科学技术以及医学方法对该病进行了大量临床和实验研究,取得了一定成果,但其治疗效果并不理想。临床实践表明,中医学采用辨证论治和整体观念为指导思想,在慢性肝病的治疗中积累了大量经验,取得了独特的疗效。

　　《慢性肝病中西医治疗学》一书立足于慢性肝病中医学、西医学发病机制和临床治疗,将基础与临床实际有机结合,既有学科的基础理论、最新进展,又有临床实践的经验总结,在"实用"上下功夫。内容分为三篇,上篇主要介绍肝脏解剖、生理病理,中医药防治肝病历史沿革,肝病的中医病因病机、治则治法以及常用的中药和中成药;中篇系统阐释中医药慢性肝病的中西医结合诊疗方案和名家诊治经典医案;下篇详细介绍了肝病现代免疫学技术和免疫治疗研究进展。该书较为系统、全面、客观地阐述了临床常见慢性肝病的中西医结合治疗现状。

　　该书在介绍慢性肝病现代医学发病机制和治疗现状的基础上,结合既往工作基础,详细阐述中医药、中西医结合防治慢性肝病的临床研究进展和临床科研思路。重点介绍中医药在防治慢性肝病领域优势作用环节,诸如抗肝脏炎症(保肝降酶、退黄)、抗纤维化、调节免疫及中药联合抗病毒药物提高病毒应答率等。因此该书的出版有助于开拓慢性肝病临床医师的研究思路,提供规范化的临床研究方法和技术路线,可望提高中医药防治慢性肝病的临床水平。

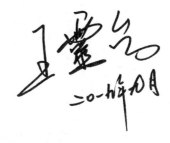

二○一六年十月

目　录

上篇　肝病的中西医基础理论

❀ 中篇　常见肝病的中西医治疗 ❀

下篇　肝病免疫学进展

上篇

肝病的中西医基础理论

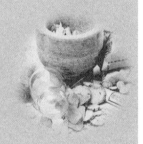

第一章

肝脏的解剖

一、肝脏的大体解剖

肝脏是人体最大的实质性脏器,也是最大的腺体。人的肝脏位于腹腔,大部分位于右季肋深面和上腹部,小部分位于左季肋部。肝上界与膈肌的位置一致,约在右锁骨中线第五肋间;肝下界一般不超过右肋弓,正常情况下在肋缘下摸不到,有时在剑突下可触及,但一般不超过3cm,而小儿多可在肋缘下触及。肝脏有一定的活动度,可随体位的改变和呼吸而上下移动,吸气时常可以在右肋缘下触及。

肝脏由于有丰富的血供,呈棕红色,质软而脆,形态呈一不规则楔形,底朝向右侧腹壁,圆钝厚重;尖端窄薄指向脾脏。我国成年人的肝脏的重量,男性为1230～1450g,女性为1100～1300g,约85%的成人肝重占体重的1.8%～3.1%。胎儿和新生儿时,肝的体积相对较大,可达体重的5%。肝脏有上下两面,前后左右四缘。右叶上面膈邻近右胸膜腔和右肺,左叶上面膈邻近心包和心脏。右叶后缘内侧邻近食管,左叶下面接触胃前壁,右叶下接幽门,右叶下面前边接结肠右曲,中部近肝门处邻接十二指肠,后边接触肾和肾上腺。

肝脏被腹膜皱折形成的韧带固定于腹腔,主要有左三角韧带、右三角韧带、镰状韧带、肝圆韧带、冠状韧带、肝胃韧带、肝十二指肠韧带以及后面的腔静脉韧带等。肝圆韧带是胎儿时出生后脐静脉闭锁后形成的纤维索,连接于腹前壁和肝脏,自脐移行至脐切迹,经镰状韧带游离缘的两层腹膜之间到达门静脉左干的囊部与静脉韧带相连。静脉韧带为左门静脉和左肝静脉之间闭锁后的静脉导管。镰状韧带位于肝膈面,矢状位走行,一端与肝圆韧带相连,另一端延伸为左右三角韧带。镰状韧带将肝脏的膈面分为右大左小两部分,是左叶间裂在肝脏表面的标志,韧带下端与脐切迹和静脉韧带相连,上端向后上方延伸与冠状韧带相移行。右冠状韧带的前后两页之间有较大的间隙为裸区,左冠状韧带两页之间距离很近。左右冠状韧带的前后页向外侧延伸,分别汇合成左右三角韧带,与左右膈肌相连,这两条韧带比较坚韧,尤其是左三角韧带比较宽厚,其内往往有血管和迷走胆管,肝脏切除时应予以妥善缝扎。肝胃韧带和肝十二指肠韧带又称小网膜,内分别含有胃左动脉及肝动脉、门静脉、胆总管等。肝十二指肠内的肝动脉、门静脉和胆总管一同进入肝内并被格利森(Glisson)纤维鞘包裹,其入肝处称第一肝门。

肝脏血供包括入肝和出肝两套血流系统。入肝血流有肝动脉和门静脉,故肝是一个具有双重血供的器官。肝动脉占入肝血流的 25%，门静脉占 75%，但因肝动脉为富氧血，故实际上两者对肝的供氧各占 50%。肝动脉大多数起源于腹腔干，少数起源于肠系膜上动脉，临床上经常遇到右肝动脉发自肠系膜上动脉或左肝动脉发自胃左动脉的变异情况。肝动脉在第一肝门处多数分为左右肝动脉进入肝实质，少数分为左、中、右三支肝动脉，其中肝中动脉血流供应左内叶。门静脉在胰颈后方接受肠系膜上静脉和脾静脉的血流，行走于肝十二韧带的后方。多数门静脉入肝时分为左右两支（其中门静脉左支肝外的行程较右侧长），少数分为三支（其中门静脉右支较早地发出右前支和右后支）。肝的出肝血流指的是肝静脉系统。肝动脉、门静脉血流进入肝窦，经物质交换和代谢后逐渐汇成肝静脉血。肝右、肝中和肝左三支主肝静脉汇入肝上下腔静脉形成第二肝门。80% 的肝左和肝中静脉在肝实质内合干后再汇入下腔静脉。除以上三支主肝静脉外，在肝后下腔静脉前壁与肝实质之间有 8～10 支不等的肝短静脉直接汇入下腔静脉，称为第三肝门。

二、肝段解剖

1950 年吴孟超等提出了吴孟超五叶四段肝脏分叶法，即以肝脏内血管和肝脏裂隙为基础，分为左内叶、左外叶、右前叶、右后叶、尾叶；左外叶又分为左外叶上下段，右后叶分为右后叶上下段。肝门静脉、肝动脉和肝胆管在肝内的分支及属支被以格利森（Glisson）鞘包裹而形成三联管道系统，称为格利森（Glisson）系统或门脉系统。1954 年奎诺（Couinaud）提出的肝段划分法是以格利森（Glisson）系统在肝内的分布为基础，以肝静脉为分段界限，按顺时针方向将肝脏分为 8 个肝段，每个肝段分别用罗马数字 I—Ⅷ 标记。I 段为尾状叶，Ⅱ 段为左外叶上段，Ⅲ 段为左外叶下段，Ⅳ 段为左内叶，Ⅴ 段为右前叶下段，Ⅵ 段为右后叶下段，Ⅶ段为右后叶上段，Ⅷ 段为右前叶上段。奎诺（Couinaud）肝段解剖对肝外科具有重要的意义，由于每个肝段接受格利森（Glisson）系统的一个分支，具有相对独立出肝和入肝血管系统及胆管系统，临床可以根据病变情况做最小范围的切除，尽可能保留正常肝组织。虽然奎诺（Couinaud）分段法经典且广泛应用，但其有不可避免的局限性，斯特拉斯伯格（Strasberg）建议根据动脉或胆管的分支而命名。准确认识肝内血管解剖结构和准确定位肝脏分叶、分段是肝脏切除术前评估和活体肝移植肝段选择的基础，特别是活体肝移植供体肝段的选择。肝内解剖结构和肝脏分段的关系见表 1。

表 1　肝脏内解剖结构与肝脏分叶、分段的定位关系

结构名称	所处部位	在定位中的关系
肝右静脉	右叶间裂	肝右前叶和右后叶的分界标志
肝中静脉	正中裂的后半部	肝右前叶和左内叶的分界标志
肝左静脉	左叶间裂	肝左内叶和左外叶的分界标志
门静脉右支（前叶静脉）	肝右前叶内	流经肝右前叶中间
门静脉右支（后叶静脉）	肝右后叶内	流经肝右后叶中间
门静脉左支（横段）	横沟	肝方叶和尾状叶的分界标志

续表

结构名称	所处部位	在定位中的关系
门静脉左支(矢状段)	左叶间裂	肝左内叶和左外叶的分界标志
下腔静脉窝	正中裂的后端	分隔肝右叶和肝左叶
胆囊窝	正中裂的前半部	分隔肝右叶和肝左叶
肝圆韧带	左叶间裂前部	分隔肝左内叶和肝左外叶
静脉韧带	左叶间裂后部	分隔肝左外和尾状叶

三、肝脏的基本功能单位

　　肝脏表面有一薄层致密的结缔组织构成的被膜,被膜入肝形成网状支架,将肝实质分成具有相似形态和相同功能的基本单位肝小叶,人类肝脏约有 50 万个肝小叶,呈多角棱柱体,约 1×2 mm 大小。肝小叶中央是中央静脉,围绕该静脉为放射状排列的单层肝细胞形成肝细胞索,肝细胞相互吻合成网,网眼间有窦状隙(又称肝窦、血窦),肝窦的壁上附有库普弗细胞(Kupffer cell, KC),它有吞噬能力,属于单核-吞噬细胞系统。几个肝小叶之间的结缔组织组成汇管区,其中有肝动脉和门静脉的小分支和胆管。肝窦实际上是肝的毛细血管网,它一端与肝动脉和门静脉的小分支相通,另一端和中央静脉连接。在肝窦一面的肝细胞膜上具有很多微绒毛,伸向肝细胞膜与肝窦壁之间存在的狭窄的血管外周间隙及 Disse 腔(又称狄氏间隙,窦周隙)内,主要起着与肝窦内血液之间进行物质交换的作用。胆管又分为胆小管和毛细胆管,后者即是相邻的两个肝细胞接触面之间的管状间隙,其壁由肝细胞膜构成。因此可以说:肝小叶是由肝细胞、毛细胆管、血窦和相当于毛细淋巴管的窦周隙所组成。

(张　鑫)

参考文献

[1] Crawford AR，Lin XZ，Crawford JM. *The normal adult human liver biopsy：a quantitative reference standard*[J]. Hepatology. 1998;28(2):323 – 31.

[2] Couinaud C. *The anatomy of the liver* [J]. Ann Ital Chir. 1992;63(6):693 – 7.

[3] Strasberg SM. *Terminology of liver anatomy and liver resections：coming to grips with hepatic Babel* [J]. J Am Coll Surg. 1997;184(4):413 – 34.

第二章
肝脏的生理功能

肝脏具有复杂的生理功能。到目前为止，人们尚未完全了解其所有的功能，这也是临床上人工肝难以长期替代生物肝的主要原因。肝脏的主要功能有代谢合成功能、胆汁生成和排泄、对内外源性生物要素的代谢解毒功能、储血和调节循环血量的功能、肝脏免疫及再生功能等。在胚胎时期肝脏还有造血功能。

一、肝脏的代谢功能

肝脏是人体重要器官，参与多种物质在体内的代谢及合成，包括糖、蛋白质、脂肪、胆酸、凝血因子、胶原及其他细胞外基质、谷胱甘肽（glutathione，GSH）、氨、尿素等营养物质，以及一些非营养物质的合成。

1. 肝脏与蛋白质代谢

肝脏是人体合成蛋白质的重要器官，除了合成自身所需的各种酶等蛋白质，还合成多种分泌蛋白质，如前白蛋白、清蛋白、载体蛋白、凝血酶原、纤维蛋白原、凝血因子（Ⅶ、Ⅸ、Ⅹ）等。胎肝和肝癌细胞可合成甲胎蛋白。

肝脏是合成血浆蛋白的主要场所，目前已知至少有 17 种血浆蛋白由肝脏合成，其中清蛋白和 α 球蛋白是唯一在肝脏内合成的两种蛋白。合成的血浆蛋白作为体内各种组织蛋白的更新之用而对维持机体蛋白质代谢有重要意义。肝功能不全时表现为血浆蛋白水平下降。一些急性期蛋白如 C 反应蛋白、纤维蛋白原等在机体应激状况下也由肝脏产生。肝脏合成的 11 种蛋白参与凝血过程，凝血因子 Ⅰ、Ⅱ、Ⅴ、Ⅶ、Ⅷ、Ⅸ、Ⅹ、Ⅺ、Ⅻ 均由肝脏产生，维生素 K 是凝血因子 Ⅰ、Ⅶ、Ⅸ、Ⅹ 激活中必不可少的。

在蛋白质代谢过程中，肝脏主要依赖一些酶发挥着合成、脱氨和转氨作用。蛋白质经消化分解为氨基酸而被吸收，在肝内再重新合成人体所需的各种重要的蛋白质，如白蛋白、纤维蛋白原和凝血酶原等。肝损害严重时，就可出现低蛋白血症和凝血功能障碍。氨基酸代谢过程中产生的氨是对人体有毒的物质，肝脏能通过鸟氨酸循环（又称尿素循环）将大部分的氨合成尿素后经肾脏排出。肝细胞受损时，脱氨作用减退，血氨因此增高。肝细胞内有多种转氨酶，能将一种氨基酸转化为另一种氨基酸，以增加人体对不同食物的适应性。肝细胞受损而伴有细胞膜的变化时，转氨酶被释出于血液中，导致血液内转氨酶升高。由消化道吸收的氨基酸在肝脏内进行蛋白质合成、脱氨、转氨等作用,合成的蛋白质进入血循环供全身器官组织需要,肝脏将氨基酸代谢产生的氨合成尿素,经肾脏排出体外。所以肝病时血浆蛋白减少,血氨升高。

2. 肝脏与糖代谢

肝脏能把三大物质通过糖原合成或糖异生的方式转化为糖原,以肝糖原的形式储存于肝脏内;当劳动、饥饿、发热时,血糖大量消耗,机体处于低血糖时肝细胞又能把肝糖原分解为葡萄糖进入血液循环,释放入血以氧化供能。同时肝脏可以通过影响胰岛素、胰高血糖素、肾上腺素、糖皮质激素、生长激素和甲状腺素等激素水平而影响血糖,尤其在慢性肝病时,这种现象较明显。因此严重肝病时,易出现血糖异常,包括血糖升高和降低。

3. 肝脏与脂类代谢

脂类物质主要包括两大类:一类是脂肪(主要是甘油三酯),是人体内含量最多的脂类,是体内的一种主要能量来源;一类是类脂,是生物膜的基本成分,约占体重的 5%,包括胆固醇、磷脂、糖脂。肝脏在脂类代谢中起到重要作用,是脂肪运输的枢纽。

肝脏是体内脂肪酸、胆固醇、磷脂合成的主要器官之一。机体的脂肪酸一部分来自于食物称为外源性脂肪酸,在体内可通过加工被机体利用;一部分来自于肝脏和哺乳期乳腺、脂肪组织、肾脏、小肠等利用糖和蛋白质转变的脂肪酸,称为内源性脂肪酸,用于甘油三酯的生成,储存能量。胰岛素、胰高血糖素、肾上腺素、生长素均参与对脂肪酸合成的调节。脂肪酸在供氧充足的条件下,可通过活化、转移、β 氧化及最后经三羧酸循环被彻底氧化生成 CO_2 和 H_2O 并释放大量能量供机体利用,在体内脂肪酸氧化以肝和肌肉最为活跃,而在神经组织中极为低下。

肝脏、脂肪组织和小肠黏膜上皮细胞均能合成甘油三酯,其中肝脏可利用糖、甘油和脂肪酸为原料,通过磷脂酸途径和甘油一酯途径合成甘油三酯。脂肪组织中的甘油三酯在一系列脂肪酶的作用下,分解生成甘油和脂肪酸,并释放入血供其他组织利用的过程,称为脂肪动员。当脂肪代谢紊乱时,可使脂肪堆积于肝脏内形成脂肪肝。

长链脂肪酸在肝脏中经氧化分解的中间产物乙酰乙酸、β-羟基丁酸及丙酮,三者统称为酮体。肝脏具有较强的合成酮体的酶系,但却缺乏利用酮体的酶系,需经血液运输到肝外组织进一步氧化分解。酮体是脂肪分解的产物,而不是高血糖的产物。进食糖类物质也不会导致酮体增多。但糖尿病患者或长期禁食时,脂肪动员增强,肝脏生成的酮体超过肝外组织的利用限度,致血液内堆积过高浓度的酮体,从肾脏排出,即酮症,其中乙酰乙酸、β-羟基丁酸堆积过多造成机体酸中毒。

除脑组织和成熟红细胞外,几乎全身各组织均可合成胆固醇,肝脏的合成能力最强,占总量的 3/4 以上。机体以乙酰 CoA 为起始原料,ATP 供能和 NADPH 供氢,在细胞液和内质网合成酶的作用下合成胆固醇。胰岛素和甲状腺素能诱导肝脏中 HMG-CoA 还原酶(胆固醇合成过程中的限速酶)的合成,促使胆固醇的合成;而胆固醇可反馈抑制 HMG-CoA 还原酶的活性并减少其合成,从而降低胆固醇的合成。胆固醇在体内经氧化和还原转变为其他含环戊烷多氢菲母核的化合物,大部分进一步参与体内代谢,或排出体外;可以转变为多种具有重要生理作用的物质,在肾上腺皮质可以转变成肾上腺皮质激素;在性腺可以转变为性激素,如雄激素、雌激素和孕激素;在皮肤,胆固醇可被氧化为 7-脱氢胆固醇,后者经紫外线照射转变为维生素 D_3;在肝脏,胆固醇可氧化成胆汁酸,促进脂类的消化吸收。胆固醇还可被肠道细菌还原为粪固醇后排出体外。

磷脂,也称磷脂类、磷脂质,是含有磷酸的脂类,属于复合脂。磷脂组成生物膜的主要成分,分为甘油磷脂与鞘磷脂两大类,分别由甘油和鞘氨醇构成。常与蛋白质、糖脂、胆固醇等其他分子共同构成脂双分子层,即细胞膜的结构。全身各组织均能含有合成磷脂的酶,但以肝脏、肾脏和肠等组织最为活跃。

4. 肝脏与脂蛋白合成及代谢

脂蛋白指的是与脂质(包括甘油、磷脂、胆固醇及其酯)相结合的水溶性蛋白质,是血脂在血液中存在、转运及代谢的形式。依据其密度从高到低分为血浆脂蛋白分为高密度脂蛋白(high density lipoprotein,HDL)、低密度脂蛋白(low density lipoprotein,LDL)、极低密度脂蛋白(very low density lipoprotein,VLDL)及乳糜微粒(chylomicron,CM)。

HDL 是血清中颗粒密度最大的一组脂蛋白,亦称为 a1 脂蛋白,比较富含磷脂质。HDL 的代谢是相当复杂的,它涉及许多代谢通路。肝脏是合成分泌 HDL 的主要部位,其次是小肠。主要作用是将肝脏以外组织中的胆固醇转运到肝脏进行分解代谢。肝脏新合成的 HDL 以磷脂和载脂蛋白 A1 为主。在卵磷脂胆固醇脂酰基转移酶(lecithin cholesterol acyltransferase,LCAT)作用下,游离胆固醇变成胆固醇酯,脂蛋白则变成成熟球形 HDL3,再经脂蛋白脂酶(lipoprotein lipase,LPL)作用转变成 HDL2。HDL 可将蓄积于末梢组织的游离胆固醇与血液循环中脂蛋白或与某些大分子结合而运送到各组织细胞,主要是在肝脏。实际上是胆固醇逆转(reverse cholesterol transport,RCT),RCT 促进组织细胞内胆固醇的清除,维持细胞内胆固醇量的相对恒定。

VLDL 主要在肝细胞内生成,由肝细胞生成的脂类(甘油)与载脂蛋白共同形成,分泌入血后甘油水解被肝外组织摄取利用。主要作用是运输肝内合成的内源性甘油三酯。LDL 是 VLDL 在血浆中转变而成,主要作用是将内源性甘油运送到外周血液。

CM 是最大的脂蛋白,主要是在小肠黏膜细胞内生成,在酯化生成的脂类(甘油三酯)与载脂蛋白共同形成,经淋巴进血,运输到肝脏,而被肝组织摄取利用。主要功能是运输外源性甘油三酯。

5. 肝脏与胆汁酸代谢

胆汁酸是胆汁中存在的一类胆烷酸的总称,以钠盐或钾盐的形式存在,是胆汁的主要有机成分,为脂类物质(包括脂溶性维生素)的消化、吸收所必需。依据结构可以分为两类,一类是游离胆汁酸,包括胆酸、脱氧胆酸、鹅脱氧胆酸和少量石胆酸;另一类是结合型胆汁酸,为上述游离胆汁酸与甘氨酸或牛磺酸结合的产物,包括甘氨胆酸、甘氨鹅脱氧胆酸、牛磺胆酸、牛磺鹅脱氧胆酸等。在肝细胞内以胆固醇直接合成的胆汁酸称初级胆汁酸,包括胆酸和鹅脱氧胆酸;在肠道细菌作用下,初级胆汁酸脱去羟基生成次级胆汁酸,包括脱氧胆酸和石胆酸。肠道中各种胆汁酸平均有 95% 被肠壁重吸收,包括初级和次级胆汁酸,结合型和游离型胆汁酸,由门静脉进入肝脏,在肝脏中游离型胆汁酸再转变为结合型胆汁酸,再随胆汁排入肠腔。此过程称为"胆汁酸的肠肝循环"。肠肝循环可以补充肝合成胆汁酸能力不足和人体对胆汁酸的生理需要。肝细胞受损时可引起胆汁酸合成及排泄障碍。肝细胞内胆固醇7α-羟化酶及12α-羟化酶活力降低,胆酸的合成明显减少,血中三羟胆酸/二羟胆酸的比值下降。肝细胞摄取胆汁酸的功能障碍,使胆汁酸从血中的清除速率减慢,导致血中胆汁酸的浓度升高,尿中胆汁酸的排出量可达正常人的10倍以上。体内胆汁酸盐不足,影响脂类和脂溶性维生素的吸收和代谢,可发生乳糜泻及暗适应障碍等。

6. 肝脏与胆红素代谢

胆红素是血红素的代谢产物,主要来源于红细胞血红蛋白的分解代谢,其他来源于肌红蛋白、细胞色素等的破坏降解。胆红素可分为α胆红素(非结合胆红素)、β胆红素(单葡萄糖醛酸胆红素)、γ胆红素(双葡萄糖醛酸胆红素)和δ胆红素(与人血白蛋白结合,不能被肝细胞摄取,循环于血清中,在血浆中与清蛋白共价结合,是一种结合胆红素)。血清中的非结合胆红素被肝实质细胞基底膜上的有机阴离子转运多肽(organicanion-transporting polypeptides,OATPs)转运体摄取,进入肝细胞内,与配体蛋白结合后被运至滑面内质网,UDP-葡萄糖醛酸基转移酶1A1(UDP-glucuronsyltransferase 1A1,UGT1A1)经葡萄糖醛酸化作用进行生物转化,随后被多药耐药相关蛋白2(multi-drug related protein-2,MRP2)主动转运出肝细胞,穿过基底外侧膜和毛细胆管膜后经胆管排出进入肠道,在回肠末端和结肠内细菌的作用下,脱去葡萄糖醛酸基,并被还原成胆素原,在肠道下段这些胆素原被氧化成胆素,肠道中10%~20%的胆素原可被肠黏膜细胞重吸收,经门静脉入肝,形成肝肠循环。这三个过程密切相关且互相影响,胆红素的代谢及调节是一个复杂的生理过程,多种生物酶、转运蛋白,以及调控因子参与胆红素的代谢过程,其中任何一个环节的病理变化均可导致胆红素的代谢障碍。肝细胞在胆红素的摄取、转化和排泄中起着重要的作用,因此在肝功能受损时,体内胆红素升高呈现黄疸现象。

7. 肝脏与激素及维生素代谢

肝脏对一些激素起代谢灭活作用,如雌激素、醛固酮、抗利尿激素、甲状腺素及胰岛素等。正常情况下血液中各种激素都保持一定含量,多余的经肝脏处理失去活性;若肝功能严重受损,灭活功能降低,体内激素水平相对升高,如肝功能不全时对雌激素的灭活减退而引起肝掌及男性乳房发育等;对抗利尿激素和醛固酮的灭活减退加重了体内水钠潴留的状况。

肝脏参与多种维生素的吸收、储存和转运。肝胆分泌的胆汁酸盐有助于脂溶性维生素A、D、E、K的吸收;肝脏是维生素A、K、B_2、B_6、B_{12}等的储存场所;肝脏内的酶能将胡萝卜素转化为维生素A;将维生素D_3羟化为25羟维生素D;维生素K是肝脏合成凝血因子Ⅱ、Ⅶ、Ⅸ、Ⅹ不可缺少的物质。严重肝病导致维生素K和A的吸收、代谢功能障碍,而出现凝血功能障碍和夜盲症。

8. 其他

肝脏也参与了水、电解质平衡的调节。安静时机体的热量主要由身体内脏器官提供。在劳动和运动时产生热的主要器官是肌肉。在各种内脏中,肝脏是体内代谢旺盛的器官,安静时,肝脏血流温度比主动脉高0.4~0.8℃,说明其产热较大。

二、肝脏的胆汁分泌作用

75%的胆汁是由肝细胞生成,25%是由胆管细胞生成。肝脏连续性分泌胆汁,平时通过胆囊管进入胆囊,经浓缩储存于胆囊中;在饮食刺激下经过胆囊奥狄氏括约肌和十二指肠协调运动,胆汁才能流入十二指肠助消化。成人每日分泌量为 800～1000 mL。胆汁除水分外,还有胆色素(主要是胆红素)、胆盐(胆汁酸与甘氨酸或牛磺酸结合的钠盐或钾盐)、胆固醇、卵磷脂、脂肪酸、无机盐等成分。胆汁的颜色由所含胆色素的种类和浓度决定,肝脏直接分泌的肝胆汁呈金黄色或桔棕色,而在胆囊贮存的胆囊胆汁则颜色变深。肝胆汁呈弱碱性(pH7.4),胆囊胆汁因碳酸氢盐被吸收而呈弱酸性(pH6.8)。胆汁中没有消化酶,但胆汁对脂肪的消化和吸收具有重要作用。胆盐、胆固醇和卵磷脂等均可降低脂肪的表面张力,使脂肪乳化成许多微滴,从而增加胰脂肪酶的作用面积,有利于脂肪的消化;胆盐可与脂肪酸甘油一酯等结合,形成水溶性复合物,促进脂肪消化产物的吸收,促进脂溶性维生素(维生素A、D、E、K)的吸收。如果肝内或肝外胆管发生堵塞,胆汁自然不能外排,并蓄积在血液里,于是出现黄疸。

三、肝脏解毒功能

肝脏是人体的主要解毒器官,它可保护机体免受损害,使毒物成为无毒的或溶解度大的物质,随胆汁或尿排出体外。肝脏对来自体内和体外的许多非营养性物质如各种药物、毒物以及体内某些代谢产物,具有生物转化作用。通过新陈代谢将它们彻底分解或以原形排出体外。这种作用也被称作"解毒功能",毒物经过生物转化,可以转变为无毒或毒性较小,易于排泄的物质;但也有一些物质恰巧相反,毒性增强(如假神经递质形成),溶解度降低(如某些磺胺类药)。肝脏的生物转化方式很多,一般水溶性物质,常以原形从尿和胆汁排出;脂溶性物质则易在体内积聚,并影响细胞代谢,必须通过肝脏一系列酶系统作用将其灭活,或转化为水溶性物质,再予排出。肝脏是最主要的药物代谢器官。

肝脏解毒主要有四种方式。①生物化学方法。如氧化作用(如乙醇在肝内氧化为乙醛、乙酸,再氧化为二氧化碳和水)、还原作用(某些药物或毒物如氯霉素、硝基苯等可通过还原作用产生转化,三氯乙醛在体内还原为三氯乙醇,失去催眠作用)、分解作用(肝细胞含有多种水解酶,可将多种药物或毒物如普鲁卡因、普鲁卡因胺等水解)、结合(是肝脏生物转化的最重要方式,使药物或毒物与葡萄糖醛酸,乙酰辅酶 A、甘氨酸、3′-磷酸腺苷-5′-磷酸硫酸、谷胱甘肽等结合)作用;②分泌作用。一些重金属如汞,以及来自肠道的细菌,可随胆汁分泌排出;③蓄积作用;④吞噬作用。

四、造血、储血和调节循环血量的功能

新生儿的肝脏有造血功能,长大后不再造血,但由于血液通过两根血管(门静脉和肝动

脉)流入肝脏,同时经过另一根血管(肝静脉)流出肝脏,因此肝脏的血流量很大,肝脏的血容量相应地也很大。正常时肝内静脉窦可以贮存一定量的血液,在机体失血时,从肝内静脉窦排出较多的血液,以补偿周围循环血量的不足,以调节血液循环。

五、肝脏免疫功能

肝脏表达诸多细胞因子受体,如肿瘤坏死因子(tumor necrosis factor,TNF)家族、白介素(interleukin,IL)-6 家族、IL-1 家族、生长因子、干扰素(interferon,IFN)和趋化因子受体。例如 TNF 家族的细胞因子的凋亡受体配体几乎参与了肝脏生理和病理状态下的所有关键过程;IL-6 家族细胞因子通过与信号转导分子相互作用,激活下游通路和信号分子;IL-1 家族激活相似的下游靶物 TNF;生长因子受体可以控制胚胎发育过程中肝脏的增殖及肝脏再生。

肝脏的非实质细胞不仅能接受细胞因子的信号,还能合成细胞因子。如肝脏内的 KC 可以表达 IFN-γ 受体,从而 IFN-γ 诱导 KC 活化;并且通过吞噬或与内毒素结合合成炎性细胞因子原如 IL-1、IL-6 和 TNF 从而刺激肝细胞和其他肝脏非实质细胞。肝脏内的 KC 通过吞噬作用吞噬门静脉血中的细菌等外来物质,使肝脏具有防御机能。

此外肝脏含有大量不同的淋巴细胞,如自然杀伤细胞(natural killer cell,NK)、NKT(natural killer T cell,NKT)、树突状细胞(dendritic cells,DCs)、TCRαβT 细胞和 TCRγδT 细胞,外来抗原在一定范围内引起肝脏的动态免疫反应,导致淋巴细胞的物理清除、淋巴细胞活化能力下降和调节性淋巴细胞的产生。

六、肝脏再生功能

肝脏具有很强的再生功能。正常成人肝脏的肝细胞平常极少见分裂增殖,但在肝脏受损害后,特别是肝部分切除术后,残余的肝细胞会迅速处于活跃的分裂增殖状态。肝脏的再生可以看作是肝损伤后的一种修复与适应性代偿反应,使丢失的肝团块、细胞群及其功能得到恢复。切除大鼠正常肝的 70%~80% 后可维持正常的生理需要,并在术后 1 周恢复原有的肝体积。而人类肝细胞再生有研究报道需要一年。肝的再生与年龄(40 岁以后肝的再生能力减弱)、体内的肝再生因子(如前列腺素、血小板源性生长因子、表皮生长因子、肝细胞生长因子等)、残余肝本身的病理状况等有关。肝脏具有如此大的再生能力,其机制迄今还不完全清楚。在肝脏再生过程中发生的特异性激活信号通路可分为 3 个时向:启动相、增殖相和终止相,每时相中都有一些特征性的细胞及分子事件发生。迄今为止,这些肝细胞的精确信号通路及其功能性作用仍未完全搞清。在肝脏再生启动之初,库普弗细胞被脂多糖(lipopolysaccharides,LPS)、C3a、C5a 和细胞间黏附分子(intercelluar adhesion molecule,ICAM)等刺激物所激活,分泌 TNF-α,随后者 KC 通过自分泌方式与其表面 TNF 受体(tumor necrosis factor receptor,TNFR)1 结合使其自身活化,KC 的 TNF-α/TNFR1 信号回路主要由 NF-κB 介导;活化的 KC 也可促使产生 IL-6。活化的 KC 所分泌的 TNF-α 和

IL-6 可能参与起始相的启动过程,使肝细胞能对生长因子产生的增殖信号起反应和(或)直接经历有丝分裂。IL-6 通过信号转导及转录激活因子(signal transducers and activator of transcription,STAT) 3,促进作为肝细胞有丝分裂原并能防止肝细胞凋亡的肝细胞生长因子(hepatocyte growth factor,HGF)的肝内生成。肝细胞和非实质细胞(尤其是 KC)间的相互作用是由 TNF-α 和 IL-6 等细胞因子所介导的,并完成肝细胞 G0/G1 期转变的启动过程。随后近 95% 的肝细胞会被招募进入细胞周期,而其中一些细胞实际上是在残留的肝组织中经历有丝分裂。肝细胞细胞周期的进展大部分依赖于生长因子信号通路,尤其是 HGF/Met 和 TNF-α-EGF 家族配体/EGFR 通路,促进 DNA 合成,细胞周期进展,细胞生长,细胞保护促使肝脏再生。在啮齿类动物肝切除术后急性肝反应中,肝脏通过 IL-6/STAT3 通路和 PT3K-PDK1-Akt 通路调节肝细胞增殖(即肝细胞数量的增加)和细胞生长(即肝细胞体积的增加)而增大扩大。细胞周期蛋白依赖激酶系统则促进肝细胞进入 S 期增殖,细胞凋亡及 TGF-β 等参与终止再生调控。

肝脏再生具有鲜明的特点:受到损害的肝组织剩余肝细胞表现为增生,而不是细胞代偿性肥大;肝脏的再生过程受到严密的调控,一旦达到与自身相适应的理想体积,肝细胞的复制将受到抑制;在肝脏恢复损伤丢失的肝细胞的同时,能够继续维持肝细胞特异性的功能,产生急性时相反应物质等而保持机体的自身稳定。

表 2　中英文缩略词表格

中文名称	英文全称	英文缩写
库普弗细胞	Kupffer cell	KC
高密度脂蛋白	high density lipoprotein	HDL
低密度脂蛋白	low density lipoprotein	LDL
极低密度脂蛋白	very low density lipoprotein	VLDL
乳糜微粒	chylomicron	CM
卵磷脂胆固醇脂酰基转移酶	lecithin cholesterol acyltransferase	LCAT
脂蛋白脂酶	lipoprotein lipase	LPL
胆固醇逆转	reverse cholesterol transport	RCT
有机阴离子转运多肽	organicanion-transporting polypeptides	OATPs
UDP-葡萄糖醛酸基转移酶 1A1	UDP-glucuronsyltransferase1A1	UGT1A1
多药耐药相关蛋白 2	multi-drug related protein-2	MRP2
肿瘤坏死因子	tumor necrosis factor	TNF
白介素	interleukin	IL
干扰素	interferon	IFN
自然杀伤细胞	natural killer cell	NK
NKT 细胞	natural killer T cell	NKT
树突状细胞	dendritic cells	DCs
脂多糖	lipopolysaccharides	LPS

续表

中文名称	英文全称	英文缩写
细胞间黏附分子	intercelluar adhesion molecule	ICAM
TNF 受体	tumor necrosis factor receptor	TNFR
转录激活子	signal transducers and activators of transcription	STAT
肝细胞生长因子	hepatocyte growth factor	HGF

（张　鑫）

参考文献

［1］ Schulte-Frohlinde E, Wagenpfeil S, Willis J, et al. *Role of meal carbohydrate content for the imbalance of plasma amino acids in patients with liver cirrhosis*［J］. J Gastroenterol Hepatol. 2007；22(8):1241-8.

［2］ Rajnish K. Jain, N. Chakravorty, D Chakravorty, et al. *Albumin*：*an overview of its place in current practice*［J］. Indian J Anaesth. 2004；48(6):433-8.

［3］ Monte MJ, Marin JJ, Antelo A, et al. *Bile acids*：*chemistry, physiology, and pathophysiology*［J］. World J Gastroenterol. 2009；15(7):804-16.

［4］ Amathieu R, Levesque E, Merle JC, et al. *Severe toxic acute liver failure*：*etiology and treatment*［J］. Ann Fr Anesth Reanim. 2013；32(6):416-21.

［5］ Grace JM, Skanchy DJ, Aguilar AJ. *Metabolism of artelinic acid to dihydroqinqhaosu by human liver cytochrome P4503A*［J］. Xenobiotica. 1999；29(7):703-17.

［6］ Pahlavan PS, Feldmann RE Jr, Zavos C, et al. *Prometheus' challenge*：*molecular, cellular and systemic aspects of liver regeneration*［J］. J Surg Res. 2006；134(2):238-51.

［7］ Webber EM, Bruix J, Pierce RH, et al. *Tumor necrosis factor primes hepatocytes for DNA replication in the rat*［J］. Hepatology. 1998；28(5):1226-34.

［8］ Zimmers TA, McKillop IH, Pierce RH, et al. *Massive liver growth in mice induced by systemic interleukin 6 administration*［J］. Hepatology. 2003；38(2):326-34.

第三章
肝病病理特征

一、慢性乙型肝炎的病理特征

乙型肝炎的病理学改变是多样的,可反映该病的临床经过。急性感染后,大多数患者的病毒被清除,而另一些则演变为慢性乙型肝炎(chronic hepatitisb, CHB)。婴幼儿期乙型肝炎病毒(hepatitisb, HBV)感染的自然史一般可人为地划分为 4 个期,即免疫耐受期、免疫清除期、非活动或低(非)复制期和再活动期。

慢性乙型肝炎的病理学特点是明显的汇管区及其周围炎症。浸润的炎性细胞主要为淋巴细胞,少数为浆细胞和巨噬细胞;炎性细胞聚集常引起汇管区扩大,并可破坏界板引起界面肝炎(interface hepatitis),又称碎屑样坏死(piecemeal necrosis, PN)。亦可见小叶内肝细胞变性、坏死,包括融合性坏死和桥形坏死等,随病变加重而日趋显著。肝脏炎性坏死可导致肝内胶原过度沉积,形成纤维间隔。如病变进一步加重,可引起肝小叶结构紊乱、假小叶形成最终进展为肝硬化。当患者处于免疫耐受期和非活动性携带者时炎症是轻微的,但免疫激活期时炎症是明显的。

桥样坏死是指门管区炎症延伸至另一个门管区(P-P)或延伸至中央静脉(P-C),融合性坏死是指坏死累及多处相连续的肝细胞。与炎症相伴行的是纤维疤痕形成,纤维化程度不一,从局限于门管区轻度纤维增生到门管区周围星芒状纤维条束,桥样纤维化(纤维间隔)和肝硬化。发生过 C-P 的桥样坏死或融合性坏死的肝脏,由于坏死区网状支架塌陷,进一步形成纤维间隔,故其纤维化分期级别较高。富含 HBsAg 的肝细胞其胞质呈毛玻璃样变。应用特异的组织化学染色,包括 Shikata 地衣红,维多利亚蓝以及 HBsAg 染色分别显示毛玻璃肝细胞质呈琥珀色、蓝色和棕色。

然而毛玻璃肝细胞也见于药物引起的肝细胞内织网增生、氰酰胺中毒、累积疾病(例如 Lafora disease 肌痉挛癫痫,出现的 Lafora 小体和纤维蛋白原累积病),但这些毛玻璃肝细胞特异性 HBsAg 染色呈阴性结果。依据血清 HBeAg(+)转化为 anti-HBe 前后 2 次对比肝活检组织学研究为基础,结果显示随着 HBeAg(+)转化为 anti-HBe,CHB 炎症活动度明显改善,甚至炎症完全消散。这种改善与首次肝活检时肝脏损害程度并不相关,表明 HBeAg(+)期间的肝脏组织学并不能预示肝病终末结果。

慢性乙型肝炎的组织学诊断内容包括病原学、肝组织炎性坏死的分级(G1~G4)及纤维化程度的分期（S1～S4）。

二、慢性丙型肝炎的病理特征

病理组织学检查对丙型肝炎的诊断、衡量炎症和纤维化程度、评估药物疗效以及预后判断等方面至关重要。急性丙型肝炎可有与甲型和乙型肝炎相似的小叶内炎症及汇管区各种病变。但也可观察到其他的一些组织学特征，如：①单核细胞增多症样病变。即单个核细胞浸润于肝窦中，形成串珠状；②肝细胞大泡性脂肪变性；③胆管损伤伴汇管区大量淋巴细胞浸润，甚至有淋巴滤泡形成。胆管细胞损毁，叶间胆管数量减少，类似于自身免疫性肝炎；④常见界面性炎症。慢性丙型肝炎肝组织中常可观察到汇管区淋巴滤泡形成、胆管损伤、小叶内肝细胞脂肪变性、小叶内库普弗细胞或淋巴细胞聚集，这些较为特征性的组织学表现，对于慢性丙型肝炎的诊断有一定的参考价值。肝组织炎症程度的分级、纤维化程度的分期诊断可参照《病毒性肝炎防治方案》中病理学诊断标准。对于科研或评估治疗药物的疗效，可根据不同需求，选用国内外各种半定量计分方法。

丙肝一个显著的特点是汇管区常有大量淋巴细胞聚集，有时形成淋巴滤泡，并具生发中心。有报道提出，肝窦内淋巴细胞，库普弗细胞（肝巨噬细胞）的增多与活化是丙肝的又一病理组织学特点，而且，这些浸润的炎细胞周围常缺乏肝细胞的变性、坏死。

三、非酒精性脂肪性肝病的病理特征

非酒精性脂肪性肝病（non-alcoholic fatty liverdisease，NAFLD）是一种无过量饮酒史肝实质细胞脂肪变性和脂肪贮积为病理特征的临床综合征。目前认为肝脏实质细胞只要有5％以上的被脂肪浸润，就可诊断为脂肪肝。NAFLD 的组织病理学特点包括多项病理改变，主要有脂肪变性、急慢性炎症反应、肝细胞气球样变、Mallory 透明变、纤维化等，一般认为脂肪变性是 NAFLD 的最基本病变。

1. 脂肪变性

脂肪变性分为大泡性脂肪变性和小泡性脂肪变性。大泡性脂肪变性最常见于中央静脉周围区域，当脂肪变性程度加重时可遍布整个肝小叶。小泡性脂肪变性表现为肝细胞内小脂滴形成，核居中，甚至呈现泡沫样变。小泡性脂肪变性也多发生于中央静脉周围区域，并可扩展至肝小叶中带。大、小泡混合性脂肪变性和巨线粒体出现被认为是 NAFLD 进展的病理指标。

2. 气球样变

气球样变的肝细胞常与脂肪变性肝细胞相混杂，多见于中央静脉周围区域。气球样变的病理组织判定迄今为止尚无标准的分级方法，一般分为轻度或明显。研究者认为气球样变可作为 NASH 进展的预测指标。

3. Mallory 透明变

Mallory 透明变是肝细胞浆内出现深红色的不规则丝状物质沉积（Mallory 小体），一般位于核周部位,多见于中央静脉周围气球样变的肝细胞内,是细胞质蛋白尤其是中间丝蛋白酶解障碍的结果。Mallory 透明变的肝细胞周围可伴中性粒细胞围绕。Mallory 透明不是 NAFLD 特有的病理变化,不能作为 NAFLD 诊断必需的病理指标。

4. 线粒体损伤

主要包括巨线粒体、线粒体内类结晶包涵体出现、线粒体嵴消失等。巨线粒体光镜下为肝细胞胞质内嗜酸性球形包涵体。线粒体内类结晶包涵体出现与线粒体 DNA 异常导致电子偶联传递功能障碍相关。

5. 炎症

炎症反应是诊断 NASH 的重要病理指标之一,表现为肝组织内中性粒细胞、淋巴细胞等急、慢性炎性细胞浸润,肝细胞坏死。

6. 窦周/静脉周纤维化

窦周纤维化是指肝细胞周围窦周隙内胶原纤维沉积,多发生于中央静脉周围区域,是 NAFLD 纤维化的早期表现。若沉积的胶原纤维围绕中央静脉,则可发生静脉周纤维化。随着病情进展,窦周/静脉周纤维化可进一步延伸形成纤维间隔,最终发生肝硬化。窦周/静脉周纤维化是 NAFLD 诊断和进展的重要组织学指标之一,但并非 NASH 诊断的必需组织学特点。

四、药物性肝损伤的病理特征

药物性肝损伤(drug-induced liver injury, DILI)包括药物、毒物甚至食物等诱导的肝损伤,是临床较常见肝脏疾病之一。由于引起 DILI 的药物种类繁多、引起的肝脏病变多样,包括肝细胞变性、坏死,炎性细胞浸润,胆汁淤积与胆色素沉积,以及纤维组织和胆管增生等。

研究者通过分析 100 例 DILI 患者的病理特点,发现急性 DILI 组和慢性 DILI 组病理改变,除纤维化和胆管增生外,其余差异无统计学意义,DILI 的相对病理特点主要表现为:中央静脉周围为主的肝细胞坏死,富含中性粒细胞和嗜酸性粒细胞的炎性细胞浸润,肝细胞和(或)毛细胆管性淤胆,小泡性脂肪变性为主的混合性肝细胞脂肪变性,上皮样肉芽肿结构等。最新报道,滕光菊等通过分析 186 例 DILI 患者组织病理学,发现引起 DILI 前 3 位的药物是中药 91 例(49%)、抗生素 41 例(22%)、解热镇痛药 23 例(12.4%);病理学特征主要表现为:肝细胞坏死、汇管区扩大、肝细胞脂肪变性、汇管区或窦周混合炎细胞浸润、嗜酸性粒细胞浸润、肝细胞胆汁淤积、肝细胞凋亡、可见吞噬色素的库普弗细胞。DILI 患者临床表现无特异性,组织病理学改变有一定特征。肝穿刺术病理学检查是尽早确诊的最好方法。

五、自身免疫性肝炎的病理特征

自身免疫性肝炎(AIH)是由自身免疫反应介导的慢性进行性肝脏炎症性疾病,组织学特征为以淋巴细胞、浆细胞浸润为主的界面性肝炎,严重病例可快速进展为肝硬化和肝衰竭。AIH 肝穿刺标本显示慢性活动性肝炎典型的肝细胞碎屑样坏死，缺乏特征性组织病理学改变。

1. 碎屑样坏死

AIH 组织病理学变化主要表现为门管区及门管区周围炎症。炎症特点是始于门管区，然后破坏肝界板，进而引起门管周围慢性渐进性单个或小簇肝细胞坏死，这种病理变化以肝细胞坏死角度，被称之为碎屑样坏死(PN)。由于 PN 伴有的炎症细胞浸润位于肝小叶实质区与间质区交界处。因此，从炎症角度称之为界面性肝炎：AIH 的关键性病变是界面性肝炎(碎屑样坏死)。在疾病过程中 PN 扩大，相邻的 PN 融合形成桥样坏死。严重病例桥样坏死进一步扩大为亚大块肝坏死和大块肝坏死，临床呈暴发性经过，往往致死性或快速进展为肝硬化。

2. 浆细胞浸润

AIH 肝门管区及门管区周围浸润的炎症细胞主要为淋巴-浆细胞，所以 AIH 的 PN 又称之为淋巴细胞性 PN，浆细胞浸润往往很明显，主要集中于肝界面。

3. 肝细胞花环状排列

AIH 肝脏内肝细胞花环状排列，表现坏死区边缘由数个水样变性的肝细胞被炎症细胞和塌陷网状支架包绕形成花环状结构，其中心可见扩张的毛细胆管。此外，约39%的病例出现单个肝细胞嗜酸性坏死/肝细胞凋亡小体，以及肝细胞水样变性及气球样变，有些病例还出现多核巨肝细胞。随疾病的发展，坏死区网状支架塌陷，肝血窦旁星状细胞增生，并在转化生长因子-β 的作用下，转化为肌纤维母细胞，产生胶原纤维，沉积于塌陷的网状支架引起肝纤维化。轻度纤维化仅位于汇管区及汇管区周围，纤维结缔组织呈星芒状增生；中度纤维化显示纤维间隔形成，这是桥样坏死后的纤维化，又称纤维桥(陈旧性桥样坏死)，是该处曾经发生桥样坏死的佐证，重度即为肝硬化。

六、原发性胆汁性肝硬化的病理特征

原发性胆汁性肝硬化(PBC)是一种自身免疫性疾病，淋巴细胞被激活后，攻击中、小胆管，导致炎症反应。组织学上，颇似宿主对移植物的排斥反应。

PBC 患者肝脏肿大，呈淡绿色，表面平滑或呈现出细颗粒状，质地坚硬。组织损伤，大致呈如下过程：有淋巴细胞，浆细胞浸润，IgM 及免疫复合物沉积，是肉芽肿的成因。胆汁反流、胆管损伤及胆管周围炎症，导致胆管破坏与小胆管增生，汇管区周围炎症及瘢痕形成合分隔形成，周边区淤胆及铜、铁沉积，进一步损伤肝细胞，纤维变伸展，最终导致肝硬化。依据 PBC 的发生发展过程，将 PBC 的病理变化分为 4 期。

第一，胆管炎期。原发性胆汁性肝小叶间胆管或中隔胆管会出现慢性非化脓性肝炎，有50%的患者在汇管区内有淋巴细胞以及典型的肉芽肿形成。另外，一般肝细胞以及肝细胞界板被破坏的较少，也不会出现胆汁滞留的情况。

第二，细小胆管增生期。这个时期患者会出现胆管增生，小叶间胆管消失，并且在其周围会出现纤维细胞以及肝炎细胞，肝细胞大多是正常的，但是在发生炎症的汇管区周围的肝细胞会出现胆汁淤积的现象。

第三，瘢痕期。在瘢痕期胆汁性肝硬化患者会出现胆管增生以及炎症程度降低等情况，纤维条索与门管区相连的Ⅰ带区会出现胆汁堆积以及 Mallory 玻璃样变，即在高倍镜下可以看到肝细胞内红色球形玻璃样物质，这是由于肝细胞受到损伤而导致细胞质中间丝聚集形成的，因此留下了一些瘢痕，并向另一汇管区或者是肝小叶内进行伸展。

第四，肝硬化期。在肝硬化期，原发性胆汁性肝硬化患者会出现肝细胞局部坏死，并且汇管区的纤维隔会互相扩展和连接，分隔肝小叶并且形成假小叶以及再生结节，导致血管扭曲变形。

七、肝纤维化的病理特征

肝纤维化是指在各种慢性肝病时，肝细胞发生持续、反复的坏死或炎症刺激，导致机体发生修复反应，大量纤维增生同时伴有纤维降解相对或绝对不足，细胞外基质在肝内大量沉积。它不是一个独立的疾病，而是许多慢性肝病的共同病理过程。

1. 慢性肝炎肝纤维化

基本病理变化是门管区周围肝细胞发生碎屑样坏死（PN），与此同时窦间隙 HSC 增生活化，在转化生长因子-β1（TGF-β1）作用下转化为 MFb，产生胶原纤维沉积于门管区及其周围形成星芒状纤维化 S1。随着病变发展 PN 扩大，相邻 PN 相互融合成桥样坏死（BN），坏死网状支架塌陷纤维化形成纤维间隔 S2。当慢性肝炎发生多小叶坏死和众多的 BN，坏死区大块状网状支架塌陷形成广泛纤维间隔，小叶结构凌乱，局部有假小叶形成趋势。肝纤维化分期为 S3。当肝脏广泛纤维化，肝小叶结构毁坏，代之以假小叶形成，肝纤维化进入 S4，即肝硬化。

2. 酒精/非酒精肝纤维化

基本变化是脂肪肝，有三种形式参与了肝纤维化。①小叶中央区纤维化：在酒精性/非酒精性肝炎的背景下，中央静脉及其周围呈伊红色无细胞性梗死，美国肝脏病理学家 Edmonson 将其命名为硬化性透明坏死，是一特征性病理变化；②窦周纤维化：在酒精性/非酒精性肝炎的背景下，窦间隙 HSC 增生，在 TGF-β1 作用下转化为 mfh，产生胶原纤维沉积于血窦壁；③脂肪性肉芽肿：脂肪变性的肝细胞可互相融合形成巨大的脂肪囊泡，并进一步发生破裂形成脂质肉芽肿，随着病变发展脂质被吸收后肉芽肿演变为纤维结节。

Pinzani 等提出，肝纤维化的形成模式可分为胆管型、桥接型、细胞周围型和小叶中央型 4 种模式。不同肝病时，肝内纤维沉积的区域分布和肝纤维化的形成模式不尽相同。肝活检是依据纤维化的病变范围和严重程度进行病理分期。国内外现有的分期标准是在 1994 年后修订的，摒弃了原有的将纤维化分期与炎症分级混合的标准。国内标准有"1995 标准"和"2000 标准"。国际上常用的肝纤维化积分系统有 Scheuer、Metavir、Ishak、Knodell 和 Desmet 等，以中央静脉周和窦周、汇管区、纤维隔三项为依据进行积分，其纤维化程度见表 3。

表3　肝纤维化病理分期标准

纤维化分期 Stage of fibrosis	国际标准/ International staging standard					国内标准/ Chinese staging standard	
	Scheuer	Metavir	Ishak	Knodell	Desmet	1995 年标准	2000 年标准
0	No fibrosis	No fibrosis	No fibrosis	No fibrosis	No fibrosis	无纤维化	无纤维化
1	Fibrous portal expansion	Portal fibrosis without septa	Confined to portal tracts	Fibrous portal expansion	Enlarged fibrotic portal tracts	汇管区扩大，纤维化	汇管区纤维化扩大，局限窦周及小叶内纤维化
2	Periportal or portal-portal septa but intact architecture	Portal fibrosis and few septa	Portal tracts plus spurs radiating into parenchyma	—	Periportal or portal-portal septa. but intact architecture	汇管区周围纤维化，纤维隔形成，小叶结构保留	汇管区周围纤维化，纤维隔形成，小叶结构保留
3	Fibrosis with architectural distortion，but no obvious cirrhosis	Numerous septa without cirrhosis	Linkage of some portal tracts but intact architecture	Bridging fibrosis（portal-portal or portal-central linkage）	Fibrosis with architectural distortion，but no obvious cimhosis	纤维隔伴小叶结构紊乱，无肝硬化	纤维隔伴小叶结构紊乱，无肝硬化
4	Cirrhosis	Cirrhosis	Linkage of most portal tracts with architectural distortion	Established cirrhosis	Cirrhosis	早期肝硬化或肯定的肝硬化	早期肝硬化
5	—	—	Cirrhosis	—	—	—	—

八、肝硬化的病理特征

肝硬化是一种或多种致病因素长期或反复作用于肝脏，引起肝实质弥漫性损害，使肝细胞变性、坏死及炎症性反应，残存的肝细胞形成再生结节、纤维组织再生形成纤维隔，最终导致肝小叶结构破坏（形成假小叶）及血管重建，肝脏变形、缩小、变硬，进一步引起一系列肝功能损害和门静脉高压的临床表现。

不同病因的肝硬化，可出现相同的病理形态改变，但同一病因又可引起不同的病理形态改变。肝硬化病理特征：大体形态观察肝脏硬度增加，表面呈颗粒状或结节状，为半球形隆起于肝表面，大小相似或不等。肝被膜增厚，肝脏大小及重量变化较大，可由正常的 1400 g 减至 1000 g 或以下，肝实质再生及改建良好的肝脏体积可正常或略大；肝实质破坏严重、改建不良者体积缩小，重量可仅为正常的 1/3。肝脏切面可见许多圆形或类圆形结节，大小与表面相似，呈黄褐色或黄绿色，弥漫分布，结节周围为增生的纤维组织条索或间隔，呈淡粉色或灰白色，宽窄不等。

不同病因的肝硬化常出现特异的小体。①病毒性肝炎所致肝硬化,可引起大结节性肝硬化,也可是小结节性肝硬化,不会引起脂肪变及肝内胆汁淤积。嗜酸性小体阳性。②酒精性肝硬化常为小结节性肝硬化,晚期也可为与大结节性混合,常有明显脂肪变,Mallory 小体阳性,有的可有胆汁淤积。③原发性胆汁性肝硬化为小结节性肝硬化,有肝内胆汁淤积。主要为门管区小胆管变化,可为炎症、增生、瘢痕及肉芽肿形成等改变。④α1-抗胰蛋白酶缺乏症可由小结节性肝硬化进展为大结节性肝硬化,常有 PAS 小体阳性。可有或无脂肪变、胆汁淤积等。⑤Budd-Chiari 综合征为小结节性肝硬化,突出表现为尾状叶增大、门静脉高压,晚期引起肝功能改变。

九、重症肝炎的病理特征

重症肝炎(肝衰竭)是病毒性肝炎中最严重的一种类型,约占全部肝炎中的 $0.2\%\sim0.5\%$,病死率高。所有肝炎病毒均可引起重型肝炎,甲型、丙型少见。重型肝炎发生的病因及诱因复杂,包括重叠感染(如乙型肝炎重叠戊型肝炎)、机体免疫状况、妊娠、HBV 前 C 区突变、过度疲劳、精神刺激、饮酒、应用肝损药物、合并细菌感染、有其他并发症(如甲状腺功能亢进、糖尿病)等。

重症肝炎根据起病的缓急及有无慢性肝病基础,可分为急性、亚急性和慢性重型肝炎。急性重型肝炎,组织学上分坏死型和水肿型。

（1）坏死型

以急性大块坏死为特点,坏死的新旧程度一致,肝细胞溶解消失,仅存小叶周边残存少量肝细胞,肝窦扩张、充血,炎症细胞稀疏,可见较多嗜中性白细胞浸润,早期肝小叶网状支架及门管区结构保存,残存肝细胞及小胆管有胆汁瘀积。

（2）水肿型

肝实质除有灶性坏死外,更突出的是肝细胞广泛呈极显著的气球样变,相互挤压,形成植物细胞样。亚急性重型肝炎,可见新旧不等的亚大块、大块坏死和架桥样坏死,坏死区淋巴细胞等浸润密集,网状支架塌陷,有明显的门管区集中现象,小胆管大量增生,残存的肝细胞增生成团,肝细胞及小胆管显著淤胆,肝组织结构高度变形。慢性重型肝炎,在慢性活动型肝炎或肝硬化的基础上继发性亚大块或大块肝坏死者,即新鲜亚大块或大块坏死有慢性陈旧病变的背景。炎症细胞浸润密集,淤胆显著,肝组织结构高度变形。

十、原发性肝癌的病理特征

原发性肝癌统指起源于肝细胞和肝内胆管上皮细胞的恶性肿瘤,其中以肝细胞癌和肝内胆管癌最为常见,简称肝癌。按组织发生可将肝癌分为三大类。

1. 肝细胞癌

最多见,约占 90%,是由肝细胞发生的肝癌。癌细胞呈多角形,核大,核仁明显,胞质丰富。癌细胞排列成巢状或索状,癌巢之间有丰富的血窦。癌细胞有向血窦内生长趋势。肿瘤分化程度按 Edmonsn 氏标准分四级,以 Ⅱ、Ⅲ 级为多,但同一病例可呈现不同的分化程度。分化较好者癌细胞类似肝细胞。分化差者癌细胞异型性明显,常有巨核及多核瘤细胞。有的癌细胞排列成条索状(索状型),亦可呈腺管样(假腺管型)。有时癌组织中有大量纤维组织分割(硬化型)。纤维板层样癌(fibrolamellar carcinoma of the liver)是新近注意的一类型肝细胞癌,包绕癌巢有板层状纤维。

2. 胆管上皮癌

较为少见,是由肝内胆管上皮发生的癌。细胞呈立方或柱状,排列成腺体。癌细胞多来自胆管上皮,也有来自大胆管的。其组织结构多为腺癌或单纯癌。一般不合并肝硬化。有时继发于华支睾吸虫病。

3. 混合性肝癌

具有肝细胞癌及胆管上皮癌两种结构,最少见部分组织形态似肝细胞,部分似胆管细胞,有些癌细胞呈过渡形态。

早期肝癌的病理特点:肿瘤分化程度和肿瘤大小多呈正相关。微小肝癌多分化良好,Edmonson Ⅰ 级占 75%,随肿瘤增大癌细胞 DNA 干系水平从二倍体向异倍体方向发展。

电镜下,分化较好的肝细胞肝癌的癌细胞结构与肝细胞相似,胞质中有较多线粒体,粗面内质网和核糖体颗粒增多,尚可见糖原颗粒和毛细血管。细胞核体积增大,核质比例增大,核膜丧失滑性,皱褶增多至陷窝形成,核质不均匀,核仁增大不规则。分化较差者膜上绒毛和毛细胆管减少或消失,线粒体数减少,可出现平行的长嵴,内质网也少,糖原颗粒消失,核明显不规则,反映细胞未分化状态。

(李　曼)

参考文献

[1]　中华医学会传染病与寄生虫病学分会、肝病学分会. 病毒性肝炎防治方案[J]. 中华肝脏病杂志,2000, 8(6):324 - 329.

[2]　J C Underwood. *Hepatitis C virus and transfusion transmitted Liver disease：Review*[J]. J Clia Pathol, 1990,43:445 - 447.

[3]　周晓军,张泰和. 慢性丙型肝炎的超微病理学研究[J]. 中华病理学杂志,1993,22:157 - 159.

[4]　中华医学会肝病学分会、中华医学会传染病与寄生虫病学分会. 丙型肝炎防治指南[J]. 中华肝脏病杂志,2004,12(4):194 - 198.

[5]　中华医学会肝病学分会脂肪肝和酒精性肝病学组. 非酒精性脂肪性肝病诊疗指南[J]. 胃肠病学, 2010,15(11):676 - 681.

[6]　周光德,赵景民. 非酒精性脂肪性肝病病理学研究进展[J]. 肝脏,2006,11(5):353 - 355.

[7]　Contos MJ, Choudhury J, Mills AS, et a1. *The histologic spectrum of nonalcoholic fatty liver disease* [J]. Clin Liver Dis, 2004,8:481 - 500.

[8]　Kleiner DE, Brunt EM, van Natta mLBC, et a1. *Design and validation of a histological scoring system for nonalcoholic fatty liver disease and nonalcoholic steatohepatitis*[J]. Hepa-tology, 2003, 38:233A.

[9]　周光德,赵景民,张玲霞,等. 药物性肝损伤 100 例临床病理分析[J]. 中华肝脏病杂志,2007,15(3): 212 - 215.

［10］ 滕光菊,常彬霞,邹正升,等.186 例药物性肝损害组织病理学及临床特征分析[J].肝脏,2013,(9):596-599.

［11］ 中华医学会风湿病学分会.自身免疫性肝病诊断和治疗指南[J].中华风湿病学杂志,2011,15(8):556-558.

［12］ 张雅,刘关键.慢性肝病肝纤维化的诊断[J].中国循证医学杂志,2007,7(4):316-320.

［13］ 胡锡琪,张锦生.肝穿刺活检-肝纤维化的病理诊断实践与理论[J].诊断学理论与实践,2005,4(1):71-74,79.

［14］ 1995 年 5 月北京第五次全国传染病寄生虫病学术会议讨论修订.病毒性肝炎防治方案(试行)[J].中华传染病杂志,1995,13(4):241-247.

［15］ Scheuer PJ. *Classification of chronic viral hepatitis: a need forreassessment*[J]. J Hepatol,1991,13:372.

［16］ Halfon P, Bourliere M, Penaranda G, *et al*. *Accuracy of hyaluronic acid level for predicting liver fibrosis stages in patients with hepatitis C virus*[J]. Comparative hepatology,2005,4:6.

［17］ Montazeri G, Estakhri A, Mohamadnejad M, *et al*. *Serum hyaluronate as a non-invasive marker of hepatic fibrosis and inflammation in HbeAg-negative chronic hepatitis B*[J]. BMC Gastroenterol,2005,5:32.

［18］ 漆德芳.肝硬化[M].北京科学技术出版社,2000 年 6 月,第一版,59-72.

［19］ 梁扩寰.肝脏病学[M].人民卫生出版社,1995 年 8 月,第一版,589-594.

第四章
肝病的病因病机

　　肝病病因诸多,病情变化复杂,因病因不同,发病机制多有差异,临床症状各有偏重,故试于分析如下。

一、急性病毒性肝炎

　　急性病毒性肝炎是由肝炎病毒引起的,以肝脏急性损害为主要病变的一组全身性传染病。目前已确定的肝炎病毒主要包括甲型肝炎病毒、乙型肝炎病毒、丙型肝炎病毒、丁型肝炎病毒和戊型肝炎病毒。

　　各型急性病毒性肝炎临床表现相似,一般急性起病,以疲乏、食欲减退、厌油、肝大、肝功能异常和病毒抗原抗体系统的特异性标志阳性为主,部分病例可出现黄疸。根据其临床特点多可纳入中医学"黄疸""胁痛""郁证""肝着(著)"及"肝瘟"等病证范畴。

　　急性病毒性肝炎病因病机的特点,从外邪来说,是以湿热或疫毒之邪为主。从内因来说,主要责之于肝胆脾胃功能失调。湿热侵袭,内蕴中焦,湿郁热蒸,不得泄越,熏蒸肝胆,以致肝失疏泄,胆汁外溢而发黄。湿阻气机,肝失疏泄而郁,则引发胁痛。急性病毒性肝炎的病理性质以实为主,其中外感湿热、寒湿和疫毒内侵为首要因素,肝胆脾胃功能失调是内在条件。其病位主要在肝、胆、脾、胃,且往往亦由脾胃涉及肝胆。

二、慢性病毒性肝炎

　　慢性病毒性肝炎是指由不同肝炎病毒引起、病程超过半年、肝脏组织病理学呈现慢性炎症的一组疾病。乙型、丙型及丁型肝炎病毒均可导致慢性肝炎。我国以慢性乙型病毒性肝炎最为常见。

　　慢性病毒性肝炎临床上可有相应的症状、体征和实验室检查异常,但亦可无明显临床症状。根据其临床特点多可纳入"黄疸""胁痛""症积""虚劳"等病证范畴。

　　中医多认为慢性病毒性肝炎病机在于湿热疫毒隐伏血分、肝阴不足或脾肾两亏等。其中疫毒内侵为首要因素,正气虚弱是内在条件,饮食、情志与起居为诱发因素。证候病机不外乎湿热蕴结、肝郁气滞、肝郁脾虚、肝肾阴虚、脾肾阳虚、瘀血阻络等几个主要方面。临床多表现为虚实夹杂之候。其病位主要在肝,涉及脾、肾两脏,胃、胆、三焦等腑。

三、肝衰竭

肝衰竭是多种因素引起的严重肝脏损害,导致肝脏合成、解毒、排泄和生物转化等功能发生严重障碍或失代偿,出现以凝血机制障碍和黄疸、肝性脑病、腹水等为主要表现的一组临床症候群。在我国,肝衰竭的主要原因是病毒性肝炎。

肝衰竭可并发肝性脑病、上消化道出血、原发性腹膜炎、肝肾综合征等,可见身目尿俱黄,纳差,腹胀,甚至呕血、神昏、无尿等症状,根据其临床特点多可纳入"急黄""鼓胀""呕血""癃闭"等病证范畴。

肝衰竭之病因病机多责之于为"湿""热""毒""瘀""痰"相交。湿热炽盛,疫毒嚣烈,入于营血,弥漫三焦,痰毒闭阻,脉络瘀滞,脏腑受累,变症丛生,若抗邪不胜,正气耗伤,可致邪闭正脱之危候。肝性脑病发生病机多由湿热疫毒化火,上扰心神,或热毒交结,瘀塞血络,蓄血在里,瘀血冲心,或胃肠热毒腐浊,上冲阳明所致。黄疸,阳黄是由于湿热疫毒壅盛,熏蒸肝胆,侵犯脾胃,以致肝胆受损、胆热液泄所致;阴黄,则为气血瘀滞,肝肾亏虚,或气血不足,阳气衰败所致。若有出血,多由于湿热疫毒,壅盛化火,迫血妄行,或损伤肝脾,造成肝不藏血,脾不统血,或热毒炽盛,损伤真阴,血络瘀塞,蓄血内停,导致血不归经,络伤则血溢。其病位主要在肝、脾、肾三脏,脑、三焦等腑。

四、肝硬化

肝硬化(cirrhosis)是由不同病因引起的肝脏弥漫性纤维化并伴肝小叶结构破坏和假小叶形成,为多种慢性肝病的晚期阶段。临床上主要表现为肝细胞功能障碍和门静脉高压症。若未出现腹水、肝性脑病或上消化道出血等并发症,则可纳入肝硬化代偿期。随着病情的发展若并发消化道出血、自发性细菌性腹膜炎、肝性脑病、肝肾综合征等,则属于失代偿期。引起肝硬化的病因很多,如病毒、细菌与血吸虫感染、慢性酒精中毒、药物与毒物损伤、胆汁淤积、肝瘀血、遗传代谢缺陷、自身免疫性损伤等。我国以慢性乙型肝炎多见,今年来酒精性肝硬化明显增多。另外,临床上有少部分病因尚不清楚,称为隐源性(cryptogenic)肝硬化。

肝硬化常见体倦乏力、寐差、腹胀纳少、胁肋疼痛、脾脏肿大等症状,根据其临床表现,代偿期肝硬化多属于中医"症积"的范围,失代偿期出现腹水者则属于"鼓胀"范畴。此外,尚涉及"黄疸""胁痛""水肿""血证"等病证。

肝硬化基本病机是正虚邪恋。气虚血滞、痰浊内结为本,湿毒热邪稽留血分为标;肝阴虚、湿热之邪留恋及血脉瘀阻为三个基本因素,肝硬化的主要病机是阴血亏虚,瘀热与湿毒互结、肝与脾同病,宜虚中求实为要。其临床表现总为本虚标实之候。气虚血瘀为该病的基本证候,而不同的个体则可表现出以肝肾阴虚或脾肾阳虚,湿热或瘀热内蕴以及肝郁脾虚等为主的证候类型。其病位主要在肝,涉及脾、肾两脏,胃、胆、三焦等腑。

五、非酒精性脂肪性肝病

非酒精性脂肪性肝病(nonalcoholic fatty liver disease，NAFLD)是一种无过量饮酒史的肝实质细胞变性和肝细胞内脂肪蓄积(主要为甘油三酯)为特征的临床病理综合征，是肝脏脂肪代谢功能发生障碍，脂类物质动态平衡失调，致使肝细胞内脂肪蓄积过多的一种病理状态。NAFLD 可以是一个独立的原发疾病，也可以是某一全身性疾病在肝脏的表现。

本病常见肝区不适，易疲倦，头身困重，嗜卧乏力等症状，可参照中医的"胁痛""痰证""积聚"等病证治疗。

本病的发病机理与中医理论中的痰、湿、瘀、积等密切相关，其病因多为饮食失节，或过度肥胖，或情志失调，或久病体虚等。其病机主要为肝失疏泄，脾失健运，湿热内蕴，痰浊内结，瘀血阻滞，最终形成痰瘀互结，痹阻于肝脏脉络。因此，本病以痰瘀互结为基本病机特点，且多虚实夹杂，而气血亏虚、肝失调养及肾精亏耗、水不涵木是左右脂肪肝预后转归的关键。本病病位在肝，涉及脾、肾两脏。

六、酒精性脂肪性肝病

酒精性脂肪性肝病是由于长期过量饮酒导致的肝脏疾病，初期通常表现为脂肪肝，继而发展为酒精性肝炎、酒精性肝纤维化和酒精性肝硬化。

本病以乏力、胁胀或痛，右胁下肿块为主要临床表现。随着病情加重，可有神经精神症状、蜘蛛痣、肝掌等体征。本病可参照中医"酒疸""酒癖""积聚""胁痛""鼓胀"等病证进行治疗。

酒精性脂肪性肝病为肝失疏泄，脾失健运，迁延日久，气血痰湿相互搏结，停于胁下，形成积块，后期病及于肾，肝脾肾同病，气滞、血瘀、水停，正虚交织错杂于腹中，形成腹大膨隆之酒臌之证。病理因素以湿、毒、痰、瘀、虚为主。

七、自身免疫性肝炎

自身免疫性肝炎(autoimmune hepatitis，AIH)是与自身免疫反应密切相关的一种原因不明的肝实质损害性疾病。

目前中医认为此病属于"黄疸""积聚""痞结"等范畴。

病机多属肝肾亏损、精血不足兼湿热郁结、痰瘀交阻。病位在肝、胆、肾，病性为虚实夹杂。

八、原发性胆汁性肝硬化

原发性胆汁性肝硬化(primary biliary cirrhosis，PBC)是一种自身免疫性疾病，好发于中年以上女性，多数病例明确诊断时并无临床症状。

胆汁淤积性肝炎属于中医"黄疸"的范畴。

《金匮要略·黄疸病》指出："黄家所得，从湿得之。"湿邪内蕴中焦，熏蒸肝胆，肝失疏泄，胆汁外溢，故出现目黄、身黄；气郁血瘀，热重于湿者，瘀热互结，阻于血络，呈现瘀黄；湿重于热者，湿邪入血，化生痰浊，阻于血脉，痰瘀交阻，胶固难化，以致黄疸久久不退；素体阳虚者，湿从寒化，或久服苦寒药物，内伤脾胃，脾失健运，湿浊不化，久则入络，寒湿瘀滞，则为阴黄；湿为阴邪，易伤阳气，热为阳邪，易耗阴液，渐致气阴两虚证。本病病位主要在肝胆、脾胃，病久亦可及肾。湿毒瘀血是基本病机，兼见阳虚、阴虚、气阴两虚表现，初病多实，久则多见虚实夹杂。

九、原发性肝癌

原发性肝癌是原发于肝脏的恶性上皮细胞肿瘤，主要包括肝细胞癌、肝内胆管细胞癌及肝细胞和肝内胆管细胞的混合癌。原发性肝癌的病因和发病机制尚未完全明确，可能与以下多种因素的综合作用有关。病毒性肝炎，主要为乙型和丙型肝炎病毒，黄曲霉毒素、饮用水污染、烟酒、其他一些化学物质（如亚硝胺类、偶氮芥类、有机氯农药）等均是可疑致癌物质，肝小胆管中的华支睾吸虫感染可刺激胆管上皮增生，为导致原发性胆管细胞癌的原因之一。

该病多见肝区疼痛、上腹饱胀、饮食减少、腹泻、进行性消瘦、发热等症状。属于中医"胁痛""黄疸"等范畴。

原发性肝癌的中医病因病机主要是邪毒、湿热及寒邪等侵袭人体，留而不去，日久导致脏腑功能紊乱，气血运行失调。其病位主要涉及肝、脾、肾三脏，主要病理为虚、毒、热、瘀血、痰湿、气滞。

综上所述，肝病之病因病机复杂，但不外乎内外因相合，本脏自病及脾、肾、胃、三焦等脏腑，产生毒、热、瘀血、痰湿、气滞等病理产物。

（黄凌鹰）

第五章
肝病的中医治法治则

肝病之治法治则与病因病机相应。辨证论治为肝病之基本治则,又因各病之病因病机不同而有差异。

一、急性病毒性肝炎

湿热为急性病毒性肝炎的主要病因,故祛湿清热是其基本治则。但在临床上应根据病机演变灵活应用,属于湿热者应当清热利湿,必要时还可同时通利腑气,以使湿热之邪从二便而泄。属于寒湿者,当温中化湿、健脾燥湿,以渗淡利湿为主.以达到湿祛黄退的目的。

在辨证运用化湿利小便之法的同时,应注重和胃舒肝,使气机条达。调畅气机,贯穿始终,可助化湿祛邪。但和胃不能过用甘温补脾,疏肝不可过用辛燥理气,以防助热伤津。此外,还需注意健脾疏肝等善后调理,以防残湿余热不清.或肝脾气血损伤不复,迁延不愈。

二、慢性病毒性肝炎

慢性病毒性肝炎的主要病机表现为肝胆湿热、肝郁脾虚、肝肾阴虚,大多为虚实夹杂、瘀血并现。因此治疗上宜注意辨别邪气在气与在血;病性正虚与邪实,而相应选用清热利湿、疏肝健脾、滋补肝肾为主,并注重补虚泻实、行气活血等治法。其基本治法为清热利湿、健脾补肾。

三、肝衰竭

肝衰竭之病因病机多责之于为"湿""热""毒""瘀""痰",治当清热利湿解毒、活血化瘀、化痰开窍并重。因其变证丛生,黄疸、肝性脑病、出血、腹水等常为其主证。若黄疸,阳黄则当清热利湿;后期阴黄,则当补益气血、利胆退黄。肝性脑病治当清热解毒、活血化瘀、醒脑开窍;若变生出血,则当凉血止血、清热利湿、补益肝肾。若有腹水,则当活血利水、补脾益肾等。

四、肝硬化

　　肝硬化代偿期病程长,正虚邪恋,本虚标实,病机错杂的特点,在治疗时宜虚中求实,补泻兼施。根据本病气虚血瘀的基本病机特点,以益气化瘀为基本治法,根据不同个体的证候表现,邪正的具体情况,或寓补于泻,滋肾养肝、理气化瘀,温肾健脾、祛湿化瘀;或寓泻于补,清热利湿、益气化瘀,清热化瘀、养阴解毒;或补泻兼施,疏肝健脾。

五、非酒精性脂肪性肝病

　　本病治当以痰瘀互结为基本病机特点,故以化痰利湿,疏肝活血为治疗之要。因该病多虚实夹杂,故因视气血、脏腑亏虚予以补益气血,养血柔肝,滋肾健脾。

六、酒精性脂肪性肝病

　　本病基本治法为健脾行气、化湿解毒、软坚散结。后期肝脾肾同病,可予补益肝脾肾之虚。

七、自身免疫性肝炎

　　该病属虚实夹杂,治疗应辨证施治,可用补肝益肾,配合疏肝理气,清热利湿,祛痰化瘀等方法。

八、原发性胆汁性肝硬化

　　湿毒瘀血是基本病机,故治疗以清热利湿、活血祛瘀为重,加之兼见阳虚、阴虚、气阴两虚表现,故酌情予以补益脾肾之阳、滋养肝肾之阴、益气养阴。

九、原发性肝癌

　　原发性肝癌的基本病机是脏腑虚损、气血失调,因此益气扶正、调畅气血是本病的基本治法。同时针对瘀血、邪毒、水湿、痰结等病理,灵活使用活血、解毒、利湿、软坚等治法。
　　综上所述,肝病之病位在肝,故理肝气、清肝火、平肝风、柔肝阴、养肝血为基本法则,因肝病可及脾、肾、三焦等脏腑,故治疗又当健脾益肾、通理三焦。因又涉及"痰""湿""热""瘀""毒"等病理产物,故化痰、利湿、清热、祛瘀、解毒为常治之法。

(黄凌鹰)

第六章
肝病的常用药

一、肝病的常用中药

慢性肝病(慢性肝炎、肝硬化、肝癌)属中医学积聚、胁痛、黄疸、鼓胀、症瘕等范畴。是由感受疫毒、情志郁结、劳欲过度、饮食不节等伤及肝经、损及肝络、迁延日久、渐积而成。是由"毒、痰、热、瘀"综合而复杂的病机所致,多种病机交织缠绵贯穿于该病的全过程,只是在不同阶段和具体证型中有所侧重而已。临床症候虚实相兼,错综复杂,以肝功能损害、肝纤维化为主要病理改变;本虚标实,瘀热痰毒阻滞肝络为其病机特点。中医治疗肝病基本可以分为五大类:抗病毒、降酶、利胆退黄、抗纤维化、抗肿瘤。具有抗病毒作用的中药有白花蛇舌草、虎杖、败酱草、半枝莲、连翘、茵陈、栀子、黄芩、苦参、丹参、丹皮、赤芍、黄芪、白术、茯苓、巴戟天、苁蓉;具有降酶作用的中药有垂盆草、蒲公英、败酱草、山豆根、黄芩、川连、苦参、龙胆草、丹参、丹皮、赤芍、郁金、茜草、泽兰、五味子、鸡内金等;具有利胆退黄作用的中药有茵陈、苦参、丹参、郁金、赤芍;具有抗纤维化作用的中药有丹参、赤芍、红花、王不留、穿山甲、生牡蛎、枸杞子、沙参、石斛、麦冬、黄芪、汉防己、茯苓、鳖甲等。

白花蛇舌草

性味: 甘、淡,微寒。

归经: 胃、肺、大肠、膀胱经。

功效: 清热解毒,消痈散结,利尿除湿。

主治: 湿热黄疸、原发性肝癌等。

临床研究报道:

杨俊等从白花蛇舌草全草的95%乙醇提取物中,分离提取得到6个化合物,其中乙酸乙酯提取物在半数毒性浓度下对乙肝病毒表面抗原(HBsAg)和乙型肝炎e抗原(HBeAg)的50%抑制浓度(IC_{50})分别为236.4 g/mL和396.2 g/mL,治疗指数(TI)分别为3.40和2.03。

李晓晶等用白花蛇舌草和半枝莲微粉1:1配伍观察其对小鼠H_{22}肝癌的抑瘤作用,结果显示与模型对照组相比,白花蛇舌草和半枝莲微粉高剂量组H_{22}肿瘤明显减小,白细胞数、胸腺、脾脏指数明显增高,Bax 表达显著上升,且药效显著优于普通粉组。

虎杖

性味:微苦,微寒。

归经:归肝、胆、肺经。

功效:祛风利湿,活血散瘀。

主治:湿热黄疸,肝纤维化。

临床研究报道:

向志平采用自拟虎杖汤加减(虎杖、丹参、板蓝根、茵陈、生大黄、山栀子、白术、山豆根、生黄芪等)治疗急性病毒性肝炎高胆红素血症 116 例,总有效率达 94%。

张斌等选择慢性乙型肝炎经中医辨证为肝胆湿热兼血瘀证患者 92 例,治疗组 55 例予虎杖清肝汤(由虎杖、苦参、郁金、茯苓等组成)治疗,对照组 37 例予乙肝清热解毒冲剂,疗程均为 3 个月。治疗后两组患者证候积分显著降低、肝功能改善,治疗组肝纤维化指标明显下降,纤溶酶原激活物(uPA)及其抑制物(PAI-1)含量降低,tPA 活性下降,PAI 活性增强。

半枝莲

性味:辛、苦,寒。

归经:肺、肝、肾经。

功效:清热解毒,化瘀利尿。

主治:湿热黄疸,肝纤维化。

临床研究报道:

冯德福等运用自拟复方半枝莲汤为主(半枝莲 15 g,蚤休 15 g,土茯苓 10 g,黄芪 10 g,仙灵脾 10 g,川厚朴 10 g,五味子 6 g,茵陈 15 g,栀子 10 g,牡丹皮 10 g,甘草 3 g)配合阿德福韦酯辨证治疗慢性乙型病毒性肝炎 60 例,并与单纯采用阿德福韦酯治疗对照组 30 例比较,结果显示治疗组在综合疗效、改善肝功能、HBV 复制指标复常率等方面优于对照组,两组统计学结果均有显著性差异($P < 0.01$)。

李中华等使用半枝莲水煎剂观察其对肝纤维化大鼠模型间质胶原和转化生长因子-β1(TGF-β1)的影响,结果显示半枝莲水煎液能明显降低肝纤维化大鼠肝组织Ⅰ、Ⅲ、Ⅳ型胶原和 TGF-β1 的含量,与模型对照组比较有显著性差异($P < 0.05$);半枝莲水煎液高、中、低剂量均可以明显减轻大鼠肝脏内胶原纤维增生沉积($P < 0.05$),抑制肝脏Ⅰ、Ⅲ、Ⅳ型胶原蛋白(P 均< 0.05)及 TGF-β1 的合成表达。

茵陈

性味:微寒,味辛、苦。

归经：脾、胃、肝、胆经。

功效：清湿热，退黄疸。

主治：黄疸尿少，湿疮瘙痒；传染性黄疸型肝炎。

临床研究报道：

于晨媛将130例慢性丙型肝炎中医辨证为湿热蕴结证患者随机分为观察组、对照组各65例。2组均给予聚乙二醇干扰素a-2a及利巴韦林治疗，观察组同时给予茵陈蒿汤加味，水煎分服，1剂/天，连用48周。结果显示观察组显效率为69.23%，对照组为50.77%，2组相比差异显著（$P<0.05$）；总有效率观察组为92.31%，对照组为75.38%，2组相比差异显著（$P<0.05$）。

陈日霞将50例急性黄疸型乙型肝炎患者随机分治疗组30例，对照组20例。对照组采用西药治疗，治疗组在西医治疗基础上给予茵陈蒿汤加味中药治疗，一周为1个疗程，4个疗程后比较两组肝功能及黄疸改善情况。结果显示治疗组总有效率为90%，对照组为75%，两组综合疗效比较无统计学意义，但ALT、AST及TBIL参数的改善明显优于对照组（$P<0.05$，$P<0.01$），差别有统计学意义。

丹参

性味：苦，微寒。

归经：心、肝经。

功效：祛瘀止痛，活血通经，清心除烦。

主治：症瘕积聚，胸腹刺痛，肝脾肿大。

临床研究报道：

黄齐慧等将68例慢性乙型肝炎病例随机分成两组。对照组32例，常规保肝药物治疗；治疗组36例常规保肝药物治疗的基础上加用丹参注射液静脉滴注治疗。疗程3个月，疗程结束，治疗后两组血清肝纤维化指标有显著性差异，治疗组明显优于对照组，经统计学处理$P<0.05$。

黄芪

性味：甘，温。

归经：肺、脾经。

功效：补气固表，利尿托毒。

主治：气虚乏力。

临床研究报道：

顾万宝将68例失代偿期肝硬化患者随机分成两组，对照组给予控制钠盐摄入、限制入量、利尿、保护肝脏功能及白蛋白等常规治疗；在此基础上，对照组给予丹参注射液30 mL加入250 mL葡萄糖注射液中静脉滴注，观察组给予丹参注射液30 mL、黄芪注射液40 mL分别加入

250 mL葡萄糖注射液中静脉滴注,均1次/天,4周为1个疗程。疗程结束观察两组患者治疗前后腹围、体重、24 h尿量、肝功能改变。结果显示两组患者治疗后患者腹围、体重、24 h尿量、肝功能均较治疗前显著改善($P<0.05$),观察组改善程度显著优于对照组($P<0.05$)。

徐可等将2006年—2012年进行就诊的乙肝相关性肾炎的60例患者进行相应的分组治疗,随机抽取其中的30例患者,将这些患者分到实验组,使用拉米夫定联合黄芪治疗,将剩下30例患者作为对照组,使用常规的基础方法进行治疗。在进行一阶段的治疗后,经统计发现实验组的有效治疗率比对照组的有效治疗率要高,实验组与对照组没有发生相应的不良反应。

栀子

性味: 寒,微苦。

归经: 心、肺、胃、三焦经。

功效: 清热泻火,凉血,解毒,利湿。

主治: 湿热黄疸,血热吐衄。

临床研究报道:

兰天等的研究显示栀子的主要成分栀子苷可显著抑制CC1诱导的小鼠α-SMA表达从而阻止肝纤维化的进程,此效应与栀子苷抑制肝脏TGF-131信号密切相关。

赤芍

性味: 苦,微寒。

归经: 肝经。

功效: 清热凉血,散瘀止痛。

主治: 肝郁胁痛,症瘕腹痛。

临床研究报道:

廖永强等将94例乙型肝炎相关性慢加急性肝衰竭患者随机分为赤芍组30例、清热利湿组32例、西药组32例。西药组只予常规西药综合治疗,清热利湿组则在常规西药综合治疗的基础上加用清热利湿方剂,赤芍组则在常规西药综合治疗的基础上,在清热利湿方剂中加用大剂量赤芍(40～60 g)。观察治疗第1周、4周、8周的总胆红素(total bilirubin, TBIL)、谷丙转氨酶(即丙氨酸转氨酶 alanine aminotransferase, ALT)、谷草转氨酶(即天冬氨酸转氨酶 aspartate transaminase, AST)、凝血酶原活动度(prothrombin activity, PTA),并记录症状、体征的变化及并发症及临床疗效等情况。结果显示临床疗效赤芍组与清热利湿组、西药组比较,差异均有统计学意义($P<0.05$),赤芍组疗效均优于清热利湿组与西药组。清热利湿组与西药组比较,差异无统计学意义($P>0.05$),疗效相仿。3组各生化指标治疗前均处于同一基线水平($P>0.05$)。3组患者治疗第1周后进行两两比较,差异无统计学意义($P>0.05$),表明此时3组疗效相近。治疗4周后3组患者赤芍组PTA上升较清热利湿组显著($P<0.05$),其他检验指标3组间差异无统计学意义($P>0.05$)。治疗8周后赤芍组 TBIL 分别与清热利湿组、西药组比较,差异有统计学意义($P<0.05$)。赤芍组 TBIL 较清热利湿组、西药组消退明显。PTA 赤芍组分别与清热利湿组、西药组比较,差异有统计学意义($P<0.05$),赤芍组 PTA 较清热利湿组、对照组上升明显。3组患者间并发症发生情况两两比较,可知上消化道出血、肝性脑病、肝肾综合征、电解质紊乱、二重感染等并发症发生率均不高,且相互间比较差异无统计学意义($P>0.05$),可能与病例数较少有关。自发性腹膜炎方面,赤芍组与西药组比较,差异有统计学意义($P<0.05$)。胆囊炎方面赤芍组分别与清热利湿组、西药组比较,差异均有统计学意义($P<0.05$)。3组患者经治疗后,赤芍组对二重感染出现后的控制有明显的疗效,有效率为90.91%(10/11),与西药组的33.33%(3/9)比较,差异有统计学意义($P<0.05$),与清热利湿组的50.00%(4/8)比较,差异无统计学意义($P>0.05$)。因此可以得出结论:对于乙型肝炎相关性慢加急性肝衰竭的远期疗效,重用赤芍明显优于一般常规西药治疗及加用清热利湿方的中西结合治疗。

朱秀娟采用中药基本方(重用赤芍),配合西药治疗瘀胆型肝炎45例,并与单纯西药治疗45例比较,疗程1~2月,结果显示2组间治愈率、有效率比较,均具有显著性差异($P<0.01$);治疗后2组肝功能各项指标均得到显著改善($P<0.01$),治疗组较对照组改善更显著($P<0.05$ 或 <0.01)。

肉苁蓉

性味:甘、咸,温。

归经:肾,大肠经。

功效:肾阳,益精血,润肠通便。

主治:腰膝酸软,筋骨无力,肠燥便秘。

临床研究报道:

罗慧英等观察肉苁蓉总甙对 CCl_4 灌胃造成急性肝损伤小鼠血清 AST、ALT 和 ALP 的影响,结果显示肉苁蓉总苷能有效地降低肝功能指标,缓解组织细胞坏死症状($P<0.05$)。

垂盆草

性味:甘、淡,凉。

归经:肝、胆、小肠经。

功效:清利湿热,解毒。

主治:湿热黄疸,小便不利,痈肿疮疡,急慢性肝炎。

临床研究报道:

潘金火等的研究发现垂盆草的主要活性成分位于 H_2O 部分和 n-BuOH 部分。

杨海燕将200例慢性乙型肝炎患者分为两组,治疗组服用垂盆草冲剂(华东医药康润公司生产),每次20 g,3次/天。对照组服用五酯胶囊(四川乐正制药有限责任公司),每次

22.50 mg（2粒），3次/天。两组同时服用维生素 C 片及复合维生素 B 片，有黄疸者加服以茵陈蒿汤为基础的辨证施治汤剂。两种药物以 30 天为 1 个疗程，一般服用 3 个疗程。经治疗后对照组对 ALT 的下降速度较治疗组快，治疗结束时两组疗效无差别，但停药 3 个月后治疗组疗效稳定，对照组出现反跳，反跳率达 41%。

山豆根

性味：苦，寒；有毒。

归经：肺、胃经。

功效：清热解毒。

主治：火毒蕴结证。

临床研究报道：

胡长征将 168 例慢性乙肝患者分为两组，治疗组 86 例给予拉米夫定 100 mg/天口服，连用 48 周，同时予山豆根注射液 4 mL/天肌内注射，连用 12 周；对照组 82 例单纯口服拉米夫定 48 周。于治疗第 12、24、48 周及停药 12 周后分别检测两组的乙型肝炎病毒（hepatitis B virus，HBV）血清标志物、HBV-DNA 定量、ALT 等及观察不良反应。结果显示治疗组治疗第 48 周及停药后 12 周 ALT 的复常率分别为 92% 和 87%，明显高于对照组的 79% 和 51%（均为 $P < 0.05$）；治疗组治疗第 12、24、48 周及停药后 12 周的 HBeAg 阴转率分别为 29%、31%、42% 和 35%，均高于对照组的 7%、10%、17% 和 15%（均为 $P < 0.05$）；治疗组治疗第 48 周及停药后 12 周的 HBV-DNA 阴转率分别为 87% 和 81%，高于对照组的 69% 和 48%（均为 $P < 0.05$）；两组均未发现严重不良反应。因此得出结论拉米夫定联合山豆根注射液治疗慢性乙肝比单用拉米夫定能更有效地使 ALT 恢复正常，并能降低患者血清 HBV-DNA 水平和明显提高 HBeAg 阴转率，不良反应轻。

阮永队等将 100 例 YMDD 变异型慢性乙肝患者随机分为观察组 60 例与对照组 40 例。观察组在口服苦参素的基础上加用肝炎灵（山豆根提取物）和黄芪注射液穴位注射进行治疗，疗程 6 月；对照组口服苦参素进行治疗，疗程 6 月。2 组在治疗前后分别观察症状、体征及肝功能、乙肝病毒标记物、HBV-DNA、IL-2、IL-6 等指标的变化。结果显示观察组可明显改善患者症状及体征，显著降低谷丙转氨酶（ALT）、谷草转氨酶（AST）、总胆红素（TBIL）、谷氨酰转肽酶（gamma-glutamyltransferase，GGT），提高 HBeAg 阴转率、HBV-DNA 阴转率，提升 IL-2 及 IL-6 水平（提高人体免疫调节），与对照组比较，差异均有显著性或非常显著性意义（$P < 0.05$，$P < 0.01$）。

黄芩

性味：性寒，味苦。

归经：归肺、胆、脾、胃、大肠、小肠经。

功效：消热燥湿，泻火解毒。

主治： 湿热痞满，黄疸。

临床研究报道：

黄芩苷（$C_{12}H_{18}O_{11}$）为传统中药黄芩中分离出的黄酮类化合物，具有广泛药理作用。宁康健等将50只小鼠随机分成5组：正常组、模型组、黄芩苷低剂量组、中剂量组和高剂量组，黄芩苷各组分别按0.25、0.50、1.00 g/kg剂量给小鼠皮下注射黄芩苷注射液，其余两组注射等量的生理盐水，每天1次，连续6天，末次给药后2小时，除正常组外，各组腹腔注射0.1%四氯化碳液状石蜡溶液，24小时后摘眼球取血。处死小鼠，测定小鼠血清、肝脏组织中ALT活性；取肝组织制片，电镜观察肝组织结构（主要线粒体和内质网）的变化。结果显示黄芩苷各剂量组小鼠血清中ALT活性较模型组均明显降低（$P<0.01$），肝组织中ALT活性较模型组均明显升高（$P<0.01$）；肝细胞内线粒体及内质网结构受损伤程度较模型组明显减轻。

陆小蒟等将雄性SD大鼠106只随机分为正常组、肝衰竭组和黄芩苷组。造模后24 h、72 h、120 h和168 h处死大鼠。全自动生化仪检测血清ALT、AST和TBIL水平；HE染色观察肝脏病理学变化；RT-PCR法检测肝组织NF-KB、TNF-α、Caspase-3 mRNA表达；免疫组化法检测肝组织NF-κB蛋白表达。结果黄芩苷组大鼠168 h存活率明显高于肝衰竭组。黄芩苷组大鼠各时间点血清ALT、AST、TBIL水平较肝衰竭组明显降低（F＝173.584，158.329，74.902；$P<0.01$）。黄芩苷组NF-KB、TNF-α、Caspase-3 mRNA表达趋势与肝衰竭组相同，72 h达高峰，但表达量较肝衰竭组明显减少，差异有统计学意义（F＝603.801，42.174，27.222，$P<0.001$，$P<0.001$，$P=0.001$）。黄芩苷组NF-κB蛋白的表达也于72 h达到最大值，但其表达量较肝衰竭组减少，其差异有统计学意义（F＝8.903，$P=0.017$）。

李金科等将71例慢性乙型肝炎和早期肝硬化患者随机分为对照组、治疗组。对照组33例（LC8例），a-1b干扰素（北京三元基因工程公司产品）300 mU，肌内注射1次/天，1个月后改3次/周，其间口服齐墩果酸片2片/次，3次/天。治疗组38例（LC10例）在对照组基础上加用黄芩苷胶囊（江西普众药业有限公司产品），口服，0.5 g/次，3次/天，疗程均为6个月。治疗第1、3、6个月及治疗结束后6个月观察血常规、肝功能、乙型肝炎病毒HBV标志物及HBV-DNA。结果显示治疗前各组肝功能各指标间的差异无统计学意义，治疗停药后6个月治疗组的ALT复常率、HBV-DNA和乙型肝炎e抗原（HBeAg）阴转率均明显高于对照组（$P<0.05$）。

郁金

性味： 辛、苦，寒。

归经： 归肝、心、肺经。

功效： 行气化瘀，清心解郁，利胆退黄。

主治： 胸腹胀痛、刺痛，黄疸尿赤。

临床研究报道：

姜宏伟等将 90 例入选患者随机分为 6 组,均给予复方丹参、门冬氨酸钾镁静滴。在此基础上,B 组加其他中药,C 组加常规量郁金,D 组加常规量郁金和其他中药,E 组加大量郁金,F 组加大量郁金和其他中药。6 组疗程均为 21 天。结果经 LSD 多重比较显示,使用大量郁金与使用常规量及不使用郁金间对降低血清总胆红素均有非常显著性差异($P=0.001,P=0.0001$)。郁金与其他中药均可降低血清总胆红素水平,大剂量郁金较常规量效果好,大剂量郁金与其他中药合用疗效最好,而且两者有协同作用。

红花

性味：辛,温。

归经：归心、肝经。

功效：活血散瘀止痛。

主治：症瘕痞块。

临床研究报道：

李晓斐等提取红花红色素并对其体外抗氧化能力及体内护肝作用进行检测。结果表明红花红色素具有很强的体外抗氧化能力。在体内实验中红花组与模型组相比,肝组织损伤情况明显改善;血清中 ALT、AST、ALP 活性显著下降,最高达到 50% 以上;肝组织匀浆中 CAT、SOD 活性和 GSH 含量显著升高,最高达到 30% 以上,MDA 的含量显著降低,最高达到 36.02%;Nrf2,GSTα 和 NQO1 蛋白表达量增加。表明红花红色素对急性 CCl_4 性肝损伤有明显保护作用,可能与红花红色素调节血清酶、抗氧化物酶的活力、含量和通过 Nrf2 通路的抗氧化作用有关。

牡蛎

性味：味甘、咸、性平。

归经：肝、心、肾经。

功效：具有滋阴、养血、补五脏、活血、充肌等功效。

主治：软坚散结。

临床研究报道：

张博等将 23 例酒精性肝病患者随机分为治疗组 12 例和对照组 11 例,分别应用牡蛎和易善复治疗 90 天。观察两组治疗前后肝功能的恢复情况和症状改善情况,以及血清甘油三酯(triglyceride,TG)、总胆固醇(total cholesterol,TC)等的变化。结果治疗组和对照组总有效率分别为 83.3% 和 81.8%,两组比较差异无显著性($P>0.05$)。两组治疗后 ALT、AST、TBIL、GGT、TG、TC 值较治疗前明显下降($t=8.56\sim11.25,P<0.05$)。

李旭等将牡蛎粉进行提取和纯化,获得的牡蛎粉提取物,喂食予胃管给酒后的小鼠后,发现肝内乙醇脱氢酶的含量较未用药物的小鼠明显增加;在经过 14 天胃管给酒后,未用牡蛎粉提取物的小鼠肝细胞切片显示肝细胞出现脂肪变性,而用药的小鼠肝细胞切片显示未见异常改变。杨勇进等发现牡蛎提取物可以有效地降低由酒精引起的 IL-17、TNF-α 及转氨酶的升高,有明显的保肝降酶的作用。

石斛

性味:甘,微寒。

归经:胃、肾经。

功效:益胃生津,滋阴清热。

主治:阴伤津亏,口干烦渴,食少干呕,病后虚热,目暗不明。

临床研究报道:

黄静等通过实验研究发现:霍山石斛多糖各剂量组均能降低 CCl_4 致小鼠急性肝损伤血清 ALT,AST 的升高,降低肝匀浆中 MDA 含量,增强 SOD 的活性,抑制肝细胞中 TNF-α 表达,减轻 CCl_4 对肝组织的病理损伤。其保护机制可能与清除自由基,抑制脂质过氧化,抑制 TNF-α 表达有关。

李向阳等观察金钗石斛生物总碱(DNLA)对高脂血症大鼠模型血脂和肝脏脂肪变性的影响。结果显示和模型组比较,DNLA 各剂量组高脂血症大鼠血清脂质含量无明显变化,但 DNLA40、80 和 160 mg/kg 能够降低高脂血症大鼠肝脏组织丙二醛含量和升高超氧化物歧化酶活性($P<0.05$),使高脂血症大鼠肝脏脂肪变性明显减轻。

汉防己

性味:苦,寒。

归经:归膀胱、肺经。

功效:利水消肿,祛风止痛。

主治:用于水肿脚气,小便不利,湿疹疮毒,风湿痹痛,高血压。

临床研究报道:

权华等应用复方汉防己冲剂治疗 58 例乙型肝炎肝硬化患者 3 个月,与对照组 28 例进行比较治疗前后肝、肾功能、血清 HA、PⅢP、HBV-DNA 和肝组织病理学检查情况。结果显示治疗组 ALT 由 79.2+36.9 U/L 降至 32.8+6.9 U/L ($P<0.01$);TSB 由 54.0~17.9 μmol/L 降至 16.5±4.1 μmol/L($P<0.5$);ALB 由 28.1+5.5 g/L 升至 34.2±6.0 g/L($P<0.05$);HDV-DNA 由 7.6±1.0 lg copies/mL 下降为 7.4±1.3 lg copies/mL($P>0.05$),血清 HA 由 584.9+169.7 nmol/L 降至 398.2+134.6 nmol/L($P<0.01$);血清 pⅢP 含量由 29.3±9.2 nmol/L 降至 7.9±3.8 nmol/L($P<0.01$);肝组织纤维化程度也明显减轻。

粉防己碱(又称汉防己甲素)是从防己科千金藤属植物粉防己的块根中分离出的主要生物碱,化学结构属于双苄基异喹啉类,现代药理研究证实其为一种钙离子拮抗剂,主要作用于钙离子通道,影响钙离子的跨膜转运及在细胞内的分布利用。二氢吡啶类钙拮抗剂诱导血管内皮细胞释放 NO,可能与增加内皮细胞 Ca 浓度和内皮型 NOS 活性相关。有研究报道,一氧化氮具有保护肝细胞和抗肝纤维化作用。除抗肝纤维化作用外,黄会芳等的研究发现粉防己碱还能有效、安全地降低大鼠肝硬化门脉压力,可有效改善其胃黏膜微循环及超微的变化。

鳖甲

性味: 咸,微寒。

归经: 肝、肾经。

功效: 滋阴潜阳,软坚散结,退热除蒸。

主治: 癥瘕积聚。

临床研究报道:

张宁等以代偿期乙型肝炎肝硬化为研究对象,开展前瞻性随机对照试验,对照组 50 例,使用恩替卡韦抗病毒治疗,试验组 50 例,在使用恩替卡韦抗病毒基础上联合复方鳖甲软肝片抗纤维化治疗,观察时间节点为 6 个月和 12 个月,比较两组治疗后以及各组自身治疗前后瞬时弹性数值的变化情况。结果显示经复方鳖甲软肝片治疗后,在降低瞬时弹性数值方面,治疗 6、12 个月均优于对照组($t=2.963$、2.239;$P=0.004$、0.027)。瞬时弹性程度在治疗 6、12 个月与治疗前比较均有显著下降,对照组治疗 6 个月与治疗前相比,$t=4.295$,治疗 12 个月与治疗前相比,$t=6.109$,治疗 12 个月与治疗 6 个月相比,$t=5.394$,上述 P 均 $<$ 0.001。试验组治疗 6 个月与治疗前相比,$t=8.505$,治疗 12 个月与治疗前相比,$t=9.882$,治疗 12 个月与治疗 6 个月相比,$t=7.930$,上述 P 均 $<$ 0.001。治疗 12 个月后试验组肝硬化的比例明显低于对照组($P=0.044$)。

女贞子

性味: 甘、苦,凉。

归经: 归肝、肾经。

功效: 滋补肝肾,明目乌发。

主治: 眩晕耳鸣,腰膝酸软。

临床研究报道:

张霞等用 0.12% 的 CCl_4,用橄榄油溶液 10 mL/kg (0.2 mL/20 g)腹腔注射造成小鼠急性肝损伤,以 AST、ALT 以及超氧化物歧化酶(superoxide dismutase, SOD)活性为指标,观察女贞子提取物对急性肝损伤的保护作用。结果显示女贞子提取物对升高的 AST、ALT 含量有降低作用,能明显增高 SOD 活性,对四氯化碳所致小鼠急性肝损伤具有保护作用。

败酱草

性味：性凉，味辛、苦。

归经：归肝、胃、大肠经。

功效：清热解毒。

主治：热毒蕴结证。

临床研究报道：

李玉基等用小鼠尾静脉接种 H_{22} 肝癌细胞悬液，建立血道转移模型，用黄花败酱草水提液干预，观察小鼠体重、免疫器官和肺部转移瘤生长情况。结果显示黄花败酱草作用的小鼠，肺部转移灶数较对照组明显减少，体重和免疫器官重量明显增加。结论黄花败酱草具有一定的抑制小鼠 H_{22} 肝癌血道转移的作用。

葛根

性味：甘、辛，凉。

归经：归脾、胃经。

功效：解肌退热，生津，透疹，升阳止泻。

主治：用于外感发热、头痛项强，口渴，消渴，麻疹不透，热痢，泄泻，高血压颈项强痛。

临床研究报道：

熊耀斌等将 50 只 SD 大鼠随机分为正常组、模型组、葛根组、虫草组及联合组，采用 40% CCl_4 每周 2 次皮下注射 6 周制作大鼠肝纤维化模型，各治疗组经灌胃给药 6 周后在麻醉状态下采血并检测血清肝功能和肝纤维化指标，分离肝脏，称湿重并计算肝脏指数。结果显示与模型组比较各治疗组肝纤维化程度明显减轻，葛根能非常显著改善肝纤四项指标、白蛋白（albumin，ALB）和 AST（$P<0.01$ 或 0.05），但 ALT 降低及肝脏指数增加不明显（$P>0.05$）。

陈波将病毒性肝炎高胆红素血症 168 例，分为对照组 84 例及治疗组 84 例，两组均给予综合性护肝治疗，治疗组加用葛根素注射液静脉滴注。经治疗后治疗组较对照组在降低黄疸、改善肝功能及临床症状方面有明显疗效，有统计学意义。

玉米须

性味：味甘、淡，性平。

归经：归肾、胃、肝、胆经。

功效：利尿消肿，清肝利胆。

主治：水肿，小便淋沥，黄疸，胆囊炎，胆结石。

临床研究报道：

张百明等通过胆管结扎复制大鼠急性胆汁淤积性肝损伤模型，异硫氰酸-α-萘酯（ANIT）复制大鼠胆汁淤积性肝病模型。以 6.2 g/kg、3.1 g/kg 剂量玉米须提取物给药 5 天，测定血清总胆红素（TBIL）、直接胆红素（directbilirubin，DBIL）、丙氨酸氨基转移酶（ALT）、天冬氨酸氨基转移酶（AST）、总胆汁酸（total bile acid，TBA）等生化指标的含量和胆汁流量。结果显示玉米须提取物能降低大鼠 ANIT 诱导性胆汁淤积性肝病模型血清 DBIL、ALT、TBA 含量（$P<0.01$ 或 $P<0.05$），增加胆汁流量与流速（$P<0.01$ 或 $P<0.05$）；降低大鼠胆管结扎致急性胆汁淤积性肝损伤模型血清 DBIL、ALT 含量（$P<0.05$）。

寇义华等在传统退黄、降酶等保肝药物治疗基础上加用玉米须煎剂治疗急性乙型黄疸型肝炎 36 例，并与常规治疗 32 例对照观察，2 组治疗后 TBIL 和 ALT 比较差异有统计学意义（$P<0.05$），治疗组优于对照组。

黄精

性味：甘，平。

归经：归脾、肺、肾经。

功效：补气养阴，健脾，润肺，益肾。

主治：用于脾胃虚弱，体倦乏力，口干食少，精血不足。

临床研究报道：

张光海等采用四氯化碳致肝损伤模型，测定血清丙氨酸氨基转移酶（ALT）和天冬氨酸氨基转移酶（AST）、肝组织超氧化物歧化酶（SOD）活性和丙二醛（MDA）含量，观察小鼠肝脏病理学变化。结果黄精提取物各剂量组小鼠 ALT、AST 活性均降低，与空白对照组比较，差异有统计学意义（$P<0.05$）。黄精提取物高、中剂量组小鼠肝组织 SOD 活性升高，MDA 活性降低，与空白对照组比较，差异有统计学意义（$P<0.05$）。

姜学连等选择 40 例慢性乙肝患者分为治疗组和对照组，治疗组给以加味黄精汤（由黄精 30 g，夜交藤 30 g，当归 10 g，生地 30 g，苍术 10 g，白术 10 g，青皮 10 g，陈皮 10 g，柴胡 10 g，姜黄 10 g，郁金 10 g，薄荷 5 g，炙甘草 10 g 等组成），对照组以甘利欣 150 mg 加入 10% GS 500 mL 静脉滴注，每日 1 次，齐墩果酸片 40rag，1 日 3 次，肌苷片 0.4 g，1 日 3 次。分别观察两组治疗前后的症状、体征、肝功能、肝脾彩超、HBV。结果显示治疗组上述指标的改善情况明显优于对照组（$P<0.01$），治疗组有效率为 92.0%，对照组有效率为 66.7%。

猫人参

性味：苦，涩，凉。

归经：肝经。

功效：清热解毒，消肿。

主治：痈肿疮疖。

临床研究报道：

万旭英等在体内抗肿瘤实验采用腋下接种肿瘤细胞及实体瘤称重的方法，腹腔接种肿瘤液观察荷瘤动物存活率，采用3H-TdR掺入法检测猫人参注射液对荷瘤小鼠脾T淋巴细胞转化功能和NK细胞活性的影响；并用流式细胞仪检测荷瘤小鼠T细胞亚群。结果显示猫人参注射液100 g/kg、50 g/kg、25g/kg连续尾静脉注静10天后，对小鼠皮下移植性H_{22}肝癌的抑瘤率分别为62.16%、35.14%、17.13%，有较明显的剂量依赖性（$P>0.05$）。剂量为100 g/kg时抗肿瘤作用较理想，且可延长腹水型肝癌小鼠的生存期，对H22肝癌小鼠脾脏（胸腺）指数、脾淋巴细胞转化指数、T细胞CD4＋/CD8＋比值有升高趋势，略高于生理盐水组（$P<0.05$），CTX对荷瘤小鼠细胞免疫功能则有明显的抑制作用（$P>0.05$）。

白茅根

性味： 甘，寒。

归经： 肺，胃，膀胱经。

功效： 凉血止血，清热利尿。

主治： 热病烦渴，黄疸，水肿。

临床研究报道：

邱荣仙等将100例基因lb型慢性丙型肝炎患者随机分为两组，治疗组40例、对照组60例，对照组仅予以聚乙二醇干扰素联合利巴韦林治疗，治疗组在对照组治疗基础上辅以白茅根煎剂治疗。比较各组在治疗过程中快速病毒学应答（RVR）、完全早期病毒学应答（cEVR）、治疗结束时病毒学应答（ETVR）、持续病毒学应答（SVR）、丙氨酸氨基转移酶（ALT）指标及不良反应。结果显示治疗组与对照组比较，治疗组ETVR、SVR及血清ALT指标恢复情况均优于对照组（$P<0.05$），治疗组不良反应较对照组轻（$P<0.05$）。

三七

性味： 甘，微苦，温。

归经： 肝、胃经。

功效： 散瘀止血，消肿定痛。

主治： 便血，外伤出血，胸腹刺痛。

临床研究报道：

姜辉等将SD大鼠随机分成正常组、模型组、三七总甙（50、100、200 mg/kg）组和秋水仙碱组。除正常组外，其余各组采用皮下注射50%四氯化碳（CCl_4），每周2次，连续18周的方法诱导肝纤维化大鼠模型。于造模第9周起，给药组分别灌胃给予相应的受试药物，正常组和模型组给予等量溶媒，每天1次，连续10周。实验结束后，比色法测定血清中超氧化物歧化酶（SOD）、丙二醛（malondialdehyde，MDA）、谷胱甘肽过氧化物酶（glutathione peroxidase，GSH-Px）的水平；同时取固定部位肝脏组织，HE染色观察肝纤维化程度；免疫组织化学法检测肝组织胶原Ⅰ（Collagen Ⅰ）蛋白的表达，RT-PCR 技术测定 CollagenImRNA 的表达。结果显示与模型组相比，三七总甙（100、200 mg/kg）不仅可减轻大鼠肝纤维化程度，降低 MDA 含量，升高 SOD、GSH 水平，可抑制肝纤维化大鼠肝组织中 CollagenI 的表达。

李妍将 84 例肝硬化腹水患者，按治疗方法不同分为对照组和观察组，分别给予综合治疗方法、三七总皂苷联合特利加压素共同治疗。对两组患者临床治疗效果、症状及体征、肝肾功能及各项肝纤维化观察指标进行比较。结果显示观察组患者的总有效率与对照组比较明显较高（$P<0.05$）；观察组治疗 8 周后更好地改善了腹胀、腹水及肝区痛等临床症状和体征，与对照组比较差异具有统计学意义（$P<0.05$）。两组患者治疗 6～8 周后，肝纤维化各项指标均明显降低，但观察组下降幅度更为明显（$P<0.05$）。

白芍

性味： 苦、酸，微寒。

归经： 归肝、脾经。

功效： 平肝止痛，养血调经。

主治： 胁痛，腹痛。

临床研究报道：

吴斌等将 50 例自身免疫性肝炎患者完全随机分为 2 组，各 25 例。2 组同时口服甲泼尼龙，第 1～4 周，甲泼尼龙用量为 24 mg/天；第 5～8 周，激素减量为 16 mg/天；第 9～12 周，激素减量为 8 mg/天；第 12 周起激素 6 mg/天维持。治疗组同时服用白芍总苷胶囊 0.6 g，3 次/天。治疗期间原则上不加用其他肝病治疗药物。治疗组治疗 16 周后 ALT 为（62.6±6.4）U/L，AST 为（46.3±12.3）U/L，总胆红素（TBIL）（27.8±5.72）μmol/L，血清球蛋白（25.9±9.3）L，免疫球蛋白（IgG）（18.9±3.21）L；较治疗前分别为（370.0±28.0）U/L，（136.4±28.7）U/L，（73.4±16.8）μmol/L，（49.8—4—11.7）g/L，（34.6±2.9）g/L 和对照组治疗 16 周后分别为（108.0±8.9）U/L、（78.5±17.6）U/L、（42.3±16.8）μmol/L、（44.6±6.8）g/L、（26.9±3.4）g/L，指标下降。

桃仁

性味： 苦、甘，平。

归经： 归心、肝、大肠经。

功效： 活血祛瘀，润肠通便。

主治： 症瘕痞块，肠燥便秘。

临床研究报道：

许贞爱等采用 CCl_4 和乙醇制备小鼠急性肝损伤模型，观察桃仁乙醇提取物对小鼠血清和肝匀浆丙氨酸氨基转移酶（ALT）、天冬氨酸氨基转移酶（AST）活性；肝匀浆超氧化物歧化酶（SOD）活性、丙二醛（MDA）和谷胱甘肽（GSH）含量的影响。结果显示桃仁乙醇提取物能降低急性肝损伤小鼠血清中 ALT、AST 活性；降低肝匀浆 AST 活性和 MDA 含量；提高 SOD 活性和 GSH 含量。

王佩等将 60 例慢性乙型肝炎肝纤维化患者随机分为复方桃仁软肝胶囊联合拉米夫定（治疗组）和单用拉米夫定（对照组），疗程为 9 个月。观察治疗前两患者血清肝纤维化指标：透明质酸酶（HA）、Ⅳ型胶原（Ⅳ-C）和层粘连蛋白（laminin, LN）的变化。结果显示治疗组治疗后血清肝纤维各项指标均显著改善，与对照组比较有统计学差异（$P < 0.01$ 或 $P < 0.05$）。

鸡血藤

性味： 苦、甘，温。

归经： 归肝、肾经。

功效： 补血，活血，通络。

主治： 血虚萎黄，麻木瘫痪，风湿痹痛。

临床研究报道：

曾凡力等研究鸡血藤醇提物及其不同极性溶剂萃取物的体外抗柯萨奇 B3 病毒、单纯疱疹病毒Ⅰ型、呼吸道合胞病毒、甲型流感病毒以及乙型肝炎病毒的活性。结果显示鸡血藤醇提物无抗柯萨奇 B3 病毒和呼吸道合胞病毒活性，但具有抗甲型流感病毒、乙型肝炎病毒和单纯疱疹病毒Ⅰ型活性。

陈从显等将 60 只雄性小鼠随机分为 6 组，每组 10 只。除正常组外，其余各组均腹腔注射 0.2% 的 CCl_4 橄榄油溶液诱导小鼠急性肝损伤，测定血清丙氨酸氨基转移酶（ALT）和天冬氨酸氨基转移酶（AST）、肝组织超氧化物歧化酶（SOD）和谷胱甘肽过氧化物酶（GSH-Px）的活性及丙二醛（MDA）的含量，HE 染色观察肝组织病理学变化。结果显示鸡血藤总黄酮明显抑制 CCl_4 致血清 ALT、AST 活性的升高和肝组织 SOD、GSH-Px 活性的降低及 MDA 水平的升高。肝组织形态学观察显示鸡血藤总黄酮能显著改善肝组织的病理变化。

紫河车

性味： 甘、咸，温。

归经： 归心、肺、肾经。

功效： 温肾补经，益气养血。

主治： 虚劳羸瘦，骨蒸盗汗。

临床研究报道：

林丹等筛选经替比夫定治疗两年以上，血清 HBV-DNA PCR 检测不到（300 copies/mL）、HBeAg 转阴一年以上而未发生 HBeAg 血清转换的患者 80 例，随机分为两组，分别继续接受替比夫定和替比夫定联合紫河车治疗 26 周。治疗结束时主要观察两组 HBeAg 血清转换率和不良反应发生率。结果 26 周时 HBeAg 血清转换率单药替比夫定组为 15％；替比夫定联合紫河车组为 32.5％。替比夫定组出现病毒学突破 2 例，替比夫定联合紫河车组 0 例。

黄维亮等将紫河车提取液采用过滤、酶消化、柱层析获得一种有效物质（分子量为 1.4kD）。氨基酸组成分析有 18 种氨基酸。经细胞培养，采用层析工艺，检测该物质理化性质、氨基酸的组成，对肝细胞 7402 进行培养，观察发现提取物对肝细胞有显著的促生长作用。动物实验亦吻合结果。

莪术

性味：辛、苦，温。

归经：归肝、脾经。

功效：行气破血，消积止痛。

主治：用于症瘕痞块。

临床研究报道：

孙长海等将 40 只 Wistar 大鼠随机分为 4 组，正常对照组、模型对照组、联苯双酯组及莪术给药组，分别灌胃等容积（15 mL/kg）的生理盐水，联苯双酯（13 mg/mL）和莪术溶液（6.3 mg/mL），连续 7 天，1 次/天。末次给药后，除正常组外其他各组腹腔注射 CCl_4（2 mL/kg）原液 1 次，造成大鼠急性肝损伤模型，检测血清谷丙转氨酶（ALT）、谷草转氨酶（AST）、考马斯亮蓝蛋白、丙二醛（MDA）及超氧化物歧化酶（SOD）水平。结果与模型组比较，莪术给药组 ALT、AST 及 MDA 含量均明显降低（$P < 0.01$），SOD 活性明显升高（$P < 0.01$），莪术给药组与联苯双酯组比较 AST、ALT 及 MDA、SOD 水平无显著性差异（$P > 0.05$）。

李娟等以腹腔注射猪血清制备大鼠肝纤维化模型，三棱、莪术灌胃处理大鼠。以 HE 染色观察大鼠肝脏组织病理变化，TUNEL 法检测细胞凋亡，免疫组化法检测 bax、bcl-2 蛋白表达。结果显示三棱、莪术能改善肝脏组织病理学变化，降低肝纤维化大鼠的细胞凋亡、bax 蛋白表达，提高 bcl-2 蛋白表达。

斑蝥

性味：辛，热；有大毒。

归经：归肝、胃、肾经。

功效：破血消症，攻毒蚀疮。

主治：用于症瘕癌肿，瘰疬赘疣，痈疽不溃，恶疮死肌。

临床研究报道：

李兆元等将 82 例未手术的中晚期原发性肝癌患者随机分为两组，观察组 42 例：采用肝动脉介入化疗和三维适形放射治疗，在此基础上加用复方斑蝥胶囊口服；对照组 40 例：采用肝动脉介入化疗和三维适形放射治疗；放疗结束后 1 个月，对比治疗前后肿瘤变化评价其近期疗效、T 淋巴细胞亚群变化、生活质量 KPS 评分变化、观察其不良反应及患者生存时间等。结果观察组、对照组的近期有效率分别为 76.2%、75.0%，中位生存期分别为 358 天、331 天。6 个月及 1 年生存率观察组分别为 76.2%、40.5%；对照组分别为 73.8%、40.0%；观察组的近期有效率、中位生存期、生存率和对照组相比较，虽有增加，但差异无统计学意义（$P > 0.05$）。两组患者治疗前后 T 淋巴细胞亚群变化，观察组优于对照组，差异有统计学意义（$P < 0.05$）。治疗后观察组患者的生活质量 KPS 评分明显高于对照组，差异有统计学意义（$P < 0.05$）。观察组患者不良反应发生率均低于对照组，差异有统计学意义（$P < 0.05$）。

张建武等分别用 MTT 法和细胞生长曲线研究复方斑蝥注射液对人肝癌细胞 SMMC-7721 增殖的抑制作用。结果显示与阴性对照组比较，复方斑蝥注射液在 2 mg/mL、4 mg/mL、8 mg/mL、16 mg/mL 剂量时对肝癌 SMMC-7721 细胞的生长抑制率分别为 11.63%、20.54%、38.11%、62.44%（$P < 0.05$）；平均半数抑制浓度（IC_{50}）为 11.29 mg/mL。生长曲线结果显示复方斑蝥注射液对肝癌细胞的抑制作用且呈明显的量效和时效关系。

灵芝

性味：性温，味淡。

归经：归心、肾、肺经。

功效：具有补虚安神，祛痰止咳功效。

主治：虚证。

临床研究报道：

沈华江等将慢性乙型肝炎患者随机分为两组各 50 例，对照组采用阿德福韦酯治疗，治疗组在上述治疗基础上加用灵芝汤。在第 24、48、96 周分别检测 HBV-DNA、HBV-M 及肝肾功能、淋巴细胞亚群，进行分析。结果在第 24、48、96 周时治疗组的 ALT 复常率与对照组相比，差异有统计学意义（$P < 0.05$），第 24 周时两组患者 HBV-DNA 阴转率、HBeAg 血清转换率相比差异无统计学意义（$P > 0.05$）；第 48、96 周时治疗组 HBV-DNA 阴转率、HBeAg 血清转换率与对照组比较差异有统计学意义（$P < 0.05$）。96 周后，治疗组患者的 CD3+、CD4+、NK 细胞、CD4+/CD8+ 明显高于治疗前（$P < 0.05$）。

黄宗绣等连续 30 d 给予动物受试物后，模型组及各剂量组动物给予 3.2 mg/mL 的 CCl_4 染毒，测定 ALT、AST，并取肝脏进行组织病理学检查。结果灵芝三萜可明显抑制 CCl_4 引起小鼠血清谷丙转氨酶（ALT）和谷草转氨酶（AST）的升高，试验结束时，模型组 ALT 值为 9658.5 U/L，中、高剂量组分别为 5899.2、3773.3 U/L；模型组 AST 值为 4962.8 U/L，高剂量组为 1999.9 U/L，并能改善和恢复肝脏组织的病理指标。

（吕　佳）

二、肝病的常用中成药

双虎清肝冲剂

功能与主治：清热利湿，化痰宽中，理气活血。用于湿热内蕴所致的胃脘痞闷，口干不欲饮，恶心厌油，食少纳差，胁肋隐痛，腹部胀满，大便黏滞不爽或臭秽，或身目发黄，舌质暗，边红，舌苔厚腻，脉弦滑或弦数者，以及慢性乙型肝炎见有上述证候者。

药物组成：金银花、虎杖、黄连、白花蛇舌草、蒲公英、丹参、野菊花、紫花地丁、法半夏、甘草、瓜蒌、枳实。

专家建议：（中成药的用法，用药经验及中成药之间、中成药与西药之间的配伍等）

1. 如服药后胃脘不适，可于餐后服药。

2. 对肝胆湿热型的目黄、尿黄患者，有较好的退黄作用。

3. 对肝胆湿热型的乙型肝炎、病毒 DNA 拷贝数较低者，在 HBV-DNA 阴转方面有一定的作用。

4. 如谷丙转氨酶、胆红素等指标升高明显，应与甘利欣、谷胱甘肽等保肝降酶退黄药物联合应用。

不良反应：尚不明确。

用药须知：

1. 不宜在服药期间同时服用滋补性中药。

2. 忌烟、酒及辛辣食物。

注意事项：脾虚便溏者慎用。

用法用量：开水冲服，一次 1～2 袋，一日 2 次。或遵医嘱。

规格：每袋装 12 g。

现代药理学研究：赵建学等开展的动物研究表明，双虎清肝颗粒能够显著改善四氯化碳所诱发的大鼠肝纤维化，治疗组大鼠血清透明质酸酶、血清型Ⅳ胶原及血清Ⅰ Ⅱ型前胶原较对照组明显降低，并且量效关系明显。侯宪聚等研究表明双虎清颗粒可有效治疗乙型肝炎，改善其症状，抑制病毒复制，恢复肝功能。

乙肝清热解毒冲剂（胶囊）

功能与主治：清肝利胆，解毒逐瘟。用于肝胆湿热引起的黄疸（或无黄疸）、发烧（或低烧）口干苦或口黏臭，厌油，胃肠不适，舌质红，舌苔厚腻，脉弦滑数等；急慢性病毒性乙型肝炎初期或活动期，乙型肝炎病毒携带者，见上述证候者。

药物组成：虎杖、白花蛇舌草、北豆根、拳参、茵陈、白茅根、茜草、淫羊藿、甘草、土茯苓、蚕沙、野菊花、橘红。

专家建议：（中成药的用法，用药经验及中成药之间、中成药与西药之间的配伍等）

1. 对肝胆湿热引起的口干苦或口黏臭，厌油等症状有改善作用。

2. 对肝胆湿热型的乙型肝炎、病毒 DNA 拷贝数较低者，在 HBV-DNA 的阴转方面有一定的效果。

3. 如谷丙转氨酶、胆红素等指标升高明显，应与甘利欣、谷胱甘肽等保肝降酶退黄药物联合应用。

不良反应：尚不明确。

用药须知：

1. 不宜在服药期间同时服用滋补性中药。

2. 忌烟、酒、油腻及辛辣食物。

注意事项：脾虚便泄者慎用或减量服用。

用法用量：开水冲服，一次 1～2 袋(6 粒)，一日 3 次。

规格：每袋装 6 g(每粒装 0.4 g)。

现代药理学研究：徐菁等认为乙肝清热解毒胶囊联合拉米夫定对活动性肝炎肝硬化疗效显著，且在抑制 YMDD 变异方面有一定疗效。朱越等研究表明乙肝清热解毒片能有效地改善患者的肝功能，对乙肝病毒血清标志物也有着较好的转阴率。

垂盆草冲剂

功能与主治：清利湿热，有降低谷丙转氨酶作用。用于急性肝炎、迁移性肝炎及慢性肝炎活动期。

药物组成：鲜垂盆草。

专家建议：（中成药的用法，用药经验及中成药之间、中成药与西药之间的配伍等）

1. 对各种肝炎引起的谷丙转氨酶异常，都有较好的降酶作用。

2. 对肝炎患者的口苦、体倦、恶心、纳差、腹胀厌食、肝区疼痛、小便不利等症状有改善效果。

3. 如谷丙转氨酶、胆红素等指标升高明显，应与甘利欣、谷胱甘肽等保肝降酶退黄药物联合应用。

不良反应：暂不明确。

用药须知：

1. 不宜在服药期间同时服用滋补性中药。

2. 服药期间忌食辛辣、油腻。

3. 服药三天后症状无改善，应及时去医院就诊。

注意事项：

1. 孕妇及过敏体质者慎用。

2. 药品性状发生改变时禁止使用。

用法用量：开水冲服，一次一袋，一日 2～3 次；或遵医嘱。

规格:每袋装 10 g。

现代药理学研究:杨海燕认为垂盆草冲剂治疗对保护肝脏炎症,降低谷丙转氨酶及谷草转氨酶有较好的疗效且作用持久。

肝苏颗粒

功能与主治:降酶、退黄、保肝、健脾。主治慢性活动性肝炎、乙型肝炎,急性病毒性肝炎。

药物组成:赶黄草。

专家建议:(中成药的用法,用药经验及中成药之间、中成药与西药之间的配伍等)

1. 对各种肝炎引起的谷丙转氨酶异常,胆红素升高都有一定的降酶退黄作用。

2. 对于脾虚伴黄疸者,可以首先选择使用。

3. 如谷丙转氨酶、胆红素等指标升高明显,应与甘利欣、谷胱甘肽等保肝降酶退黄药物联合应用。

不良反应:尚不明确。

用药须知:

1. 不宜在服药期间同时服用滋补性中药。

2. 服药期间忌食辛辣、油腻。

3. 服药三天后症状无改善,应及时去医院就诊。

注意事项:尚不明确。

用法用量:口服。一次 3 g,一日 3 次,小儿酌减。

规格:每袋 3 g,每盒 9 袋。

现代药理学研究:杨素芳研究表明肝苏颗粒能阻断、延缓及改善肝纤维化,具有一定的临床疗效。俞文军等认为对肝苏颗粒乙肝病毒复制有一定的抑制作用。

当飞利肝宁胶囊

功能与主治:清利湿热,益肝退黄。用于湿热郁蒸而致的黄疸,急性黄疸型肝炎,传染性肝炎,慢性肝炎而见湿热症候者。

药物组成:水飞蓟,当药。

专家建议:(中成药的用法,用药经验及中成药之间、中成药与西药之间的配伍等)

1. 本药对肝胆湿热型的各项肝炎有保肝作用。

2. 如谷丙转氨酶、胆红素等指标升高明显,应与甘利欣、谷胱甘肽等保肝降酶退黄药物联合应用。

不良反应:未见明显不良反应。

用药须知:

1. 服药期间忌食辛辣、油腻。

2. 服药三天后症状无改善,应及时去医院就诊。

注意事项: 尚不明确。

用法用量: 口服,一次 4 粒,一日 3 次或遵医嘱。

规格: 每粒装 0.25 g。

现代药理学研究: 宋海燕等认为当飞利肝宁胶囊对高脂饮食联合 CCl_4 诱导的大鼠 NAFLD 肝纤维化具有预防作用。王蓁馨等研究表明当飞利肝宁胶囊治疗慢性乙肝,降酶疗效明显、平稳、不反跳,有明显退黄作用,有降脂、改善肝细胞脂肪代谢作用,无明显不良反应。

护肝宁片

功能与主治: 清热利湿,益肝化瘀,舒肝止痛;退黄、降低谷丙转氨酶。用于急性肝炎及慢性肝炎。

药物组成: 垂盆草、虎杖、丹参、灵芝。

专家建议: (中成药的用法,用药经验及中成药之间、中成药与西药之间的配伍等)

1. 本药对肝胆湿热型的各项肝炎有一定的降酶作用。

2. 如谷丙转氨酶、胆红素等指标升高明显,应与甘利欣、谷胱甘肽等药物联合应用。

不良反应: 尚不明确。

用药须知:

1. 服药期间忌食辛辣、油腻。

2. 服药三天后症状无改善,应及时去医院就诊。

用法用量: 口服,一次 4~5 片,一日 3 次。

注意事项: 尚不明确。

规格: 每片重 0.35 g(薄膜衣片)。

现代药理学研究: 宋建敏研究表明护肝宁片主要用于急慢性病毒性肝炎、非酒精性脂肪肝及药物性肝损害引起的临床黄疸、口苦、脘胁胀痛,对降低转氨酶指标也有独特的效果。

山豆根注射液

功能与主治: 降低转氨酶,提高机体免疫力。用于慢性、活动性肝炎。

药物组成: 山豆根。

专家建议: (中成药的用法,用药经验及中成药之间、中成药与西药之间的配伍等)

1. 本药物具有较好的降酶作用。

2. 使用本药物,谷丙转氨酶恢复正常后,应逐渐减量,不应骤然停药。

不良反应: 未见明显不良反应。

用药须知:

1. 服药期间忌食辛辣、油腻。

2. 服药三天后症状无改善,应及时去医院就诊。

注意事项:尚不明确。

用法用量:肌内注射,一次 2 mL,一日 1～2 次,2～3 个月为 1 个疗程或遵医嘱。

规格:每支 2 mL(含苦参碱 35 mg)。

现代药理学研究:蒋玉辉等研究表明山豆根对慢性乙型肝炎具有一定疗效,尤其是降酶效果显著。王维伟等研究表明山豆根注射液(肝炎灵注射液)不仅具有明显的保护作用,而且能够抑制 HBsAg 的表达,若与拉米夫定联用,可能可以加强抗病毒作用,并能缓解肝组织的损伤。

🍃 鸡骨草胶囊 🍃

功能与主治:舒肝利胆,清热解毒。用于急、慢性肝炎和胆囊炎属肝胆湿热症者。

药物组成:鸡骨草、茵陈、栀子、三七、人工牛黄、猪胆汁、白芍、牛至、枸杞子、大枣。

专家建议:(中成药的用法,用药经验及中成药之间、中成药与西药之间的配伍等)

1. 本药对肝胆湿热型的各项肝炎有一定的降酶作用。

2. 如谷丙转氨酶、胆红素等指标升高明显,应与甘利欣、谷胱甘肽等保肝降酶退黄药物联合应用。

不良反应:尚不明确。

注意事项:

1. 忌烟、酒及辛辣食物。

2. 不宜在服药期间同时服用滋补性中药。

3. 服药 3 天症状无缓解,应去医院就诊。

4. 儿童、年老体弱者应在医师指导下服用。

5. 对本品过敏者禁用,过敏体质者慎用。

6. 孕妇禁用。

用法用量:口服,一次 4 粒,一日 3 次。

产品规格:每粒装 0.5 g。

现代药理学研究:覃婕等认为鸡骨草胶囊联合恩替卡韦治疗慢性乙型肝炎,疗效明显优于常规治疗,可促进异常的肝功能复常。韦敏等认为鸡骨草在体外有一定的抗 HBV 的作用,且毒性较低。

🍃 八宝丹 🍃

功能与主治:清利湿热,活血解毒,去黄止痛。适用于湿热蕴结所致发热,黄疸,小便黄赤,恶心呕吐,纳呆,胁痛腹胀,舌苔黄腻或厚腻干白,或湿热下注所致尿道灼热刺痛、小腹胀痛,以及传染性病毒性肝炎、急性胆囊炎、急性泌尿系感染等见有上述证候者。

药物组成:牛黄、蛇胆、羚羊角、珍珠、三七、麝香等。

专家建议:(中成药的用法,用药经验及中成药之间、中成药与西药之间的配伍等)

1. 本药对湿热疫毒致身黄、目黄、尿黄有较好的改善作用。

2. 如谷丙转氨酶、胆红素等指标升高明显,应与甘利欣、谷胱甘肽等保肝降酶退黄药物联合应用。

不良反应:尚不明确。

注意事项:

1. 忌烟、酒及辛辣食物。

2. 不宜在服药期间同时服用滋补性中药。

3. 服药 3 天症状无缓解,应去医院就诊。

4. 孕妇禁用。

用法用量:口服,1～8 岁,一次 0.15～0.3 g;8 岁以上一次 0.6 g,一日 2～3 次,温开水送服。

产品规格:每粒装 0.3 g。

现代药理学研究:沈美蓉等认为八宝丹胶囊可明显改善黄疸型病毒性肝炎患者临床症状及肝功能,退黄效果佳,无不良反应。

参芪肝康胶囊

功能与主治:祛湿清热,调和肝脾。用于湿热内蕴、肝脾不和所致的急、慢性肝炎。

药物组成:当归、党参、水飞蓟、五味子、茵陈、黄芪、刺五加浸膏。

专家建议:(中成药的用法,用药经验及中成药之间、中成药与西药之间的配伍等)

1. 本药对湿热型各型肝炎有一定的保肝作用。

2. 如谷丙转氨酶、胆红素等指标升高明显,应与甘利欣、谷胱甘肽等保肝降酶退黄药物联合应用。

不良反应:尚不明确。

注意事项:

1. 忌烟、酒及辛辣食物。

2. 不宜在服药期间同时服用滋补性中药。

3. 服药 3 天症状无缓解,应去医院就诊。

4. 孕妇慎服。

用法用量:口服,一次 5 粒,一日 3 次。

规格:每粒装 0.4 g。

现代药理学研究:胡清茹研究表明参芪肝康颗粒提高血清和肝组织的抗氧化能力显著,能够明显抵御肝细胞的过氧化和氧应激,避免损伤肝细胞,以达到预防和治疗非酒精性脂肪肝的目的。

熊胆胶囊

功能与主治：清热、平肝、明目，用于惊风抽搐，咽喉肿痛，目赤眼涩。该药同时具有清热解毒、抗菌消炎、保肝利胆、消炎化石、降血脂、分解胆固醇、解痉平喘、镇咳化痰之功效，也用于治疗急慢性肝炎（尤其是乙肝）、脂肪肝、肝纤维化、肝硬化，辅助治疗高血压、高血脂和糖尿病等。

药物组成：熊胆粉。

专家建议：（中成药的用法，用药经验及中成药之间、中成药与西药之间的配伍等）

1. 本药对各型黄疸型肝炎有较好的退黄作用。

2. 如谷丙转氨酶、胆红素等指标升高明显，应与甘利欣、谷胱甘肽等保肝降酶退黄药物联合应用。

不良反应：少数患者出现腹痛、腹泻及胃部刺激症状。

注意事项：

1. 忌烟、酒及辛辣食物。

2. 不宜在服药期间同时服用滋补性中药。

3. 服药 3 天症状无缓解，应去医院就诊。

4. 孕妇慎服。

用法用量：口服，一次 2～3 粒，一日 3 次或遵医嘱。

产品规格：每粒装 0.25 g（含熊胆粉 50 mg）

现代药理学研究：房耿浩等研究显示熊胆胶囊结合西药治疗急性胆囊炎疗效确切。盛镭等认为熊胆胶囊有保肝利胆功效，用于治疗高黄疸的肝炎患者，可使其病程缩短。

三白草肝炎颗粒

功能与主治：清热利湿，舒肝解郁，祛瘀退黄，利胆降酶。用于急性黄疸和无黄疸型肝炎，慢性肝炎等。

药物组成：三白草、地耳草、黄芩、茯苓。

专家建议：（中成药的用法，用药经验及中成药之间、中成药与西药之间的配伍等）

1. 本药对湿热型各型肝炎有一定的降酶退黄作用。

2. 如谷丙转氨酶、胆红素等指标升高明显，应与甘利欣、谷胱甘肽等保肝降酶退黄药物联合应用。

不良反应：尚不明确。

注意事项：

1. 忌烟、酒及辛辣食物。

2. 不宜在服药期间同时服用滋补性中药。

3. 服药 3 天症状无缓解，应去医院就诊。

用法用量:开水冲服,一次 1 袋,一日 3 次。

规格:12 袋/盒。

护肝片

功能与主治:疏肝理气,健脾消食。具有降低转氨酶作用。用于慢性肝炎及早期肝硬化等。

药物组成:柴胡、茵陈、板蓝根、五味子、猪胆粉、绿豆。

专家建议:(中成药的用法,用药经验及中成药之间、中成药与西药之间的配伍等)

1. 对慢性肝炎引起的谷丙转氨酶异常,有较好的降酶作用。

2. 如谷丙转氨酶、胆红素等指标升高明显,应与甘利欣、谷胱甘肽等保肝降酶退黄药物联合应用。

3. 可与干扰素或核苷类药物联合应用。

不良反应:

注意事项:

1. 当药品性状发生改变时禁止服用。

2. 请放在儿童不能接触的地方。

用法用量:口服。一次 4 片,一日 3 次。

产品规格:100 片。

肝达片

功能与主治:滋补肝肾、健脾活血。用于慢性迁延性、活动性肝炎见肝肾亏损、脾虚挟淤症候者,症见胁肋疼痛,腹胀纳差,倦怠乏力,头晕目涩,五心烦热,腰膝酸软等。

药物组成:山茱萸、何首乌、黄芪、太子参、酸枣仁、丹参、刺蒺藜、忍冬藤。

专家建议:(中成药的用法,用药经验及中成药之间、中成药与西药之间的配伍等)

1. 本药对各型黄疸型肝炎有较好的退黄作用。

2. 如谷丙转氨酶、胆红素等指标升高明显,应与甘利欣、谷胱甘肽等保肝降酶退黄药物联合应用。

3. 可与干扰素或核苷类药物联合应用。

不良反应:偶见腹胀、腹泻,一般可自行缓解。

注意事项:

1. 忌烟、酒及辛辣食物。

2. 不宜在服药期间同时服用滋补性中药。

3. 孕妇慎用。

用法用量:口服一次 5 片,一日 3 次。疗程 3 个月或遵医嘱。

产品规格:每片重 0.27 g,105 片/瓶。

现代药理学研究: 李光认为肝达片联合抗乙肝免疫核糖核酸、双嘧达莫(潘生丁)治疗慢性乙型肝炎疗效较好,不良反应少。

九味肝泰胶囊

功能与主治: 化瘀通络,疏肝健脾,用于肝郁脾虚,气滞血瘀所致的胁肋胀痛或刺痛,抑郁烦闷,食欲不振,食后腹胀,大便不调,或胁下痞块等。

药物组成: 三七、郁金、蜈蚣(不去头足)、大黄(酒制)、黄芩、山药、蒺藜、姜黄、五味子。

专家建议: (中成药的用法,用药经验及中成药之间、中成药与西药之间的配伍等)

1. 本药对肝郁脾虚,气滞血瘀所致的胁肋胀痛或刺痛效果较好。

2. 如谷丙转氨酶、胆红素等指标升高明显,应与甘利欣、谷胱甘肽等保肝降酶退黄药物联合应用。

3. 可与干扰素或核苷类药物联合应用。

不良反应: 尚不明确。

注意事项:

1. 忌烟、酒及辛辣食物。

2. 不宜在服药期间同时服用滋补性中药。

3. 孕妇忌用。

用法用量: 口服,一次4粒,一日3次或遵医嘱。

产品规格: 每片重 0.35 g。

现代药理学研究: 季雪良等认为九味肝泰胶囊联合恩替卡韦治疗慢性乙型肝炎近期疗效显著,其作用机制与改善肝功能、抑制肝脏纤维化有关。邓立记研究示使用九味肝泰胶囊与阿德福韦酯片联合治疗乙型肝炎后早期肝硬化有显著的效果,治疗后影像学检查的变化和血清肝纤维化指标动态变化,观察组明显优于对照组,并且二者合用,为患者减轻经济负担,疗效显著,无明显不良反应,使用方便,值得临床进一步推广应用。

逍遥丸

功能与主治: 疏肝健脾,养血调经。用于肝气不舒所致月经不调,胸胁胀痛,头晕目眩,食欲减退。

药物组成: 柴胡、当归、白勺、白术、茯苓、薄荷、生姜、炙甘草。

专家建议: (中成药的用法,用药经验及中成药之间、中成药与西药之间的配伍等)

1. 本药对肝气不舒所致胁肋胀痛不适有较好疗效。

2. 如肝功能、病毒异常,应与其他保肝、抗病毒药物联合应用。

不良反应: 尚不明确。

注意事项:

1. 忌食寒凉、生冷食物。

2. 孕妇服用时请向医师咨询。

3. 感冒时不宜服用本药。

4. 月经过多者不宜服用本药。

用法用量：口服，一次 9 丸，一日 2 次。

产品规格：360 丸。

现代药理学研究：蔡新吉等本研究应用逍遥丸治疗酒精性肝病有一定的保肝、改善症状治疗效果。田志民认为逍遥丸与拉米夫定联合应用对慢性乙型肝炎的疗效比单用拉米夫定好。

强肝胶囊

功能与主治：清热利湿、补脾养血、益气解郁。用于慢性肝炎、早期肝硬化、中毒性肝病、脂肪肝等。

药物组成：白芍、板蓝根、丹参、当归、党参、地黄、甘草、黄精、黄芪、秦艽、山药、山楂、神曲、茵陈、郁金、泽泻。

专家建议：（中成药的用法，用药经验及中成药之间、中成药与西药之间的配伍等）

1. 本药对湿热兼脾虚患者有较好疗效。

2. 如肝功能、肝炎病毒异常，应与其他保肝、抗病毒药物联合应用。

不良反应：尚不明确。

注意事项：

1. 有胃、十二指肠溃疡或高酸性慢性胃炎者应减量服用。

2. 妇女经期暂停服用。

3. 孕妇禁止服用。

用法用量：口服，一次 5 粒，一日 2 次。每服六日停一日，八周为 1 个疗程，停一周，再进行第二疗程。

产品规格：0.4 g×40 粒。

现代药理学研究：梁精等认为强肝胶囊与熊去氧胆酸联用可以降低 ALT、ALB 及 IgG 含量，恢复肝功能，提高免疫功能，是临床治疗慢性乙型肝炎的理想药物，有很大的推广价值。黄妙兴等研究表明强肝胶囊可以改善肝脏炎症、促进肝内脂肪代谢、保护肝细胞，并对逆转肝纤维化有一定作用，是治疗 NAFLD 的有效药物之一。

复方鳖甲软肝片

功能与主治：软坚散结，化瘀解毒，益气养血，用于慢性肝炎肝纤维化，以及早期肝硬化属瘀血阻络，气血亏虚，兼热毒未尽证。症见：胁肋隐痛或肋下痞块，面色晦暗，脘腹胀满，纳差便溏，神疲乏力，口干口苦，赤缕红丝等。

药物组成：鳖甲、莪术、赤芍、当归、三七、党参、黄芪、紫河车、冬虫夏草、板蓝根、连翘。

专家建议:(中成药的用法,用药经验及中成药之间、中成药与西药之间的配伍等)

1. 本药用于瘀血阻络,气血亏虚,兼热毒未尽者。

2. 如肝功能、肝炎病毒异常,应与其他保肝、抗病毒药物联合应用。

不良反应:偶见轻度消化道反应,一般可自行缓解。

注意事项:

1. 忌食寒凉、生冷食物。

2. 孕妇禁服。

3. 月经过多者不宜服用本药。

用法用量:口服。一次 4 片,一日 3 次,6 个月为 1 个疗程,或遵医嘱。

产品规格:每片重 0.5 g。

现代药理学研究:严石春认为复方鳖甲软肝片对肝纤维化有阻止和逆转的作用,其与拉米夫定的联合使用是慢性乙型肝炎肝纤维化比较理想的治疗方法,疗效显著。

扶正化瘀胶囊

功能与主治:活血祛瘀,益精养肝。用于乙型肝炎肝纤维化属"瘀血阻络,肝肾不足"证者,症见胁下痞块,胁肋疼痛,面色晦暗,或见赤缕红斑,腰膝酸软,疲倦乏力,头晕目涩,舌质暗红或有瘀斑,苔薄或微黄,脉弦细。

药物组成:丹参、发酵虫草菌粉、桃仁、松花粉、绞股蓝、五味子(制)。

专家建议:(中成药的用法,用药经验及中成药之间、中成药与西药之间的配伍等)

1. 用于乙型肝炎肝纤维化属"瘀血阻络,肝肾不足"证者,症见胁下痞块,胁肋疼痛者。

2. 如肝功能异常,应联合应用保肝降酶药物。

3. 如 HBV-DNA 高,应与抗病毒药物联合应用。

不良反应:偶见服后胃中有不适感。

注意事项:

1. 忌烟、酒及辛辣食物。

2. 孕妇忌用。

3. 湿热盛者慎用。

用法用量:口服,一次 5 粒,一日 3 次,24 周为 1 个疗程。

产品规格:每粒装 0.3 g。

现代药理学研究:范瑞琴等认为恩替卡韦联合扶正化瘀胶囊治疗慢性乙型肝炎肝纤维化具有较好的临床效果。

鳖甲煎丸

功能与主治:活血化瘀,软坚散结。用于胁下症块。

药物组成:鳖甲胶、阿胶、蜂房(炒)、鼠妇虫、土鳖虫、蜣螂、硝石(精制)、柴胡、黄芩、半夏

（制）、丹参、干姜、厚朴（姜制）、桂枝、白芍（炒）、射干、桃仁、牡丹皮、大黄、凌霄花、葶苈子、石韦、瞿麦。

专家建议：（中成药的用法，用药经验及中成药之间、中成药与西药之间的配伍等）

1. 本药对气滞血瘀所致的胁肋胀痛或刺痛效果较好。

2. 如谷丙转氨酶、胆红素等指标升高明显，应与甘利欣、谷胱甘肽等保肝降酶退黄药物联合应用。

不良反应：尚不明确。

注意事项：

1. 忌烟、酒、生冷、油腻及辛辣食物。

2. 孕妇忌用。

用法用量：口服，一次 3 g，一日 2～3 次。

产品规格：50 g/瓶。

现代药理学研究：陈明等应用鳖甲煎丸加减治疗肝炎肝纤维化取得较好疗效。

大黄䗪虫丸

功能主治：活血破瘀，通经消痞。用于瘀血内停，腹部肿块，肌肤甲错，目眶黯黑，潮热羸瘦，经闭不行。

药物组成：熟大黄 300 g，土鳖虫（炒）30 g，水蛭（制）60 g 虻虫（去翅足，炒）45 g，蛴螬（炒）45 g，干漆（煅）30 g 桃仁 120 g，苦杏仁（炒）120 g，黄芩 60 g 地黄 300 g，白芍 120 g，甘草 90 g。

注意事项：

1. 若出现皮肤过敏者停服。

2. 孕妇禁用。

用法用量：口服，水蜜丸一次 3 g，小蜜丸一次 3～6 丸，大蜜丸一次 1～2 丸，一日 1～2 次。

现代药理学研究：刘晓彦等研究显示大黄䗪虫丸联合阿德福韦酯治疗乙肝肝硬化瘀热交阻证，在改善肝功能、血常规、脾功能亢进及病毒学方面取得较好的疗效。

壳脂胶囊

功能与主治：清化湿浊、活血散结、补益肝肾。

药物组成：甲壳、制何首乌、茵陈、丹参、牛膝。

专家建议：（中成药的用法，用药经验及中成药之间、中成药与西药之间的配伍等）

用于治疗非酒精性脂肪肝湿浊内蕴、气滞血瘀或兼有肝肾不足郁热证等。

不良反应：临床试验过程中，试验组有一例大便增多，每天 2～3 次，轻度，经判断可能与药物有关。

注意事项：

1. 对于经检查证实由肾病、免疫性疾病、糖尿病引起的高脂血症脂肪肝患者,目前仍无临床试验资料。

2. 建议服药过程中配合饮食控制(包括脂肪、酒精摄入等)。

3. 妊娠及哺乳期妇女禁用。

4. 对本药过敏者禁用。

用法用量: 口服,一次 5 粒,一日 3 次。

产品规格: 0.25 g×30 粒。

现代药理学研究: 高倩等认为壳脂胶囊治疗 CHB 合并 NASH 鸭能改善肝脂肪变,提高其抗病毒应答率。

以上为肝病常用中成药。其中有明确保肝降酶作用的中成药包括垂盆草冲剂、当飞利肝宁胶囊、护肝宁片、肝炎灵、鸡骨草胶囊、参芪肝康胶囊、三白草肝炎颗粒,有明确利胆退黄作用的中成药为八宝丹、熊胆胶囊,有辅助抗病毒作用的中成药为双虎清肝冲剂、乙肝清热解毒颗粒(胶囊)、肝炎灵。有明确抗肝纤维化的中成药为复方鳖甲软肝片、扶正化瘀胶囊、鳖甲煎丸、大黄蛰虫丸。

(黄凌鹰)

参考文献

[1] 杨俊,许军,刘燕华,等.白花蛇舌草抗乙肝病毒化合物体外筛选[J].时珍国医国药,2013,24(6):1402-1403.

[2] 李晓晶,王爱洁.白花蛇舌草和半枝莲微粉配伍对 H 肝癌小鼠抑瘤作用的实验研究[J].江苏中医药,2013,45(7):67-69.

[3] 向志平.虎杖汤治疗急性病毒性肝炎高胆红素血症 116 例[J].四川中医,2010,28(6):81-82.

[4] 张斌,王灵台,陈建杰,等.虎杖清肝汤治疗慢性乙型肝炎及对肝纤维形成的影响[J].上海中医药大学学报,2007,21(3):37-39.

[5] 冯德标,李小沙.复方半枝莲汤联合阿德福韦酯治疗慢性乙型肝炎疗效观察[J].实用中医内科杂志,2010,24(2):72-73,76.

[6] 李中华,赵晓芳.半枝莲水煎液对肝纤维化模型大鼠间质胶原和 TGF-β1 的影响.山东中医杂志,2010,1,41-43.

[7] 于晨媛.茵陈蒿汤加味联合西药治疗慢性丙型肝炎 65 例[J].衷中参西.2013,26(9):82-83.

[8] 陈日霞.中西医结合治疗急性黄疸型乙型肝炎疗效观察[J].山西中医.2013,29(9):27.

[9] 黄齐慧,陈翠莲,成明建.丹参注射液抗肝纤维化疗效观察[J].黑龙江医药,2012,25(5):726-727.

[10] 顾万宝.黄芪联合丹参注射液治疗失代偿期肝硬化临床疗效观察[J].中华全科医学,2013,11(11):1735-1736.

[11] 许可,郭利芹.拉米夫定联合黄芪治疗乙肝相关性肾炎的临床疗效探讨[J].药物研究.67.

[12] 廖永强,李晓良.重用赤芍治疗乙型肝炎相关性慢加急性肝衰竭临床研究[J].新中医.2013,45(10):31-34.

[13] 朱秀娟.重用赤芍治疗瘀胆型肝炎临床观察[J].中医药临床杂志.2010,22(10):144-145.

[14] 罗慧英,杨焕,朱丽娟,等.肉苁蓉总苷对四氯化碳致小鼠急性肝损伤的保护作用[J].中国临床药理学与治疗学.2010,12:1358-1361.

[15] 潘金火,何满堂,罗兰,等.垂盆草不同提取部位保肝降酶试验.时珍国医国药.2001,12(10): 888-890.

[16] 杨海燕.垂盆草冲剂治疗慢性乙肝 200 例临床观察[J].实用肝脏病杂志.2005,8(1):38-39.

[17] 胡长征.拉米夫定联合山豆根注射液治疗慢性乙型病毒性肝炎 86 例疗效评价[J].新医学.2005,36 (8):453-454.

[18] 阮永队,阮一帆,陈红梅,等.肝炎灵和黄芪注射液穴位注射治 YMDD 变异型慢性乙型肝炎的临床研 究[J].新中医.2009,41(1):28-29.

[19] 宁康健,吕锦芳,姜锦鹏,等.黄芩苷对小鼠四氯化碳肝损伤保护作用的研究[J].中国中医药科技. 2011,18(2):120-122.

[20] 陆小菊,陈永平,阳韬,等.黄芩苷对急性肝衰竭大鼠肝脏核转录因子-κB 表达的影响[J].临床肝胆病 杂志.2011,27(10):1087-1092.

[21] 李金科,李芳,胡波,等.干扰素联合黄芩苷胶囊治疗慢性乙型肝炎和早期肝硬化临床观察.山西医药 杂志.2010,39(6):501-502.

[22] 姜宏伟,叶虹.郁金治疗淤胆型肝炎的研究[J].现代中西医结合杂志.2006,15(4):434-434.

[23] 李小斐,李志珂,武双蝉,等.红花红色素对小鼠急性 CCl_4 性肝损伤的作用[J].现代食品科技.2013, 29(7):1569-1573.

[24] 张博,张翠萍,田字彬,等.牡蛎提取物治疗乙醇性肝病的临床效果[J].青岛大学医学院学报.2010,46 (2):122-124.

[25] 李旭,苑隆国,王晓辉.牡蛎提取物对小鼠肝脏保护作用研究[J].医学研究通讯.2005,34(1):52-52.

[26] 杨勇进,张翠萍,张民生,等.牡蛎提取物对酒精性肝损伤大鼠 IL-17 与 TNF-α 的影响[J].世界华人消 化杂志.2011,19(2):177-180.

[27] 黄静,李胜利,赵宏伟,等.霍山石斛多糖对四氯化碳致急性肝损伤小鼠的保护作用[J].中国中药杂 志.2013,38(4):528-532.

[28] 李向阳,杨丹莉,吴芹,等.金钗石斛生物总碱对大鼠高脂血症和肝脏脂肪变性的影响[J].中国新药与 临床杂志.2011,30(7):529-532.

[29] 权华,权启镇,权源,等.复方汉防己冲剂治疗乙型肝炎肝硬化的疗效观察[J].实用肝脏病杂志.2010, 13(4):284-285.

[30] 吴黎明,蓝玉福.二氢吡啶类钙拮抗剂作用的双重模式:对 NO 的作用[J].心血管病学进展.2000,21 (6):372-374.

[31] 边城,徐永红,陆汉明,等.一氧化氮对大鼠实验性肝纤维化的影响[J].中国药理学通报.2002,18(3): 312-314.

[32] 黄会芳,霍丽娟,吴晓宁.汉防己甲素对肝硬化大鼠胃黏膜微循环及超微结构的影响[J].世界华人消 化杂志.2005,15(21):2337-2340.

[33] 张宁,周双男,宫嫚,等.FibroScan 评价复方鳖甲软肝片抗纤维化的疗效[J].临床肝胆病杂志.2013, 29(10):760-763.

[34] 张霞,李胜星.女贞子提取物预防四氯化碳所致小鼠急性肝损伤的实验研究[J].中国实用医刊.2008, 35(16):17-18.

[35] 李玉基,张淑娜,李洁,等.黄花败酱草对小鼠肝癌细胞血道转移的影响[J].食品与药品.2013,15(4): 248-250.

[36] 熊耀斌,傅缨,冷红文,等.葛根及虫草菌粉对肝纤维化大鼠肝脏的保护作用[J].江西中医学院学报. 2012,24(3):60-63.

[37] 陈波.葛根素治疗病毒性肝炎高胆红素血症[J].河北医学.2010,16(9):1109-1110.

[38] 张百明,赵致臻.玉米须提取物对胆汁淤积性肝病的改善作用研究[J].中国药房.2010,21(23): 2130-2132.

[39] 寇义华,卢军利,董艳,等.玉米须煎剂对 36 例急性乙型黄疸型肝炎肝功能保护作用的临床研究[J].

河北中医.2009,31(10):1476-1477.

[40] 张光海,王盟,刘亚楠.黄精提取物对急性肝损伤小鼠的保护作用[J].医药导论.2013,32(5):593-595.

[41] 姜学连,孙云廷,魏铭,等.加味黄精汤治疗慢性乙型肝炎的临床研究[J].中华中医药学刊.2009,27(8):1611-1612.

[42] 万旭英,张晨,凌昌全,等.猫人参注射液抗肝癌作用和对免疫功能的影响[J].浙江中医学院学报.2004,28(4):56-59.

[43] 邱荣仙,王晓东,何雄志,等.白茅根煎剂联合干扰素和利巴韦林治疗慢性丙型肝炎的临床研究[J].中医临床研究.2012,4(21):5-8.

[44] 姜辉,高家荣,陈金峰,等.三七总皂苷对肝纤维化大鼠肝脏保护作用的实验研究[J].中国临床药理学与治疗学.2013,18(10):1116-1120.

[45] 李妍.三七总皂苷与特利加压素联合治疗肝硬化腹水的效果观察[J].中国现代医生.2013,51(13):51-53.

[46] 吴斌,朱宁,梁彩霞,等.白芍总苷胶囊联合小剂量激素治疗自身免疫性肝炎的临床观察[J].中国医药.2010,5(10):1003-1004.

[47] 许贞爱,张红英,朴惠顺,等.桃仁提取物对小鼠急性肝损伤的保护作用[J].中国医院药学杂志.2011,31(2):120-123.

[48] 王佩,李明,曾文贵,等.复方桃仁软肝胶囊联合拉米夫定治疗慢性乙型肝炎肝纤维化的临床观察[J].抗感染药学.2005,2(4):163-164.

[49] 曾凡力,程悦,陈建萍,等.鸡血藤醇提物体外抗病毒活性研究[J].中药新药与临床药理.2011,22(1):16-20.

[50] 陈从显,徐爱钰,许勇,等.鸡血藤总黄酮对小鼠急性肝损伤的保护作用[J].滨洲医学院学报.2012,35(3):189-191.

[51] 林丹,尹德辉.替比夫定联合紫河车治疗经替比夫定治疗血清学应答不充分慢乙肝患者40例[J].时珍国医国药.2013,24(8):1938-1939.

[52] 黄维亮,谢元林,常伟红,等.紫河车促肝细胞生长的研究[J].中西医结合肝病杂志.2004,14(6):357-359.

[53] 孙长海,王瑜,徐明亮,等.中药莪术对四氯化碳所致急性肝损伤的保护作用[J].时珍国医国药.2010,21(10):2460-2461.

[54] 李娟,单长民,赵永德.三棱、莪术抗大鼠肝纤维化的作用机理探讨[J].山东医药.2010,50(37):25-27.

[55] 李兆元,宁四清,易铁男,等.复方斑蝥胶囊联合化疗及放疗治疗中晚期原发性肝癌的疗效观察[J].中华全科医学.2013,11(8):1250-1251.

[56] 张建武,杨旭波,唐建平,等.复方斑蝥注射液对人肝癌细胞 SMMC-7721 的生长抑制作用[J].中国民族民间医药.2009,18(16):8-9.

[57] 沈华江,兰少波,周建康,等.灵芝汤联合阿德福韦酯治疗慢性乙型肝炎疗效观察及对免疫功能的影响[J].浙江中医杂志.2011,46(5):320-321.

[58] 黄宗锈,陈冠敏,李晔,等.灵芝三萜对化学性肝损伤保护作用研究[J].预防医学情报杂志.2010,26(11):928-930.

[59] 赵建学,郭海燕,陆玮婷,等.双虎清肝颗粒对四氯化碳诱发大鼠肝纤维化的防治作用[J].世界华人消化杂志,2008,16(28):100-105.

[60] 侯宪聚,唐先平.双虎清肝颗粒治疗慢性乙型肝炎206例临床观察[J].中国全科医学,2007,(14).

[61] 徐菁,葛风芹,黄桂芹,等.乙肝清热解毒胶囊联合拉米夫定治疗活动性肝炎肝硬化疗效分析[J].中国肝脏病杂志,2009(01).

[62] 朱越,索艾生.乙肝清热解毒片治疗慢性乙型肝炎的临床疗效[J].西安交通大学学报,2002(06).

[63] 杨海燕.垂盆草冲剂治疗慢性乙肝 200 例临床观察[J].邯郸医学高等专科学校学报.2005(01).

[64] 杨素芳.肝苏颗粒治疗慢性乙型肝炎肝纤维化 115 例[J].陕西中医,2012(07).

[65] 俞文军,王书琴,耿昌娥,等.肝苏颗粒联合肝病治疗仪治疗慢性乙型肝炎 86 例疗效观察[J].辽宁中医杂志,2007(02).

[66] 宋海燕,刘洋,毛志敏,等.当飞利肝宁胶囊预防非酒精性脂肪性肝病大鼠肝纤维化[J].中西医结合肝病杂志,2013(03).

[67] 王蕻馨,苗芊.当飞利肝宁治疗慢性乙肝临床疗效观察[J].中国美容医学,2012(18).

[68] 宋建敏.护肝宁片的临床应用评价[J].中国医院用药评价与分析,2013(02).

[69] 蒋玉辉,陈永平,聂苑霞.肝炎灵注射液治疗慢性乙型肝炎的临床疗效观察[J].中国医药指南,2010(33),2013(02).

[70] 王维伟,宋乐冬,陈建杰.肝炎灵注射液对 HBV 转基因小鼠肝组织病理及病毒学的影响[J].中成药,2009(04).

[71] 覃婕,黄万金,李东发.鸡骨草胶囊联合恩替卡韦治疗慢性乙型肝炎 24 例[J].中医药导报,2013(08).

[72] 韦敏;陈晓白.鸡骨草对 HepG2.2.15 细胞 HBeAg 和 HBsAg 的抑制作用[J].时珍国医国药,2012(04).

[73] 沈美蓉,裴彬,李仲平.八宝丹胶囊治疗黄疸型病毒性肝炎临床研究[J].河北中医,2012(04).

[74] 胡清茹.参芪肝康颗粒对非酒精性脂肪肝大鼠丙二醛、超氧化物歧化酶的影响[J].包头医学,2012(04).

[75] 房耿浩,谢勇庆,温美珍.熊胆胶囊结合西药治疗急性胆囊炎 60 例临床观察[J].新中医,2012(12).

[76] 盛镭;张迈仑,李海.熊胆胶囊治疗高黄疸慢性乙型肝炎 33 例[J].实用肝脏病杂志,2004(01).

[77] 李光.肝达片联合治疗慢性乙型肝炎疗效观察[J].中医中药,2008(20).

[78] 季雪良,常峰,金凤,倪慧慧,朱金元.九味肝泰胶囊联合恩替卡韦治疗慢性乙型肝炎临床研究[J].中西医结合肝病杂志.2013(4).

[79] 邓立记.九味肝泰胶囊与阿德福韦酯片联合治疗乙型肝炎后早期肝硬化的疗效分析[J].临床医院工程.2011(18).

[80] 蔡新吉,魏振满,毕京峰.逍遥丸对酒精性肝病肝郁脾虚证中医证候的疗效观察[J].中华中医药学刊.2013(6).

[81] 田志民.逍遥丸联合拉米夫定治疗慢性乙型肝炎临床研究[J].山西大同大学学报.2013(4).

[82] 梁精,莫晓平.强肝胶囊联合熊去氧胆酸治疗慢性乙型肝炎疗效观察[J].现代中西医结合杂志.2013,22(9).

[83] 黄妙兴,古赛.强肝胶囊治疗非酒精性脂肪性肝纤维化的疗效观察[J].中国药房.2010,21(8).

[84] 严石春.复方鳖甲软肝片联合拉米夫定治疗慢性乙型肝炎肝纤维化疗效研究[J].中国卫生产业.2012(10).

[85] 范瑞琴,苏传真,朱刚剑,等.恩替卡韦联合扶正化瘀胶囊治疗慢性乙型肝炎肝纤维化 73 例疗效观察[J].胃肠病学和肝病学杂志,2013(01).

[86] 陈明,杨慧芳.鳖甲煎丸联合大黄虫丸抗肝纤维化的临床研究[J].实用中西医结合临床,2006,6(2):1-2.

[87] 刘晓彦,刘静生.大黄蛰虫丸联合西药治疗乙型肝炎肝硬化代偿期 66 例[J].河南中医.2013,33(1).

[88] 高倩,王新华,袁冬生,等.壳脂胶囊对慢性乙型肝炎合并非酒精性脂肪性肝炎鸭抗病毒治疗应答的影响.[J].中西医结合肝病杂志.2012.22(6).

第七章
中医药防治肝病历史沿革

中医学肝病与西医学肝病存在着概念和内涵上的差别。中医学所谓肝病是指肝藏象生理功能失常所致疾病,西医学所谓肝病是指肝脏组织器官受损导致生理功能障碍的疾病,二者区别在于对"肝"生理功能认识的差别。

中医学认为肝藏象的生理功能包括以下几点:肝主疏泄而调畅气机,肝主藏血而调节血运,肝养筋脉而充润爪甲,肝受血而上养二目。肝藏象功能失司则导致肝郁、肝火、肝风、肝虚、肝厥、肝积等肝病。西医学认为肝脏生理功能包括以下几点:蛋白质代谢、糖代谢、脂肪代谢、维生素代谢、激素代谢、分泌和排泄胆汁、解毒功能等。肝脏生理功能受损则导致肝炎、肝硬化、胆汁淤积等肝病。本文重点探讨的是中医学防治急、慢性肝炎、肝硬化等常见西医学之肝病。虽然中医学与西医学因发展历史发展环境的差别导致对人体生理病理认识、防治手段差异显著,但研究对象是相同的,恢复人体健康的目的也是一致的,完全可以相互借鉴,相互促进,即使在西医学飞速发展的今天,在我国,诸多行之有效的中医方药仍在广泛应用,中医药防治肝病也是中医临床重要基地之一。

根据临床表现,临床常见肝病如急慢性肝炎、重症肝炎、肝硬化、肝癌等可归类于中医黄疸(又分阳黄、阴黄、急黄)、胁痛、鼓胀、积聚等病范畴。中医药学对上述疾病的病因病机、诊断、治疗积累了大量的文献资料,呈现出历史渐进式发展过程,如同其他疾病一样。在战国至秦汉时期,由《黄帝内经》奠定了肝病防治的理论基础,《伤寒杂病论》确立了肝病辨治的基本法则,《神农本草经》创立了肝病防治的基本药性理论。在晋唐至明清时期诸多医家完善了肝病中医防治体系的理法方药;上世纪初民国时期以来西学东进后,中医药防治肝病体系大多应用西医肝病病名诊断,临床疗效也大多应用西医理化指标,研究手段引进现代科学技术手段,取得了较为显著的成效。因此,本文在总结梳理民国以前肝病防治学术经验时大致分为黄疸、胁痛、鼓胀、积聚等分类叙述,民国以后按急性肝炎、慢性肝炎、肝硬化、肝癌、脂肪性肝病分类叙述。

一、战国至秦汉时期

早在远古时代,人类为了免遭自然灾害与各种病邪的侵袭,常采用一些简便易行的方法以防治之。"周礼"曾载有四时流行病和"五毒"之药;《礼记》则有"孟春行秋令,则民大疫"

"季春行夏令,则民多疾疫"等记载,其中包括黄疸(急黄和瘟黄)在内。不过,春秋以前对于肝病的认识与防治尚不深入仔细,有关肝病的文献记载亦属少见,仅为萌芽阶段。肝病中医防治体系的初步形成,则主要是战国至秦汉时期。这一历史阶段,政治经济、科学文化水平的逐步提高,促进了中医药事业的向前发展;《黄帝内经》《伤寒杂病论》等经典著作的相继问世,使得人们对肝病的认识由单纯的实践经验逐步上升到理论的高度,并指导临床实践。

(一)《黄帝内经》

《黄帝内经》为我国现存最早的医学著作,约成书于战国前后。该书对于黄疸、胁痛、鼓胀等病的病名厘定和临床发病机理与特征进行了较系统的论述,初步奠定了中医防治肝病的理论基础。

1. 黄疸

黄疸之名,始见于《素问·平人气象论》:"溺黄赤,安卧者,黄疸……目黄者,曰黄疸。"《灵枢·论疾诊尺篇》更为详细地描述了"面色微黄""齿垢黄""爪甲上黄""不嗜食""安卧"等黄疸病的常见症状。书中不仅阐述了"湿热相搏"是其主要发病机理,并还讨论了"风寒客于人"后因为未能及时治疗,脏腑传变而发黄的病理机转,提出了"当此之时,可按、可药、可治"的治疗原则(《素问·玉机真藏论》)。同时,《黄帝内经》还认识到黄疸的形成与肝、脾、肾三脏功能失调密切相关。

2. 鼓胀

《灵枢·水胀篇》指出:"鼓胀……腹胀身皆大,大与肤胀等也。色苍黄,腹筋起,此其候也。"《素问·腹中论》认为鼓胀"病心腹满,旦食则不能暮食……治之以鸡矢醴,一剂知,二剂已。"对本病病因病机、临床表现及其治疗用了简要的介绍。

3. 胁痛

《素问·脏气法时论》发现:"肝病者,两胁下痛引少腹,令人善怒。"《灵枢·五邪篇》亦说:"邪在肝,则两胁中痛。"《灵枢·经脉篇》及《胀论》提出除了肝病能引起胁痛外,胆腑病变亦同样可引起胁痛,谓:"胆胀者,胁下痛胀,口中苦,善太息"。

4. 积聚

首见于《黄帝内经》。《灵枢·五变》说:"人之善病肠中积聚者,皮肤薄而不泽……如此,则肠胃恶,恶则邪气留止,积聚乃成。"其病因病机,《黄帝内经》认为主要由外邪侵入及内伤忧怒,以致"血气稽留""津液涩渗",着而不去,渐积而成。《素问·至真要大论》则提出了"坚者削之""积者散之"的治疗法则,颇具临床指导意义。

(二)《伤寒杂病论》

东汉末年张仲景编著的《伤寒杂病论》将《黄帝内经》有关理论与临床实践紧密结合起来,从而确立了肝病辨证论治的基本法则,开创了肝病运用中医治疗的历史先河。其基本理法方药,至今仍广泛地指导着中医临床实践。

1. 黄疸

张仲景的《伤寒论》《金匮要略》对外感发黄与内伤发黄均有较深入的研究。于病因病机方面，认为"湿热在里""寒湿在内不解"以及由于"火劫其汗"之类的误治，致使"两阳相熏灼"发黄是外感发黄的基本病理机制；饮食失节（包括饮酒过度）而致胃热脾湿，劳役纵欲而致脾肾内伤，是内伤发黄的主要原因。其中湿邪为本，谓"黄家所得，从湿得之"。鉴于此，仲景将之分为谷疸、酒疸、女劳疸、黑疸及伤寒发黄等不同病症，分述其辨证要点，提出了"诸病黄家，但利其小便"等治疗法则，创制了清热利湿、泻热通腑、发汗涌吐、和解表里、润燥消瘀、建中温补诸法，并拟定了与之相应的茵陈蒿汤、栀子大黄汤、茵陈五苓散、麻黄连翘赤小豆汤、柴胡汤、小建中汤等名方遣治。从此黄疸病治疗有法可循，有方可用，理法方药渐臻完备。

2. 鼓胀

《金匮要略·水气病脉证并治》中虽无"鼓胀"之名，但有心水、肝水、脾水……之说，其中肝水的症状是"腹大，不能自转侧，胁下腹痛……小便时通"；脾水的症状是"腹大，四肢苦重……小便难"。其所记述的临床特征与鼓胀相同。并明确提出肝脾肾等脏功能障碍是本病的主要发病机理，为本病的治疗提供了理论依据。

3. 胁痛

《伤寒论》结合《黄帝内经》的观点而提出了"胸胁苦满""胁下痞硬""胁下硬满"等胁痛症状。《金匮要略》之旋覆花汤（旋覆花、新绛、葱）至今仍是用以治疗因瘀血停着所致胁痛的代表方药。

4. 积聚

《金匮要略·五脏风寒积聚病》篇根据《难经》之义，指出"积者，脏病也，终不移；聚者，腑病也，发作有时，辗转痛移。另在《疟病》篇中提出了症瘕的概念，谓疟久不解，"结为症瘕"名曰疟母……宜鳖甲煎丸。"该方为治疗肝硬化等肝病的常用方药。

此外，张仲景还结合肝病的传变特点而提出了一些防治肝病发展的基本原则，如"见肝之病，知肝传脾，当先实脾"既是。

（三）《神农本草经》

汉朝《神农本草经》一书，为我国现存最早的药物学专著。书中记载了许多治疗肝病的药物，可谓奠定了肝病中医治疗的药物学基础。

1. 清热祛湿类

该书认为，经归肝胆脾胃的茵陈蒿，功可功逐"风湿寒热邪气，热结黄疸"；黄芩"主诸热黄疸"；黄柏"主五脏肠胃中结气热，黄疸，肠痔，止泄利"；苦参"主心腹气结，症瘕积聚，黄疸，溺有余沥，逐水，除痛肿"。

2. 利水消胀类

如泽漆具有治疗"皮肤热，大腹水气，四肢面目浮肿"之功。

3. 行气活血类

如柴胡"主心腹，去肠胃中结气，饮食积聚，寒热邪气，推陈致新"；木香"治九种心痛……逐诸壅气上冲烦闷"；丹参"主心腹邪气……寒热积聚，破症除瘕"；桃仁"主瘀血"；庶虫虫"主心腹……血积症瘕，破坚，下血闭"等。

此外，《本经》还载有许多扶正固本、理气宽中、活血化瘀、祛湿利水类药物，至今对于肝病的治疗发挥着重要作用。

由于战国至秦汉这一历史时期,《黄帝内经》从理论上对肝病做出了重要贡献,《伤寒杂病论》将《黄帝内经》的理论见解与临床实践有机地结合起来,而《神农草经》则从药性理论方面对肝病的防治做出了重要贡献,因此可以认为,这一历史时期是肝病中医防治体系的初步形成阶段。

二、晋唐至明清时期

(一) 晋唐时期

1. 黄疸

晋·葛洪《肘后方》载述了患者"溺白纸,纸即如染者"即为黄疸;唐·王焘《外台秘要》则引《必效》中"每夜小便浸白帛片,取色退为验"的比色法来判断黄疸的方法,此乃世界医学史上对黄疸用实验手段检查和诊断的最早文献记载。晋·皇甫谧《针灸甲乙经》中专篇讨论了黄疸的针灸配穴方法,为后世应用针灸治疗本病提供了有重要参考价值的经验。

隋代巢氏《诸病源候论》将黄疸病分为二十八种病候,并认识到"卒然发黄,心满气喘,命在顷刻"的"急黄"是由"热毒所加"而致;唐朝孙思邈《千金方》则进一步指出:"时行热病,多必内瘀著黄",对重症黄疸的传染性、临床发病特点又有所认识,并提出了相应的防治方法,创制了大茵陈汤(茵陈、黄柏、大黄、白术、黄芩、栝蒌根、甘草、茯苓、前胡、栀子、枳实)、茵陈丸(茵陈、甘遂、当归、蜀椒、杏仁、大黄、半夏、葶苈子、茯苓、干姜、枳实、白术)等多首清热祛湿退黄的有效方药。

2. 鼓胀

在晋唐之际又称"水蛊""蛊胀"等。如《肘后方》说:"唯腹大,动摇水声,皮肤黑,名曰水蛊"。该书还首次介绍了放腹水治疗本病的方法:"若唯腹大,下之不去,便针脐下二寸,入数分,令水出,孔合,须腹减乃止。"《诸病源候论·水症候》观察到鼓胀病出现腹水,是由于腹内有肿块在两胁下(即肝脾肿大)所致,谓"腹内有结块,在两胁间胀满,遍身肿","若积引数月,人即柴瘦,腹转大。"当时人们已初步认识到,本病的病因常由"虫毒"或"水毒"(即血吸虫)所引起。

3. 胁痛

一些医家已认识到胁痛可发生于黄疸、鼓胀、积聚等病证过程中;常与肝气郁结、气滞血瘀、湿热内蕴等因素有关;大多主张采用行气解郁、活血化瘀、清热利湿等多种治法治之。如《千金方》曾谓:"病若心下坚满,常两胁痛,息忿忿如怒状,名曰肝实热也",治之每选黄芩、栀子、柴胡、枳实、当归等药。

4. 积聚

《诸病源候论·积聚病诸候》对积聚的病因病机有较系统的认识,认为该病主要由正虚感邪所致,发病有一渐积成块的过程:"诸脏受邪,初未能积聚,留滞不去,乃成积聚。"《肘后方》收载了内服外治"心腹症坚方"计十六首,首次采用了外治之法;《千金要方》则载方达

44首之多；《外台秘要》亦收录治积聚方38首。均强调活血化瘀、扶正固本是治疗本病之关键。

宋元时期，随着中医各种流派的产生，学术争鸣的开展，使得人们对肝病的认识又有了新的突破；进一步发现黄疸等病具有传染性，主张采取一定的隔离措施进行预防；防治方法有所创新与发展，且各具特色，从而提高了肝病的临床防治效果。

（二）宋元金时期

1. 黄疸

诸医家对黄疸的分类经历了一个由博返约的过程，对脉因证治的认识亦不断地深化和完善。如宋《太平圣惠方》论述了"三十六黄"的不同病候及其治法；《圣济总录》列载了"九疸""三十六黄"，把重症黄疸称为"急黄"，其中既有历代医家独到见解，亦有不少名不见经传者，凡是有关黄疸的各种病因及临床特征均概括在其中。宋·韩祗和《伤寒微旨论》除了论述"阳黄"证外，还首次设《阴黄证篇》，谓"伤寒病发黄者，古今皆为阳证，治之往往投大黄、栀子、柏皮、黄连、茵陈之类……无治阴黄法"，于是结合自身临床心得，详述了阴黄的成因（如可由阳黄服清下药太过而转化阴黄）、辨证施治方法，并根据张仲景"于寒湿中求之"之说而制定了茵陈茯苓汤（茵陈、茯苓、桂枝、猪苓、滑石）、茵陈四逆汤（四逆汤加茵陈）、小茵陈汤（附子、甘草、茵陈）、茵陈附子汤（附子、干姜、茵陈）等六首温里散寒祛湿退黄方药。从此阴黄之治有法可循，有方可用。元·王好古《阴证略例》亦专列"阴证发黄"一篇，选用韩祗和诸方治之，每每获得良效。元·罗天益《卫生宝鉴》进一步论证了黄疸的辨治规律，指出"身热不大便而发黄者，用张仲景茵陈蒿汤"；若是"皮肤凉又烦热，欲卧水中，喘呕脉沉细迟无力而发黄者，治用茵陈四逆汤。"并制有茵陈附子干姜汤等方以治阴黄。可以说，宋元之际"阴黄"证的深入探讨和辨治规律的形成，乃是中医治疗黄疸等病的一大突破。

宋·窦材《扁鹊心书》对胆黄论述亦较全面，并首次提出"胆黄证"之说，认为此证乃"因大惊卒恐，胆伤而汁泄于外"所致；成无己《伤寒明理论》，陈言《三因方》，金代刘完素《宣明论方》，宋朝杨士瀛《仁斋直指附遗方论》等医家亦有不少独特见解。如元代《丹溪心法》有"疸不用分其五，同是湿热""黄疸乃脾胃经有热所致，当究其所因，分利为先，解毒次之"之说，亦曾产生过一定的影响。

2. 鼓胀

金元四大家对鼓胀病因病机各有发挥。如刘完素《河间六书》中提出主要由邪热内侵、气机壅滞所致，"是以热气内郁，不散而聚，所以叩之如鼓也"。同时与肝脾肾功能失调密切相关，因而治疗用攻邪法时，须时时顾护正气，不可太过，因"此病之起，或三五年，或十余年，根深矣，势笃矣，欲救速效，自求祸耳。"（《格致余论·鼓胀论》）李东垣于《兰室秘藏》中提出本病"皆由脾胃之气虚弱，不能运化精微……聚而不散而成胀满"，治疗主张扶脾益胃以制水湿，常用中满分消汤（六君子汤加厚朴、枳实、黄芩、黄连、知母、砂仁、泽泻、干姜、姜黄）等方治之。《丹溪心法·鼓胀》指出："七情内伤，六淫外侵，饮食不节，房劳致虚，脾土之阴受伤，转运之官失职……清浊相混，隧道壅塞……逐成胀满。"此实属见地之论。这些不同的学术见解，为鼓胀的辨证论治提供了理论依据。

3. 胁痛

金代张子和《儒门事亲》认为"夫一切沉积水气,两胁刺痛,中满不能食,头目眩者,可用搽调散。轻涌讫冷涎一二升,次服七宣丸则愈矣。"《三因方》《脾胃论》《丹溪心法》等书对胁痛亦提出了一些有效的治法与方药。

4. 积聚

宋·严用和《济生方》强调了积聚发病与七情攸关,行气活血当为主要治法,所制香棱丸、大七气汤等一直沿用至今。金元时期之《活法机要》认为积聚的产生与正气不足亦有关系,因此活血化瘀消癥时应适当加用扶正固本之品。《卫生宝鉴》中用以治疗积聚之方达17首,理气导滞、活血消积之品在处方中所占比重比唐宋以前之方有明显增加,并把三棱、莪术作为治疗积聚的主药。如荆蓬煎丸(三棱、莪术、木香、青皮、茴香、枳壳、槟榔)即是。

(三) 明清时期

1. 黄疸

明朝《景岳全书》、清朝陈士铎《辨证录》、叶桂《临证指南医案》等书已充分认识到黄疸的形成常与湿热蕴结(或热毒炽盛)、肝胆瘀热、脾胃虚寒等因素有关;再次分述了"胆黄",即黄疸的形成与胆汁外溢肌肤有关。如《临证指南医案》指出:"胆液为湿所阻,渍于脾,浸淫肌肉,溢于皮肤,色如熏黄""瘀热在里,胆热液泄"。清朝《医门法律》一书探索张仲景之学,将《伤寒论》所述者称之为外感黄疸,《金匮要略》所述者则谓之内伤黄疸,可谓要言不烦。清朝不少医家进一步阐发了重症黄疸(急黄)的发病机理主要为"热毒充斥"内外,并称之为"瘟黄"。如沈金鳌《杂病源流犀烛》说:"又有天行疫疠,以致发黄者,俗称之瘟黄,杀人最急。"并发现这类患者起病急骤,病情重笃,具有较强的传染性;常并发出血、神昏谵语等危候。如明朝皇甫中《明医指掌》说:"瘀血发黄,则发热,小便自利,大便反黑"。清朝李用粹《证治汇补》说:"疸毒冲心,如狂喘满,腹胀。"这些见解,为及时有效防治本病提供了理论依据。

对于阴黄,清朝《医学心悟》又制茵陈术附汤,至今仍为治疗寒湿黄疸的基本方剂。《景岳全书》强调"不可以黄为意,专用清利",主张对虚证"但宜调补心、脾、肾之虚,以培气血,另辟四君、理中、六味诸法。关于急黄之治,明清两朝已较系统提出清热解毒、通里攻下、清瘟败毒、凉散血热、活血化瘀诸法以急速救之。如余师愚《疫病篇》谓"淫热熏蒸,湿浊壅遏,则周身发黄,宜本方(注:清瘟败毒饮)增石膏、栀子,加茵陈、滑石、猪苓、泽泻、木通。"张景岳《慈幼新书》主张以犀角散(犀角、黄连、升麻、栀子、茵陈)救治。《沈氏尊生书》根据急黄"杀人最急"等特点而制茵陈泻黄汤(茵陈、葛根、黄连、栀子、白术、赤苓、白芍、人参、木通、木香、姜、枣)或桃仁承气汤加味以治。此外,明清时期还总结出许多黄疸外治法,如陈复正《幼幼集成》谓"治湿热发黄,用生姜半斤、茵陈半斤同捣烂以布包之,时时周身擦之,其黄自退"《医碥》曾采用"黄蜡、香油摊膏"贴脐部的"贴脐疗法"。至于单方验方,更是不计其数。至此,黄疸之治法昌明,清、温、补、消,内服、外治诸法蔚为大观,实属丰富多彩。

2. 鼓胀

《景岳全书》曾对鼓胀病名作了十分恰当的解释:"鼓胀,以外坚满而中空无物,其象如鼓,故名鼓胀。又或以血气结聚,不可解散,其毒如蛊,亦名蛊胀。且肢体无恙,胀唯在腹,故又名为单腹胀。"清朝《医碥》认为本病虽有气臌、血臌、水臌、虫臌之称,但气、血、水三者常同时存在,仅有主次之分,而非单独为患。曰:"气、水、血三者,病常相因。有先病气滞而后血结者,有先病血结而后气滞者,有先病水肿而后血随败者"。

明清医家已观察到患者外表出现红点、红纹乃系鼓胀病的特有征象。如喻嘉言《寓意草》谓:"人但面色萎黄,有蟹爪纹路……已具将来血盅之候也。"《辨证录》亦谓:"初起之时,何以知其是虫鼓与血鼓也?吾辨之于面矣,凡面色淡黄之中,而有红点或红纹者是也。"面色蟹爪纹路、红点、红纹即蜘蛛痣。《杂病源流犀烛》已知血鼓可出现"烦躁漱水,迷忘惊狂"之候;《医宗金鉴》认为可并发"吐、衄、泄血"。说明前人已认识到本病可出现血及昏迷等严重并发症。《景岳全书》特别强调治疗鼓胀"当辨虚实",其中属实(如食积、气滞、血瘀、水湿、寒热邪气)者当消食、行气、活血化瘀、利水、祛邪;而虚证居多,如"中年之后,及素多劳伤,或大便溏滑,或脉息弦虚,或声色憔悴……皆虚损之易见也。诸如此类,使非培补元气,速救根本,则轻者必重,重者必危矣。"《医门法律》亦指出:实证鼓胀"不外水裹、气结、血瘀",据此,利水、行气、活血是为主法;虚证则应以补益脾肝肾为主,正气来复,自有利于邪气的祛除。《风劳鼓膈四大证治》结合鼓胀难治的病理特点而拟定了一些有效的法则与方药。

《景岳全书》认为:"胁痛之病,本属肝胆二经,以二经之脉,皆循胁肋故也。"诊断当分虚实,以及在气在血之不同,谓"但察其有形无形可知矣。"所制柴胡疏肝散一方,至今仍为治疗胁痛的代表方。明·李梴《医学入门》亦指出:"胁痛本是肝家病……实者,肝气实也,痛则手足烦躁,不安卧,小柴胡汤加川芎、当归、白芍、苍术、青皮、龙胆草或黄连丸。虚者,肝血虚也,痛则悠悠不止,耳目,善恐如人将捕,四物汤加柴胡梢,或五积散去麻黄,加青木香、青皮。"《临证指南医案》对胁痛之属久痛入络者,善用辛香通络、甘缓理虚、辛泄化瘀等法,立法选方用药,可谓匠心独运,对后世颇具影响。清朝林佩琴《类证治裁》分胁痛为肝郁、肝瘀、痰饮、食积、肝虚诸类,治疗方法上亦有独到之处。

3. 胁痛

《景岳全书》还从临床实际出发,根据病因病机不同而将胁痛分为外感与内伤两类,其中内伤者为多见。《证治汇补》在《古今医鉴》的认识基础上补述了胁痛的病理机制:"因其暴怒伤触,悲哀气结,饮食过度,风冷外侵,跌仆伤形……或痰积流注,或瘀血相搏,皆能为痛。至于湿热郁火,劳役房色而病者,间亦有之。"其说甚是全面。

4. 积聚

清朝《医林改错》强调,积聚之成无不与瘀血相关,谓"气无形不能结块,结块者必有形之血也。血受寒则凝结成块,血受热则煎熬成块。"所以他无论是胁下还是其他部位的积聚,均用膈下逐瘀汤活血化瘀消积。明·戴思恭《证治要诀》认为:左右胁下出现包块,固定不移,即是积聚。明·王肯堂《证治准绳》提出治疗本病当分早期、中期、末期等三期,早、中期当以祛邪为主,晚期当攻补兼施,此实属经验之谈。《景岳全书》亦认为:治疗积聚关键是攻补得法,"而攻补之宜,当于孰缓孰急中辨之。凡积聚未久而元气未损者,治不宜缓,盖缓之则养成其势,反以难治……速攻可也";"若积聚渐久,元气日虚",则以扶正为主,不可攻之太过。攻法多用活血化瘀、消痰散结、清热解毒诸法;扶正多用益气固本之品。其治此尝用三棱丸(三棱、莪术、青皮、麦芽、半夏)等方。王清任所创膈下逐瘀汤至今仍是治疗积聚的有效方药。

此外，明清之际的方书、本草学专著，如《本草纲目》、清朝刘若金《本草述》、汪昂《本草备要》与《医方集解》、赵学敏《本草纲目拾遗》等，对黄疸、鼓胀、肝痈等常见肝病，及其防治，亦阐述了许多有实用价值的见解，充实了肝病中医防治方法。

三、民国时期

清朝末期至1949年中华人民共和国成立，由于帝国主义的侵略和国内政局不稳，加之西医学大量进入，中医药事业受到极大冲击，当局政府甚至出台废除中医政策，其中1912年至1928年北洋政府禁止中医纳入国民教育体系、1928年至抗战时期南京国民党政府出台"取消中医"政策。经过中医有识之士奋力斗争，最终中医药事业得以继承，出现了一批至今影响深远的大家，如清末民初北京著名中医关月波，提倡气血辨证关氏应用气血理论对肝硬化腹水治疗有独到疗效。擅长肝病治疗的赵树屏认为肝病治疗需在审明病因的基础上，分清是血虚阳亢、脾病传肝，还是肝的经脉之病，治疗用药主张性味平和，剂量轻微，中病即止。京城名医韩一斋治病重视肝郁，治虚损分五脏，治血证降逆化瘀，治呕吐重升降补泻。

四、中华人民共和国成立以后

中华人民共和国成立以后，随着中医政策的不断完善和落实，全国建立了中医药专业大学和科研、医疗机构，中医药事业空前繁荣。与其他疾病一样，中医药防治肝病的学术水平和防治能力也得到不断提升。在该时期，中医药防治肝病的临床和科研工作不可避免受到西医学和现代科学发展的影响，疾病诊断基本套用西医学诊断，研究手段也沿用现代科学技术。

我国是肝病大国，尤其是乙肝感染率高，虽然乙肝疫苗的大量接种降低了乙肝感染率，但由于人口基数较大，慢性乙肝患者仍近亿之众。丙型肝炎、自身免疫性肝病、脂肪性肝病等肝病发病率也在不断攀升，肝病尤其慢性乙型肝炎及其相关的肝硬化、原发性肝癌仍是严重影响我国人民健康的重大疾病。虽然西医学在肝病防治方面发展日新月异，中医药在临床阵地中仍占据十分重要的地位。下面将就急性肝炎、慢性肝炎（主要乙肝）、乙肝肝硬化、原发性肝癌、脂肪性肝病等中医药研究具有一定研究基础的常见肝病临床研究进展作简单综述。

（一）急性肝炎

急性肝炎尤其是甲肝、戊肝是消化道传染病，中医药在防治急性肝炎发挥着主体作用。早在20世纪50年代，国内部分地区发生肝炎流行时，就运用茵陈、板蓝根、大青叶、虎杖、黄芩等煎汤进行大面积预防，获得了良好效果。20世纪60至70年代，中药剂型由汤剂发展到运用丸剂、散剂、冲剂等多种剂型。各地曾先后报道运用肝防Ⅱ号丸（板蓝根、花斑竹、茵陈、大枣）、茵陈合剂（茵陈、路边荆、田基黄、败酱草、甘草）、乙肝预防丸（板蓝根、地丁、茵陈、夏枯草、黄芩、柴胡、甘草)、柳叶片(柳树叶)、小儿护肝丸(山栀、连翘、薄荷、茯苓、白术、五味子)等方预防甲肝或乙肝的流行。20 世纪 80 年代末及 90 年代初,上海、武汉等地发生甲肝大流行时,板蓝根冲剂、复方板蓝根汤剂(主要用于板蓝根、茵陈、大青叶、黄芩、山豆根、五味子等组方)对于控制该病的进一步流行发挥了良好的预防效果,也因此形成了上海、湖北中医肝病强势学科,至今引领国内中医药肝病发展。

(二) 慢性肝炎

中华人民共和国成立以来,中医药防治慢性肝炎尤其是慢性乙型病毒性肝炎可分为两个阶段,20 世纪 80 年代以前,在西药干扰素和核苷类似物问世之前,中医药支撑着我国肝病防治体系。抗病毒西药上市以后,尤其是 1999 年以来,核苷(酸)类似物逐渐应用以来,慢性乙型肝炎的防治以中西药联合应用为主。中医药防治慢性肝炎的优势主要体现在缓解症状、改善肝功能、调节免疫、抗肝纤维化与延缓肝硬化及肝癌的发生等作用上,形成了以中药汤剂、中成药、中药针剂、中药离子导入、中药灌肠、中药外敷、针灸、循经推按、刮痧、脐疗、穴位注射、药熨、足浴等以及中医调护与养生康复等多种治疗方式相结合的系统治疗方案。在临床实践中,广大中医肝病从业人员,进行慢性肝炎中医理法方药的系统研究,在中医理论指导下,明确了慢性肝炎中医病因病机,建立了慢性乙型肝炎、慢性丙型肝炎证型分类诊断标准。

中医多认为慢性乙型肝炎由湿热疫毒之邪内侵,正气虚弱无力抗邪,饮食、情志、起居异常等诱发而生。病机特点湿热疫毒隐伏血分,湿阻气机或情志不畅导致肝气郁滞;木旺克土或湿胜困脾导致肝郁脾虚;热毒伤阴或郁久化火伤阴导致肝肾阴虚;气滞则血不行导致瘀血阻络;疫毒隐伏伤及脾肾可致脾肾阳虚等。证候病机不外乎湿热蕴结、肝郁气滞、肝郁脾虚、肝肾阴虚、脾肾阳虚、瘀血阻络等几个主要方面。临床多表现为虚实夹杂之候。其病位主要在肝,涉及脾、肾两脏,胃、胆、三焦等腑。

1. 抗病毒治疗

迄今在实验室已筛选出具有一定的抑制乙肝病毒复制的中药多达数百种,但临床效果却难以令人满意。其中值得一提的是,"八五"攻关期间开展了苦味叶下珠抑制病毒复制临床和实验研究,初步明确了不同产地、不同采收时间的苦味叶下珠对抗病毒疗效的影响,最佳品种抑制 HBV-DNA 转阴率为 20%～30%,现有复方叶下珠胶囊等中成药上市。但在作用机制和制剂工艺方面尚缺乏深入研究。苦参素葡萄糖注射液、苦参素注射液、苦参素片剂等苦参素制剂也是抗病毒治疗的研究热点,苦参素制剂使 HBV-DNA 转阴率为 39.2%～49.5%。上海中医药大学附属曙光医院应用补肾冲剂(院内制剂)联合拉米夫定治疗慢性乙型肝炎 52 周,肝功能复常率为 93.5%,一年后 HBV-DNA 的阴转率为 93.5%,优于单用拉米夫定组,并可明显减少 HBV 的 YMDD 变异。

2. 抗肝脏炎症治疗

中药抗肝脏炎症作用的疗效十分显著,疗效比较突出的主要有两类,一类是五味子制剂(商品名为联苯双酯、百赛诺、护肝片等),主要成分为五味子乙素、丙素等,能够可逆性地抑制肝细胞内的转氨酶活性,修复肝组织,增强肝细胞的解毒功能。另一类是甘草制剂(商品名为强力宁、甘草酸、甘利欣等),对肝脏类固醇代谢酶有较强的亲和力,阻碍皮质醇与醛固酮的灭活,具有明显的皮质激素样效应,起到抗炎、抗过敏及保护肝细胞膜等作用。其他如垂盆草制剂、山豆根制剂、齐墩果酸制剂等,都有抗肝细胞损伤、减轻肝细胞变性坏死、促进肝细胞再生的功效。

3. 免疫调节治疗

具有调节慢性肝炎免疫功能作用的主要药物有猪苓多糖、香菇多糖、云芝多糖、黄芪多糖、冬虫夏草等。这些药物大多可以提高巨噬细胞吞噬功能,促进 T 淋巴细胞 E 玫瑰花结形成和转化,激发多种与免疫和抗炎反应有关的生物活性因子的产生,诱导干扰素产生。但在临床上,这类中药制剂适用于作为抗病毒及保肝护肝的辅助治疗,单独使用则疗效较差。慢性乙型肝炎的免疫发病机制极其复杂,今后应把研究的重点放在中药对乙肝病毒特异性免疫应答系统调控作用的方面,放在抗乙肝病毒与免疫调控联合作用的方面,只有将病因治疗和病机治疗的有机地结合起来,才能从根本上提高疗效。

4. 抗肝纤维化治疗

抗肝纤维化同样是中药治疗的优势环节。如果将慢性肝炎和肝硬化看作是一个疾病的不同阶段,那么肝纤维化就是连接这两个阶段的组织病理学的移行过程。这就可以理解抗肝纤维化治疗不仅适用于肝硬化,而且同样适用于慢性肝炎能够体现中医"治未病"(防止肝硬化)的理念。目前较为广泛应用的有大黄蛰虫丸、复方鳖甲软肝片、扶正化瘀胶囊等。

(三)肝硬化

2003 年中国中西医结合学会消化系统疾病专业委员会制订的《肝硬化中西医结合诊疗方案》将肝硬化的中医证型分为 6 种:肝气郁结证、水湿内阻证、湿热蕴结证、肝肾阴虚证、脾肾阳虚证、血瘀证。临床治疗以辨证论治为主,疗效优势环节主要集中于抗肝纤维化、肝性脑病、腹水等并发症治疗。

1. 抗肝纤维化

中医药抗肝纤维化阻断肝硬化进展是其优势环节,已取得众多研究成果,其中以复方鳖甲软肝片、扶正化瘀胶囊最为集中。2006 年中国中西医结合学会肝病专业委员会制订的《肝纤维化中西医结合治疗指南》将扶正化瘀胶囊纳入到肝纤维化及肝硬化的常规中成药治疗。抗肝纤维化的临床和基础研究很多,大多以活血化瘀中药复方或单体为主,诸如王灵台教授等报道,柔肝冲剂可有效改善肝脏纤维化分期,其作用环节在于抑制肝星状细胞(hepatic stellate cell,HSC)活化和胶原合成。薛冬英等实验发现丹参酚酸 B 通过下调肝星状细胞内转化生长因子-$\beta 1$(TGF2$\beta 1$)和血小板衍生生长因子(PDGF)及 Ras 信号传导,阻止肝星状细胞(HSC)增殖活化、分泌细胞外基质(extra cellular matrix,ECM)的抗肝纤维化作用机制。杨伟峰等研究发现姜黄素可以抑制肝星状细胞增殖及细胞外基质产生(姜黄素对肝星状细胞增殖及分泌细胞外基质的影响。

2. 并发症治疗

肝硬化腹水治疗以分型治疗为主,充分体现了中医药治疗的特色。肝硬化腹水分 6 型辨证施治。气滞湿阻型,以柴胡疏肝汤合胃苓汤化裁;寒湿困脾型,以实脾饮为主化裁;湿热蕴结型,以中满分消丸合茵陈蒿汤化裁;肝脾血瘀型,以调营饮化裁;脾肾阳虚型,以附子理中丸合五苓散、济生肾气丸化裁;肝肾阴虚型,以六味地黄丸或一贯煎合膈下逐瘀汤化裁。另外,基于"外治之理即内治之理,外治之药亦即内治之药"理论,开展了外治法治疗腹水的大量临床实践。如应用行气逐水中药甘遂10 g,明矾20 g共研细末,甘遂末以生面糊调,敷脐中神阙穴内,明矾末与热米饭和匀贴于两侧足底涌泉穴。中医药也开展了肝性脑病的防治工作,如上海中医药大学附属曙光医院应用生大黄、败酱草、石菖蒲三味中药组成清开颗粒(院内制剂)内服或灌肠治疗肝性脑病可明显改善临床症状、血氨水平。

(四) 肝癌

中医药干预肝癌的临床研究多集中于晚期肝癌,以改善患者生活质量、延长生存期和改善症状等见长,也开展了中药介入的临床探索。所用方药主要以扶正、祛邪或二者并施。中医学病因病机的认识较为统一,认为本病的发生主要是机体正气虚弱,以致邪毒侵袭,七情失和,饮食不节,脏腑蓄毒,气血乖逆,继而引起气滞、血瘀、痰凝、湿聚、热蕴、毒结,日久不散,而渐生肿瘤。临床常见胁痛、腹胀、嗳气、纳差便溏、消瘦乏力、下肢水肿等一系列复杂症状。中医对晚期肝癌的治疗主要从以下几方面入手。

1. 改善症状,提高生活质量

肝癌患者晚期主要受疼痛、腹水所困,生活质量大大下降。中医在缓解疼痛、消除腹水等方面有显著疗效。

疼痛是其肝癌中晚期患者主要临床表现之一,中医认为疼痛乃气机不畅,气血不通所致,气滞血瘀是不通的主要因素,气血瘀滞日久内结而形成积块,则是不通的结果。瘀血既是肝癌发生的重要病理基础,亦是肝癌病变过程中的病理产物,而瘀血内阻不通则痛。有医者据此以膈下逐瘀汤加减拟定了治疗肝癌疼痛的基本方,临床取得了较好的疗效。

腹水亦是晚期肝癌的主要表现之一。何任教授对肝癌腹水的治疗,在清理中焦湿热、疏解郁(瘀)毒积聚和调理肝脾、三焦的基础上,急则治其标,常常重责脾肾,佐以除湿利水之剂。同时视肝癌的病情轻重、分期的早晚和腹水的多少而遣方用药不同。立法多从《黄帝内经》、仲景,方用平和,效果显著,可加以借鉴。理脾常用药物:白术、山药、党参、太子参、生晒参、陈皮、焦三仙、白扁豆衣等;补肾常用药物:附子、桂枝、山药、补骨脂、女贞子等;除湿常用药物:茯苓、薏苡仁、玉米须等;利水常用药物:生黄芪、楮实子、白芍、车前、猪苓、茯苓皮、生姜皮、冬瓜皮等;理气常用药物:大腹皮、佛手、八月扎、厚朴等;其他药物则随证出入。

2. 中药灌注肝动脉

目前常用的灌注中药有:榄香烯注射液(郁金中具有抗癌的有效成分)、复方丹参注射液、华蟾素(蟾蜍皮水溶液提取液)、消癌平(乌骨藤中的生物碱)等。中药行肝动脉灌注主要有三种方式:①与碘油混合制成混悬剂如用华蟾素与羟喜树碱合碘化甘油肝动脉灌注栓塞治疗原发性肝癌;②直接用于栓塞:鸦胆子油、薏米油、莪术油和白及粉、白及胶等;③中药微球:华蟾酥精微球、羟喜树碱微球和莪术醇微球等。

（五）脂肪性肝病

中医药防治脂肪性肝病是目前临床和研究的热点之一,中医目前对脂肪肝辨证分型尚无统一标准。李少东等检索 1983 年至 2005 年公开发表在国内各种医学期刊上的中医药及中西医结合疗法治疗脂肪肝全文文献。常见类型依次为痰瘀互结型、肝郁脾虚型、湿热内蕴型、气滞血瘀型及肝肾亏虚型五种。临床治疗以辨证论治为主,疗效体现在改善症状,减少肝脏脂肪沉积。本课题纳入 780 例 NAFLD 患者,收集患者中医四诊信息,采用聚类分析及主要成分分析等方法归纳中医证候。脾虚痰湿型 272 例,占 34.87%;脾肾亏虚型 150 例,占 19.23%;脾肾亏虚兼肝郁型 217 例,占 27.82%;未定型 141 例,占 18.08%;其中有脾虚或脾肾亏虚者占 82.95%,最终确立 NAFLD 的基本病机为脾虚痰湿兼肾虚。

壳脂胶囊是获国家准字号第一个专治脂肪肝的海洋复方中药制剂,具有祛脂保肝的作用。霍丽亚等用壳脂胶囊和易善复联合治疗非酒精性脂肪性肝炎,显示可显著降低非酒精性脂肪性肝炎患者胆固醇及甘油三酯水平,促进 ALT、AST 好转,改善肝细胞内脂质沉积。我们课题应用参葛方治疗 57 例非酒精性脂肪性肝炎患者发现,中药参葛方联合饮食运动干预可显著降低患者体重指数和血清 ALT、AST、GGT、TC 水平,亦可显著改善患者肝脾 CT 比值。

为了进一步探讨中医药抗脂肪肝的作用机制,一些学者开展了相关复方的实验研究。朱小区等分别用温肾方和多烯磷脂酰胆碱胶囊治疗非酒精性脂肪肝,比较治疗前后两组瘦素和 IR 水平,结果显示温肾方可减轻非酒精性脂肪肝患者的瘦素和胰岛素抵抗,临床疗效优于多烯磷脂酰胆碱胶囊。我们课题组应用参葛方治疗 CCl_4 联合高脂低蛋白饮食诱导的脂肪肝大鼠模型可显著提高肝脏 SOD 水平,降低血清 FFA 和肝脏 MDA 水平,明显改善肝脏脂肪变性和炎性坏死;参葛方治疗单纯性高脂饮食诱导的脂肪肝大鼠模型可显著改善大鼠血脂水平和瘦素和 IR 水平。

在进行中药复方治疗脂肪肝的同时,不少学者开展了单味中药抗脂肪肝和降血脂的临床及药理研究,发现了一批对临床有重要参考价值的有效药物。有学者总结 15 年来国内有关中药治疗脂肪肝多篇报道,临床经验选药出现频率最高的 4 味药为丹参、柴胡、山楂、泽泻(>75%),其次为首乌、郁金、半夏、陈皮、茯苓、白芍、草决明、虎杖、大黄、甘草(>45%),再次为白术、茵陈、赤芍、当归、枸杞子、莱菔、荷叶(>25%)。

现代药理研究显示丹参水溶性部分可分离出一种具有生理活性的成分——丹参素,丹参素可抑制内源性胆固醇的合成,减少低密度脂蛋白(LDL)。实验证明丹参还可使肝再生度、核分裂象指数、AFP 检出率增高,说明丹参有促进肝脏再生的作用,其机理可能与丹参改善肝脏的血液循环有关。柴胡有保护肝细胞膜,提高细胞膜磷脂含量,使肝细胞内蓄积的糖原以及核糖核酸含量恢复或接近正常。有实验显示泽泻提取物能使正常小鼠以及糖尿病大鼠血糖显著降低,改善胰岛素抵抗。决明子有降低血浆 TC 和 TG,能明显升高血清 HDL-C 含量,降低血清 LDL-C,即明显改善体内胆固醇的分布状况,决明子所含蒽醌糖苷通过缓泻作用,可增加粪中胆固醇排出量。

综上所述,中医药在防治慢性肝病领域发挥着重要的作用,中医药、中西医结合治疗慢性肝病的临床和实验研究已成为当今医学界的研究热点和难点。中医药以其调整患者整体功能状态的优势与西药直接抑制病毒复制的优势相结合，可明显提高临床疗效。目前大量临床实践证实中医药能够有效地抗肝脏炎症、抗肝纤维化，并具有通过调控慢性乙型肝炎免疫应答具有抗病毒的作用。在证实临床疗效的基础上，应用现代生物学技术，开展中医药作用机制研究，有利于明确中医药疗效优势作用环节，即可提高临床疗效，也可发展中医药学术水平，提升中医药防治慢性肝病的临床能力和科研创新。

（高月求）

参考文献

［1］于岩岩,斯崇文,曾争,等.苦参素制剂治疗慢性乙型肝炎的临床实验［J］.中华内科杂志,2001,40(12):843－847.

［2］周飞,王灵台,陈建杰,等.拉米夫定和补肾方联合应用治疗慢性乙型肝炎的疗效及对 YMDD 区域的影响［J］.中国中西医结合杂志,2003,23(6):417－420.

［3］Ping Liu, Yiyang Hu, Chenghai Liu, et al. *Multicenter clinical study on Fuzhenghuayu capsule against liver fibrosis due to chronic hepatitis B*［J］. World Journal of Gastroenterology. 2005;11(19):2892－2899.

［4］王灵台,陈建杰,张斌,等.柔肝冲剂抗肝纤维化的临床研究［J］.上海中医药杂志,2001;10:7－9.

［5］张斌,王灵台.补肾柔肝方对二甲基亚硝胺诱导大鼠肝纤维化的预防作用及其机制研究［J］.中西医结合学报,2008;6(9):934－938.

［6］王雁翔,丁桂芳,陈理书,等.780 例非酒精脂肪肝中医证型流行病学调查［J］.中西医结合肝病杂志,2007;17(6)364－465.

［7］朱小区,戴海东,曹家麟,等.温肾方对非酒精性脂肪肝的瘦素和胰岛素抵抗的影响［J］.浙江中医杂志,2009(2):101－102.

［8］陈享平,姚君,高月求.参葛方配合饮食及运动疗法干预非酒精性脂肪性肝炎的临床研究［J］.中西医结合肝病杂志,2009;19(5):273－275.

［9］齐艳平,李曼,孙学华,等.参葛方防治 CCl_4 结合高脂低蛋白饮食诱导的非酒精性脂肪肝模型的实验研究［J］.中国实验方剂学杂志.2012,18(12):144－148.

［10］杨婉凤,齐艳平,李曼,等.参葛方对单纯高脂饮食诱导的非酒精性脂肪性肝病大鼠脂质代谢的影响［J］.上海中医药大学学报,2011,26(1):63－67.

中篇
常见肝病的中西医治疗

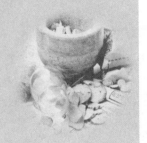

第一章

慢性乙型肝炎

乙型肝炎病毒（HBV）感染可引起肝脏炎症和纤维化，严重者可发展为肝硬化甚至肝癌，是严重的社会和公共卫生问题。HBV 感染呈世界性流行，全世界约 3.5 亿人感染 HBV，每年死于 HBV 感染所致的终末期肝病和肝癌的人数超过 100 万。我国 HBV 感染率较高，1～59 岁人群 HBsAg 携带率为 7.18%，1～4 岁人群 HBsAg 携带率为 0.196%，与以前流行病学调查结果相比，HBsAg 携带率大幅下降。尽管如此，由于我国人口众多，大量 HBV 感染者携带病毒，乙型病毒性肝炎（简称乙肝）的防治工作形势依然严峻。

第一节 ▷▷ 病因与发病机制

乙肝的发病机制非常复杂，至今尚未完全明了。目前多认为 HBV 本身并不直接引起肝细胞的病变，而是由 HBV 抗原引发人体的免疫系统，发生免疫反应，在清除 HBV 的同时造成肝细胞的损伤。

HBV 感染人体后的最终转归，取决于病毒和宿主两个方面。其中宿主的免疫功能状态起主要作用。宿主对 HBV 免疫反应的类型和强度决定了 HBV 感染后不同个体产生不同的表现和转归。

一、病原学

1965 年美国 Blumberg 用琼脂扩散方法在一组血友病患者血清中发现了一种抗原，称为澳大利亚抗原。1970 年 Dane 从电镜中观察到乙型肝炎病毒颗粒，称 Dane 颗粒。1976 年 WHO 将澳大利亚抗原称为乙型肝炎表面抗原（HBsAg），Dane 颗粒称为 HBV。

HBV 有血清型和基因型两种分型方法。血清型又称为 HBsAg 亚型，各亚型之间临床症状没有差异。HBV 基因分型比血清亚型更能准确地反映原型病毒株之间的自然异质性。HBV 基因分型方法有多种，全基因测序为 HBV 基因分型的金标准，基于全基因核苷酸序列比较，HBV 可分为 A～I 9 个基因型。

HBV 基因型呈明显的种族和地域性差异，且不同基因型致病性不同，HBV 基因型与乙型肝炎病情的进展、临床表现、治疗、预后有密切的关系。在中国，以 B 基因型和 C 基因型为主。与 C 基因型感染者相比，B 基因型感染者经干扰素治疗后较早出现 HBeAg 血清学转换，较少进展为慢性肝炎、肝硬化和原发性肝细胞癌（HCC）。

二、自然史

HBV 感染时的年龄是影响慢性化的最主要因素。在围生（产）期和婴幼儿时期感染 HBV 者中，分别有 90％和 25％～30％将发展成慢性感染，而 5 岁以后感染者仅有 5％～10％发展为慢性感染。

婴幼儿期 HBV 感染的自然史一般可人为地划分为 4 个期，即免疫耐受期、免疫清除期、非活动或低（非）复制期和再活动期。

免疫耐受期：其特点是血清 HBsAg 和 HBeAg 阳性，HBV-DNA 载量高（常 $>10^6$ IU/mL，相当于 10^7 copies/mL），但血清丙氨酸氨基转移酶（ALT）水平正常，肝组织学无明显异常并可维持数年甚至数十年，或轻度炎症坏死、无或仅有缓慢肝纤维化的进展。

免疫清除期：表现为血清 HBV-DNA 滴度 >2000 IU/mL（相当于 10^4 copies/mL），伴有 ALT 持续或间歇升高，肝组织学中度或严重炎症坏死、肝纤维化可快速进展，部分患者可发展为肝硬化和肝衰竭。

非活动或低（非）复制期：表现为 HBeAg 阴性、抗-HBe 阳性，HBV-DNA 持续低于 2000 IU/mL（相当于 10^4 copies/mL）或检测不出（PCR 法）、ALT 水平正常，肝组织学无炎症或仅有轻度炎症；这是 HBV 感染获得免疫控制的结果，大部分此期患者发生肝硬化和 HCC 的风险大大减少。在一些持续 HBV-DNA 转阴数年的患者，自发性 HBsAg 血清学转换率为 1％～3％/年。

再活动期：部分处于非活动期的患者可能出现 1 次或数次的肝炎发作，多数表现为 HBeAg 阴性、抗-HBe 阳性（部分是由于前 C 区与/或 BCP 变异所导致 HBeAg 表达水平低下或不表达），但仍有 HBV-DNA 活动性复制、ALT 持续或反复异常，成为 HBeAg 阴性慢性乙型肝炎，这些患者可进展为肝纤维化、肝硬化、失代偿肝硬化和 HCC；也有部分患者可出现自发性 HBsAg 消失（伴或不伴抗-HBs）和 HBV-DNA 降低或检测不到。少部分此期患者可回复到 HBeAg 阳性的状态（特别是在免疫抑制状态如接受化疗时）。

三、乙肝感染的发病机制

HBV 本身并不直接损伤肝细胞，而是通过在被感染的肝细胞上表达病毒的抗原表位，经抗原递呈细胞（APC）的识别、加工后，HBV 抗原肽与主要组织相容性复合物（MHC）Ⅰ类分子结合，进而激活 CD8＋T 细胞产生细胞免疫反应而导致疾病，而 CD8＋T 细胞的激活首先依赖于天然免疫的识别。

（一）天然免疫

HBV 感染时，宿主的抗病毒天然免疫系统是抗 HBV 感染的第一道防线，模式识别受体

(PRP)结合病毒 DNA、RNA 等配体后,激发信号转导途径,产生具有抗病毒功能的Ⅰ型干扰素(IFN)、前炎症因子[包括肿瘤坏死因子(TNF)、白细胞介素(IL-8、IL-1β、IL-18]和趋化因子,还能激活自然杀伤(NK)细胞发挥抗病毒功能。

树突状细胞(DC)是专职 APC 之一,能诱导产生 HBV 特异性 CD8+T 细胞清除病毒,DC 细胞还能分泌Ⅰ型干扰素及前炎症因子调节免疫功能。

目前天然免疫系统在 HBV 感染慢性化免疫机制中的作用尚未完全明确。近来发现,CHB 患者 DC 细胞的数量和功能明显下降,导致 DC 细胞抗原提呈能力和调节获得性免疫反应的功能减弱。CHB 患者中 NK 细胞的激活性受体 NKG2D 表达受到抑制,导致 NK 细胞功能低下。

(二) 获得性免疫

1. CD8+T 细胞

人体主要通过获得性免疫反应清除 HBV 病毒,HBV 特异性 CD8+T 细胞可直接通过细胞毒性作用杀死被 HBV 感染的肝细胞,但其最主要的抗病毒功能是分泌产生 IFNγ、TNFα、IL-2 等细胞因子,抑制 HBV 基因的表达和复制。HBV 感染的清除,取决于这类具备多重分泌功能和杀伤功能的 HBV 特异性 CD8+T 细胞的数量。

在 CHB 患者的外周血中,几乎检测不到 HBV 特异性 CD8+T 细胞。体外培养后发现,高病毒载量患者的 HBV 特异性 CD8+T 细胞数量、对病毒感染细胞的反应能力以及产生细胞因子的能力均有显著的下降。HBV 病毒感染后产生很高的病毒载量、大量分泌的 HBsAg 和 HBeAg,以及肝内致免疫耐受环境可共同造成肝脏内 HBV 特异性 CD8+T 细胞产生耐受或清除。目前认为,由于这些免疫状态变化导致的 HBV 病毒特异性 CD8+T 细胞的耗竭,是造成 HBV 病毒持续感染的主要原因。导致 HBV 特异性 CD8+T 细胞耗竭的免疫机制包括 Bim 介导的细胞凋亡、肝脏内环境变化如 L-精氨酸的缺乏、协同抑制受体[细胞程序性死亡分子(PD-1)、T 细胞免疫球蛋白黏蛋白分子 3 (Tim-3)、细胞毒性 T 淋巴细胞相关抗原 4 (CTLA-4)等]的过表达、Treg、Breg 细胞产生负调节因子、NK 细胞清除上调表达 TRAIL 受体的 CD8+T 细胞等。

2. CD4+T 细胞

辅助性 T 细胞(Th)可产生 IFNγ、IL-4、IL-5 等细胞因子,是调节抗 HBV 获得性免疫反应所必需的。近年来发现,CHB 患者的 CD4+T Th17、Th22 细胞数量明显增多,Th17 细胞分泌的 IL-17 能激活 DC 细胞和单核细胞,增加前炎症因子的分泌,而 Th22 细胞所分泌的 IL-22 对 CHB 患者的肝脏可能起到保护作用。此外,CD4+T CD25+Foxp3+调节性 T 细胞(Treg)可分泌 IL-10 和(或)转化生长因子-β(TGF-β),具有限制炎症的作用。

3. 体液免疫

体液免疫产生的抗体能中和病毒颗粒,达到长期保护。但慢性 HBV 感染的患者血浆中能检测到高浓度的 HBsAg,这些蛋白能捕获、中和循环中的 HBV 特异性抗体,降低这些抗体中和病毒颗粒的能力。因此体液免疫在抗 HBV 感染中的作用相对较小。

4. HBV 对宿主免疫系统的抑制作用

HBV 感染宿主后能形成一种复制中间物,即共价、闭合、环状的 DNA（cccDNA）,cccDNA 可以长期存在于肝细胞核内并作为病毒转录的模板。HBV 可通过多种机制,抑制宿主免疫系统对 cccDNA 的清除。HBV 聚合酶能抑制 PRP 中的 Toll 样受体 3（TLR3）、视黄酸诱导基因蛋白 1（RIG-1）受体信号转导通路下游的信号分子,进而阻碍 IFNβ 的释放。HBVx 蛋白能结合干扰素启动子刺激物,导致 IFNβ 释放障碍。此外,HBV 能直接抑制细胞核内干扰素激活基因的表达,抑制 IFNα 的分泌。HBV 分泌大量蛋白（HBsAg、HBeAg）,也被认为有免疫抑制作用,但具体机制尚不明确。对动物模型的研究发现,HBeAg 能抑制核心抗原（HBcAg）特异性抗体和特异性 T 细胞的免疫清除。同时,还观察到 CHB 患者血清中存在高浓度的 HBsAg,但缺乏 HBsAg 特异性 CCD8＋T 细胞反应,提示 HBsAg 可能也是导致 HBV 慢性持续感染的因素之一。

第二节 ▶ 中医辨证施治

慢性乙型肝炎的中医辨证施治方法很多,包括中医辨证分型、基础方加减、单味中药等。在辨证分型治疗中,中国中医药学会内科肝病专业委员会第四次学术会议将慢性病毒性肝炎分型为肝郁脾虚、肝肾阴虚、脾肾阳虚、湿热中阻、瘀血阻络 5 型,这在很长一段时间内规范了慢性乙型肝炎的临床辨证治疗,但仍难以满足目前的临床治疗需求。在基础方加减治疗及单味药治疗方面,方药种类繁多,临床医家各持己见,为了规范慢性乙型肝炎的中医辨证施治,由王灵台牵头,高月求执笔编写了《中医药防治慢性乙型肝炎专家共识》。现将共识内容介绍如下。

中医多认为慢性乙型肝炎由湿热疫毒之邪内侵,当人体正气不足无力抗邪时,常因外感、情志、饮食、劳倦而诱发本病。病机特点是湿热疫毒隐伏血分,时常可以引发"湿热蕴结证";因"肝主疏泄"喜条达,如若情志不畅即可引发"肝郁气滞证";因"肝病传脾"或湿疫伤脾,即可导致"肝郁脾虚证";因"肝肾同源"或热毒伤阴,或郁久化火伤阴皆可导致"肝肾阴虚证";因"肝体阴用阳",久病"阴损及阳"而克脾伤肾即可导致"脾肾阳虚证";因气血失调,久病致瘀,入络即可导致"瘀血阻络证"。本病的病位主要在肝,常多涉及脾、肾两脏及胆、胃、三焦等腑。病性属本虚标实,虚实夹杂。由于本病的病因、病机、病位、病性复杂多变,病情交错难愈,故应辨明"湿、热、瘀、毒之邪实与肝、脾、肾之正虚"两者之间的关系。由于慢性乙型肝炎可以迁延数年甚或数十年,治疗时应注意以人为本,正确处理扶正与祛邪,调整阴阳、气血、脏腑功能。

一、疾病诊断

参照 2015 年中华医学会肝病分会、感染病分会发布的《慢性乙型肝炎防治指南》执行。

二、证候诊断

荟萃分析1984年至2008年国内生物医学期刊发表的有关中医药及中西医结合治疗慢性乙型肝炎的临床研究文献,通过出现频数和应用病例统计中医证型诊断标准(I-1),参照2002年中华中医药学会内科肝胆病专业委员会修订的慢性病毒性肝炎中医证候诊断标准(Ⅲ)。

1. 湿热蕴结证

主症:①身目黄染,黄色鲜明;②小便黄赤;③口干苦或口臭;④舌苔黄腻。

次症:①脘闷,或纳呆,或腹胀;②恶心或呕吐;③大便秘结或黏滞不畅;④胸胁胀;⑤脉弦滑或滑数。

凡具备主症中2项加次症2项,可定为本证。

2. 肝郁气滞证

主症:①两胁胀痛;②善太息,嗳气稍舒;③情志抑郁。

次症:①胸闷;②腹胀;③嗳气;④乳房胀痛或结块;⑤舌质淡红,苔薄白或薄黄,脉弦。

凡具备主症中2项加次症2项,可定为本证。

3. 肝郁脾虚证

主症:①胁肋胀痛;②情绪抑郁;③纳差或食后胃脘胀满;④倦怠乏力。

次症:①口淡乏味;②便溏不爽;③嗳气;④乳房胀痛或结块;⑤舌质淡红,苔薄白或薄黄,脉弦缓。

凡具备主症①②任一项加③④任一项,加次症2项,可定为本证。

4. 肝肾阴虚证

主症:①头晕耳鸣;②腰痛或腰酸腿软;③五心烦热或低烧;④寐坚多梦。

次症:①胁肋隐痛,劳累加重;②口干咽燥;③低热;④舌红少苔;⑤脉细或细数。

凡具备主症中2项加次症2项,可定为本证。

5. 脾肾阳虚证

主症:①食少便溏或五更泻;②腰痛或腰酸腿软;③形寒肢冷;④下肢浮肿。

次症:①面色晄白;②记忆力减退;③小便清长或夜尿频数;④舌胖质淡,苔润;⑤脉沉细或迟。

凡具备主症中2项加次症2项,可定为本证。

6. 瘀血阻络证

主症:①胁痛如刺,痛处不移;②朱砂掌,或蜘蛛痣,或毛细血管扩张;③胁下积块;④舌质紫暗,或有瘀斑瘀点,或舌下脉络增粗、迂曲。

次症:①胁肋久痛;②面色晦暗、唇黑;③出血倾向,齿衄、鼻衄;④脉细涩。

凡具备主症中2项加次症2项,可定为本证。

三、慢性乙型肝炎治疗的总体目标

最大限度的改善肝的生理功能和生化、病毒或组织学等客观指标,改善证候,阻断肝病的传变和演变为鼓胀(肝硬化)或症瘕积聚(肝癌),从而提高患者的生存质量和延长存活时间。

四、慢性乙型肝炎的治疗

(一)治疗原则

凡符合《慢性乙型肝炎防治指南》中需要抗病毒的慢性乙型肝炎患者,可加用抗病毒药物(干扰素/核苷(酸)类似物),具体方案可参照《慢性乙型肝炎防治指南》执行。

(二)基本方药

慢性乙型肝炎的主要病机为正虚邪恋,虚实夹杂,气血脏腑功能失调。基本治法应为益气养阴、清热解毒、健脾补肾、活血通络。推荐常用方药:党参 15 g(生黄芪 15 g)全当归 15 g,炒白术 15 g,川石斛 15 g,炙鳖甲 15 g,仙灵脾 15 g,干地黄 15 g,叶下珠 30 g 等,可随症加减。

(三)辨证论治方案

荟萃分析 1988 年至 2009 年国内生物医学期刊发表的有关中医药及中西医结合治疗慢性乙型肝炎的临床研究文献(Ⅰ-1),参照 1991 年中华中医药学会内科肝胆病专业委员会天津会议修订的病毒性肝炎诊治标准(Ⅲ)。

1. 湿热蕴结证

治法:清热利湿。

推荐方药:茵陈蒿汤合甘露消毒丹加减。茵陈,栀子,大黄,滑石,黄芩,虎杖,连翘等。

2. 肝郁气滞证

治法:疏肝理气。

推荐方药:柴胡疏肝散加减。北柴胡,香附,枳壳,陈皮,白芍,苏梗,八月札等。

3. 肝郁脾虚证

治法:疏肝健脾。

推荐方药:逍遥散加减。北柴胡,当归,白芍,白术,茯苓,薄荷,甘草等。

4. 肝肾阴虚证

治法:滋补肝肾。

推荐方药:一贯煎加减。北沙参,麦冬,生地,枸杞子,当归,玄参,石斛,女贞子等。

5. 脾肾阳虚证

治法：温补脾肾。

推荐方药：附子理中汤合金匮肾气丸加减。党参，白术，制附子，桂枝，干姜，菟丝子，肉苁蓉等。

6. 瘀血阻络证

治法：活血通络。

推荐方药：膈下逐瘀汤加减。当归，桃仁，红花，川芎，赤芍，丹参，泽兰等。

临床既可见一证，也可见两证相兼或多证并现，建议治疗时可多法联用，处方选药精准，剂量适当，防止过度治疗。

（四）中成药治疗

应以中医证候为主治功效，也可以保肝抗炎、抑制病毒复制、抗肝纤维化、调控免疫为治疗功效。本共识选择依据为临床常用、疗效明确。所列中成药可单独应用也可联合应用。

1. 根据辨证用药

湿热蕴结证可予双虎清肝颗粒、乙肝清热解毒颗粒等；肝郁脾虚证可予逍遥丸等；肝肾阴虚证可予护肝片等；脾肾阳虚证可予金匮肾气丸等；瘀血阻络证可予鳖甲软肝片、人参鳖甲煎丸等。

2. 抗病毒

（1）苦味叶下珠制剂：多项 RCT 研究证实，苦味叶下珠对慢性乙型肝炎患者 HBsAg 阴转率约为 10％，HBeAg 阴转率在 20％～50％，HBV-DNA 阴转率为 35～60％（Ⅰ-1）。

（2）苦参素制剂：一项多中心、随机双盲对照试验证实，对于 ALT 超过正常上限 1.2 倍的慢性乙型肝炎患者，苦参素胶囊治疗 24 周，HBV-DNA 阴转率为 38.61％，HBeAg 阴转率为 31.91％；苦参素针剂肌注治疗 24 周，HBV-DNA 阴转率为 43.33％，HBeAg 阴转率为 39.29％（Ⅰ-2）。

3. 抗肝脏炎症

（1）五味子制剂：主要成分为五味子乙素、丙素等，能够可逆性地抑制肝细胞内的转氨酶活性，修复肝组织，增强肝细胞的解毒功能。五味子制剂治疗慢性乙型肝炎患者，1 个月 ALT 复常率为 58.1％，AST 复常率为 44.2％，治疗 2 个月 ALT 复常率为 69.7％，AST 复常率为 46.5％（Ⅱ-1）。

（2）甘草制剂：对肝脏类固醇代谢酶有较强的亲和力，阻碍皮质醇与醛固酮的灭活，具有皮质激素样效应，起到抗炎、抗过敏及保护肝细胞膜等作用。甘草制剂治疗慢性乙型肝炎，肝功能复常率为 70％～90％（Ⅰ-1）。

（3）垂盆草制剂：治疗慢性乙型肝炎，1 个月疗程 ALT 复常率为 40％，3 个月疗程达到 90％（Ⅰ-2）。

（4）山豆根制剂：山豆根注射液治疗慢性乙型肝炎，肌注 2～3 个月，ALT 复常率达到 85.6％，肝脏组织炎症程度也有一定程度下降（Ⅱ-1）。上述中成药均有抗肝细胞损伤、减轻肝细胞变性坏死、促进肝细胞再生的功效。

4. 调控免疫

（1）猪苓多糖：治疗 3 个月，ALT 复常率分别为 52.17%，HBeAg 阴转率为 48%，HBV-DNA 阴转率为 40%（Ⅰ-2）。

（2）冬虫夏草多糖、黄芪多糖、灵芝多糖等大多可以提高巨噬细胞吞噬功能，促进 T 淋巴细胞 E 玫瑰花结形成和转化，激发多种与免疫和抗炎反应有关的生物活性因子的产生，诱导干扰素产生。但在临床上，这类中药制剂适用于作为抗病毒及保肝护肝的辅助治疗，单独使用则疗效较差。

（五）抗肝纤维化

参照中国中西医结合学会肝病专业委员会发布的《肝纤维化中西医结合诊疗指南》执行。

五、疗效评价

1. 疾病疗效

参照中华医学会肝病分会、感染病分会发布的《慢性乙型肝炎防治指南》执行。

（1）生化学应答：指血清 ALT 和 AST 恢复正常。

（2）病毒学应答：指血清 HBV-DNA 检测不到（PCR 法）或低于检测下限，或较基线下降 $\geqslant 210\,g_{10}$。

（3）血清学应答：指血清 HBeAg 转阴或 HBeAg 血清学转换或 HBsAg 转阴或 HBsAg 血清学转换。

（4）组织学应答：指肝脏组织学炎症坏死或纤维化程度改善达到某一规定值。

2. 中医证候疗效

显效：临床症状、体征明显改善，中医证候积分减少 $\geqslant 70\%$。

有效：临床症状、体征均有好转，中医证候积分减少 $\geqslant 30\%$。

无效：临床症状、体征无明显改善，甚或加重，中医证候积分减少 $< 30\%$。

第三节 ▸ 西医治疗

对于 HBV 及其相关慢性肝病的研究一直是国内外学者研究的热点，为了规范乙肝的诊断与治疗，亚太肝脏学会（APASL）、欧洲肝脏学会（EASL）及美国肝脏病学会（AASLD）先后制定了各自的乙肝临床指南及共识并分别于 2008 年、2009 年和 2009 年进行了更新。中华医学会肝病感染病分会分别于 2005 年、2010 年、2015 年发布了《慢性乙型肝炎防治指南》及其更新版本（简称《指南》）。

一、慢性乙型肝炎的诊断

既往有乙型肝炎病史或 HBsAg 阳性超过 6 个月,现 HBsAg 和(或)HBV-DNA 仍为阳性者,可诊断为慢性 HBV 感染。依据《指南》慢性乙型肝炎分为 HBeAg 阳性慢性乙型肝炎、HBeAg 阴性慢性乙型肝炎、隐匿性慢性乙型肝炎。

(一) HBeAg 阳性慢性乙型肝炎

血清 HBsAg、HBeAg 阳性、抗-HBe 阴性,HBV-DNA 阳性,ALT 持续或反复升高,或肝组织学检查有肝炎病变。

(二) HBeAg 阴性慢性乙型肝炎

血清 HBsAg 阳性,HBeAg 持续阴性,抗-HBe 阳性或阴性,HBV-DNA 阳性,ALT 持续或反复异常,或肝组织学检查有肝炎病变。

(三) 隐匿性慢性乙型肝炎

血清 HBsAg 阴性,但血清和(或)肝组织中 HBV-DNA 阳性,并有慢性乙型肝炎的临床表现。除 HBV-DNA 阳性外,患者可有血清抗-HBs、抗-HBe 和(或)抗-HBc 阳性。但约 20% 隐匿性慢性乙型肝炎患者的血清学标志均为阴性。诊断需排除其他病毒及非病毒因素引起的肝损伤。

二、慢性乙型肝炎的治疗

《指南》指出慢性乙型肝炎治疗的总体目标是:最大限度地长期抑制 HBV,减轻肝细胞炎症坏死及肝纤维化,延缓和减少肝脏失代偿、肝硬化、HCC 及其并发症的发生,从而改善生活质量和延长存活时间。

目前慢性乙型肝炎治疗主要包括抗病毒、免疫调节、抗炎和抗氧化、抗纤维化和对症治疗,其中抗病毒治疗是关键,只要有适应证,且条件允许,就应进行规范的抗病毒治疗。

(一) 抗病毒治疗

1. 抗病毒治疗的一般适应证

一般适应证包括:① HBeAg 阳性者,HBV-DNA$\geqslant 10^5$ copies/mL(相当于 2000 IU/mL);HBeAg 阴性者,HBV-DNA$\geqslant 10^4$ copies/mL(相当于 2000 IU/mL);② ALT$\geqslant 2\times$ULN;如用干扰素治疗,ALT 应$\leqslant 10\times$ULN,血清总胆红素应$< 2\times$ULN;③ ALT$< 2\times$ULN,但肝组织学显示 Knodell HAI$\geqslant 4$(Histologicalactivityindex,HAI),或炎症坏死$\geqslant$G2,或纤维化$\geqslant$S2。

对持续 HBV-DNA 阳性、达不到上述治疗标准、但有以下情形之一者,亦应考虑给予抗病毒治疗：

（1）对 ALT 大于正常上限且年龄＞40 岁者，也应考虑抗病毒治疗。

（2）对 ALT 持续正常但年龄较大者（＞40 岁），应密切随访，最好进行肝活检；如果肝组织学显示 Knodell HAI≥4，或炎症坏死≥G2，或纤维化≥S2，应积极给予抗病毒治疗。

（3）动态观察发现有疾病进展的证据（如脾脏增大）者，建议行肝组织学检查，必要时给予抗病毒治疗。

在开始抗病毒治疗前应排除由药物、酒精或其他因素所致的 ALT 升高，也应排除应用降酶药物后 ALT 暂时性正常。在一些特殊病例如肝硬化或服用联苯结构衍生物类药物者，其 AST 水平可高于 ALT，此时可将 AST 水平作为主要指标。

2. 抗病毒治疗的常用药物

（1）干扰素

1981 年初，Pestka 等合成并纯化了 IFNα-2a，并得到 FDA 批准进入临床试验。1986 年 IFNα-2b 问世并被批准用于治疗慢性乙型肝炎。与此同时，我国侯云德等学者研制基因工程 IFN 也开始用于临床。2005 年，聚乙二醇干扰素 α-2a 通过美国 FDA 批准，正式用于乙肝治疗。

目前长效干扰素（聚乙二醇 IFN-α2a 或聚乙二醇 IFN-α2b）对于 HBeAg 阳性的慢性乙型肝炎患者，治疗 48 周，停药随访 24 周时 HBeAg 血清学转换率约为 30%；对 HBeAg 阴性慢性乙型肝炎患者治疗 48 周，停药后随访 24 周时 HBV-DNA＜104 copies/mL（相当于 2000 IU/mL）的患者约为 40%。普通 IFN-α 疗效稍差于长效干扰素。

干扰素的推荐疗程为 1 年，具体剂量和疗程可根据患者的应答及耐受性等因素进行调整。

干扰素治疗的优势及缺点

优势：干扰素疗程有限，有较高的 HBeAg 血清学转换率（HBeAg 转阴，anti-HBe 转阳），少数患者可以获得表面抗原 HBsAg 血清转换（HBsAg 转阴，anti-HBs 转阳），停药后疗效持久，复发率低，没有病毒变异的情况。

缺点：不良反应较多，不良反应有流感样症候群，表现为发热、寒战、头痛、肌肉酸痛和乏力等；一过性外周血细胞减少，主要表现为外周血白细胞（中性粒细胞）和血小板减少；精神异常，可表现为抑郁、妄想、重度焦虑等精神病症状；自身免疫性疾病，一些患者可出现自身抗体，仅少部分患者出现甲状腺疾病（甲状腺功能减退或亢进）、糖尿病、血小板减少、银屑病、白斑、类风湿关节炎和系统性红斑狼疮样综合征等；其他少见的不良反应，包括肾脏损害（间质性肾炎、肾病综合征和急性肾衰竭等）、心血管并发症（心律失常、缺血性心脏病和心肌病等）、视网膜病变、听力下降和间质性肺炎等。在治疗当中应注意密切观察。

基于干扰素的不良反应，干扰素治疗的绝对禁忌证包括：妊娠、精神病史（如严重抑郁症）、未能控制的癫痫、未戒掉的酗酒/吸毒者、未经控制的自身免疫性疾病、失代偿期肝硬化、有症状的心脏病。干扰素治疗的相对禁忌证包括：甲状腺疾病、视网膜病、银屑病、既往抑郁症史，未控制的糖尿病、高血压，治疗前中性粒细胞计数＜$1.0×10^9$/L 和（或）血小板计数＜$50×10^9$/L，总胆红素＞51 μmol/L（特别是以间接胆红素为主者）。

（2）核苷（酸）类似物

1998年，美国FDA批准拉米夫定用于治疗乙型肝炎，之后该药作为唯一的口服抗HBV用药而被广泛应用。2002年9月，阿德福韦酯通过美国FDA批准用于抗HBV治疗。恩替卡韦和替比夫定分别于2005年3月和2006年10月获得美国FDA批准。2010年替诺福韦获欧盟批准上市，用于乙肝治疗。

拉米夫定可明显抑制HBV-DNA水平，不良反应发生率低，但随治疗时间延长，病毒耐药突变的发生率增高（第1、2、3、4年分别为14%、38%、49%和66%）。阿德福韦酯对HBeAg阳性患者治疗1、2、3年时，HBV-DNA<1000 copies/mL者分别为28%、45%和56%，耐药率分别为0%、1.6%和3.1%。对HBeAg阴性患者治疗5年，HBV-DNA<1000 copies/mL者为67%，治疗5年时患者的累积耐药基因突变发生率为29%、病毒学耐药发生率为20%、临床耐药发生率为11%；轻度肌酐升高者为3%。替比夫定用于HBeAg阳性患者治疗52周时，HBV-DNA下降至PCR法检测水平以下者为60.0%，耐药发生率为5.0%，HBeAg血清转换率为22.5%；替比夫定治疗52周和104周时发生3~4级肌酸激酶（CK）升高者为分别7.5%和12.9%。恩替卡韦（entecavir，ETV）强效抗病毒药物，耐药率低，恩替卡韦3年累积耐药率为1.7%~3.3%。替诺福韦酯为强效抗病毒药物，肾毒性较阿德福韦酯小，且迄今未发现耐药变异。

核苷酸（类）药物治疗慢性乙型肝炎的推荐疗程：①HBeAg阳性慢性乙型肝炎在达到HBV-DNA低于检测下限、ALT复常、HBeAg血清学转换后，再巩固至少1年（经过至少2次复查，每次间隔6个月）仍保持不变且总疗程至少已达2年者，可考虑停药，但延长疗程可减少复发。②HBeAg阴性慢性乙型肝炎在达到HBV-DNA低于检测下限、ALT正常后，至少在巩固1年半（经过至少3次复查，每次间隔6个月）仍保持不变且总疗程至少已达到两年半者，可考虑停药。

核苷（酸）类似物治疗的优势及缺点

优势：口服方便，服药期间不良反应少，耐受性较好，适合干扰素有禁忌的患者，如肝硬化失代偿患者、干扰素过敏者、伴自身免疫性疾病者、有精神病史或正在接受化疗或免疫抑制剂治疗的患者。

缺点：此类药物的作用靶点为HBV聚合酶的逆转录酶区，有抑制病毒复制的作用，但对肝细胞核内的CCC-DNA没有作用，对乙肝患者的免疫也没有作用，故需要长期维持用药，停药后易出现病毒反弹，少数患者停药后出现肝功能急剧恶化，甚至死亡。长期用药的最主要问题是病毒变异、病毒变异后发生耐药，再用同样的核苷类似物无效。

（二）免疫调节治疗

免疫调节治疗有望成为治疗慢性乙型肝炎的重要手段，但目前尚缺乏疗效确切的乙型肝炎特异性免疫疗法。胸腺肽α1可增强机体非特异性免疫功能、不良反应小、耐受性良好，对于有抗病毒适应证，但不能耐受或不愿接受干扰素或核苷（酸）类似物治疗的患者，如有条件可用胸腺肽α1 1.6 mg，每周2次，皮下注射，疗程6个月。胸腺肽α1联合其他抗乙型肝炎病毒药物的疗效尚需大样本随机对照临床研究验证。

（三）抗炎、抗氧化和保肝治疗

HBV 所致的肝脏炎症坏死及其所致的肝纤维化是疾病进展的主要病理学基础。甘草酸制剂、水飞蓟宾制剂、多不饱和卵磷脂制剂以及双环醇等，有不同程度的抗炎、抗氧化、保护肝细胞膜及细胞器等作用，临床应用可改善肝脏生化学指标。

抗炎保肝治疗只是综合治疗的一部分，并不能取代抗病毒治疗。对于 ALT 明显升高者或肝组织学明显炎症坏死者，在抗病毒治疗的基础上可适当选用抗炎保肝药物。不宜同时应用多种抗炎保肝药物，以免加重肝脏负担及因药物间相互作用而引起不良效应。

（四）治疗性疫苗

目前治疗性乙肝疫苗主要分为基因工程蛋白疫苗、DNA 疫苗、树突状细胞疫苗等。基因工程蛋白疫苗又分为亚单位疫苗、免疫复合物型疫苗、多肽疫苗。

目前国家食品药品监督管理局 SFDA 批准进行临床试验的有 4 种。①高剂量乙型肝炎疫苗（60 μg/1.0 mL），已上市，国药准字 S20100002，批准用于预防乙型肝炎。②抗原抗体复合物治疗性乙型肝炎疫苗（乙克 60 μg/1.0 mL），三期临床试验开展中，有效性不明显，需进一步扩大研究试验分析。③治疗性乙型肝炎合成肽疫苗，目前揭盲数据显示和安慰剂无差异。④双质粒治疗性乙型肝炎 DNA 疫苗，2006 年获特殊批准开展一期临床试验，Ⅱa 期临床试验未结束，尚无结果。我国另有数个治疗性乙型肝炎疫苗正在研究中。

第四节 ▶ 名家经验介绍

（一）王灵台治疗慢性乙型肝炎经验

1. 补肾为主，清化为辅论治慢性乙型肝炎

20 世纪 50 年代，中医治疗肝炎多以清热解毒法为主，所用药物大多苦寒之品，主要用于治疗肝胆湿热所致的黄疸型肝炎，如茵陈蒿汤、黄连解毒汤等，常可暂时肝功能改善、临床症状，但往往病情迁延，反复发作。王灵台教授从临床实践中深刻体会到对慢性乙肝的治疗若拘泥于清热解毒利湿之法则难以取效，应当另辟蹊径，寻觅新法为治。经仔细观察分析发现，慢性乙肝部分患者除了有湿热症状外，尚有肾虚、间或尚有命门之火不足的表现，如面色无华、神情委顿、眩晕耳鸣、腰酸膝软、阳痿遗精或带下清稀，甚或形寒畏冷或月经失调等表现。舌象可见舌苔薄白，舌质淡胖，边有齿印，脉细滑。况且，慢性乙型肝炎病情缠绵，病程较长，患者感染的乙肝病毒旷日持久，必然暗耗肾精，即所谓"五脏之真，惟肾为根""五脏之伤，穷必及肾，轻伤肾气，重伤肾阳。"，即"久病伤肾"之说。此外，本病多湿重热微，湿为阴邪，易伤阳气，轻则脾阳不运，重则脾阳不振，暂则脾病而已，久则肾阳亦虚，正所谓"湿久，脾阳消乏，肾阳亦惫"。因此，王灵台教授认为慢性乙型肝炎的病机主要体现在肾精肾气亏损，或命门之火不足，湿热未尽。无论是慢性乙型肝炎导致肾虚，还是在肾虚的基础上发生慢性

乙型肝炎,肾虚都是慢性乙型肝炎的主要病机之一。

王灵台教授根据益肾温肾为主,清化湿热为辅的治则来选方用药,拟定了补肾方。方中选用巴戟天温而不热,健脾开胃,既益元阳,又填阴水;肉苁蓉厚重下降,直入肾脉,温而能润,无燥热之害,能温养精血而通阳气;枸杞子滋补肝肾之阴;生地黄养血补阴,有填精补肾之效,且补而不腻;虎杖、黄芩清热解毒利湿;丹参活血化瘀,青皮起理气兼引经药之作用。总之,补肾方全方主次有别,相辅相成,所选补肾药温而不燥,补而不峻,在补肾之同时又可充实肝体,改善肝脾之功能,使"命门火旺,蒸糟粕而化精微",而达到治疗的目的。

《补肾方治疗慢性乙型肝炎的临床与实验研究》被列为国家"六五""七五""八五"攻关项目,除了进行药物的药效、毒理等研究之外,还进行了临床疗效验证,发现补肾方对慢性乙型肝炎患者临床症状、体征、肝功能具有明显改善作用。对慢性乙型肝炎患者血清病毒学指标HBeAg 和 HBV-DNA 有一定的阴转作用,且可提高慢性乙型肝炎患者血清 CD3 和 CD4 及CD4/CD8 水平,增强细胞免疫功能,保护肝细胞超微结构,抑制肝细胞膜 Ca^{2+} 通道以及肝细胞的糖原蛋白质代谢都有肯定的作用。补肾方与拉米夫定联用能降低拉米夫定的耐药率。

2. 慢性乙型肝炎中"介黄"的诊治

2004 年 4 月,在"全国第二届国家重点中医肝病专科新进展、新技术高级研修班暨全国首届泰山肝病研讨会"上,王灵台教授首次提出"介黄"之说,认为阳黄与阴黄不能包括黄疸病证的全部内容,临床所见"似阳似阴""非阳非阴"的黄疸患者,从辨证角度难以截然分类,究其根源,可能包含阳黄阴黄之病因病机,且按阳黄或阴黄论治亦难奏效,此乃阳黄与阴黄之间的特殊的病理阶段,暂名"介黄",其本质即是从阳黄到阴黄演变过程中的一个特殊的病理阶段,即具有阳黄与阴黄二者的病因病机和证候的多种特征,但又不能全部或完全归之于阳黄或阴黄。

王灵台教授对"介黄"的辨治注重辨别湿热偏重,一辨舌苔的白腻或黄腻;二辨口渴思热饮或思冷饮;三辨大便的稀溏或干结;四辨黄疸的轻或重。一般而言,舌苔白腻、口渴思热饮者为湿偏重;舌苔黄腻、口渴思冷饮者为热偏重;如果口渴思热饮,舌苔黄白而厚腻者,可出现在湿热并重的黄疸病例中。黄疸较轻多为湿偏重,黄疸较重多是热偏重。大便稀溏是湿偏轻的表现,相反,大便干结乃至不通,则是热偏重的表现。根据其湿热偏重的不同,分别选用茵陈蒿汤或茵陈平胃散。"介黄"之治重在化湿,切忌重投寒凉,避免伐伤脾阳,闭郁湿浊,转为阴黄之症。

"介黄"的基本病理因素为湿重于热,且有由热挟寒之趋势,清利湿热乃是"介黄"临证施治的首选之法,还须注意阳气的护扶,见微知著,发于先机,适量地应用温运阳气药物以护扶阳气,是防其传变以及治疗之要。药物选择如下。

(1) 性温味香、善理脾胃气机之品,如厚朴、草豆蔻、木香、砂仁、草果、陈皮等,见恶心、纳差、胸闷、腹胀、苔白腻等症时,首先考虑选用。

(2) 性温走窜、善通阳气之味,如桂枝、细辛、附片、肉桂等,特别是桂枝一味,尤当选择使用。历来桂枝都被纳入解表、温经通阳功效之列而限制了其应用,《本经疏证》谓其有"补中"之功则甚少被人问津。桂枝用治其中,不仅可通阳气,使已生之湿化解,更可通过其补中作用而使湿浊来源无由。

以上药物均需在辨证基础上选用,特别是桂附一类尤当斟酌,药味不宜过多,并从小剂量开始,逐步增加,中病即止。凡无明显的口干、舌红、苔黄、脉数等症或虽有上述症状而舌面津润、饮水不多者,温运阳气药即可使用,但用量宜轻,并略加苦寒养阴药以达监制之用。若舌苔白腻不干,无论口感及舌脉所见,温运阳气药乃必用之品。一般而言,服用湿运阳气药物治疗期间,若出现黄疸逐渐消退,视为有效,只有无明显之口干燥、心胸烦闷等症,则可继续使用。药后若见舌红、口燥出血等症,可视为湿邪"热化",此时应考虑减少或暂停温运阳气类药物,转从清热解毒、疏利肝胆、凉血退黄之法治之。

(二) 关幼波治疗慢性肝病经验

关幼波教授重视气血在辨证论治中的地位和作用,提倡以阴阳为总纲,下设气血、表里、寒热、虚实八纲,合为十纲。主张以十纲辨证结合脏腑辨证,一统六经、卫气营血、三焦辨证,以达执简驭繁,推陈出新之目的。关老认为慢性肝病以"正气虚"为矛盾的主要方面,故治疗应以扶正为主,但亦不应忽视祛邪。同时关老认为肝之顽疾,无不与"痰"有关,丰富和发展了"痰瘀"学说,将活血化痰的治疗法则贯穿于治疗的全过程。具体归纳如下。

1. 扶正祛邪,调理气血

关老亦认为慢性肝病以正气虚(包括肝、脾、肾、气血、津液等)为矛盾的主要方面,由于脏腑气血功能失调和机体防御功能减弱,以致正不抗邪,并招致湿热再侵,造成"因虚致病"。湿热羁留的主要部位在肝、脾、肾。热易耗伤肝阴,肝肾同源,肝阴不足易致肾阴不足,日久阴损及阳,致肾阳不足。湿性黏滞,易阻遏气机损伤阳气,致脾阳不足。脏腑功能的盛衰与气血的盛衰关系密切,脾为气血生化之源,肾藏精,脾肾亏虚亦可导致气血亏虚。肝体阴而用阳,为藏血之脏,湿热日久,耗伤气阴,易导致肝阴血不足。气血不足又可反过来影响脏腑功能。故慢性肝炎的治疗,应注重扶正祛邪,调理气血。调理气血亦应以平为期,补其不足,损其有余,纠正其虚实盛衰,使之平衡。关老在调理气血时注重调气血以"通"为平,用药宜柔和,补益药多滋腻,易阻遏脾胃气机,肝为刚脏,喜调达而恶抑郁,故补益时易疏补为主,使气机条畅,邪去正安。

2. 调理肝脾肾,中州要当先

"肝为万病之贼,五脏之气,唯肝气最活,善于他脏。"肝失疏泄,或横逆上扰,或流窜三焦,对其他脏腑气血产生广泛的影响,对脾胃的影响更加迅速而且持久。肝主疏泄而为藏血之所,脾主运化而为气血生化之源。肝木疏土,助脾运化,脾土营木,成肝之疏泄。肝病常累及脾胃,主要表现为胁痛,腹胀,纳差、便溏等肝郁脾虚证候及腹胀、嗳气等肝胃不和症状。关老对慢性肝病辨证论治基本上是以脏腑、气血论治为原则,且以扶正治其本,祛除余邪治其标。慢性肝病主要是湿热久滞,其损害部位主要是肝、脾、肾三脏。肝主疏泄,脾主运化,肝气郁结或肝强横逆均可导致脾胃运化失常,病可自肝及脾,反之,湿热蕴于脾胃,可导致肝气郁滞,亦可因脾胃气伤或阴伤,导致肝气来乘。肝、脾、肾三脏互为影响。因此,在治疗上宜宗张仲景《金匮要略》中言:"夫治未病者,见肝之病,知肝传脾,当先实脾。"即强调在治疗肝病时,即注意调未病之脾,目的在使脾脏正气充实,防治肝病蔓延。故在治疗中均应注意调理中州,稍佐祛邪,使湿热之邪非但无处藏身,而且又无由以生。若湿从寒化,以致脾肾阳虚,中气不运,当以健脾助阳,温化寒湿,仍以调理中州为要。

3. 活血祛痰,柔肝软坚

《关幼波临床经验选》中指出:"痰阻血络,可以引起黄疸、症积、痞块等多种病证。"关老认为痞块形成的病理实质主要是肝阴虚、肝血虚、血虚血瘀、痰湿阻于血络所致。痰、瘀均为病理性代谢产物,反过来又作为致病因素进一步影响脏腑气血的功能。

慢性肝病最首发、最常见的是肝郁气滞,脾困湿阻。《读医随笔》曰:"肝气久郁,痰瘀阻络"。津、气、血均由脾胃化生,津血同源,痰瘀相关,痰瘀可互相转化。活血化痰之治的重要性正如关老所云:"由于痰血互相胶固,痰阻血难行,血凝痰难化,所以,治痰必治血,血活则痰化,活血必治痰,痰化血易行。"故活血化痰的治则一定要贯穿治疗的始终。同时慢性肝病久则易致肝肾阴虚,当禁用辛温香燥之疏肝理气之品,应以柔养为主,以达软坚消痞的目的。关老一般选用:当归、白芍、生地黄、丹参、王不留行、藕节、龟甲、鳖甲、生牡蛎、泽兰等。配合其他活血、化痰、化瘀之品,这样使肝脾不但能回缩,肝功能也会趋于正常。

4. 扶正需解毒,湿热勿残留

慢性肝病多由于感染肝炎病毒,迁延不愈而成。肝炎疫毒多兼夹湿热,临床常表现为胁肋部灼热胀痛、脘腹痞闷、口苦、纳呆、泛恶、便溏、舌苔黄腻、脉弦数或滑数等湿热并重的症状或身目俱黄、头重身困、胸脘痞闷、舌苔厚腻微黄、脉濡缓等湿重于热症状。故治疗上应注重解毒祛湿并用。现代有医家总结认为,慢性肝病发病的主导因素始终是"湿、热、瘀、毒",并且应贯穿疾病的始末,其中毒邪长期深伏肝经血分,必然影响肝之疏泄功能,导致慢性肝病的发生。关老认为慢性肝病主要是"因虚致病",脏腑气血功能失调,外邪得以入侵,故正虚是矛盾的主要方面,但是在强调扶正的基础上,切不可忽视余邪未清,余毒未尽和湿热蕴毒的情况。故治疗上应以扶正为主,辅以清热解毒。但清热解毒之剂每多苦寒,不宜过用,以免伤正,应选甘寒之品;扶正之品每多甘温,长期久服也易蕴热,配以少量苦寒之剂也寓有反佐之意。

(三) 钱英治疗慢性病毒性肝炎经验

在"调整阴阳、以平为期"的中医治疗思想指导下,钱老师根据叶天士提出的"肝体阴而用阳"理论和慢肝的常见证候、病机特点提出"体用同调"作为治疗大法。体用同调是指调治肝体和肝用,即在肝体用同病之时,不仅要补益肝阴和肝血,还应加强肝阳和肝气的功能。

1. 益肝用与补肝体并重

肝为刚脏,其用为阳,肝用过旺,如肝气过极、肝阳亢盛、肝风内动等病理变化多见,故前人有"肝气肝阳常有余,肝阴肝血常不足"的论述。然肝应春令,为气化发生之始,张锡纯将肝喻作物之萌芽,虽有蓬勃生气,却嫩脆易损。慢肝迁延日久,反复发作,其间疏肝理气、清热解毒、活血化瘀、利湿消肿诸法屡屡受之,肝气肝阳难逃伐伤厄运。慢肝以神疲乏力、食欲不振、大便溏、失眠、健忘等气阴两虚为突出表现即为明证。钱老治疗慢肝十分重视补益肝气或肝阳,并与滋补肝体之法并施,以求温补而不伤肝阴、滋养而不碍气机之良效。补肝气善用生黄芪,取"培土荣木"之意。生黄芪甘微温,入脾肺经,补气升阳,益卫固表,又有利水退肿之功,用治慢肝之肝气十分贴切,故每每获效。常用菟丝子、沙苑子等性质温和之品温肾阳而补肝阳（虚则补其母），以求温阳而不伤肝体，体用同治之妙；补肝阴则首选桑寄生、山茱萸，次有枸杞子、女贞子、百合、麦冬、沙参等以滋补肝肾肺之阴，取"肝肾同源、金水相生"之义；肝血不足，则选当归、白芍、鸡血藤、三七等补血和血之品，以防滋腻碍气之弊。钱老创制调肝颗粒剂（原名槲芪散）为肝体用同调的基本方，用于治疗各种慢肝，经临床验证，对慢性病毒性乙型和丙型肝炎疗效显著，药理研究证实，该方还有阻断、逆转肝癌前病变的作用。

2. 疏肝理气与顾护肝体并施

肝体阴而用阳，肝用阳主要表现在肝主疏泄，性喜条达舒畅，能调节全身气机，而慢肝主要由湿热疫毒引起，迁延日久，湿热疫毒盘根胶着、气机不畅乃其基本病机之一，故疏肝理气也在治法之列，然湿与热相合，最易伤阴，临床上肝肾阴虚为慢肝的主要转归之一，一些无症状乙肝病毒携带者，肝组织活检亦发现均有不同程度的肝实质损害。张景岳云："故凡损在形质者，总曰阴虚，此为大目"。可见，慢肝在肝体用同损的同时，肝气郁结、失于疏泄的病机也很突出，而一般疏肝理气药诸如木香、青皮、三棱等有温燥破气伤阴之弊，用于慢肝必损及肝体，犹如枯木加焚，故钱老在选用理气药时慎之又慎，常用佛手、香橼、绿萼梅等性平微温之品，且与滋补肝阴之药并施，意在调治肝体。

3. 标本同治，固本重于祛邪

湿热疫毒是慢肝的起始病因，由此又产生了气滞、湿阻、瘀血、水饮、痰浊等病理因素，故祛邪之法贯穿肝病治疗始终，如清热、解毒、疏肝、祛湿、活血、化痰等，但祛邪同时切不能忘记肝体受损为本病的重要特征。钱老认为，慢肝祛邪，当于补肝方中助以祛邪之品为宜，且要用性味平和的药物，清热解毒善用苦味叶下珠、苦参、白花蛇舌草；利湿退黄遵仲景茵陈蒿汤之意先煎茵陈，再用猪苓、薏苡仁、通草等；和血柔肝选当归、泽兰、丹参、赤芍、白芍、水红花子、三七等；化痰常选清半夏、瓜蒌、郁金、浙贝母。如此，肝体得固，肝用得调，病邪得驱，则病或可缓或可愈矣。

总之，钱老认为肝乃"体阴用阳"之脏，"体用同损"是慢肝的关键病机，治疗上应重视"体用同调"。

（四）张琪治疗慢性乙型肝炎经验

张老认为正虚邪恋是慢性乙型肝炎的基本成因，体用失调是慢性乙型肝炎的病理基础，脾运不健是慢性乙型肝炎发病和病机演变的关键环节，肾虚是慢性乙型肝炎演变与转归的必然结果，湿热、瘀血是慢性乙型肝炎的主要病理产物，虚实互见是慢性乙型肝炎的病理特征。张老根据慢性乙型肝炎病机涉及的主要范围及转归的阶段性规律，将本病分为 5 个基本证型，肝郁气滞证、肝郁脾虚证、湿热内蕴证、瘀血阻络证、肝肾阴虚证。鉴于慢性乙型肝炎病机的复杂性和演变的阶段性及所表现的证候多样性，因此，张老对此病机的立法处方用药，既有原则性，又有灵活性，现撷其概要而言之。

1. 扶正重视肝脾肾，以调理脾胃为先

肝脾肾失调既是正气亏虚，疫毒恋伏所造成的结果，亦是正虚邪恋的重要因素。因此，张老强调治疗慢性乙型肝炎，扶正宜重视肝脾肾，疏肝、扶肝、益肾是恢复正气祛除邪气的基本治疗原则。其中又应以调理脾胃为关键，主张治脾不嫌其早。对于如何调理脾胃，张老认为，脾胃之功能宜动不宜静，动则机灵，静则呆滞，故调理脾胃的要点在于助其纳运，复其升降。为此，调理脾胃之道，不仅仅在于培补脾胃之一端，而应注意通运，处处顺应脾胃之性。

（1）培土益气法：以四君子汤为主方，常有党参、白术、茯苓、甘草、山药、薏苡仁等药，适用于脾胃虚弱证。

（2）消食和胃法：常用炒麦芽、鸡内金、山楂、莱菔子、神曲等，适用于食积不化证。

（3）燥湿运脾法：常用苍术、白术、陈皮、草果、半夏、砂仁等，适用脾湿证。

（4）辛开苦降法：常用黄连、黄芩、干姜、半夏等，适用于湿热中阻证。

（5）理气法：常用枳壳、枳实、川朴、佛手、木香等，适用脾胃气滞证。

张老扶正不仅重视治脾，亦重视治肝。张老论治慢性乙型肝炎十分注意顺应肝之体用之性。治用宜疏达，常用柴胡、麦芽、香附、川楝子、香橼、橘叶等。若肝虚无力疏泄，属肝气虚者，则用黄芪、人参等。属肝阳虚者，则用杜仲、肉苁蓉、淫羊藿等。治体宜柔润，养肝血常用当归、白芍、熟地、何首乌、龙眼肉等。益肝阴则常用枸杞子、桑椹、女贞子、墨旱莲、鳖甲等。在选方上，张老重视用升降相宜，刚柔相济，协调体用之经方四逆散，称其为治肝基础方。临证中，张老还善用补肾之法，常用的补肾阴药物有山萸肉、黄精、玉竹、天冬、女贞子、墨旱莲、龟板、肉苁蓉、紫河车、菟丝子、冬虫夏草、沙苑子等。并根据阴中求阳，阳中求阴之理，补阴药中少佐助阳之品，以滋而不腻；助阳方中少佐滋阴之品，以温而不燥。

2. 辨治失调性变化，燮理气血为要

慢性乙型肝炎可出现多种失调性变化，如脏腑失调、阴阳失调、气血失调。张老认为，气血失调尤为重要。慢性乙型肝炎经由气滞—血滞—血瘀是一个阶段性病理演化过程，张老主张应根据病情的轻重、部位、深浅、动态变化随证治之。对气滞于肝之轻者选用柴胡、麦芽、香附等，重者择用青皮、延胡索、郁金等。对气滞于脾胃之轻者，常用枳壳、陈皮、砂仁等，重者常用枳实、川朴、木香、槟榔、大毛等。血滞为气滞到血瘀的过渡阶段，治法可于行气药中择加理血之品。如丹参、赤芍、桃仁等，或选用理气兼活血药如郁金、延胡索之类。虽然经云："肝欲散，急食辛以散之"，但由于肝脏体本阴柔，而行气药多为辛散之品，张老尽量不用或少用伐肝破气之品，并在疏肝理气药中酌加白芍等护肝柔肝药，以疏肝不劫阴，亦合"疏之更甚者，当养阴柔肝"之古训，也体现了张老刚柔相济，动静结合的制方用药特点。

3. 论治求因，活用清热解毒

张老将抗乙肝病毒的清热解毒药按性味主要分为两大类。一类是苦寒之品，如苦参、大青叶、板蓝根、虎杖、黄芩、连翘、败酱草、山豆根、半枝莲等。一类为甘寒之品，如蒲公英、白花蛇舌草、土茯苓、金银花、半边莲、垂盆草、田基黄等。张老使用清热解毒药以寒而勿滞，凉而勿凝，苦而不燥为原则。具体方法如下：第一，喜用甘寒类药物，认为此类药甘可益脾阴，寒可清热，不似苦寒药易损伤脾胃和阴阳之气；第二，根据病证、体质与他法配合使用。如以湿热内蕴为主者，则依其缓急轻重，湿与热之孰多孰少，相机选用利湿、化湿、燥湿之品与清热解毒药配伍用之，使湿除热解。湿热作为慢性乙型肝炎的主要病理产物之一还常兼杂于它证中，张老每每用清热解毒药与茵陈等清热利湿之品合用，给邪以出路，使湿热和疫毒从小便而解。常用凉血活血如紫草、丹皮、茅根、丹参、赤芍等。若见阴亏者，则选用甘寒清热解毒药与白芍、五味子、山萸肉、石斛、麦冬等相伍，可达酸甘化阴之目的，能顾护营阴。肾阳虚者,可与淫羊藿、巴戟天等相伍,解毒而不伤正。脾胃气虚者,可与黄芪、党参、白术等配伍,使毒解而不伤气分,黄芪还可托毒外出。同时,由于邪有轻重之别,张老用清热解毒还常分层次,并遵刘河间法,"小热之气,凉以和之,大热之气,寒以取之",对慢性乙型肝炎虚象明显者投以甘寒,量宜轻,对急性发作之标实突出者,酌投苦寒,量相对宜重。张老对慢性乙型肝炎还十分重视体质用药,如对阳虚之人,慎用清热解毒或小其剂,对阴虚之体,常用甘寒,避用苦寒。

4. 观察主症,明辨寒热虚实

(1) 胁痛

常用以下七法治之。①疏肝解郁法:方用柴胡疏肝散合金铃子散加减治之,适用于肝郁气滞之胁痛。②活血通络法:方用血府逐瘀汤合手拈散加减,适用于瘀血阻络之胁痛。③益气养血通络法:方用参芪补肝汤,适用气血两虚络脉不畅之胁痛。④清肝疏郁法:方用丹栀逍遥散加味,适用于肝经郁热证。⑤化瘀凉血法:方用清化瘀热汤,使用于血瘀血热之胁痛。⑥清热利湿法:方用茵陈黄芩汤,适用肝胆湿热之胁痛。⑦养正软坚法:方用消痞软肝汤加减,适用于正气已虚,痰瘀互阻,络脉凝塞之胁痛。

(2) 腹胀

常用治法如下。①和胃降逆,消食理气法:方用保和消胀汤,适用食停胃脘,胃失和降之腹胀。②解郁消胀法:方用柴佛汤,适用于肝郁气滞,横逆犯胃之腹胀。③健脾益气法:方用香砂六君子汤,适用于脾胃气虚之腹胀。④清热利湿和中法:方用中满分消饮,适用于湿热中阻之腹满证。⑤温中散寒除湿法:方用中满分消汤适用于寒湿中阻之腹满。

(3) 乏力

此证不仅见于虚证,实证亦不少见,张老临证不执其虚,随证治之,如见倦怠乏力而口苦口黏,呕恶,溲黄,苔黄腻之证,治以清热利湿法,方用甘露消毒丹。若见神疲倦怠,周身乏力,烦躁抑郁,食少便溏,胁肋胀痛之肝郁脾虚证,则治以疏肝健脾法,方用柴术汤,若见精神倦怠,肢软乏力,面色无华,少气懒言之气血两虚证,又治以气血双补法,方用八珍汤。若见肢体沉重乏力,脘腹胀痛,畏寒肢冷之寒湿困脾证,则治以温化寒湿法,方用茵陈术附汤。

(4) 纳少

亦有虚有实,属胃有食积者,则用焦三仙、鸡内金等消导之;属湿阻中焦,则以草豆蔻、砂仁、厚朴之属芳香开胃醒脾;若属湿郁化热,则以黄连苦寒燥湿,健胃开食;若属脾虚不运则宜香砂六君子汤健运之;若属胃阴不足则以石斛、沙参、麦冬等养阴以开胃。

5. 详审证的兼夹复合,善用大方复法

张老根据慢性乙型肝炎病症的复合兼夹情况,采用联合治疗,多环节调整,一方之中常常健脾与养肝并进,益气与理气并举,养血与活血同入,养阴与利湿同投,阴阳调和标本兼施。

6. 参考现代药理研究,辨证择药

张老根据多年来临床体会,将常用的现代药理研究的特异性药物按中医理论进行归类辨证使用,将辨病与辨证二者有机地结合起来互相补充各自之不足,相辅相成。

（1）抗病毒药

① 清热解毒药：白花蛇舌草、大青叶、板蓝根、蒲公英、败酱草、山豆根、半枝莲、半边莲、金银花、连翘等。②清热祛湿药：茵陈、栀子、黄芩、黄柏等。③活血凉血药：丹参、丹皮、赤芍、虎杖等。④补益药：黄芪、何首乌、巴戟天等。

（2）利胆退黄药

① 清热解毒除湿药：茵陈、山楂、苦参等。②活血化瘀药：赤芍、丹参、泽兰、郁金、虎杖、姜黄等。

（3）降低血清转氨酶药

① 清热解毒药：蒲公英、板蓝根、大青叶、败酱草、山豆根、田基黄、垂盆草等。②清热除湿药：茵陈、苦参、龙胆草等。③活血化瘀药：丹参、赤芍、丹皮、桃仁、泽兰、郁金、茜草等。④其他：五味子、鸡内金、三七、甘草等。

（4）提高人血白蛋白，降低球蛋白药

① 益气药：黄芪、党参、白术、大枣、灵芝等。②养血药：三七、当归、熟地等。③补肾药：冬虫夏草、淫羊藿、黄精、巴戟肉等。

（5）调控免疫中草药

① 增强免疫功能：以扶正药为主，如补气药之黄芪、灵芝、人参等，温补肾阳药之补骨脂、肉苁蓉等，滋阴药如女贞子、麦冬、沙参等，补血药之当归等。②抑制免疫功能：以祛邪药为主，如清热解毒之白花蛇舌草，蒲公英、山豆根等。活血化瘀药之桃仁、赤芍、丹参等。

（6）抗肝纤维化中草药

① 活血化瘀药：桃仁、红花、丹参、泽兰、王不留行、穿山甲等。②柔肝养阴药：枸杞子、沙参、麦冬等。③其他：冬虫夏草、黄芪、汉防己、茯苓、鳖甲等。

（7）改善肝脏血液循环中草药

丹参、赤芍、桃仁、鸡血藤、当归、红花、益母草等，多为活血化瘀药。

第五节 ▶ 典型案例分析

病案一

患者段某，男，35岁。

初诊日期：2011年10月14日。

主诉：右胁隐痛、腰膝酸软4月余。

现病史：患者3年前体检发现 HBsAg（＋）、HBeAg（＋）、HBcAb（＋），肝功能轻度异常，未予以治疗。近4月来无明显诱因出现右胁隐痛、腰膝酸软，故来就诊。

刻诊：右胁隐隐作痛，腰酸膝软，畏寒，阳事不坚，纳尚可，脉细尺弱，舌淡胖有齿印，苔薄白。

既往史：否认其他疾病史。

过敏史：否认食物药物过敏史。

体格检查：皮肤巩膜无黄染,肝掌(－),蜘蛛痣(－)。心肺(－)。腹软,无压痛反跳痛,肝脾肋下未及,移动性浊音(－)。双下肢无水肿。

辅助检查：HBsAg(＋)、HBeAg(＋)、HBcAb(＋);肝功能:丙氨酸氨基转移酶(ALT)65 IU/L,门冬氨酸氨基转移酶(AST) 38 IU/L,余正常。蛋白电泳:γ球蛋白20％;HBV-DNA:$5.57×10^4$ copies/mL;腹部B超:肝光点增粗,分布尚均匀,胆、胰、脾未及异常。

中医诊断：胁痛。

辨证分型：脾肾阳虚。

西医诊断：HBeAg阳性慢性乙型肝炎。

治法：温补肾阳,兼清湿热。

处方：

巴戟天15 g	肉苁蓉15 g	补骨脂9 g	菟丝子15 g
生　地12 g	山萸肉10 g	桑寄生15 g	怀牛膝15 g
枸杞子15 g	虎　杖30 g	白花蛇舌草15 g	

28剂,水煎服。

二诊：2011年11月11日

上方服至1个月,诸症减轻,畏寒及腰膝酸软改善明显,上方去补骨脂继服56剂。

三诊：2012年1月6日

无明显不适症状,舌红苔薄白,脉细。复查ALT降至35 IU/L;蛋白电泳:γ18％。HBV-DNA$<10^3$ copies/mL。

分析：凡人治疗肝病,多以清热之品,然肝病未必均为热证,肝炎也未必都是湿热之候。《脉经》云:"肝病传脾,脾当传肾。"肝病日久必累及肾,故慢性肝病多见肝肾阴虚、脾肾阳虚等证。本患者乃属脾肾阳虚、湿热未清之证。方中以巴戟天、补骨脂、菟丝子等甘温缓和之品,温补命门而不热,补益肾精而不峻。巴戟天温而不热,既益元阳,又填阴水;肉苁蓉厚重下降,直入肾脉,温而能润,无燥热之害,能温养精血而通阳气;补骨脂温肾助阳;桑寄生、怀牛膝、枸杞子、山萸肉滋补肝肾;生地黄养血补阴,有填精补肾之效,且补而不腻;虎杖、白花蛇舌草清热解毒利湿。全方主次有别,相辅相成,所选补肾药温而不燥,补而不峻,在补肾之同时又可充实肝体,改善肝脾之功能,使"命门火旺,蒸糟粕而化精微",而达到治疗的目的。

补肾为主、清化为辅法治疗慢性乙型肝炎已得到公认,且在临床上广为应用。本案患者有右胁隐痛,腰酸膝软,畏寒,阳事不坚,脉细尺弱,舌淡胖有齿印等症状及脉象,证属脾肾阳虚,故治以温补肾阳,兼清湿热,经三个月治疗,症状及客观指标均有好转。

病案二

患者孙某,男,43岁。

初诊日期：2012年3月8日。

主诉:发现 HBsAg(＋)10 余年,乏力半年。

现病史:患者 10 余年前因劳累后出现肝功能异常,检查发现 HBsAg(＋)、HBeAg(＋)、HBcAb(＋),予甘草酸制剂等保肝药物治疗后好转。4 年前再次出现 ALT 明显升高(320 U/L),查 HBsAg(＋)、HBeAg(＋)、HBcAb(＋),HBV-DNA1.72×10^8 copies/mL,B 超:肝光点粗糙。予以恩替卡韦抗病毒治疗,治疗 3 月后肝功能正常,HBV-DNA 阴转。半年来患者出现乏力、腰酸、眠差等症状,遂前来就诊。

刻诊:乏力,腰酸,寐差,偶有头晕,口苦,晨起刷牙出血,大便一次每日,纳可,小便可。舌脉:舌质红,苔薄白,脉沉细。

既往史:否认其他疾病史。

过敏史:否认食物、药物过敏史。

体格检查:皮肤巩膜无黄染,肝掌(一),蜘蛛痣(一)。心肺(一)。腹软,无压痛反跳痛,肝脾肋下未及,移动性浊音(一)。双下肢无水肿。

辅助检查:(2012.3.1) HBV-M:HBsAg(＋),HBeAg(＋),HBcAb(＋),HBsAg 3231 IU/mL,HBeAg5.2S/CO,HBV-DNA(一),B 超:肝脏光点粗糙,脾脏稍大。AFP(一)。

中医诊断:肝着。

辨证分型:气阴两虚,肝肾不足。

西医诊断:慢性乙型肝炎。

治法:益气养阴,滋补肝肾。

处方:

党 参15 g	茯 苓12 g	炒白术15 g	陈 皮6 g
当 归15 g	石 斛15 g	枸杞子12 g	桑寄生15 g
五味子10 g	郁 金10 g	虎 杖15 g	川 连6 g
仙鹤草15 g	酸枣仁15 g	煅牡蛎30 g	

14 剂,水煎服。

二诊:2012 年 3 月 22 日。

乏力,眼周泛黑,寐差,纳可,二便调,无牙龈出血,腰酸,舌质红,苔薄白。

处方:上方改党参30 g,枸杞子15 g,桑寄生30 g;加远志10 g,熟地12 g;去仙鹤草。28 剂,水煎服。

三诊:2012 年 4 月 19 日。

刻诊:晨起双目干涩,口黏腻,舌红,苔黄腻。

处方:上方去熟地,加决明子15 g。28 剂,水煎服。

四诊:2012 年 5 月 17 日。

(5.10)肝功能:TILB 17.6 μmol/L;DBIL 4.1 μmol/L;ALT 31 U/L;HBsAg 2310 IU/mL,HBeAg 0.8S/CO。

刻诊:腰酸,喉中有痰,寐好转,稍有眼糊,余尚可,舌质红,苔薄白,脉细。

处方：

党　参 30 g	茯　苓 12 g	陈　皮 6 g	白　术 15 g
石　斛 15 g	枸杞子 15 g	生　地 12 g	桑寄生 15 g
泽　泻 15 g	川　连 6 g	虎　杖 15 g	五味子 10 g
酸枣仁 15 g	生牡蛎 30 g	青葙子 15 g	

分析：患者因感受湿热毒邪，伤及脾胃，不能健运，以致全身荣养不利故见乏力，湿热日久耗气伤阴，故见双目干涩，肝病日久累及至肾，故有肝肾阴虚，可见腰酸，肾气黑，故见眼周泛黑。肝经循行齿龈，故见晨起刷牙出血。口苦乃因湿热余邪未尽。此患者初以湿热毒邪侵袭，久则病及肾，遂以养阴益气，滋肝益肾为治法，方用六君汤加减益气健脾，石斛、枸杞子、桑寄生、当归、五味子滋养肝肾之阴；以郁金，虎杖，川连清热利湿，煅牡蛎、酸枣仁安神对症治疗。二诊时患者以乏力，眼周泛黑为主，因乏力乃湿热伤及脾胃，运化无力不能荣养周身所致，故加用党参，白术等健脾利湿；患者眼周泛黑乃是肾气上泛之象，故加用枸杞子，桑寄生，远志，熟地滋阴益肾。三诊时前诉症状已不显，只是双目干涩、口黏腻、苔黄腻，遂加用决明子清肝明目，去滋腻之熟地。四诊时，患者眼部不适仍有，遂加以青葙子，以用其清肝，明目，退翳。

气阴两虚、肝肾不足是慢性肝炎常见证型，治疗应以益气养阴、滋肾养肝为法。本案辨证用方均符大法，故能收效。瘰坚乃慢性肝病常见症状，除辨证论治外，五味子、酸枣仁、龙骨牡蛎等药合用，多可改善症状。

病案三

患者王某，男，45 岁。

初诊日期：2012 年 11 月 8 日。

主诉：患者发现 HBsAg 阳性 10 余年，目黄、尿黄 2 月。

现病史：患者 10 余年前体检发现 HBsAg 阳性，肝功能正常，未予任何治疗。2 月前，无明显诱因，自觉腹胀、纳差、恶心、目黄、尿黄，于当地医院查肝功能示：ALT 835 U/L，AST 398 U/L，TBIL 43.6 μmol/L，予保肝降酶对症治疗后，ALT 下降，但目黄身黄逐渐加重，遂来我院求治。

刻诊：乏力，胁肋隐痛，脘闷，纳差，便溏，面、目黄染，黄色鲜明，舌淡苔白厚腻，脉沉细。

既往史：否认其他疾病史。

过敏史：否认食物药物过敏史。

体格检查：皮肤巩膜黄染，肝掌（+）蜘蛛痣（一）。心肺（一）。腹软，无压痛反跳痛。肝肋下未及，脾肋下 2 指。移动性浊音（一）。双下肢无水肿。

辅助检查：实验室检查：TBIL 62.1 μmol/L，DBIL 25.2 μmol/L，ALT 87 IU/L，AST 62 IU/L，A/G＝36.5/37.3，乙肝全套示 HBsAg、HBeAg、HBcAb 阳性。B 超示：肝炎后声像图、脾肿大。HBV-DNA：5.4×10^4 copies/mL。

中医诊断：黄疸（介黄）。

辨证分型:脾虚兼湿热。

西医诊断:HBeAg 阳性慢性乙型肝炎。

治法:健脾化湿,清热退黄。

处方:

制半夏 9 g	陈 皮 9 g	白 术 30 g	茯 苓 15 g
米 仁 30 g	广郁金 15 g	川 连 6 g	制大黄 15 g
车前子 30 g	虎 杖 15 g	赤 芍 15 g	鸡内金 9 g

14 剂,水煎服。

二诊:2012 年 11 月 22 日。

脘闷、纳差好转,目黄、尿黄减轻,舌苔薄腻,脉沉细。肝功能化验:TBIL 44.8 μmol/L,DBIL 23.1 μmol/L, ALT 65 IU/L。

守前方,继服 14 剂。

三诊:2012 年 12 月 6 日。

目黄、身黄明显消退,觉乏力,舌苔薄白,脉沉细。

上方去制大黄、制半夏,车前子改 15 g,加党参 15,继服 14 剂。

经治疗 1 月余,症状体征完全消失,肝功能恢复正常。

分析:所谓"介黄"的本质即是从阳黄到阴黄演变过程中的一个特殊的病理阶段,即在阳黄与阴黄之间,具有阳黄与阴黄二者的病因病机和证候的多种特征,但又不能全部或完全归之于其中之一的病证。"介黄"的基本病理因素为湿重于热,且有由热挟寒之趋势。

患者之前已服大量清热利湿寒凉之剂,故不用茵陈、栀子等之苦寒,而取二陈汤加减,以健脾化湿,宽中和胃;制大黄,车前子,米仁清利湿热,通利二便,使邪有出路;川连、虎杖等药清热利湿;郁金理气活血,赤芍活血。冀脾能健运,湿浊之根可除,胆汁循行无阻,则黄疸可消;方中用川连,并非用其苦寒清热,而是取其苦味健胃之意,因川连少量能平肝健胃,大量则泻火伤胃。

察本病例的施治方药,既非孤立地辨个别症状,随证用药,亦非根据所有症状,面面俱到的同时施治,根据黄疸之发病原因,总不外乎脾湿胃热积蓄不化,从而影响胆汁之循行,胆汁循行失常,溢于肌肤所致,集中药力以调治脾胃为主。所用方药除根据"治肝不忘和胃","胃以通为补"的原则外,还处处注意保护脾胃,既不妄施苦寒克伐,又不任投滋腻碍胃或过用香燥伤阴。统观各诊方药,不用茵陈、山栀而黄疸自退。

"介黄"之说尚有争论。然临床所见不少黄疸病确属"非阴非阳、似阴似阳"之疑,辨证重要之处在于黄疸之色泽,脉象之迟数,舌质之淡、红,畏寒与烦热等。如确为介黄者,当寒热并治。同时应用解毒、化瘀、通腑之药,以促进黄疸消退、病情好转。

(孙学华)

参考文献

[1] 黄道,朱韧,张欣欣. 慢性乙型肝炎免疫发病机制及免疫治疗[J]. 中国病毒病杂志 2013,3(3):233 - 237.

［2］Chisari FV，Isogawa M，Wieland SF. *Pathogenesis of hepatitis B virus infection*［J］. Pathol Biol (Paris)，2010,58(4):258-266.

［3］Nebbia G，Peppa D，Maini MK. *Hepatitis B infection：current concepts and future challenges*［J］. QJM，2012,105(2):109-113.

［4］中华医学会肝病学分会,中华医学会感染病学分会.慢性乙型肝炎防治指南(2010年版)［J］.传染病信息,2011,24(1):Ⅲ-XV.

［5］中华医学会传染病与寄生虫病学分会、肝病学分会.病毒性肝炎防治方案.病毒性肝炎防治方案［J］.中华肝脏病杂志,2000,8(6):324.

［6］王全楚,段芳龄.乙肝治疗二十年的回顾与总结［J］.胃肠病学和肝病杂志,2012,21(10):883-886.

［7］高月求,王灵台.慢性乙型肝炎中医诊疗专家共识［J］.临床肝胆病杂志,2012,28(3):164-168.

［8］肝纤维化中西医结合诊疗指南［J］.中国中西医结合杂志,2006,26(11):1052-1056.

［9］赵钢,陈建杰.王灵台教授论补肾法为主治疗慢性乙型肝炎的机制［J］.中国中西医结合杂志,2005,25(1):78-79.

［10］赵钢.王灵台论"介黄"［J］.中医杂志,2006,47(1):74-75.

［11］赵伯智.关幼波肝病医案解读［M］.北京:人民军医出版社,2009:36.

［12］关幼波.活血化痰法的应用［J］.中国医药学报,1966,11(1):53-54.

［13］吕媛媛,薛博瑜.关幼波治疗慢性肝病经验［J］.河南中医,2013,33(4):521-522.

［14］钱英.肝炎论治学［M］.北京:人民卫生出版社,1988:22-29.

［15］张秋云,李秀惠.钱英体用同调治疗慢性病毒性肝病经验［J］.山东中医杂志,2005,24(6):375-376.

［16］姜德友.国医大师张琪治疗慢性乙型肝炎学术经验［J］.辽宁中医杂志,2013,40(8):1505-1510.

第二章

慢性丙型肝炎

慢性丙型病毒性肝炎（Chronic Hepatitis C，CHC），简称为丙肝，是一种由丙型肝炎病毒（Hepatitis C Virals，HCV）感染引起的病毒性肝炎，主要经输血、针刺、吸毒等传播。1974 年 Golafield 首先报告输血后非甲非乙型肝炎，1989 年美国科学家迈克尔·侯顿（Michael Houghton）和他的同事找到了病毒的基因序列，克隆出了丙肝病毒，并命名为丙型肝炎病毒。由于 HCV 基因组在结构和表型特征上与人黄病毒和瘟病毒相类似，将其归为黄病毒科。

慢性丙型肝炎是一个严重危害人类健康的公共卫生问题，呈全球性流行，可导致肝脏慢性炎症坏死和纤维化，部分患者可发展为肝硬化甚至肝细胞癌（HCC）。据 WHO 统计，全球丙型肝炎病毒（hepatitis C virus，HCV）感染率 3％，约 1.7 亿人，每年新发丙型肝炎 3.5 万例。在中国，2006 年的流行病学调查显示，中国抗 HCV 阳性率 0.43％，目前全国丙型肝炎感染者约 560 多万，而每年诊断出的丙型肝炎患者仅 3 万人，肝病患者中感染率为 11.7％。肝硬化和肝癌是慢性丙型肝炎患者的主要死因，在感染的 5～10 年后 30％～40％将发展为肝硬化，10～20 年后 5％～7％发展为肝癌。我国一直重视慢性丙型肝炎的防治，目前已将该病列为国家重大传染病，也是未来我国传染病防治领域的重点疾病。

第一节 ▷ 病因与发病机制

HCV 感染的发病机制主要包括免疫介导和 HCV 直接损伤两种，病毒因素包括病毒的基因型、复制能力、病毒多肽的免疫原性等；宿主因素包括人体的先天性免疫反应、体液免疫和细胞免疫反应等。饮酒、免疫抑制剂的使用等因素对 HCV 的感染病程也有影响。

大部分患者在感染的急性期无明显症状，伴有高水平的病毒血症和 ALT 升高。HCV 急性感染后 HCV-RNA 早于抗-HCV 出现于血液中。HCV-RNA 最早可于暴露后 2 周检出，HCV 核心抗原可在 HCV-RNA 出现后 1～2 天检出，而抗-HCV 直到 8～12 周才能检出，也就是说，在 HCV 感染发生后，有 8～12 周的时间，仅能检出 HCV-RNA，而抗-HCV 为阴性，即抗-HCV 检测的"窗口期"，"窗口期"的长短与检测试剂有关。抗-HCV 不是保护性抗体，是 HCV 感染的标志。15％～40％的 HCV 急性感染者可在 6 个月内清除感染，在感染清除的过程中,有可能 HCV-RNA 水平很低不能检出,仅抗-HCV 阳性;而 65%~80% 的患者病毒持续 6 个月仍未被清除,称为慢性 HCV 感染。一旦慢性丙型肝炎发生,HCV-RNA 滴度开始稳定,自发痊愈的病例很少见。除非进行有效的抗病毒治疗,否则 HCVRNA 很少发生自发清除。在临床上,慢性丙型肝炎的患者抗-HCV 多为阳性(免疫抑制的患者,如 HIV 感染者、实体器官移植受者、低丙种球蛋白血症或者血液透析患者可出现抗-HCV 阴性),HCV-RNA 可为阳性也可为阴性(经抗病毒治疗,HCV-RNA 水平低)。HCV 可以通过几种途径影响宿主免疫功能,使病毒在宿主细胞内持续复制,最终导致 HCV 慢性感染。

1. HCV 直接杀伤作用

HCV 在肝细胞内复制干扰细胞内大分子的合成,增加溶酶体膜的通透性而引起细胞病变;另外,HCV 表达产物对肝细胞有毒性作用。

2. 引起病毒血症

第一周可从血液或肝组织中用 PCR 法检出 HCV-RNA。第 2 周开始,可检出抗 HCV。

3. 宿主免疫因素

肝组织内存在 HCV 特异细胞毒性淋巴细胞,可攻击 HCV 感染的肝细胞。另外,CD4+Th 细胞被致敏后分泌的细胞因子,在协助清除 HCV 的同时,也导致了免疫损伤。

4. 细胞凋亡

正常人肝组织内无 Fas 分子的表达 HCV 感染肝细胞内有较大量的 Fas 表达,同时,HCV 可激活 CTLFasL 五,Fas 和 FasL 是诱导细胞凋灭亡的膜蛋白分子,二者结合导致细胞凋亡。

5. 自身免疫

HCV 感染者常伴有自身免疫改变,如胆管病理损伤与自身免疫性肝炎相似;常合并自身免疫性疾病,血清中可检出多种自身抗体提示自身免疫机制的参与。

HCV 感染后易慢性化,超过 50% 的 HCV 感染者转为慢性化的可能原因主要有:

(1) HCV 对肝外细胞的泛嗜性。特别是存在于外周血单核细胞中的 HCV,成为反复感染肝细胞的来源;

(2) HCV 的高度变异性。HCV 在复制过程中由于所依赖之 RNA 的 RNA 聚合酶缺乏校正功能,由于机体免疫压力使 HCV 不断发生变异,甚至在同一个体出现变种毒株,导致慢性化。

由于没有适当的体外细胞培养病毒复制系统和小动物模型,使 HCV 致病性的研究更为艰难。病毒黏附、侵入肝细胞是感染启动的第一步,HCV 进入肝细胞机制也一直是众多学者们关注的重点。理论上说 HCV 进入肝细胞需要受体,但是目前对于丙型肝炎受体的研究还处在初级阶段,病毒感染正常细胞及病毒在细胞间扩散的机制非常复杂,需要细胞表面不同分子的作用,很多病毒是通过细胞上的受体介导感染特异的宿主细胞,而有些病毒则因为某些未知因子使某些组织器官及细胞对其易感。低密度脂蛋白受体(LDL-R)、CD81 及氨基葡糖多聚糖(glycosaminoglycans,GAGs)等先后被发现可能是野生型 HCV 和各种各样的准种的受体,使人们对 HCV 靶细胞受体的了解有了很大深入。例如,CD81,又名抗增生抗体识别靶分子-1（TAPA-1），是一种有特殊的四次跨膜结构，在细胞膜上可与CD4、CD8、CD19、CD21、CD82、Leu13、HLA-DR和a3β1整合素等结合，调节跨膜信号转导。有学者推测CD81可能是HCV感染靶细胞的受体蛋白。此外，HCV进入细胞的量与LDL-R的表达相关，与CD81的表达无关，HCV的入胞作用依赖于HCV与LDL-R的相互作用，但HCV与LDL及LDL-R相互作用的特殊机制不清。LDL是HCV及其他黄病毒属的受体，提出体内LDL-R是介导HCV-VLDL/LDL复合体胞饮作用的受体，HCV不是直接与肝细胞结合，而是与某种脂蛋白配基结合形成复合物后通过LDL-R介导进入肝细胞，其产物与肝细胞中合成的载脂蛋白相互作用影响脂肪代谢，形成脂肪肝等病理表现。

第二节 ▶ 中医辨证施治

中医药在慢性丙型肝炎的防治中有其独特优势，一直发挥着积极作用，包括从传统的辨证论治、专方专药、单药、民间验方，发展到现在的中西医结合治疗方案。尤其在中国和东南亚，中医药治疗病毒性肝炎，包括慢性丙型肝炎，运用广泛。根据报道，中医药除了具有良好的保肝降酶和抗病毒作用，对于逆转早期肝纤维化已经得到公认，还具有调节免疫，降低化学药不良反应以提高依从性，改善症状和生活质量，从而延长生存期、降低病死率和重大事件的发生率。由于中医药的自身特点，尽管多数报道由于距离循证医学的要求还有很大差距，但随着现代医学对难治性丙肝逐渐进入瓶颈期，积极吸收和寻求各种传统医学的优势和成果，更具有临床实际意义。

1. 中医药对丙肝的认识

传统中医无"慢性丙型肝炎"的记载，根据其临床表现、体征及致病因素等本病可归为"疫毒""黄疸""胁痛""积聚""鼓胀"等病症中。多数学者认为湿热毒邪内侵、正气亏虚为其主要病因，湿热毒邪壅滞于体内，导致肝脾肾等脏的功能失调，为其主要病机。经过多年的临床实践认识，慢性丙型肝炎的发病是机体感受外邪后伏邪潜藏、积聚、强大的过程，由初期的伏而不发，发而不显，中期的邪正相持，最后发展为邪盛正虚阶段。故慢性丙型肝炎虚实夹杂，以肝郁脾虚为本，湿热疫毒为标。病起于肝，继之及脾，日久及肾。丙肝伏而未发时多无临床症状，发病后多表现为不同程度的乏力、恶心、纳差、胁痛、腹胀、黄疸等症状，在临床辨证时，多属湿热疫毒所伤。其发病多因病患素体亏虚，肝为藏血之脏，体阴而用阳，湿热疫毒易伤阴，毒邪入营，损及肝络，迁延不解。肝木乘脾，脾为湿阻，运化失司，肝脾损伤，气血失调，久羁成瘀，毒瘀易聚，日久及肾，阴损及阳，病情反复，缠绵不已。故慢性丙型肝炎正气亏虚是其日久难愈的关键，加之内部"伏邪"，其本质为"正虚邪恋"。

国家"十一五"攻关项目采取多中心、大样本的调查方式，通过对我国东西南北中10个省18个研究中心的1241例慢性丙型肝炎患者的流行病学和中医证候学调查，采用聚类分析的方法，并结合专家经验，初步明确慢性丙型肝炎中医证型分布规律。研究发现，乏力是丙肝的主要症状，其发生频率占70.6%，其次是烦躁易怒（58.5%）、口干（52.8%）、口苦（37.6%）。同时发现，我国丙肝的主要证候分为气虚邪恋型（42.5%）、肝郁脾虚型

(22.8%)、湿热中阻型(10.9%)、脾肾阳虚型(9.9%)、肝肾阴虚型(7.9%)、瘀血阻络型(6%)等六型。结合现代医学的生化学检查还发现,慢性丙型肝炎的 ALT 水平多正常或在低水平波动(50.2%的患者 ALT 正常,46.8%的患者 ALT 介于 50～250 IU/L 之间),疾病处于一个慢性进展性的特点。可见,我国慢性丙型肝炎病机特点总体表现为"正虚邪恋",这与中医"伏邪学说"极为相似。伏邪发病,亦属外感温病,具有潜伏期长,由内而外,逾时而发的特点,与丙肝这种慢性进展性的、时发时止、缠绵难愈的发病特点非常吻合。

2. 中医药治疗现状

基于对丙肝的证候规律和病机特点的认识,中医对于慢性丙肝的治疗,大部分学者采用辨证与辨病相结合,以中医或中西医结合的方法进行辨证论治。吴春瑢等认为热毒邪内蕴为其主要病机,在传统中医的基础上结合西医辨病观点,在中医辨证论治的基础上加用土茯苓、半枝莲、丹参、仙灵脾、桑寄生、枸杞等清热解毒,活血化瘀,补益肝肾的中药,治疗 33 例慢性丙型肝炎患者,治疗 3～6 个月,结果痊愈 20 例,有效 8 例,无效 5 例。陈立华主张根据不同的病机采用活血解毒、疏肝化痰、补益肝肾等,另外,针对丙型肝炎性质具有阴凝伤气碍阳之特点,主张用大剂量生黄芪以达到升举阳气,透邪转气,辅助活血化瘀通络的功效。金实等提出慢性丙型肝炎的辨证论治注意以下三点:①清邪解毒,祛除病因。要注意深入营血,清肝凉血泄毒;②邪盛正伤,互为因果,邪毒始终难以祛除。治疗上要强调扶正托毒,使邪去正安;③瘀毒阻络,胶结难解,以致结成癥。治疗上要重视化瘀和络。赵文霞等辨证论治,把慢性丙肝分为肝郁脾虚证、气虚血瘀证、肝肾阴虚证、阴阳两虚证,在上述证型的基础上加减用药,并以基本方:生黄芪 15～30 g、桃仁 10 g、柴胡 10～15 g、白花蛇舌草 15 g、虎杖 15～30 g. 丹皮 10～20 g,赤芍 15～30 g,郁金 15～30 g,为主方,随症加减,治疗慢性丙型肝炎 38 例,治疗 6 个月,结果:痊愈 4 例,显效 6 例,有效 20 例,无效 8 例,总有效率为 78%。葛香芹用逍遥散合四君子汤化裁治疗肝郁脾虚型慢性丙型肝炎 20 例,治疗 6 个月,结果:治愈 1 例,显效 5 例,有效 12 例,无效 2 例,总有效率 90%。我们前期使用一些中药制剂,如清肝冲剂、补肾冲剂治疗慢性丙型肝炎,在改善中医证候、提高肝功能复常率、提高病毒应答率以及改善肝组织学方面均取得显著疗效。但是,不可否认的是,中医药临床研究设计的规范性和实施的质量控制还需要进一步加强。

总之,尽管现代医学对丙肝的治疗取得了显著的进展,但上述诸多问题的存在也是不争的事实。中医药治疗丙肝有其特色和优势,如何进一步体现和挖掘中医药治疗慢性丙型肝炎的这些优势,如何形成一个能够推广使用的、安全有效的慢性丙型肝炎的中西医结合治疗方案,其研究意义极其重大。在此背景下,根据慢性丙型肝炎的现代医学研究进展和治疗瓶颈,国家十一五科技重大专项项目中单独设立了中医药防治丙肝的研究项目,这将进一步推动探索和挖掘我国慢性丙型肝炎中医及中西医结合的传统优势。尤其是以"难治性丙肝"为切入点,充分发挥我国中医药传统优势,探索用中医药联合干扰素和(或)利巴韦林治疗此类型的慢性丙型肝炎,采用基于循证医学的研究方法(多中心、大样本、随机、盲法、对照)进行临床验证,有望能实现增效减毒、降低肝硬化/肝癌发生率、降低病死率、提高生活质量。这将是中西医结合研究慢性丙型肝炎防治方案的最佳结合点。

第三节 ·> 西医治疗

抗病毒治疗是现代医学治疗慢性丙型肝炎的主要方法,只要 HCV-RNA 阳性,没有治疗的禁忌证,就应考虑尽早给予抗病毒治疗。抗病毒治疗的目的是清除 HCV,以改善或减轻肝损害、阻止进展为肝硬化、肝功能衰竭或 HCC,并提高患者的生活质量。治疗的终点是持续病毒学应答(sustained virological response,SVR),在 99% 以上的患者中,获得 SVR 几乎等同于治愈。根据一些重要的临床研究阶段性标志,慢性丙型肝炎抗病毒治疗的临床发展过程,可以分成标准治疗方案形成阶段、应答指导的治疗阶段、丙型肝炎特异性治疗(靶向治疗)阶段、去干扰素治疗阶段等四个阶段。

1. 标准治疗方案

自从干扰素(interferon,IFN)用于慢性丙型肝炎的治疗以来,给丙肝的治疗带来了希望,干扰素单药治疗的 SVR(治疗结束时及随访 24 周后患者外周血 HCV-RNA 低于 50 IU/mL 或更低)可达 13%～41%。在此基础上发展而来的聚乙二醇化干扰素(pegylated interferon,PEG-IFN)α 联合利巴韦林(ribavirin,RBV)应用于慢性丙型肝炎的治疗,带来了又一次飞越,是国际公认的慢性丙型肝炎的标准治疗方案,丙型肝炎也因此被认为是一个可以"治愈的疾病",即通过以上标准治疗可以达到更高的 SVR。按照目前多数指南推荐的标准治疗方案,基因 2 型或 3 型治疗 24 周的 SVR 可达 81%～84%。我国台湾地区学者报告的基因 1 型感染者在采用 PEG-IFNα-2a 联合 RBV 治疗 48 周和 24 周的 SVR 分别达到 76% 和 56%。

2. 应答指导的优化治疗

尽管标准治疗方案为慢性丙型肝炎的治疗带来了突破性进展,但是,随着标准治疗方案在临床治疗的广泛推广应用,发现还有相当部分患者不能从标准治疗方案中获益,例如治疗中病毒学突破、部分应答、无效应答或无应答、停药后复发等情况。此外,临床还发现,很多基线特征更容易出现治疗后应答不佳,如男性、年龄较大(40 岁以上)、基因 1 型或 4 型感染者、高病毒负荷、非裔、合并 HIV 感染、静脉药瘾、依从性差、体重指数较高(体重超过 85kg)、代谢综合征和胰岛素抵抗、具有进展性肝纤维化和肝硬化等患者。尤其是干扰素对基因 1 型丙型肝炎病毒的抑制率明显偏低,而且由于适应证较为严格、禁忌证与不良反应较多、价格昂贵、患者依从性较差而使用受限,而且临床上依然有相当一部分患者未能接受标准治疗方案。诸多问题的存在,尤其是难治性丙肝的存在,让丙肝依然是摆在临床医学面前的难题。

以上丙肝的治疗难点,尤其是复发和无应答者,目前被称之为"难治性丙型肝炎",这些患者在 PEG-IFNα 治疗后未获得应答或者获得治疗结束时应答,但在 6 个月的随访中出现复发,而未达到 SVR。目前,对这些患者的再治疗,主要依靠对 IFNα 为基础的治疗方案进行优化,主要包括对治疗剂量和疗程进行优化,称之为应答指导的治疗(response guided therapy,RGT)。但研究表明,对于 PegIFN/RBV 无应答者再治疗其应答率只有 6.3%～

10.7％,对复发者再治疗的 SVR 略高,可达到 38％。而即使是联合小分子化合物的三联疗法对 PegIFN/RBV 复发者的再治疗的 SVR 也只有 20％～33％。EPIC3 研究对这些患者予以 PEG-IFNα-2b,每周 1.5 μg/kg 及 RBV800～1400 mg/天,治疗 48 周,总的 SVR 可达 22％,但是,其中基因 1 型病毒感染者仅为 15％。REPEAT 研究对既往 PEG-IFNα 联合 RBV 治疗无应答或复发者主要依靠增加药物的剂量和延长治疗的疗程来提高 SVR,对于既往 PEG-IFNα-2b 联合 RBV 无应答者每周予以 PEG-IFNα-2a360 μg,诱导 12 周以后再继续标准治疗至 72 周,或者 12 周高剂量诱导后仍然维持 48 周疗程,或者仅仅延长疗程至 72 周而不采用高剂量诱导,结果显示,延长疗程优于高剂量诱导,但 SVR 仅仅为 16％,高剂量诱导组为 7％或 9％。正是基于这些研究,2009 年发布的美国肝病学会慢性丙型肝炎临床实践指南明确指出,曾应用 IFNα 联合或不联合 RBV 或单用 PEG-IFNα 治疗但无应答或复发者,可以考虑再次应用 PEG-IFNα 联合 RBV 治疗,特别是对于有桥接纤维化或者肝硬化的患者。但是,对于完成全疗程 PEG-IFNα 联合 RBV 治疗而未获得 SVR 的患者,不推荐再次应用 PEG-IFNα 联合 RBV 治疗。

3. 特异性靶向治疗

由此可见,虽然通过对标准治疗方案的优化和临床的 RGT 策略,为"难治性丙肝"患者的 SVR 获得了一些改善,但距离临床需求还远远不够。还需要进一步研发和探索新的治疗方案和治疗药物来大幅度地提高 SVR。为此,近年来,在全球范围内开展了进一步的新药研发和治疗方案的临床验证。由于 IFN、RBV 都不是 CHC 的特异性治疗药物,以 IFN、RBV 为基础的治疗方案,相对来讲都是 CHC 的非特异性的抗病毒治疗。随着对 HCV 生活周期的研究不断深入,针对 NS3 丝氨酸蛋白酶、NS5B 的 RNA 依赖性 RNA 聚合酶的抑制剂等小分子物质被大量发现具有抗 HCV 作用,这些小分子都是针对 HCV 病毒的特异性治疗。随着这些小分子药物的逐步上市,CHC 临床抗病毒治疗随即就进入到特异性治疗阶段,即丙型肝炎特异性靶向抗病毒治疗(specifically targeted antiviral therapy for hepatitis C, STAT-C)阶段。其中,Vertex 公司的特拉普韦(Telaprevir)和先灵葆雅公司的宝赛普韦(Boceprevir)是进展最快的两种药物,2011 年已经上市。Telaprevir 是一种基因 1 型 HCV 蛋白酶的特异性靶向抑制剂,应用 Telaprevir 联合标准治疗方案治疗单用标准治疗方案无应答和复发的患者,Telaprevir 联合应用 12 周,根据第 4 周和 12 周的病毒应答情况决定 PEG-IFNα-2a 联合 RBV 的 24 周或 48 周疗程,结果显示,平均 SVR 达 59％(69/117),75％的病毒学突破者、97％的既往治疗复发者、55％部分应答者以及 37％的既往治疗无应答者在治疗 12 周时 HCV-RNA 低于检测水平。总体复发率 16％,因不良事件(主要是皮疹和贫血)而无法坚持治疗的发生率达 9％。除了 telaprevir,其他蛋白酶抑制剂 boceprevir、BI201335 和 TMC435350 以及聚合酶抑制剂 R1626 均在进行临床研究过程中,这都为今后抗丙肝病毒的特异性靶向治疗提供了基础。但是,迄今为止的 STAT-C 研究表明,目前还不具备完全脱离 IFNα 治疗的基础,并可能带来耐药的新问题。

4. 去干扰素治疗阶段

由于干扰素治疗的适应证严格,不良反应多,以实现去干扰素治疗为目的的研究一直是近年的热点。多个去干扰素治疗的新药已经处于临床研究阶段,2013 年 12 月,FDA 批准

sofosbuvir 联合利巴韦林(ribavirin)用于基因型 2 和基因型 3 慢性丙型肝炎成人患者的治疗。同时,FDA 还批准 sofosbuvir 联合聚乙二醇干扰素和利巴韦林,用于基因型 1 和基因型 4 慢性丙型肝炎初治成人患者的治疗。Sofosbuvir 是 HCV 特异性 NS5B 聚合酶的核苷抑制剂,其作用靶点是 HCV 特异性 NS5B 聚合酶高度保守的活化位点,核苷类似物在宿主肝细胞内磷酸化后成为有活性的三磷酸核苷,并与 HCVRNA 复制所用的核苷竞争,从而导致 HCV 基因组复制终止。多项临床试验都显示,sofosbuvir 能够实现极高比例的持续病毒学应答(临床治愈)。更加革命性的突破在于,sofosbuvir 在不联合 Peg-IFNα 的情况下疗效依然非常显著,比如 sofosbuvir 联合 RBV 治疗基因 2、3 型 CHC 初治患者的 SVR 率可达 100%。但是,其高昂的价格可能是限制其使用的一个重要原因。

可见,现代医学对丙肝的治疗方案在临床实践中不断优化,新的治疗药物和治疗方案也不断涌现,疗效也逐渐提高。但是,在我国标准治疗方案的全面推广的难度和可行性的挑战依然严峻,尤其是偏远落后地区。此外,临床上相当比例的难治性丙肝的存在,目前还是现代医学治疗的难题。因此,寻找更适合我国国情的治疗方案,包括积极吸收我国传统中医药的优势,将更具有实际意义。

第四节 ·〉 名家经验介绍

(一) 邓铁涛治疗慢性丙型肝炎经验

邓铁涛是我国著名的中医大家,对多种疑难杂症具有丰富临床经验,对慢性丙型肝炎的治疗也积累了丰富的临床经验。

1. 病因病机认识

邓老认为,湿热毒邪内侵是发生丙型肝炎的基本原因。若患者湿热邪气外袭内蕴于脾胃与肝胆,则发为急性丙肝;若患者脾气本虚,或邪郁日久伤及脾气,或肝郁日久横逆乘脾,或于治疗急性丙肝的过程中寒凉清利太过而伤及中阳,均可导致脾气虚亏,而转变为慢性丙肝在疾病发展过程中,由于脾虚不运,可致湿浊内生.湿郁日久则可化热;或气血运行失畅,而致瘀血内留;或气血化生之源不足,阳损及阴,而致肝阴不足;或脾虚及肾,而致脾肾两虚。临床上可出现各种相应的兼夹证候,但脾气虚这一基本证候,始终作为共性而在绝大多数的慢性丙肝患者身上表现出来。

2. 治法方药

邓老认为,慢性丙肝的病位在脾、肝两脏,尤以脾为主,其病机以脾虚为本,治疗以健脾补气为主,并根据辨证所得,或佐舒肝,或佐祛湿,或祛养阴,或佐补肾。基本方药为四君子汤加味:党参 15 g,茯苓 15 g,白术 15 g,甘草 5 g,萆薢 10 g,楮实子 15 g。本方取四君子汤补气健脾,楮实子疏肝解郁、行气化浊,萆薢祛除困郁脾土之湿浊。本方适用于单纯脾气虚型的慢性丙肝患者,临床症见面色淡白,少气自汗,倦怠乏力,身重,食欲不振,胁部不适感,腹胀便溏,舌淡嫩或胖有齿印、苔白或兼浊,脉虚弱。若患者同时有其他兼夹证候出现时,则可根据辨证所得,采取适当的兼治法,在上方的基础上加减用药。其加减法为:脾虚较甚,并见气短声低、精神不振者,加黄芪 15～25 g;兼湿浊上泛,并见脘闷、恶心呕吐、舌苔厚浊、脉缓滑者,加法半夏 10 g,砂仁 6 g 以和胃降浊;若湿浊中阻,以身肢困重、腹胀便溏明显者,加薏苡仁 15 g,白豆蔻 6 g 以通阳除湿;兼肝气郁结,并见胁痛较明显,易急躁、头晕头痛、脉弦者,加柴胡 12 g,郁金 10 g 以舒肝解郁;兼肝阴不足,并见头目眩晕、失眠多梦、舌边尖红、苔少、脉弦细弱者,加桑寄生 30 g,女贞子 12 g,以太子参 20 g 易党参,去草薢,以养肝阴;兼肾阴虚,并见面白唇红、头晕、睡眠不佳、口干咽燥、腰膝酸痛、舌质红嫩、苔薄白或苔步、脉细数而弱者,加首乌 30 g,山茱萸 12 g,熟地黄 20 g,桑寄生 30 g,旱莲草 12 g;兼肾阳虚,并见面色青白、精神不振、腰腿酸痛、四肢欠温、脉兼迟或稍沉者,加杜仲 15 g,巴戟天 12 g,肉桂 2 g,以温补肾阳;兼血瘀阻络,并见面色黧黑或唇色紫暗、胁痛明显、胁下症块、舌质紫暗或有瘀点、脉弦缓或涩者,加丹参 15 g,茜草根 12 g,桃仁 10 g,以活血祛瘀;兼湿部化热,并见口苦、小便黄浊或轻度黄染、或低热、舌嫩红、苔黄白厚浊、脉虚数者,加金钱草 25 g,茵陈 25 g,鸡骨草 25 g,以清利湿热。

此外,邓老根据慢性丙肝的特点,采用健脾舒肝、行气活血、除湿解毒的治疗法则组成协定方"肝舒胶囊"。该方的主要药物有:太子参、茯苓、白术、绵草薢、楮实子、丹参、珍珠草、白芍、白花蛇舌草、甘草等。在经过数十例慢性丙肝患者服用后,显示出良好的疗效。

(二)张云鹏治疗慢性丙型肝炎经验

张云鹏教授从事中医临床、科研、教学工作逾半个世纪,积累了丰富的临床经验,擅治各种疑难杂症,辨证用药颇有特色,尤其是对于病毒性肝炎的辨治造诣颇深。

1. 明辨病因病机

慢性丙型肝炎的临床表现主要为倦怠乏力、纳差、恶心、呕吐、厌油、胁肋胀痛、脘腹胀满、小便黄赤、面色晦暗、胁下症痕、手掌红斑、血痣赤缕等。中医学中并无"慢性丙型肝炎"之病名,张老认为,慢性丙型肝炎当属于中医学"黄疸""胁痛""肝着""积聚""疫毒"等病证范畴。病机主要为湿滞、毒聚、血瘀等阻络、伤气,其中以湿热毒邪多见。湿性黏滞,以致病势缠绵;邪毒瘀结,则阻遏阳气、耗伤正气。对于慢性丙型肝炎病机的转化,张老认为一般可归纳为以下规律:由实(湿热疫毒犯血)—虚(肝脾胃受累)—瘀(气滞血瘀);总体表现为虚实交杂,其始在气,继则及血,终致气血两伤。肝藏血,湿热毒邪侵犯营血,使藏血之肝脏受损;肝络不和,血行瘀滞,以致瘀热毒邪互结。临床症见:肝区胀痛或刺痛,胁下瘕积,胁痛固定;面色晦暗或见血缕,大便秘结;手掌红斑,齿鼻衄血;舌紫暗或有瘀斑、瘀点,脉细弦涩。肝病最易传脾,肝郁气滞,脾失健运;湿邪久蕴,伤及脾阳,脾气受损。临床症见:腹胀痞满,纳呆,便溏;舌红、苔黄腻,脉滑数等。

2. 辨病辨证结合

慢性丙型肝炎的病变过程主要为湿热毒邪侵袭人体,伤及营血,损及肝络,血行瘀滞,进而导致一系列疫毒瘀热互结的病理变化,所以辨治时应以凉血解毒为主。张老临证辨治慢性丙型肝炎,强调应辨病与辨证相结合,并根据多年的临床实践,总结出经验方"解毒凉血方"(紫草、水牛角片、丹参、郁金、鳖甲等),用于治疗本病取效良好。方中紫草、水牛角清热解毒,凉血活血;丹参、郁金活血凉血,行气解郁;佐以鳖甲软坚散结。诸药合用,共奏祛邪解毒、凉血和络之功效。在"解毒凉血方"专方辨病治疗的基础上,张老还根据患者不同的临床表现辨证加减用药。若热重于湿,症见身目黄染、口干口苦、大便秘结、小便黄赤、舌红、苔黄腻者,可加用山栀、黄柏、黄连、茵陈蒿、大黄、厚朴等;若湿重于热,症见身目黄染、口淡黏腻、恶心纳呆、舌淡、苔白腻者,可加用茯苓、白术、半夏、猪苓、生薏苡仁等;若痰湿热结,症见肝区胀痛、身重乏力、大便黏滞、舌红、苔腻、脉弦滑者,可加用黄芩、半夏、枳壳、竹茹、夏枯草等;若肝郁气滞,症见胸胁胀痛、胸闷腹胀、急躁易怒者,可加用柴胡、当归、白芍药、郁金、香附等;若气滞血瘀,症见两胁刺痛、痛有定处、胁下痞块、面色晦暗、赤缕红掌、肌肤甲错、舌暗或有瘀斑等,可加用鸡血藤、海藻、赤芍药、延胡索、水红花子等;若疫毒内陷,症见心烦口渴、口有肝臭或高热神昏谵语、衄血、舌红绛、苔黄腻者,可加用黄连、黄芩、黄柏、生地黄、赤芍药、茵陈蒿、连翘等。

3. 祛邪扶正兼施

张老认为,慢性丙型肝炎总属湿热毒邪内侵营血而引发,因而治疗时可考虑常规使用清热解毒、凉血散瘀药物,如水牛角片、牡丹皮、赤芍药、山栀、苦参等,以使深入血分之热邪由深出浅,截断病势进展,同时也可起到保护阴液免受损伤的作用。湿邪亦是本病的重要病因之一,湿性黏滞,日久则伤及脾胃正气,使病情缠绵难愈。张老临证亦非常重视使用利湿的药物,如症见心中懊恼、小便色黄等湿热中阻之象,常加用六月雪、田基黄等清热利湿之药;如症见乏力、纳差、身困便溏等脾虚湿困之象,常加用白术、生薏苡仁、鸡内金、茯苓等健脾利湿之药。张老认为本病的病机关键总属热毒瘀结、肝脾损伤,所以在强调祛邪的同时,需注意顾护患者的脾胃功能。脾胃为后天之本,气血生化之源。脏腑功能的正常发挥、机体正气的充实,均有赖于脾胃化生的水谷精微。若脾失健运,气血化生乏源,脏腑失于濡养,可加重病情。在慢性丙型肝炎的治疗中,常用的清热凉血或苦寒之药易损伤脾胃,张老常加入山药、白术、炙鸡内金、砂仁、生山楂、炒谷芽等健脾和胃之品,以求顾护胃气,使祛邪而不伤正,亦有防止肝病传脾之意。总之,张老辨治本病,清热利湿、凉血散瘀、健脾养阴共用,祛邪扶正多管齐下,从而达到扶正祛邪的目的。

(三)张瑞霞治疗慢性丙型肝炎经验

张瑞霞主任医师根据自己多年的临床经验,总结出了一套独到的治疗方法。认为病因病机的深入认识是提高疗效的基础,湿毒、瘀阻、肝郁是本病的病因、病理基础。由于本病症状往往较少、较轻,四诊合参所获诊断信息少,辨证施治水平难以进一步体高,为此,摸索微观辨证指标十分重要。中西医结合是提高疗效的重要途径,筛选有效中药抑制病毒复制,配合干扰素消除病毒,减少不良反应,提高免疫功能,提高疗效。现介绍如下。

1. 对慢性丙型肝炎病因病机的认识

丙型肝炎病毒主要经输血传入人体,由于毒邪直接侵入人体营血,缺少一般外邪由气及血的过程,因此正邪交争的程度不剧烈。患者无明显的症状,黄疸较少见,早期不易发现,就诊时往往成为慢性。又由于毒邪深伏血分,毒瘀缠绵难祛,使丙肝易发生慢性化,所以丙肝急性少见,慢性多见。张瑞霞认为丙肝病毒有湿热疫毒之性,较乙肝病毒其性略逊,又由于发病为直中血分,病邪潜伏较深,正邪交争缓和,病势缠绵,邪毒瘀结,耗损正气,易出现脾胃虚损,肝肾受损的临床症状。机体感受毒邪,使脾胃受损,运化失职,湿浊不化,日久化热。或使脾胃生化不足,阳损及阴,导致肝肾不足。或脾虚及肾,脾肾两虚。或邪伏血分,气血运行失常,瘀血内阻。总之,以脾胃虚损,肝肾不足为主要的病理基础,湿邪化热,瘀血内阻为主要病邪因素。治疗以扶正解毒为基本原则。

2. 辨证论治

由于慢性丙型肝炎与慢性乙型肝炎临床症状表现近似,辨证分型标准基本一致,一般分为五型。

(1) 湿热中阻型

表现:脘胀不适,纳呆,偶又恶心,厌油腻,口干,口苦或口黏,肢重乏力,大便或溏或干,舌质红或淡红,苔白或黄腻,脉濡或滑。

治法:清热利湿,祛邪解毒。

方药:柴平饮加味:柴胡、黄芩、半夏、厚朴各 12 g,苍术、陈皮各 10 g,党参 15 g,甘草 6 g。

加减:胃脘部胀满不适,食后更甚者加重厚朴至 20 g,并加金钱草 30 g,蒲公英 12 g,焦山楂 20 g,以加强清热利湿之力;恶心、厌油腻明显加代赭石 30 g,竹茹 6 g,以和胃降逆止呕;湿邪较甚,患者表现为纳呆口黏,舌苔白厚腻者,加薏苡仁、茯苓各 30 g,滑石 20 g,蒲公英 15 g,以淡渗利湿,加强祛湿之力;热邪较甚,表现为口干欲饮、口苦、便干、舌红苔黄腻者加黄连 6 g,黄芩 10 g,苦参 9 g,以清热解毒,加强清热之力;伴右胁痛或肝区不适,或情志不畅者加香附、郁金各 12,青皮 10 g,以疏肝理气。

(2) 肝郁脾虚型

表现:两胁疼痛,随情绪波动而增减,纳少,口淡无味,身倦乏力,大便溏,舌质淡红苔白或白腻,脉弦细。

治法:疏肝健脾,祛邪解毒。

方药:柴芍六君子汤或逍遥散加味。柴芍六君子汤:柴胡、陈皮各 10 g,杭芍、半夏、白术、茯苓各 12 g,党参 15 g,甘草 6 g;逍遥散:柴胡 8 g,白术、杭芍、茯苓各 12 g,当归 10 g,甘草、薄荷各 6 g,煨姜 3 g。

加减:患者肝郁明显,肝区疼痛较甚者,加香附、郁金各 12 g,丹参 30 g,以疏肝理气止痛;伴有胃脘部隐痛不适,纳少明显者,加丹参 30,檀香 10 g,砂仁 9 g,以行气和胃止痛;患者脾虚明显,表现为乏力明显,不思饮食,便溏者加生黄芪 40 g,生山药 30 g,以健脾益气,淡渗利湿;脾虚湿盛,表现为四肢沉重无力,便溏不爽,苔白腻者加生薏苡仁、白扁豆各 30 g,苍术 10 g 以健脾燥湿。

(3) 肝肾阴虚型

表现:胁肋隐痛,悠悠不休,遇劳加重,口干咽燥,心中烦热,头晕目眩,舌红少苔,脉细弦。

治法:养阴柔肝,清热。

方药:一贯煎或滋水清肝饮加味。①肝肾阴虚为主,一贯煎加味:麦冬 30 g,当归、生地各 12 g,沙参、枸杞子各 15 g,川楝子 10 g;②肝肾阴虚,阴虚火旺者,以滋水清肝饮加味:熟地 15 g，山药、山萸肉、茯苓、杭芍各 12 g，泽泻、丹皮、柴胡、栀子各 10 g，酸枣仁 30 g。

加减： 胁痛明显加郁金、香附各 12 g，元胡 10 g，以理气止痛；头晕目眩，双目干涩加黄精 20 g，女贞子 15 g，菊花 10 g，以清肝柔肝；腰膝酸软，手足心发热，耳鸣甚者，加牛膝、杜仲各 12 g，枸杞子 15 g，黄柏 10 g，以滋阴益肾；伴有气虚加太子参 20 g，生黄芪 60 g，以益气养阴。

（4）脾肾阳虚型

表现： 少气懒言，腰膝酸软，便溏或五更泄，舌淡苔薄白，脉沉迟。

治法： 温肾健脾。

方药： 附子理中汤或金匮肾气汤加味。脾阳虚为主者，以附子理中汤加味：制附片、干姜各 10 g，党参 15 g，炒白 30 g，炙甘草 6 g。肾阳虚为主者，以金匮肾气汤加味：制附片、桂枝、茯苓、泽泻、丹皮各 10 g，熟地 24 g，山药、山萸肉各 12 g。

加减： 脘腹不适，遇寒则泻加五味子 15 g，良姜 10 g，以温中散寒；形寒肢冷，面色㿠白，舌淡脉沉迟者加鹿角胶 10 g，紫河车 10 g，以温肾助阳；下利清谷，腰膝酸软加补骨脂 15 g，五味子 12 g，吴茱萸 6 g，以温肾涩肠止泻；脾气虚甚，倦怠乏力加生黄芪 60 g，以健脾益气。

（5）瘀血阻络型

表现： 胁肋疼痛，痛有定处，入夜更甚，胁肋下或见症块，舌淡或紫暗，脉沉涩。

治法： 活血祛瘀，通络止痛。

方药： 血府逐瘀汤加味：桃仁、红花、当归、川芎、枳壳、柴胡、桔梗各 10 g，生地、牛膝各 12 g，赤芍 15 g，甘草 6 g。

加减： 1、正虚血瘀加党参 20 g，黄芪 30 g，以益气活血；胁下有症块，正虚不明显加三棱、莪术各 10 g，以破血散结；疼痛随情绪波动而增减，加香附、郁金各 12 g，以理气止血；瘀血日久，瘀久化热者加连翘 12 g，板蓝根 15 g，白茅根 30 g，以清热凉血。

此外，丙型肝炎的辨证论治要注意：①清邪解毒，祛除病因。邪入营血，以清肝凉血泄毒为主，常用药有：虎杖、丹皮、赤芍、大黄、郁金、白花蛇舌草等；②邪盛正伤，互为因果，丙肝病毒难以去除，扶正托毒，使邪去正安，常用药有：黄芪、党参、仙灵脾、仙茅、菟丝子、五味子、女贞子、枸杞子等；③瘀毒阻络，胶结难解，致结成瘀，要重视化瘀活络，常用药有：陈皮、赤芍、香附、厚朴、半夏；另外，血瘀证型慢性丙型肝炎血清肝纤维化指标升高，活血化瘀治疗可防止出现慢性化，阻断肝硬化甚至肝癌的发生。

（四）陈建杰慢性丙型肝炎的诊治经验

陈建杰教授是上海市名中医，多年从事慢性丙型肝炎的临床和基础研究，承担国家科技重大专项对慢性丙型肝炎的全国多中心研究。陈教授对慢性丙型肝炎的治疗积累了丰富的经验，介绍如下。

1. 紧扣病机，辨证施治

经过多年的临床实践认识，陈教授认为慢性丙型肝炎的发病是机体感受外邪后伏邪潜藏、积聚、强大的过程，由初期的伏而不发、发而不显，中期的邪正相持，最后发展为邪盛正虚阶段。故慢性丙型肝炎虚实夹杂，以肝郁脾虚为本，湿热疫毒为标。病起于肝，继之及脾，日久及肾。丙肝伏而未发时多无临床症状，发病后多表现为轻微的乏力、恶心、纳差、胁痛、腹胀、黄疸等症,在临床辨证时,多属湿热疫毒所伤。其发病多因病患素体亏虚,肝为藏血之脏,体阴而用阳,湿热疫毒易伤阴,毒邪入营,损及肝络,迁延不解。肝木乘脾,脾为湿阻,运化失司,肝脾损伤,气血失调,久羁成瘀,毒瘀易聚,日久及肾,阴损及阳,病情反复,时发时止,缠绵难愈。故慢性丙型肝炎正气亏虚是其日久难愈的关键,加之内郁"伏邪",其病机特点总体表现为"正虚邪恋"。

陈教授总结多年的临床经验,根据慢丙肝"正虚邪恋"的发病特点,提出将"伏邪理论"用于指导其诊治。慢丙肝的"正虚"是以肝、脾、肾的气血阴阳虚损为主,"邪恋"以湿、毒、瘀的夹杂内伏常见,在临床治疗上应以"扶正祛邪"为治疗大法。因此,在伏邪的治则理论指导下,围绕湿、毒内伏的病因根源和湿热瘀毒的病机特点,指出祛邪以化湿、解毒、祛瘀为主;同时也要权衡邪正关系,正虚明显者,在透邪同时勿忘扶正,扶正以健脾益气为主,兼顾补肾。具体治疗用药,需根据伏邪理论,灵活选用。

2. 分期论治,用药轻巧

在临床应用中,陈教授根据病情所处的不同阶段进行分期论治,所用药物多轻巧灵动。①在慢丙肝急性发作初期,症情由外感之邪引动、应用干扰素无明显不良反应症状或症状较轻者,可配合中药"宣透"以助解毒,可选用清热利湿、解毒的中药,如配伍金银花、连翘、菊花、六月雪等轻宣之剂,取其清热解毒、清肝之功,加用葛根、升麻、柴胡等助邪疏散、外透,选用轻宣、发表之剂透解卫气营血之热、引邪外出。②对于在干扰素使用过程中出现流感样症状的患者,即发热恶寒、头身疼痛等症状明显的患者,陈教授认为此即使用干扰素后"正邪相争"之症候,可配合中药"清透"以助邪外出,可选用清热解毒、利湿、泻火的中药,如配伍蒲公英、黄芩、栀子、金钱草、芦茅根、茵陈、虎杖、垂盆草、猫人参等清热泻火之剂,取其清热解毒、利湿退黄、泻火凉血之功,清肝胆之热、透营血之毒,并减轻干扰素不良反应。③在抗病毒治疗的中后期,陈教授认为此时患者症情多以肝郁脾虚、肝肾阴虚者多见,肝郁脾虚、肝络瘀阻者,可配合中药"通透"以通络透邪,可选用疏肝解郁、清热凉血祛瘀的中药,如配伍柴胡、制香附、青陈皮取其疏肝解郁、理气清胆之效,配伍赤芍、水牛角、大黄、虎杖、丹参等取其清热、活血凉血、解毒祛瘀之功,清营血之热,疏肝通络以透邪。虎杖、大黄亦有清泻湿热之用,助湿热之邪外达。而肝肾阴虚者,可配伍生地、当归、沙参、枸杞子、牛膝等养阴生津、补益肝肾。④在干扰素使用结束后,继续辨证论治,服用中药以巩固后续疗效。

慢性丙型肝炎是一种进展性的慢性疾病,所谓"久病必虚",湿、毒、瘀侵袭人体,正虚邪恋,在其发展的各个时期均可夹杂倦怠乏力、胸胁隐痛、腰膝酸软、脉细弦、苔薄白等证,故临证可配伍党参、炒白术、茯苓、山药等健脾补中益气;加用苍术、白术等燥湿健脾;亦可加炒谷芽、炙鸡内金等养胃益脾,固护脾胃,脾胃健则湿热化,可达事半功倍之用;如遇面色苍白、四肢不温、脉沉迟等肾阳虚证者,可加用肉桂、仙灵脾、巴戟天、附子等温阳扶正。

3. 与时俱进,中西结合

近年发现,有相当一部分患者不能耐受标准治疗方案,或经标准治疗方案而未能实现持续病毒学应答,这部分患者被称为"难治性丙肝"。由于我国基因1型者约占80%,因此,难治性丙肝的比例逐渐上升,成为肝硬化及肝癌等终末期肝病死亡的主要高危人群。陈教授分析难治性丙肝的可能因素,推测除了与病毒本身的因素有关外,更重要的是个体的遗传学差异导致机体针对 HCV 感染所发生的免疫反应不同。陈教授紧跟国际最新研究进展,发现位于 19 号染色体上的 IL28B 基因附近有一些单核苷酸多态位点(CC,CT,TT),其中 IL28B 的 CC 基因型与 HCV 的自限清除有关。而且 IL28B 基因多态性与疗效预测显著相关,即 CC 基因型的患者 SVR 明显高于 TT 型患者。陈教授认为,这一发现的临床意义重大,提示可以根据患者 IL28B 基因型对患者疗效进行预测。因此,在临床治疗时,尤其是面对难治性丙肝患者,陈教授建议有条件的患者进行 IL28B 基因多态性分析,并据此进行治疗方案的优选。即 CC 基因型的患者可以接受标准治疗方案的全程治疗并受益,而对于 TT 基因型的患者接受标准治疗方案的 SVR 极低,可以接受其他有效的治疗方案(例如中医药治疗)。

(五) 薛博瑜慢性丙性肝炎的诊治经验

薛博瑜教授为南京中医药大学中医内科教研室主任,中医肝病实验室主任,医学博士,教授,全国知名肝病专家,师从全国名老中医周仲瑛教授,学验俱丰,深谙中西医理论要旨,在中医药治疗感染性疾病,特别是病毒性肝病方面造诣颇深,积累了丰富的临床经验。

1. 明确基本病因,重视清热解毒

丙型肝炎(丙肝)传播多与输血、手术、血液透析、静脉吸毒等有关。丙型病毒性肝炎是波及全球的病毒感染性疾病,是欧美及日本等国家终末期肝病的最主要原因,我国一般人群抗 HCV 阳性率为 3.2%。中医学虽无"丙型肝炎"的病名记载,但是根据临床表现分析,本病多属于中医学"疫毒""黄疸""胁痛""症积"等病证的范畴。"毒"在中医病因学中的概念之一,可指"存在于自然界中具有生物活性的一类致病因子",包括细菌、病毒等病原微生物。吴又可指出:"夫瘟疫之病……乃天地间别有一种异气所感……众人有触之者,各随其气而为诸病……盖当其时,适有某气专人某脏腑经络,专发为某病。"余师愚指出:"疫既曰毒,其为火也明矣。"薛教授根据中医理论,结合其发病情况及临床表现,认为本病病机为感受疫毒热邪,正气亏损。肝为藏血之脏,毒邪藏肝,迁延不愈,郁滞肝络。肝病最易犯脾,肝郁气滞,可致脾失健运。病机为热毒瘀结、肝脾损伤。其主要途径:一方面,湿热与瘀毒互结,深入血分,阻滞肝络;另一方面邪毒伤正,肝脾损伤,气阴亏虚;若久病不愈,瘀毒互结,肝脾两伤。根据其临床表现,审证求因,患者除瘀毒肝伤症状外,部分患者临床可见纳差、腹胀等体征,与湿热入侵、脾胃运化失常有关。故外感疫毒热邪、侵犯肝脾是慢性丙型肝炎发病的基本病因。因丙肝患者多因外科、骨科、妇科、血液科和肿瘤科等疾患经输入血制品后,疫毒乘虚侵入机体而发病,这也可能是丙肝致虚的原因。再因毒邪留于肝脏,损伤肝体肝阴,迁延日久,往往损伤正气,正气更加虚弱,难以驱邪外出,多表现为一种正虚瘀毒互结之象,瘀毒常是主要病理表现,治疗自始至终重视清热解毒、补益正气。尤其是注意清解血分热毒,活血化瘀,如配合犀角地黄汤之类,根据症状加入大黄以通腑泄热行瘀,并调养肝脾、补益正气以驱邪外出。

2. 把握病机演变,分清邪正虚实

因丙肝病毒侵入机体后伤人较快、较重,以致正气无力抗邪,疫毒留恋,常由急性变为慢性,甚至病邪可直入心肝营血,发生重症肝炎。临证时须掌握其病机演变规律,分清邪正虚实。薛教授认为，其病机为正气亏虚，邪毒直中入血分，提出扶正祛邪的基本治则。急性肝炎阶段，多因湿热疫毒蕴结，肝失疏泄，脾失健运，病位先在气分，且湿热郁蒸中焦，易发黄疸。但需注意，湿热疫毒易入血分，病理性质属于邪实。部分患者在病程中，因湿热疫毒内陷心肝营血，邪正相争，多脏同病，可出现急黄重症，相当于急性或亚急性重型肝炎，临床表现为黄疸急剧加深、高热、出血等症。肝为藏血之脏，热毒伤肝，迁延不解，瘀滞肝络，导致病情发展。其病机关键为血分瘀热火毒炽盛。病理性质属于邪实。瘀热火毒也可迅速耗损人体正气，致使肝肾心脾虚衰，其病理性质为正虚邪实。慢性丙型肝炎久病迁延。一方面，湿热与瘀毒互结，深入血分，阻滞肝络，临床表现为神目晦滞，胁痛如刺而固定。另一方面邪毒伤正，肝脾损伤，气阴亏虚，表现乏力等症。其病理性质为正虚邪实互见。如久病不愈，部分患者可发展为肝硬化，属于"鼓胀""症积"范畴，其病机表现为肝脾肾亏虚，气滞、湿阻、血瘀，相互瘤结、瘀阻三焦发为症积。其病理性质为久病邪实正虚。

总之，丙型肝炎的病机由湿热疫毒—肝脾亏虚—肝脾肾亏虚的演变，由于病程长，个体有差异，其病机错综复杂。丙型肝炎其病理因素可有湿、热、瘀、毒、气滞等，但以热毒、瘀毒为主。由于邪毒内盛，往往耗伤正气，正气虚弱，又难以驱邪外出，二者互为因果，使得病情缠绵难愈，甚至恶化，变生症积。所以正虚毒瘀是丙型肝炎病变过程中常见的病理变化。病理性质属本虚标实、虚实夹杂，虽有正气亏虚的一面，但仍偏于邪实。

3. 根据临床证型，给予辨证施治

薛教授认为，丙型肝炎病程长，病机错综复杂，正虚邪实互见，湿热疫毒贯彻丙肝发病始终，治疗按照证型，根据临床症状给予辨证施治。一方面，热与瘀毒互结，深入血分，阻滞肝络，临证常表现为胁肋刺痛、面色晦暗、赤丝血缕、手掌殷红、齿鼻衄血、胁下症积等；另一方面，"瘀毒"是主要病理因素，与乙肝相比，丙肝最容易发生肝纤维化，进而形成肝硬化，甚至恶变为肝癌，均与"瘀毒"密切相关。因此，治疗应重视解毒化瘀，防止结症成癌。方选犀角地黄汤加味。若正虚不甚，主要表现为热毒瘀结，大便成形或大便干结者，可去茯苓、黄芪，加大黄、枳实；热毒甚者，加紫草、田基黄、鸡骨草；衄血明显者，加仙鹤草、茜草、参三七粉；胁下症积无出血之象者，加莪术、红花。瘀毒停留肝脏，损伤肝体肝阴，肝阴亏虚为多见，常可配合一贯煎等养阴柔肝。脾肾阳虚者容易出现在老年患者，或原有肿瘤，手术后感染 HCV 者，因邪毒伤正、肝脾损伤、气阴亏虚，表现为乏力或不耐劳累、口干、腹胀等症，可相应使用温补脾肾之法。方选附子理中丸加减，以阴中求阳，并可防止阳药助火之弊。瘀血明显者，加赤芍、当归；气滞腹胀较著者，加莱菔子、大腹皮；夹有水湿者，加川椒目、泽兰、玉米须。亦有少部分患者表现为寒湿瘀毒互结、肝脾两伤，当温化寒湿与化瘀解毒协同治疗。如久病不愈，部分患者可进展为肝硬化，属于"鼓胀""症积"范畴，属于邪实正虚，肝脾肾亏虚。气滞、湿阻、血瘀相互瘤结，痞塞三焦。临床表现为以"症积"为主要表现者，当行气活血、化瘀通络与柔肝益脾、补气养血并进。以"鼓胀"为主要表现者，当行气化瘀利水、补肝健脾益肾。部分患者在病程中，因内陷心肝营血，邪正相争，多脏同病，可出现急黄症，相当于急性或亚急性重型丙肝，临床表现为黄疸急剧加深，高热、出血，或见腹水、昏迷，其病机关键为血分瘀热、火毒炽盛。当急用清热泻火、凉血解毒之法，以犀角散合茵陈蒿汤救治。瘀热火毒也可迅速耗伤人体正气，致肝肾心脾虚衰、气阴两竭，应及时加入大剂量益气养阴之品，如生脉散

之类。肝病最易犯脾，肝失疏泄可致脾失健运，所以说热毒瘀结、肝脾损伤是慢性丙型肝炎的病机关键。其他如气阴耗损、湿热内蕴，甚至脾肾阳虚都可由此发展而来。因此临床辨证施治当分清主次，辨别虚实，辨证结合辨病。

此外，薛教授除按传统方法通过临床实践逐步摸索外，还以中医理论为指导，结合近年实验研究，根据临床症状、体征和检验指标，探索在丙型肝炎治疗中抗肝纤维化和免疫调节的有效方药，在改善肝脏病理组织学，抑制纤维增生、抑制病毒、降低肝组织羟脯氨酸含量，能有效地延缓慢性纤维化进程，延长生存期，提高生活质量。围绕抗病毒和调节免疫功能为中心的多靶点治疗方面取得了一定的进展和成果。薛教授还对丙肝证候学及辨证基本规律进行循证医学研究，建立慢性丙型肝炎中医辨证分型规范，探讨丙型肝炎中医证候规律。

4. 临证要点

因丙型肝炎为热毒之邪直接侵入血分，病邪潜伏较深，病变重点在血分，病势缠绵，常造成瘀热互结、邪毒内盛。又据现代医学研究发现丙型肝炎患者由于长期肝细胞充血水肿、变性坏死，组织学观察有结缔组织增生、正常小叶结构破坏、肝毛细血管阻塞、微循环障碍。这些都提示丙型肝炎有热毒血瘀的存在，并且慢性丙型肝炎易于发展为肝纤维化，转化为肝硬化和肝癌。故薛教授认为，丙型肝炎在治疗上首当考虑清热解毒、凉血化瘀。重用入血分之药物，使邪热由深出浅，阻止病情进一步发展，且可防止瘀热伤络、络伤血溢，正如叶天士所云："入血就恐耗血动血，直须凉血散血。"此外还可起到保护阴液免受损伤的作用。常用药物如：水牛角、赤芍、丹皮、丹参、板蓝根、虎杖等。现代研究认为，活血化瘀可改善肝脏的血液循环，促进胆汁的排泄，防止肝纤维化的形成，促进肝细胞修复。因本病病位主要在肝脾，病久常见肝失疏泄，脾失健运，肝脾两伤，因此调肝扶正、益气健脾也是本病治疗的重要环节。所谓调肝，即疏肝解郁、行气畅血之意。肝气疏泄有利于气机的流通和血液畅行，可防止瘀血的形成，同时亦有助于湿、痰等病邪之祛除；疏肝亦能健脾，恢复脾的运化功能，常用药物如柴胡、郁金、制香附、佛手等。调肝还包含着一定的补肝之意，因本病病程中，肝脏除功能失调外，还可出现肝血受损、肝阴耗伤，故常用枸杞子、制首乌等补益肝阴肝血。治脾主要是健脾助运，脾气健运则能正常地运化精微和水液，既有利于祛除已生之痰湿，又能杜绝产生痰湿之源，同时酌配健脾助运药炒白术、茯苓、炙鸡内金、砂仁等，补益脾气常用党参、黄芪等，使根本得固。总之，薛教授指出，凉血解毒、调养肝脾是治疗慢性丙型肝炎的基本大法，在辨证论治的基础上，应抓住病机关键，结合本病发展演变的规律，合理处方选药，能取得较好的临床疗效。薛教授告诫在凉血解毒时要注意苦寒不可太过，应中病即止。因为慢性丙型肝炎多是肝脾同病，过于苦寒，易损伤脾阳，不利于湿邪的祛除。并可适当配以白术、薏苡仁等健脾助运之品；认为利湿之品也不可过于久用，因为在丙肝活动期，因邪毒耗伤阴津，每有阴伤倾向，过分利湿则更易伤阴；同时认为在慢性肝炎活动期也不宜用补益之品，特别是表现为腹胀、便溏等湿困脾阳之证时，不可误认为脾气不足，而投补脾雍滞之剂。对于当归、白芍、枸杞子等阴柔之品，亦不宜过早投施，以免邪恋不去，病情缠绵。

（六）邵铭慢性丙型肝炎的诊治经验

邵铭主任医师为江苏省中医院感染科主任，知名肝病专家。师从全国名老中医徐景藩教授多年,学验俱丰。在中西医结合治疗感染性疾病,特别是病毒性肝炎方面造诣颇深,现将邵老治疗慢性丙型肝炎的经验介绍如下。

1. 辨证施治

中医学无"慢性丙型肝炎"的病名记载,根据其症状多归属于"疫毒""胁痛""黄疸""症积"等范畴。现代医学认为,丙型肝炎传播多与输血、手术、血液透析、静脉吸毒等有关邵老根据中医理论,结合其发病情况及临床表现,认为本病的病因为正气亏损,感受疫毒热邪;病机关键为热毒瘀结、肝脾损伤;病理性质属本虚标实,虚实夹杂,虽有正气亏虚的一面,但仍偏于邪实;病理因素有湿、热、瘀、毒、气滞等,但以热毒、瘀毒为主。由于邪毒内盛,往往耗伤正气,正气虚弱,又难以驱邪外出,二者互为因果,使病情缠绵难愈,甚至恶化,变生症积。邵老认为慢性丙型肝炎病程长,病机错综复杂,临证常表现为胁痛如刺,痛处固定。胁下症积。面色晦暗,或见赤丝血缕。齿鼻衄血,走窜不定,胸闷,喜叹息,脘腹胀满,纳差便溏,神疲乏力,舌质紫暗或有瘀斑瘀点,脉象细弦或细涩临床辨证当分清主次,辨别虚实,辨证结合辨病。治疗以凉血解毒,调养肝脾为大法。主方:水牛角 15 g(先煎),丹皮 10 g,丹参 10 g,板蓝根 15 g,赤芍 15 g,虎杖 15 g,醋柴胡 10 g,生地黄 12 g,黄芪 15 g,白花蛇舌草 30 g,半枝莲 15 g,枸杞子 15 g,陈皮 10 g,茯苓 10 g,炒薏苡仁 15 g。若正虚不著,主要表现为热毒瘀结,大便成形或大便干结者,可去黄芪,加制大黄、枳实;脾虚明显者,加山药、党参、炒白术:热毒甚者,加田基黄、鸡骨草、黄芩、川连;衄血明显者,加仙鹤草、茜草、参三七粉;胁下症积无出血之象者,加三棱、炙鳖甲、炮山甲;胁痛较甚者,加川楝子、延胡索、郁金、佛手;夜寐欠佳者,加夜交藤、酸枣仁;舌有瘀斑者,加赤芍;咽中梗阻者,加苏梗、川朴、法半夏;夹有湿热者,加茵陈、焦山栀、败酱草;湿邪偏盛者,加炒苍术、泽泻、川朴、藿香、佩兰等:阴虚明显者,加沙参、石斛、麦冬;阴虚夹血热较甚者,加女贞子、墨旱莲、丹皮;阳虚水泛者,加茯苓皮、大腹皮、玉米须。

2. 临证要点

邵老认为慢性丙型肝炎为热毒之邪直接侵入血分,病邪潜伏较深,病变重点在血分,病势缠绵,常常造成瘀热互结、邪毒内盛,临证常表现为胁痛如刺,痛处固定,胁下症积,面色晦暗,或见赤丝血缕,齿鼻衄血,舌质紫暗或有瘀斑瘀点。故邵老认为治疗首当考虑清热解毒、凉血化瘀,重用入血分之药物,使邪热由深出浅,阻止病情进一步发展,且可防止瘀热伤络、络伤血溢,此外还有保护阴液免受损伤的作用。常用药物如:水牛角、赤芍、丹皮、丹参、板蓝根、虎杖、山栀、苦参等。

邵老认为本病病位主要在肝脾。病久常见肝失疏泄,脾失健运,肝脾两伤,临证常表现为:胁痛,走窜不定,胸闷,喜叹息,脘腹胀满,纳差便溏,神疲乏力,因此调肝扶正、益气健脾助运也是本病治疗的重要环节。常用药物如:柴胡、枳壳、陈皮、香附、郁金、佛手、枸杞子、五味子等。邵老在治疗慢性丙型肝炎过程中特别重视顾护脾胃,强调无论有无脾虚症状均应注重实脾,脾为后天之本,气血生化之源,脾失健运,气血化生渐少,气虚无力推动血运,血虚无以充盈管道,加重肝血瘀滞,肝脏本身失于滋养,从而形成恶性循环,进一步加重病情。同时慢性丙型肝炎患者多伴有食纳减退、嗳气、恶心、上腹饱胀、肢倦乏力、便溏或干溏不一等脾气亏虚或肝郁脾虚的症状故治疗当以实脾为要。另外对于目前中医界治疗肝炎病毒所采取的"宁寒勿热，宁泻勿补"所谓流行的方法，邵老认为一味大剂量使用清热解毒之品，如板蓝根、黄芩、黄连、大黄、龙胆草等而不加入实脾之品，企图用大量清热解毒类中药迅速杀灭丙型肝炎病毒，结果只能是事与愿违，更加损伤脾胃，加重胃肠道反应，甚至出现面部、眼眶发黑，而使病情缠绵难愈。因此，临证之时应避免滥用大苦大寒、功伐太过的药物，以免损伤脾胃之气，杜绝肝病未愈，而脾胃已伤的后顾之忧，达到扶正固本、祛邪解毒的目的，常用药物如：太子参、山药、茯苓、薏苡仁、白术等。

邵老在治疗慢性丙型肝炎过程中还特别重视调护摄养，明朝李梃在《医学入门》中说："若夫病有服药针灸不效者，以其不知保养之方"指出了患病后注意"保养"的重要性。由于慢性丙型肝炎的病程一般都比较长，病情也易反复，因此除了进行有效治疗外，密切配合精神、饮食、生活起居诸方面的调护摄养，也是必不可少的。邵老要求患者注意保养精神，避免急躁、发怒，取得亲友的密切配合；饮食要清淡，既不可因偏嗜辛辣烟酒而伤肝助热，也不可因多进油腻或失慎于生冷不洁而进一步损伤脾胃之运化；劳逸要适度；起居要有常；慎用可能损肝的药物及保健品，所有这些对慢性丙型肝炎患者的康复都非常关键。

第五节 ▶ 典型案例分析

病案一

庞某某，男，32 岁。

初诊日期：1996 年 11 月

主诉：乏力、纳差 3 月。

现病史：患者 3 年前因"胆石症"手术而输血 300 mL。

体格检查：查皮肤、巩膜无黄染，未见肝掌及蜘蛛痣，肝肋下未及，肝剑突下 2 cm，无压痛，脾未及，舌淡红、胖嫩有齿印、苔薄白，脉弦细。

辅助检查：ALT 102 U，AST 86 U，抗 HCV（＋），HCV-RNA（＋），A/G 比值 1.02∶1。

诊断：慢性丙肝。

辨证分型：脾虚肝郁。

治法：健脾疏肝，佐以活血解毒。

处方：

太子参 20 g	茯 苓 15 g	白 术 15 g	甘 草 5 g
草 薢 12 g	楮实子 15 g	黄 芪 20 g	丹 参 30 g
珍珠草 25 g	白 芍 20 g		

每日 1 剂，水煎服。

复查：坚持服上方 4 个月后 ALT 26 U，AST 18u，抗 HCV（＋），HCV-RNA（－），自诉纳食增加，精神好转，无明显不适。

病案二

沈某,男,71岁。

初诊日期:2008年5月22日。

主诉:患者于2年前因腹胀就诊,经检查确诊为慢性丙型肝炎,后未正规治疗。近期患者腹胀又作,伴有肝区隐痛,遂至张云鹏教授处就诊。

刻诊:肝区隐痛,腹胀,无腹痛;精神尚可,胃纳可;小便色黄,大便通畅;舌边尖红、苔薄白腻,脉细弦。

辅助检查:ALT 149 IU/L,AST 180 IU/L,TBIL 28.1pmol/L,HCV-RNA4.3x10 copies/mL。

辨证分型:疫毒内伏,化热夹湿,郁结肝胆。

西医诊断:慢性丙型肝炎。

治法:清解疫毒,清热利湿,疏肝利胆。

处方:以解毒凉血方(张云鹏经验方)加减。

紫　草15 g	水牛角片(先煎)40 g	丹　参10 g	郁　金10 g
白花蛇舌草30 g	平地木30 g	紫花地丁30 g	赤芍药45 g
牡丹皮10 g	蒲公英30 g	败酱草30 g	六月雪30 g
龙胆草15 g	鸡血藤10 g	木　香6 g	莪　术30 g
茵陈蒿30 g	金钱草30 g	炙鸡内金30 g	八月札15 g
生地黄10 g	垂盆草30 g	佛　手15 g	

每日1剂,水煎,早晚分服。

二诊:2008年6月5日

肝区隐痛较前减轻,腹胀缓解;纳可,夜寐安,二便正常;舌暗、边有瘀斑、苔微黄腻,脉细弦。原方去佛手,加佩兰20 g。

三诊:2008年6月17日

肝区不痛,腹胀不适,大便尚通畅;舌黯、尖红、苔白,脉细弦。

肝功能:ALT 145 IU/L,AST 160 IU/L,TBIL 25.6pmol/L。

前方加黄芩20 g,田基黄30 g,大腹皮30 g。其后,患者以上方加减治疗,湿热重加生薏苡仁30 g,佩兰改为30 g;低热加黄芩30 g,胡黄连8 g。

至2008年10月16日,患者无不适主诉,复查肝功能正常。按患者外感疫毒之邪,与体内湿热之邪相合,久而入络,郁阻肝胆;疫毒之邪久病入络,而致血分有热,故治疗以凉血解毒为先。方中水牛角片、生地黄、赤芍药、牡丹皮清解血分之热;龙胆草、垂盆草、紫草、六月雪、败酱草、蒲公英等清热解毒;丹参、郁金、鸡血藤、紫草等活血化瘀;茵陈蒿、炙鸡内金、金钱草、八月札等疏肝利胆。治疗以辨病与辨证相结合,主次分清,综合施治,使血热得消,毒邪得去,故获良效。

病案三

杨某,男,37 岁。

初诊日期:2006 年 09 月 10 日。

主诉:自诉 2004 年被确诊为慢性丙型病毒性肝炎,后服保肝药治疗,效果不佳。

刻诊:自觉腹胀,胁肋胀满,纳呆,乏力,便溏,小便黄,舌淡红,苔白腻,脉弦细。

辅助检查:2006 年 9 月 05 日,复查丙氨酸氨基转移酶 162 U/L,丙型肝炎病毒抗体(+),B 超示:肝区光点增粗。

辨证分型:肝郁脾虚证。

治法:健脾疏肝化湿。

处方:

苍　术 12 g	白　术 9 g	猫人参 9 g	柴　胡 9 g
制半夏 9 g	陈　皮 9 g	茯　苓 12 g	黄　芩 12 g
刘寄奴 9 g	栀　子 12 g	知　母 12 g	炙鸡内金 9 g

日 1 剂,水煎取汁 200 mL,分 2 次餐后服。

二诊:2006 年 9 月 23 日。

腹胀大减,时有肝区刺痛,纳可,寐安,舌质黯,苔黄腻,脉小弦。

加赤芍药、白芍药各 12 g。

继服药 1 个月后诸症除,肝功能复常,此后本方为底,服药 2 个月巩固,恢复正常工作。

分析:陈建杰教授善用苍术、白术,《玉揪药解》说:"白术守而不走,苍术走而不守,故白术善补,苍术善行。"苍术燥湿以运脾兼可发汗解表除湿,白术健脾以燥湿兼以益气固表止汗。脾虚证重用白术;脾湿证重用苍术,配伍炙鸡内金,用于消食化积力强,有运脾之功;半夏、陈皮、茯苓化湿健脾,理气消胀,促进脾胃恢复正常运化功能;配伍猫人参、黄芩、栀子、知母泻火解毒,清热疏肝;柴胡疏肝解郁;刘寄奴破血通经,散瘀止痛。诸药合用,达疏肝解郁、燥湿健脾之功。陈建杰教授于肝病治疗中善取其"能入脾胃,燥湿健脾"之用,本证患者为肝郁脾虚证,脾虚多夹湿,故陈建杰教授反复强调,健脾需利湿,化湿尤为重要,而当以苍术、白术尤为擅长,两药同用,不同剂量灵活配伍,每见良效。另外,陈建杰教授在慢性病毒性肝病中医药治疗中,还依据"毒邪为患"的理论,提倡短时间、适时的运用清热解毒之品,以助祛邪。

病案四

张某,女,55 岁。

初诊日期:2005 年 3 月 12 日。

主诉:患者于 1 月前查体时发现肝功能异常。

现病史:患者自述 1992 年曾因子宫肌瘤手术输血 1 次(约 400 ml),无其他病史。

刻诊:患者无明显不适,查血、尿、粪三大常规,甲状腺功能、抗核抗体、血糖均正常。

体格检查:B超示:胆囊息肉,脾稍大(118 mm×30 mm),肝脏、胰腺未见明显异常。

辅助检查:乙肝五项:HBsAb(+),余正常。抗-HCV(+),HCV-RNA:5.3×10⁵。基因分型:1b型。

治法:抗病毒,配合中药扶正祛邪。

处方:

炙黄芪15 g	白　术10 g	茯　苓10 g	车前草15 g
虎　杖15 g	苦　参12 g	栀　子6 g	茵　陈15 g
六月雪30 g			

于2005年3月30日开始用凯因益生(重组人干扰素a-2b注射液)500万单位,隔天1次,利巴韦林300 mg,每天3次。

陈建杰认为此患者符合西药抗病毒指征采用抗病毒,并配合中药扶正祛邪。治疗期间监测肝肾功能、血常规、甲状腺功能等安全性指标。

3月后,患者HCV-RNA转阴,同时伴身倦乏力,纳差,时有恶心,口淡无味,睡眠较差,大便稀溏,舌质淡红苔白腻,脉弦细。

处方:凯因益生联合利巴韦林如前,中药改为:炒党参15 g,制半夏9 g,苍术12 g,炒白术12 g,陈皮、青皮各9 g,白芍10 g,茯苓10 g,炙甘草6 g,荷叶6 g,制香附12 g,炒谷芽30 g,灵磁石30 g,夜交藤30 g。

半月后症状大减,嘱其继续服用半月,症状消失,后改为凯因益生,利巴韦林(如前),护肝宁片,5粒,每天3次,6月后查HCV-RNA(-),之后停用凯因益生、利巴韦林,继续服用护肝宁片,5粒,每日3次,当飞利肝宁胶囊,4粒,每天3次。后改为本院制剂复方猫人参颗粒长期服用,间或服用中药汤剂,随访至今未有复发,多次复查HCV-RNA均为阴性。

病案五

田某,女,62岁。

初诊日期:2009年7月9日。

主诉:时感乏力、头晕。现病史:患者于2003年患慢性丙型肝炎,曾于2006年1月接受干扰素规范治疗,于2007年1月结束抗病毒治疗后,肝功能出现异常。其后未规范治疗。

刻诊:乏力,胁痛,头晕,关节酸痛,腰酸足软;腹胀,口干,刷牙出血;纳可,夜寐安,二便尚调;舌红、苔黄腻,脉弦。

诊断:慢性丙型肝炎。

辨证分型:肝郁脾虚。

治法:疏肝健脾。

处方:予丙肝冲剂(协定方)加减

黄　芪15 g	白　术15 g	虎　杖15 g	苦　参15 g
栀　子15 g	胡黄连6 g	仙　茅6 g	淫羊藿6 g

每日1剂,水煎,早晚分服。

二诊：2009年7月23日。

胁痛较前缓解，关节酸痛、腰酸足软不明显，刷牙出血已止，纳、便自调，仍乏力、头晕、口干。效不更方。

上方黄芪增至30 g，再加党参12 g。

三诊：2009年8月10日。

诸症好转，胁痛基本消失，乏力、头晕不明显，大便溏薄。

治同原意。上方黄芪减至15 g，白术加至30 g。

患者服药28剂后已无乏力、头晕，继续坚持服药。

2011年11月29日随访，诸症已消，纳、便调，肝功能明显改善。

分析：本案为慢性病毒性丙型肝炎，辨证为肝郁脾虚，气虚表现明显。该患者年过六旬，平素脾气急躁，时有胁痛、腹胀，内有宿疾已久，损伤正气。肝木易乘脾土，患者肝气偏旺，横逆犯脾，致脾失健运，胃失和降。脾虚多夹湿，脾主运化水液，脾失健运则水液内停，湿邪内积。湿热、疫毒相合，外侵内耗，损伤肝脾，故见肝郁脾虚。脾气虚见乏力、头晕，肝气横逆故胁痛；正气亏损，肾阳虚馁，故见关节酸痛；肾为腰府，肾阳虚衰则腰酸足软。丙肝冲剂以清热解毒化湿为主，辅以理气和中健脾。方中黄芪补气升阳、益卫固表为君；白术甘温燥湿、健脾益气，有扶正固本之功；虎杖意在补中有清，清化余毒；苦参清热解毒化湿；栀子护肝利胆、止血消肿；胡黄连保肝利胆，退虚热，除疳热；党参益气健脾；随证加仙茅、淫羊藿温补肾阳。

病案六

魏某某.男.65岁。

初诊日期：2008年4月16日。

现病史：患者10余年前因输血感染丙型肝炎，经多方治疗效果欠佳，后经人介绍求治于邵铭教授。

刻诊：右胁隐痛不适，口苦，乏力，胃纳可，夜寐安，大便干结，小便黄，舌质紫暗、苔薄黄，脉弦数有力。

辅助检查：肝功能 AST 127.0 U/L，ALT 121.0 U/L，A44.1 g/L，G37.5 g/L，TBIL 38.0 μmol/L，DBIL 6.5 μmol/L

辨证分型：热毒瘀结血分。

治法：清热解毒化瘀。

处方：

水牛角 15 g	赤 芍 20 g	丹 皮 15 g	丹 参 15 g
虎 杖 15 g	石见穿 15 g	蒲公英 15 g	鬼针草 15 g
葛 根 20 g	土茯苓 15 g	田基黄 10 g	枳 壳 10 g
延胡索 10 g	柴 胡 6 g	生甘草 8 g	

水煎服，每日1剂。

14剂后，患者右胁隐痛不适、口苦明显减轻。

继进 14 剂后,患者症状明显好转,右胁隐痛不适、口苦消失,复查肝功能示:AST 59.0 U/L，ALT 65.0 U/L，TBIL 21.0 μmol/L，DBIL 6.21 μmol/L。嘱坚持服用中药,注意调护摄养,方中酌加太子参、茯苓、山药、白术等健脾药。

半年后随访,患者症状消失.肝功能示:AST 25.0 U/L，ALT 30.0 U/L，A43.6 g/L，G34.7 g/L，TBIL 17.1 μmol/L，DBIL 5.81 μmol/L。

（聂红明）

参考文献

［1］ Strader DB，Wright T，Thomas DL，et al. *American Association For the Study of Liver Disea* ses. Diagnosis，management，and treatment of hepatitis C［J］. Hepatology. 2004;39(4):1147 - 1171.

［2］ Epidemiology and natural history. In：Schinazi RF，Sommadossi JP，Thomas HC. Therapies for viral hepatitis［J］. International Medical Press. 1998.

［3］ 中华医学会肝病学分会,中华医学会传染病与寄生虫病学分会.丙型肝炎防治指南.［J］中华肝脏病杂志.2004;12(4):194 - 198.

［4］ European Association for the Study of the Liver. EASL Clinical Practice Guidelines：Management of hepatitis C virus infection［J］. J Hepatol，2011;55(2):245 - 64.

［5］ McHutchison JG，Gordon SC，Schiff ER，et al. Interferon alfa - 2b alone or in combination with ribavirin as initial treatment for chronic hepatitis C［J］. N Engl J Med. 1998 Nov 19;339(21):1485 - 92.

［6］ Lindsay KL，Trepo C，Heintges T. A randomized double - blind trial comparing pegylated interferon alfa-2b to interferon alfa-2b as initial treatment for chronic hepatitis C ［J］. Hepatology. 2001:395 - 403.

［7］ Hadziyannis SJ，Sette H Jr，Morgan TR，et al. Peginterferonalfa2a and ribavirin combination therapy in chronic hepatitis C. A randomized study of treatment duration and ribavirin dose［J］. Ann Intern Med，2004,140:346 - 55.

［8］ Dieterich DT，Rizzetto M，Manns MP. Management of chronic hepatitis C patients who have relapsed or not responded to pegylated interferon alfa plus RBVavirin［J］. J Viral Hepat，2009;16(12):833 - 843.

［9］ Liu CH，Liu CJ，Lin CL，et al. Pegylated interferon-alpha-2a plus ribavirin for treatment-naive Asian patients with hepatitis C virus genotype 1 infection：a multicenter，randomized controlled trial［J］. Clin Infect Dis，2008,47(10):1260 - 9.

［10］ Manns MP，McHutchison JG，Gordon SC，et al. Peginterferon alfa-2b plus ribavirin compared with interferon alfa-2b plus ribavirin for initial treatment of chronic hepatitis C：a randomised trial［J］. Lancet，2001,358:958 - 65.

［11］ McHutchison JG，Lawitz EJ，Shiffman mL，et al. Peginterferon alfa-2b or alfa-2a with ribavirin for treatment of hepatitis C infection［J］. N Engl J Med，2009,361(6):580 - 93.

［12］ Jensen DM，Marcellin P，Freilich B，et al. Re-treatment of patients with chronic hepatitis C who do not respond to peginterferon-alpha2b：a randomized trial［J］. Ann Intern Med. 2009;150:528 - 540.

［13］ Poynard T，Poynard T，Colombo M，et al. Peginterferon alfa-2b and ribavirin：effective in patients with hepatitis C who failed interferon alfa/ribavirin therapy［J］. Gastroenterology. 2009；136：1618 - 1628.

［14］ Bacon BR，Shiffman mL，Mendes F，et al. Retreating chronic hepatitis C with daily interferon alfacon-

1/ribavirin after nonresponse to pegylated interferon/ribavirin：DIRECT results［J］. Hepatology. 2009；49：1838－1846.

［15］ Poynard T，Colombo M，Bruix J，et al. Peginterferon alfa-2b and ribavirin：effective in patients with hepatitis C who failed interferon alfa/ribavirin therapy［J］. Gastroenterology. 2009；136：1618－1628.

［16］ McHutchison JG，Manns MP，Muir AJ，et al. Telaprevir for previously treated chronic HCV infection［J］. N Engl J Med. 2010；362：1292－1303.

［17］ Poynard T，Colombo M，Bruix J，et al. Peginterferon alfa-2b and ribavirin：effective in patients with hepatitis C who failed interferon alfa/ribavirin therapy ［J］. Gastroenterology，2009，136（5）：1618－1628.

［18］ Jensen DM，Marcellin P，Freilich B，et al. Re-treatment of patients with chronic hepatitis C who do not respond to peginterferon-alpha 2b：a randomized trial［J］. Ann Intern Med，2009，21，150（8）：528－540.

［19］ Ghany MG，Strader DB，Thomas DL，et al. Diagnosis，management，and treatment of hepatitis C：an update［J］. Hepatology，2009，49（4）：1335－1374.

［20］ van der Meer AJ，de Knegt RJ. Telaprevir for chronic HCV infection［J］. N Engl J Med，2009；361（5）：533－534.

［21］ Berman K，Kwo PY. Boceprevir，an NS3 protease inhibitor of HCV［J］. Clin Liver Dis，2009；13（3）：429－439.

［22］ Muir AJ，Poordad FF，McHutchison JG，et al. Retreatment with telaprevir combination therapy in hepatitis C patients with well-characterized prior treatment response［J］. Hepatology. 2011 Nov；54（5）：1538－46.

［23］ 吴春瑢,陆定波,李之清. 中医辨证治疗丙型肝炎 33 例[J]. 中西医结合肝病杂志,1994,4(1):44－45.

［24］ 陈立华. 丙型肝炎的特点及中医治法[J]. 中医杂志,1994,35(10):621.

［25］ 金实,陈金良. 丙型和乙型慢性肝炎的临床表现及中医辨证的比较研究[J]. 中医杂志,1994,35(9):538.

［26］ 赵文霞,段荣章,张五洲. 中医辨治慢性丙型肝炎 38 例[J]. 河南中医药学刊,1996,11(3):52－54.

［27］ 葛香芹. 辨证治疗肝郁脾虚型慢性丙型肝炎 30 例[J]. 吉林中医药,2008,28(5):341－342.

［28］ 陈建杰,王灵台,任进余,等. 清肝冲剂对慢性丙型肝炎的作用研究[J]. 中西医结合肝病杂志. 2001;11(4):195－197.

［29］ 陈建杰,王灵台,任进余,等. 补肾冲剂治疗慢性丙型肝炎的临床研究[J]. 中国中西医结合消化杂志. 2001;9(6):334－336.

［30］ 肖会泉,罗日永. 邓铁涛治疗慢性丙型肝炎经验[J]. 中医杂志,1999,40(9):524－525.

［31］ 张雯,郑宜南,张云鹏. 张云鹏治疗慢性丙型肝炎经验撷英[J]. 上海中医药杂志,2011,45(4):1－2.

［32］ 王成宝,聂红明,李泓町. 陈建杰教授治疗慢性丙型肝炎经验[J]. 河南中医. 2010,30(5):440－441.

［33］ 李粉萍. 张瑞霞主任医师治疗慢性丙型肝炎的经验[J]. 陕西中医,2005,26(9):947－948.

［34］ 刁青蕊. 薛博瑜教授治疗丙型肝炎临床经验[J]. 世界中西医结合杂志. 2011,6(3):239－241.

［35］ 张卫新. 邵铭治疗慢性丙型肝炎的经验[J]. 江苏中医药,2009,7:16－17.

第三章

非酒精性脂肪性肝病

第一节 ›› 病因与发病机制

（一）西医发病机制认识

非酒精性脂肪性肝病发生是由于大量脂肪在肝脏内沉积。随着现代物质生活水平的不断提高，饮食结构发生变化，肉制品摄入量增多，过多脂肪蓄积在肝脏内；社会节奏加快，工作压力增大，导致饮食不规律，肝脏对脂肪、糖类、和蛋白的代谢能力减弱，造成过多脂肪沉积于肝内；现代生活需求对食物的摄入要求过高，大量软性饮料及加工食品的摄入，食物由"粗"到"精"转变，导致营养摄入不均衡，引起脂肪在肝脏内蓄积；网络信息的不断进步，交通工具由自行车、步行变为汽车，随处可见的电梯，导致现代人缺乏运动，对体内脂肪的消耗过少，造成脂肪在肝内的沉积。WHO 发现，在影响健康的因素中，自我保健占 60%，社会因素占 10%，遗传因素占 15%，医疗因素占 8%，气候因素占 7%。即人类健康 60% 依靠自己，40% 依靠遗传与客观条件。而目前脂肪肝的发病年龄逐渐趋于年轻化，因此，脂肪肝除与先天遗传相关外，还与不良的生活方式密切相关。高脂肪、高糖、低纤维膳食结构，久坐少动的生活方式，胰岛素抵抗、代谢综合征及其组分(肥胖、高血压、血脂紊乱和 2 型糖尿病)共同构成了非酒精性脂肪性肝病(non-alcoholic fatty liver disease，NAFLD)的危险因素。

NAFLD 的发病机制至今尚不十分清楚，学术界比较认可的是 James 所提出的"二次打击学说"，即氧化应激反应。NAFLD 与高血压、糖尿病、肥胖、高脂血症同属于代谢综合征的范畴，胰岛素抵抗(insulin-resistance，IR)是其"共同土壤"。由于胰岛素的靶器官，如肝脏、外周脂肪组织等，对胰岛素的敏感性降低，逐渐形成 IR，IR 为 NAFLD 发病的关键所在，并贯穿于 NAFLD 发病的整个过程。IR 为"第一次打击"，"初次打击"形成单纯性脂肪肝。当胰岛素抵抗(IR)时，胰岛素敏感性处于较低水平，外周血游离脂肪酸(free fatty acids，FFA)不能得到充分利用，外周血液循环中浓度不断升高的 FFA 便跟随血循环进入肝组织内，被肝脏摄取，增加了甘油三酯(TG)的合成。胰岛素分泌减少，蛋白合成降低，影响极低密度脂蛋白(very low density lipoprotein，VLDL)的合成，脂肪类物质不能被充分转运出肝脏，沉积于肝细胞内。反过来，肝脏内不断增多的游离脂肪酸又可影响胰岛素的分泌,使之减少,进而则进一步加重了 IR,如此便形成恶性循环。然而,有项研究表明,在没有代谢综合征,即血糖、血脂正常,非肥胖的情况下,也可能会发生 NAFLD。予大鼠高脂饮食3 天后,引起脂肪肝,发现以 18∶2 脂肪酸为主构成了肝脏的 TG,此结果表明,以饮食来源为主而非外周组织构成了肝脏的 TG,并且,通过钳夹实验表明,机体胰岛素敏感性正常。因此 NAFLD 与 IR 的关系有待进一步研究。

过多的 FFA 沉积于肝脏内,激活活性氧自由基(reactive oxygen species,ROS)系统,即 NAFLD 的"第二次打击",此次打击导致氧化应激反应和脂质过氧化损伤,从而引起肝细胞炎症。而启动"第二次打击"的因子主要包括氧化应激、脂质过氧化、促炎症因子、线粒体功能障碍等,"第二次打击"增加了肝细胞对凋亡和坏死的易感性,引起脂肪性肝炎及肝纤维化。

1. 炎症

引起"第二次打击"的活性氧自由基(ROS),在 NASH 的发生过程中发挥着重要的作用。尽管这种 ROS 引起的 NASH 的分子机制并不十分清楚,但有证据显示 ROS 直接抑制核因子(NF)-κB 激酶(IKK)、Jun 氨基端激酶(JNK),而 IKK 和 JNK 可以分别通过激活蛋白 1 和 NF-κB,激活炎症因子、细胞因子、趋化因子和细胞黏附分子众多基因的转录引起炎症。肥胖和胰岛素抵抗的情况下,脂肪酸和高脂饮食诱导可以通过 Toll 样受体(TLR)的信号通路而直接诱发炎症,活化的 TLR 通过受体激活的级联信号激活转录因子 NF-κB,增加促炎症细胞因子的表达,从而引发炎症。另外,越来越多的证据表明,TLR 也能结合内源性配体,产生组织损伤和细胞死亡,因此,TLR 也可经其脂毒性和激发内质网应激的作用,从而激活相关信号机制,引起炎症的发生和脂肪诱导的胰岛素抵抗。研究发现,通过抑制TLR 的相关反应,可减少炎症,进而改善脂肪肝。同样,饮食中的不饱和脂肪酸是已知的TLR 信号抑制剂,它可能会抑制实验性脂肪性肝病中的炎症坏死和肝纤维化。值得指出的是,研究发现炎症的产生能够促进致癌物质的产生,并且肝脏长期处于炎症状态将会引起肝癌的发生。

2. 氧化应激与线粒体障碍

作为多功能的细胞器,线粒体不仅是真核细胞能量代谢的中心,是脂肪酸氧化的细胞场所,也是产生活性氧自由基(ROS)的场所。线粒体脂肪酸氧化的改变可能参与 NAFLD 的发生发展,线粒体脂肪酸氧化减少,可出现脂质堆积,多个人体和动物研究了 NAFLD 存在时线粒体脂肪酸氧化相关的功能。研究发现 NASH 患者的肝脏线粒体超微结构出现异常,同时肝脏线粒体呼吸链的活性降低;短期研究提示 2w 果糖饮料喂养的小鼠出现脂肪肝肉碱脂酰辅酶 A 转移酶-1(CPT-1)表达降低,提示脂肪酸转运至线粒体的功能可能降低;Satapati 等发现糖尿病 Zucker 糖尿病脂肪(Zucker diabetic fatty,ZDF)大鼠有脂肪肝发生的同时,肝脏线粒体脂肪酸氧化降低;这些研究提示线粒体氧化功能降低可能会引起肝细胞内脂质沉积。线粒体损害的其他表现也被一些研究证实,含高果糖饮食长期喂养的小鼠显示脂肪肝的发生和降低的肝线粒体完整性;NAFLD 患者在给予一次果糖饮料后线粒体的ATP 合成减少线粒体氧化功能降低不仅会导致肝脏脂质沉积,还会促进 ROS 的产生,ROS可导致肝细胞内炎症、坏死,以致使 NAFLD 由单纯性脂肪肝发展至 NASH,甚至肝硬化。

3. 脂肪因子调节紊乱

近年来不断有研究发现,脂肪组织分泌的众多细胞因子如抵抗素、瘦素、IL-6、肿瘤坏死因子-α、脂联素、成纤维细胞生长因子-21等表达过度或分泌缺陷均可引起IR,并通过多种途径参与NASH的发生发展。

瘦素是一种多肽激素,主要是由脂肪组织产生,在正常情况下,瘦素可调控糖、脂代谢,它是通过抑制胰岛素分泌来实现的。当NAFLD时,由于胰岛素抵抗,出现高胰岛素血症,反馈性的促使瘦素分泌,从而加重IR和高胰岛素血症,进一步引起更多的脂肪沉积于肝脏内。

脂联素同瘦素一样,主要是由脂肪细胞分泌产生。它能与相关受体结合,激活AMP激酶和PPAR配体的活性,促使外周组织与肝脏的脂肪酸氧化,并增加胰岛素的敏感性,从而抑制IR的发生和脂肪的沉积。脂联素是一种保护性因子,能抑制炎症反应。因此,脂联素可延缓NAFLD发病进程,对肝脏具有一定的保护作用。

抵抗素是一种新mRNA,最早由Steppan等在白色脂肪组织中发现,它能减弱外周组织以及肝细胞对胰岛素的敏感性。有研究表明,正常生理情况下,胰岛素对肝糖原的产生有抑制作用,而抵抗素能选择性地破坏小鼠胰岛素的这种抑制作用,肝糖原的产生便增多。但是,也有报道证实,抵抗素水平与肥胖相关的IR无关,主要的是与肝源性的IR有关。在NAFLD的发展进程中,高度表达的抵抗素能诱导IR,IR进一步加速了肝纤维化的形成与进展。其作用机制为抵抗素能通过肿瘤坏死因子α细胞因子(TNF-α)参与炎症,通过TGF-β-1参与肝纤维化,最终诱导NAFLD纤维化的发生与发展。TNF-α可抑制脂肪酸的氧化磷酸化和线粒体β氧化,引起ROS升高和脂肪酸的蓄积,诱导白芥素6(IL-6)、白芥素8(IL-8)等细胞因子和黏附分子的表达和聚集,破坏肝细胞膜,导致炎症反应,另外,ROS的大量产生又能反过来促使TNF-α分泌增多,形成恶性循环,构成"第二次打击",最终导致非酒精性脂肪性肝炎(NASH)的形成。有研究发现,TNF-α的表达水平与IR和脂肪积累的程度相关。

IL-6同TNF-α均属于是重要的致炎细胞因子,由单核细胞和巨噬细胞等多种细胞产生,都参与了NAFLD患者肝脏炎症损伤过程。其机制为,IL-6能上调肝脏中细胞因子信号3(SOCS3)抑制基因的表达,从而抑制胰岛素信号,进而促进肝脏内IR形成,参与NAFLD的发展。另有临床研究证实,NAFLD患者血清IL-6水平明显升高,同时发现,NAFLD与IR密切相关。

肿瘤坏死因子-α(TNF-α)是主要由活化的单核/巨噬细胞产生的、能杀伤和抑制肿瘤细胞的细胞因子。肝脏是TNF-α重要的靶器官,TNF-α可通过多种途径参与NAFLD的发生、发展。

(1) TNF-α是强烈的中性粒细胞趋化因子,可以引起大量的中性粒细胞浸润,直接对肝细胞造成实质性损害。

(2) TNF-α可通过膜型TNF-α与肝细胞膜上受体结合,活化细胞凋亡相关因子Caspase-8,进而活化细胞凋亡相关因子Caspase-3导致肝细胞凋亡。

(3) TNF-α能活化鞘磷脂酸,阻碍线粒体氧化呼吸链上的电子传递,抑制线粒体的呼吸功能,进一步增加ROS的产生和脂质过氧化,而ROS又可促使TNF-α合成增加,形成恶性循环。

（4）TNF-α 可诱发 IR，其主要机制可能为：①TNF-α 通过胰岛素受体底物（IRS）丝氨酸磷酸化，抑制 IRS 酪氨酸磷酸化，从而损害胰岛素信号通路，减弱胰岛素信号转导，诱发 IR；②TNF-α 可直接抑制脂肪细胞中葡萄糖转运子-4（GLUT-4），使其表达下降，从而抑制胰岛素刺激的葡萄糖转运，诱发 IR；③TNF-α 可促进脂肪细胞的分解及游离脂肪酸（FFA）的释放，FFA 又可通过抑制胰岛素信号转导以及对胰岛素分泌的影响从而加重 IR；④TNF-α 可通过下调脂肪细胞过氧化物酶体增殖因子活化受体-γ（PPAE-γ）来降低胰岛素敏感性从而加重 IR；⑤由 TNF-α 诱生的其他细胞因子，如 IL-6 等可加重 IR。

成纤维细胞生长因子-21（FGF-21）是一种主要在肝脏和脂肪细胞中表达的脂肪细胞因子，是 FGFs 超家族成员之一。FGF-21 具有独立的类胰岛素作用以及降低胰岛素水平、提高胰岛素敏感性的作用，可改善葡萄糖代谢。FGF-21 可通过抑制固醇调控元件结合蛋白-1、减少与脂肪酸及甘油三酯合成有关的基因表达、激活解偶联蛋白 1 与 2 的表达，增加能量消耗、促进脂肪利用和脂类排泄，从而降低肝脏甘油三酯水平。这提示 FGF-21 具有治疗脂肪肝所必需的特性。有研究发现，血浆 FGF-21 与肥胖（尤其是腹型肥胖）、脂代谢紊乱、胰岛素抵抗有关，推测 FGF-21 可能在脂肪肝的发生、发展过程中起了一定的作用。

4. 细胞色素 P450

细胞色素 P450 是由基因超家族编码形成的一群酶蛋白，主要是存在于肝细胞微粒体中。其中细胞色素同工酶 CYP2E1 在 NAFLD 发病中起到重要作用。研究发现 NASH 患者普遍存在 CYP2E1 过度表达。升高的 CYP2E1 能导致脂质过氧化，进而导致细胞膜受损，细胞损伤，还可诱导库普弗细胞激活并增加炎症因子释放，引起肝脏纤维化。

5. 内质网应激

近年来发现内质网应激与乙型肝炎、非酒精性脂肪性肝病、糖尿病等密切相关。OtaT 等认为内质网应激可引起肝胰岛素抵抗和肝脏的脂肪变性。肝脏胰岛素抵抗主要是指胰岛素抑制肝脏葡萄糖输出的能力下降，肝脏葡萄糖输出主要是由糖异生和糖原分解两部分组成。肝脏发生胰岛素抵抗时，一方面导致糖异生和肝糖输出增加，引起空腹高血糖和高胰岛素血症；另一方面，胰岛素抑制内脏和皮下脂肪动员以及促进脂肪酸氧化的作用减弱，使得进入肝脏的游离脂肪酸（FFA）增加，导致肝脏内 FFA 的蓄积，增多的 FFA 又可作用于肝细胞内的胰岛素信号传导途径加重肝脏胰岛素抵抗。

6. 铁超载

肝脏铁负荷过载在 NAFLD 发病机制中的作用尚存在争议。Bancon 在首次报道中提出许多 NAFLD 患者中血清铁水平升高和铁超载现象，而印度的一项研究则表明肝脏铁负荷、HFE 突变与 NASH 之间无明确关系。因此，关于肝铁超载和 HFE 基因突变与不同种族 NAFLD 发病的关系有待进一步探讨。

（二）中医发病机制

NAFLD 是现代医学中的一种病理学概念，在传统中医学中目前尚无统一规范的病名。根据其病因，发病机制、部位，和临床表现，可将其归属于祖国医学中"胁痛""痞满""湿阻"

"肝胀""肝痞""肝癖""肝着""积聚""痰证""痰浊""瘀证""肥气"等范畴。如《难经·五十六难》曰:"肝之积名曰肥气,在左胁下如覆杯。"有关脂质的认识,《黄帝内经》有"膏人""肉人""脂人"之论。张志聪在补注《黄帝内经》时指出:"中焦之气,蒸津液化,其精微……溢于外则皮肉膏肥,余于内则膏肓丰满。"在生理情况下,血脂作为津液的一部分,由水谷精微化生,并经脾的运化和升清作用而布散营养周身。其中,肝主疏泄、助脾运化、肾藏精、主水,对于脂质的正常代谢也起着重要作用。但过度饮酒,嗜食肥甘厚味,或劳逸失常,均可损伤脾胃,脾运失健,使脂质不归正化,即发为本病。如王孟英《湿热经纬》说:"过逸则脾滞,脾气因滞而少健运,则饮停聚湿也。"说明过度安逸使脾气阻滞,健运失常,水谷精微不归正化,导致津停痰成,壅滞气血,阻于肝脉则肝气不舒,肝血瘀滞。《读书随笔》曰:"凡病之气结、血凝、痰饮、痉厥、积聚、痞满……皆肝气之不能舒畅所致也"。《金匮翼·积聚通论》所说:"气滞成积者,忧思郁怒,久不得解者,多成积。"因情志失调,肝失疏泄,木郁土乘,木不疏土,脾失健运,水谷精微不归正化,导致脂浊痰湿内生。痰湿内蕴,又可阻滞气机,使气血运行不畅,血滞为瘀,进而痰湿、瘀血内结,停积于肝,肝经脉络阻塞不通,不同则痛,遂形成"胁痛""积证"。《张氏医通》记载:"嗜酒之人,病腹胀如斗,此得湿热伤脾"。《灵枢·百病始生篇》中说:"湿气不行,凝血蕴里而不散,津液涩渗,著而不去,而积皆成矣"。《临证医案指南》有:"而但湿从内生者,必其人膏粱酒醴过度"等阐述,认识到本病与湿热有关。

近现代医者立足临床,结合现代医学理论,对脂肪肝的病因病机基本达到共同的认识。主要病因如下。

(1)饮食不节。本病多因过食肥甘厚味,或饮酒过度,从而脾胃受损,中焦运化失常,清阳不升,浊阴不降,水谷不能化为精微,反为脂浊,充斥形体,内蕴于肝则为脂肪肝,外溢于肌肤则为肥胖。正如张志聪曰:"中焦之气,蒸津化液,其精微溢于外则皮肉膏肥,余于内则膏肓丰满"。

(2)劳逸失度。脂肪肝与多坐少动的生活方式相关。如《素问》曰:"久视伤血,久立伤骨,久行伤筋,久卧伤气,久坐伤肉"。患者久坐少动,致气血运行不畅,日久成瘀,兼脾失健运,聚湿成痰,痰瘀互结致病。

(3)情志失调。情志抑郁,肝气不舒,脏腑失和,气机阻滞,脉络受阻,则血行不畅,气滞血瘀,日积月累而成脂肪肝。如《金匮翼·积聚通论》曰:"凡忧思郁怒,久不得解者,多成此疾"。

(4)素体禀赋。素体禀赋亦是一发病相关因素。李景华等研究发现,属于中医体质湿热质、痰湿质、气虚质患者脂肪肝发病率较高。湿热质患者多因过食膏粱厚味,伤及脾胃,饮食不化精微反呈痰浊,久滞肝脏而致脂肪肝;痰湿质患者因素体痰盛,湿邪困脾,痰浊内生久滞肝脏而成此病;气虚质患者因脾胃素虚,运化无力,水谷不化精微反成痰浊而致脂肪肝。此外尚与久病体虚、感受湿邪等因素相关。本病病因多端,但病机不外乎肝失疏泄,脾失健运,湿邪内生,肾精亏损、痰浊郁结、瘀血阻滞,而最终导致痰湿瘀阻互结,痹阻肝脏脉络。其病理基础与痰、湿、瘀、积有关。病位在肝,与脾、肾、胆胃等脏腑功能失调密切相关。

第二节 ·› 中医辨证施治

主要分为 4 型,即痰瘀互结证,肝郁脾虚证,肝胆湿热证,气滞血瘀证。

1. 痰瘀互结证

胁肋刺痛或胀痛,乏力,脘腹痞闷,胁下痞块,舌胖紫暗,苔白腻,脉细涩。

治法:化痰消瘀。

处方:二陈汤合血府逐瘀汤加减。

茯 苓 15 g	姜半夏 6 g	陈 皮 9 g	柴 胡 6 g
当 归 19 g	生 地 9 g	赤 芍 9 g	枳 壳 9 g
桃 仁 6 g	海 藻 9 g	莱菔子 6 g	

加减:肝区刺痛者加延胡索 9 g,泽兰 9 g,青皮 6 g 理气活血止痛;乏力或便溏者加白术 9 g,黄芪 15 g,薏苡仁 30 g,陈皮 9 g 健脾益气化湿;失眠者加酸枣仁 12 g,夜交藤 12 g 宁心安神。

中成药

大黄䗪虫丸:活血破瘀,通经消痞。适用于瘀血内停者。每次 4.5 g,每日 2 次,口服。

2. 肝郁脾虚证

胁肋胀痛或隐痛,心情抑郁不舒,嗳气,四肢乏力,食欲不振,或有便溏,舌淡或胖,苔薄白或腻,脉弦细或沉细。

治法:疏肝健脾。

处方:柴芍六君子汤加减。

柴 胡 6 g	白 芍 15 g	白 术 12 g	茯 苓 15 g
姜半夏 6 g	陈 皮 9 g	党 参 12 g	郁 金 9 g
制香附 9 g	枳 壳 9 g	薏苡仁 30 g	

加减:胸胁痛者加元胡 9 g 理气活血止痛;乏力甚者加黄芪 18 g 益气健脾;腹泻便溏加煨葛根 12 g,砂仁 3 g 升阳化湿止泻。

中成药

① 逍遥丸:疏肝解郁,健脾和营。适用于肝郁脾虚证。每次 9 g,每日 3 次,口服。

② 香砂六君丸:健脾和胃,理气止痛。适用于脾虚胃弱证。每次 9 g,每日 3 次,口服。

3. 肝胆湿热证

脘腹痞闷,胁肋胀痛,便秘或秒而不爽,困倦乏力,或有恶心,小便黄,口苦口干,舌红赤,苔黄厚腻,脉弦滑。

治法:清热化湿。

处方:茵陈蒿汤加味。

茵 陈 12 g	制大黄 9 g	栀 子 6 g	虎 杖 15 g
黄 芩 6 g	白 术 12 g	姜半夏 6 g	枳 壳 9 g
泽 泻 9 g			

加减:尿黄者加车前草 15 g 清热利湿;纳呆腹胀者加山楂 12 g,莱菔子 6 g 消积除痞;肝区痛甚者加白芍 15 g,延胡索 9 g 柔肝活血止痛;口干加生地 12 g,石斛 12 g 滋阴生津止渴。

中成药

胆宁片:清热化湿,疏肝利胆。每次 2~3 片,每日 3~4 次,口服。

4. 气滞血瘀证

胸胁刺痛或胀闷,走窜疼痛,或胁痛拒按,妇女可见经闭或痛经,经色紫暗,夹有血块等,舌紫暗或见瘀斑,脉涩。

治法:行气活血。

处方:复元活血汤加减。

柴　胡 6 g	当　归 12 g	泽　兰 9 g	丹　参 15 g
赤　芍 12 g	郁　金 9 g	香　附 9 g	枳　壳 9 g
姜　黄 6 g	山　楂 12 g	虎　杖 15 g	牛　膝 9 g
甘　草 6 g			

加减:胁痛甚者加蒲黄 9 g,白芍 15 g 活血缓急止痛;口干渴,舌红少津者加石斛 12 g,生地 12 g 滋阴生津;失眠者加酸枣仁 12 g,夜交藤 15 g 宁心安神。

中成药

丹参片:活血化瘀。适用于瘀血闭阻所致诸证,每次 3~4 片,一日 3 次,口服。

5. 肝肾亏虚证

胁肋隐痛,腰膝酸软,头晕耳鸣,失眠,或午后潮热、盗汗,舌红少津,脉虚细或细数。

治法:补益肝肾。

处方:一贯煎合六味地黄汤加减。

北沙参 9 g	枸杞子 12 g	当　归 9 g	生地黄 9 g
麦　冬 9 g	山茱萸 9 g	丹　参 12 g	白　芍 15 g
陈　皮 6 g	决明子 9 g	泽　泻 9 g	山　药 15 g
山　楂 12 g			

加减:胸胁刺痛者加姜黄 9 g 活血止痛;阴虚兼湿热者加黄芩 12 g,栀子 12 g 清热化湿;口干渴,舌红少津者加天花粉 15 g,石斛 12 g 滋阴生津止渴;失眠者加酸枣仁 12 g,夜交藤 12 g 宁心安神;腰膝酸软重者加桑寄生 9 g,杜仲 9 g,牛膝 9 g 补肾强腰。

中成药

六味地黄丸:滋阴补肾。适用于肾阴亏损。每次 6 克,一日 2 次,口服。

第三节 >> 西医治疗

(一) 生活方式干预

根据 2010 年版《非酒精性脂肪性肝病诊疗指南》所推荐的健康生活方式,在饮食上,对于热量的摄入,应中等程度热量限制,对每日总热量摄入肥胖成人应减少 2092～4184 kJ (500～1000 kcal);饮食结构上,改变饮食结构,低糖、低脂饮食,平衡膳食,降低含蔗糖饮料、饱和脂肪酸和反式脂肪酸的摄入,增加膳食纤维的摄入;运动上,提倡中等量的有氧运动,每周应达 4 次以上,总的锻炼时间应大于 150 分钟或以上。有人用生活方式干预配合行为治疗非酒精性脂肪性肝病 1 年,结果发现生活方式干预配合行为治疗可改善胰岛素抵抗,促进脂质代谢和运转,适度、渐进性的体重减轻可改善肝脏生化指标并减轻影像学肝脂肪变程度。

(二) 药物干预

根据 2010 版指南,"NAFLD 的治疗应以改善 IR、纠正代谢紊乱为主,可使用相关药物来治疗代谢危险因素和并发症,除明显的肝损害(例如血清转氨酶大于 3 倍正常值上限)、肝功能不全或失代偿期肝硬化等情况,NAFLD 患者应在安全范围内使用血管紧张素受体阻滞剂、胰岛素增敏剂(二甲双胍、吡格列酮、罗格列酮)以及他汀类等药物,以降低血压和防治糖、脂代谢紊乱及动脉硬化。"若存在明显肝损害,即血清转氨酶超出 3 倍正常值范围、肝功能不全或肝硬化失代偿情况,血管紧张素受体阻滞剂、胰岛素增敏剂、他汀类等药物应慎重使用或禁止使用。在肝细胞出现对炎症和纤维化的情况下,改善 IR、纠正代谢紊乱仍作为基础治疗,并在此基础治疗的前提下,使用多烯磷脂酰胆碱、水飞蓟素(宾)、甘草酸制剂、双环醇、维生素 E、熊去氧胆酸、S-腺苷蛋氨酸和还原型谷胱甘肽等保肝降酶药物。

1. 胰岛素增敏剂

主要为噻唑烷二酮类药物和二甲双胍两类,前者能与 PPAR-γ 结合,调节葡萄糖和脂肪代谢,最终使脂肪能够重新分布。后者主要作用部位在线粒体,机制为刺激丙酮酸激酶、脂肪酸 β 氧化和无氧酵解,抑制脂肪生成酶的表达,改善肝脏的 IR,在增加周围组织糖的无氧酵解及抑制肝糖异生的同时,还能降低血 TG,抑制胆固醇的合成和储存。

2. 贝特类和他汀类

NAFLD 患者大多伴有血脂升高,故应使用调脂类药物。该类药物主要为贝特类和他汀类。贝特类主要用于治疗以血清甘油三酯升高为主的高脂血症,同时还能升高密度脂蛋白。研究发现,予 NASH 患者吉非罗奇每日 600 mg,给药四周后 ALT 水平较安慰剂组明显改善。他汀类药物主要用于血清胆固醇(CH)和低密度脂蛋白较高的高脂血症。有研究表明:予以 27 例 NAFLD 受试者阿伐他汀 10 mg/天,持续治疗六个月后,血清胆固醇与转氨酶水平明显降低,肝内脂肪含量亦减少,但炎症和纤维化改善不明显。对 NAFLD 患者进行饮食、运动治疗的同时,予以二甲双胍、降脂药治疗,结果发现,NAFLD 患者的症状改善及肝酶学及胰岛素抵抗疗效优于单纯的节食减重治疗。

3. 抗氧化剂

维生素 E 能阻止 NASH 的发展,可能与其能防止并抑制膜上脂质过氧化的形成有关。谭丽等用维生素 E 干预 NAFLD 大鼠,结果发现超氧化物歧化酶(SOD)增高,丙二醛(MDA)降低,细胞色素 P450 1A1 mRNA 表达水平略有下降。予以 300 mg/天的剂量予 NASH 患者维生素 E(300 mg/天)治疗,1 年后,观察转化生长因子(transforming growth factor，TGF)-β1 的水平和肝脏转氨酶水平均明显降低，肝组织得到明显改善。

4. 还原型谷胱甘肽(GSH)

是临床上比较常用的一类保肝药，他通过能活化 SOD 等抗氧化酶，加速自由基的排泄，来减少肝组织内过氧化物质的形成。通过高脂饮食诱导的 NAFLD 大鼠发现，GSH 可使大鼠肝组织内谷胱甘肽和超氧化物歧化酶(SOD)显著增高，同时血清和肝组织肿瘤坏死因子-α(TNF-α)显著下降。

5. 熊去氧胆酸(UDCA)

能增加内源性胆汁酸分泌，使胆汁成分改变，降低胆汁中胆固醇及胆固醇脂，拮抗胆汁酸的细胞毒性作用，抗氧化应激反应，保护细胞及调节免疫等多种作用。熊去氧胆酸(ursodeoxycholic acid，UDCA)目前已被作为治疗脂肪肝的首选药物在国外广泛得到使用。有人曾按照每日 13~15 mg/kg 的剂量治疗 NAFLD，疗程为 1 年，观察发现 UDCA 能显著改善患者肝功能生化指标以及肝组织脂肪变性程度。随后有人继续研究熊去氧胆酸治疗 NAFLD 的效果，选择体重指数大于 25 以及血清 ALT、AST 或 GGT 大于 1.5 倍正常值上限的 NAFLD 患者，以 10 mg/kg·d 的剂量治疗 3 个月，结果发现，UDCA 能显著改善 NAFLD 患者血清 ALT、AST 或 GGT 水平，但对 BMI 意义不大。

6. 多烯磷脂酰胆碱

为大豆提取物，与人体内的卵磷脂的化学结构相同，可替换内源性卵磷脂。多烯磷脂酰胆碱能与肝细胞膜相结合，从而达到修复受损肝细胞和促其再生的目的。同时，它还能改善肝细胞的脂质代谢，减少氧应激和脂质过氧化，从而有效保护细胞，减轻炎症和纤维化。研究发现通过喂养高脂饲料 6 周诱导大鼠形成 NAFLD，予多烯磷脂酰胆碱治疗 4 周发现，经多烯磷脂酰胆碱治疗后的大鼠脂肪变性程度、炎性细胞浸润及坏死灶减轻，下降为 F2-F3/G1-G2。

第四节 ▸ 名家经验介绍

(一) 王灵台治疗非酒精性脂肪性肝病经验

王灵台教授是上海市名中医，国家中医药管理局肝病重点专科学术带头人。王灵台教授认为脾虚痰阻是脂肪肝的重要病机，本病起因多为过食肥甘厚味，过度肥胖或嗜酒、感受湿热毒邪拟或情志失调、久病体虚造成，其发病机制是肝失疏泄，脾失健运，肾精不足，湿热内结，痰浊郁结，瘀血阻滞，而最终形成痰湿瘀阻互结，痹阻肝脏脉络而形成脂肪肝。治疗要依据病机所在同时结合脏腑的生理和病理特点进行调治，脾胃同处中州，脾主升胃主降，脾喜燥胃喜润，治疗宜健脾化痰，调理枢机。常用处方为：党参、茯苓、青皮、半夏、白术、白芍、泽泻、丹参、决明子、生山楂，瓜蒌，莱菔子，制川大黄。方中以六君子汤为基本方，健脾固本，化湿祛痰；丹参、山楂活血化瘀；泽泻利小便、泻肾浊，所谓治湿必利其小便；制川大黄通腑畅中；决明子清肝润肠；莱菔子消食化积，降气化痰，《日华子本草》谓其能"吐风痰、消肿毒"。

造成脂肪肝的"痰"有有形之痰和无形之痰之分，有形之痰产于脾，储于肺，常见患者形盛体腴，晨起喉中咯痰，治宜健脾泄浊。无形之痰流窜经络，阻遏气机，常见患者情志失畅，两胁不舒，治宜健脾助运，调理气机。

王教授同时依据病程长久予以不同的治疗。病情缓解期，肝功能正常，治疗重在健脾理气，治本为先。如果病情较急，肝功能异常，胁痛明显，则要在健脾化痰的同时清肝解毒、理气止痛，标本兼治，常可酌加虎杖、郁金、五味子、玄胡等。在用药方面，王教授发现健脾化痰药多为香燥之品，易伤阴液，可少佐养阴但不黏腻之石斛固护阴津；脂肪肝患者应保持大便通畅，给邪以出路，如有便秘应润肠通腑，但不可峻下，予以制大黄、甜苁蓉、制首乌、全瓜蒌等润肠通腑，脂肪肝患者多本虚标实，补不可太过，泻不可过猛。病久之人，常会出现肾虚之征，尤其一些老年患者，肾阳虚可予以巴戟天、菟丝子，肾阴虚则加生地、枸杞子、女贞子等；久病入络，在中药应用中常用丹参、当归等理气活血；在药物配伍方面，常以柴胡和枳壳相配伍，脾主升，胃主降，柴胡入肝脾，主升而理气醒脾，枳壳入胃肠，主降而通胃腑，一升一降，为调理脾胃枢机要药。脂肪肝患者虽有形盛，但多有消化功能失健，故常在处方中加炙内金、谷麦芽等消食化积、助脾运化。

（二）关幼波治疗非酒精性脂肪性肝病经验

关幼波教授是现代杰出的中医药名家，享誉海内外的国医圣手，第1、2批国家级中医药继承工作指导老师。关幼波教授从事中医临床实践研究七十五载，学术上倡立"十纲辨证"，完善了"气血辨证"的理论体系，其学术思想特点体现在"气血辨证""痰瘀学说""络病学说""虚证学说"几个方面，为中医理论的发展创新做出了积极贡献。是著名中医肝病专家，我国中医肝病学科的奠基人，为中医肝病的理论、临床创建和发展做出了极大的贡献。

关幼波教授认为湿痰内生是基础，20世纪70年代他提出脂肪肝的形成属于湿浊凝痰、痰阻血络，应从痰湿论治，确立祛湿化痰，疏肝利胆，活血化瘀，且以化痰为重点的基本立法，制定经验方：青黛10 g，明矾3 g，草决明15 g，生山楂15 g，醋柴胡10 g，郁金10 g，丹参12 g，泽兰12 g，六一散15 g。随着时代变迁及社会的发展，疾病谱不断发生变化，饮食劳逸、精神情志作为脂肪肝发病因素逐渐取代感染性疾病，占据优势。在长期不断临床实践中，关教授的治疗经验不断更新、成熟、完善。对关幼波教授1998年4月至2000年12月期间脂肪肝医案进行梳理总结，使用率超过70%的药物有白芍、橘红、杏仁、柴胡、生赭石、旋覆花、赤芍7味药物，其中橘红与杏仁、旋覆花与生赭石是关教授用治痰湿的特色经验对药，由此可以看出化痰在其脂肪肝治疗中的地位，而祛湿化痰的青黛、滑石粉并未出现在其处方中，明矾只是在重度脂肪肝的治疗中才出现，且血脂很高或肝功能异常有黄疸时使用，使用频率非常少，反映出关幼波教授晚年治痰湿用药特点的变化。关教授临床常用药物：橘红、杏仁、旋覆花、生赭石、白术、茵陈、黄芩、白梅花、藿香、党参、白豆蔻。

脂肪肝病因为饮食不节，日久过食膏粱厚味、饮酒过度；或久病体虚，脾气虚而失运。久坐少动，情志内伤，疏泄失司，日久脾气滞而少健运。感受湿浊毒邪，脾气困而难运。气虚或气郁使气机运行滞涩，水谷精微运化输布不利，停而生湿，聚而成痰，湿痰日久深入血分，积于肝脏，壅滞肝胆，血行不畅，痰瘀互结，阻于肝络而成病。该病发病于气，气滞而湿聚；受病于血,湿痰入血,阻滞脉络,病机转化由气入血。基本病机:湿聚凝痰、痰阻血络。治疗应从痰湿论治。一方面行气、益气、芳香祛湿化痰,治疗气分之痰,常用药物有橘红、杏仁、柴胡、旋覆花、生赭石、香附、白术、白梅花、藿香、党参、黄精、白豆蔻;同时活血、补血、养阴祛湿化痰,治疗血分之痰,常用白芍、赤芍、泽兰、生山楂、当归、藕节、丹参。

关幼波教授认为"痰""瘀"是气血病理变化的产物。"痰"与"瘀"同性,可相互转化,相互胶结。其中气的病理变化所起的作用尤其关键,从而形成了以气血为中心的病理联系,即痰←→气血←→瘀。已成之"痰""瘀"又可以作为新的致病因素反作用于气血,从而加重气血的失调,因此,"痰""瘀"为临床上最常见的病因。强调气血辨证时应结合痰瘀,调理气血的同时结合清除痰瘀,治痰瘀首要治气,这就是关教授的"痰瘀学说"。他提出"见痰休治痰,辨证求根源;治痰必治气,气顺则痰消;治痰要治血,血活则痰化;怪病责之痰,辨治法多端""见瘀休治瘀,辨证求根据;治瘀要治气,气畅瘀也祛;治瘀必化痰,痰化血亦治;急则治其标,固本更重要"。脂肪肝由气机运行郁滞,湿痰内生,湿痰入血,积于肝脏,壅滞肝胆,血行不畅,痰瘀互结,阻滞肝络而成病。治疗应从痰瘀论治,调气化痰活血。

关教授临证特点为治"痰",痰气同治,治"瘀"气血两调。痰气同治惯用杏仁与橘红、旋覆花与生赭石这两组对药。杏仁:苦温可以下气止咳平喘和胃润肠消痰。橘红:辛苦温,可行气消食宽中,散寒燥湿化痰。两者合用,辛开苦降温通,可行气宽中,升降旁达,调畅气机,断生痰之源,苦燥温散,燥湿化痰,祛已成之痰,共奏理气化痰之功。用于痰气交结病在气分之轻症,无论外感病引起的有形之痰,还是久病、疑难重病的无形之痰皆可使用。旋覆花:苦辛咸,微温,下气散结,涤痰开胸,消痞行水,以宣为主。代赭石:苦寒,色红入血分,镇逆气,降痰涎,平肝热,以降为要。两味合用苦辛通降,既调理气机,有升有降,又化痰消壅,有宣有化,为理气降逆、活血化痰的一对良药,用于痰气交阻病在血分之重症。两对药痰气同治,体现关教授"治痰必治气,气顺则痰消"的思想。临床两组相合而用则作用更强。临床常用调理气血的药,如白芍、柴胡、赤芍、泽兰、香附、白术、当归、黄精、藕节、丹参等,其中泽兰与藕节是关教授理血治瘀常用对药。泽兰:辛散肝郁,芳香舒脾,活血散结通络,善统左右肝脾之血,活血不伤正,养血不滋腻,药力横向作用,对所云"门静脉循环障碍"确有通达之力。藕节:入肝、肺、胃经,入肺可升,入胃能降,行上下通行之血;其通而有节,止中有行散之意,散瘀止血,凉血养血,利水通经,兼有开胃之长,为血中气药,气血兼行。泽兰合藕节,通行全身之血,药性轻灵平和,行血不动血,活血又养血,适用于血滞血瘀的一切证候。

脂肪肝"因病而虚"多由情志不舒、肝郁气滞所致,治以疏肝理气,养血柔肝,常用白芍、柴胡、橘红、杏仁、旋覆花、生赭石、香附、当归、藕节、丹参;湿热外受者清利湿热,常用橘红、杏仁、柴胡、旋覆花、生赭石、赤芍、泽兰、香附、茵陈、草决明、黄芩、白梅花、藿香、生山楂、白豆蔻、草河车、金钱草;"因虚而病"常见脾虚湿盛者多用白术、白梅花、藿香、党参、黄精、白豆蔻、生黄芪;气阴虚肝肾不足者常用白芍、草决明、黄精、当归、丹参、川断、麦冬、五味子、生黄芪、北沙参、牛膝、西洋参等。

未病先防最重要"未病先防、已病防变",这是关幼波教授治疗脂肪肝的理念之一。根据脂肪肝气失运化、湿聚凝痰的基本病因病机,依据脾为生痰之源,调配了爽心茶。其主要成分有代代花、橘红、菊花、砂仁、青茶等。其中代代花疏肝理气,健胃化痰消胀;橘红消食理气宽中,燥湿健脾消痰;菊花清热平肝解毒;砂仁芳香化湿,善理脾胃之气滞;青茶清肝降血脂。该茶口味清香,可醒脾舒气,和胃解胀,祛湿化痰,清食火。特别适用于暴饮暴食者,饭前饭后饮用尤佳,可以预防脂肪肝发生,对脂肪肝患者也有一定治疗作用。如伴有有高脂血症者,可以草决明 10 g,生山楂 10 g 开水浸泡代茶饮;或草决明 90 g,生山楂 90 g,鲜姜 10 g,米醋 500 mL,封口 7 日,每天 5 mL,日服 3 次,坚持服用,对降低血脂、预防脂肪肝的发生具有一定效果。

(三)赵文霞治疗非酒精性脂肪性肝病经验

赵文霞教授从事脾胃、肝胆疾病 20 余载,在中医药防治脂肪性肝病方面积累了丰富的临床经验。

赵文霞教授认为脂肪肝病位在肝脾。脾主运化,为后天之本,气血生化之源,脾虚失运是导致非酒精性脂肪肝病初的原因,但随着病程的发展,土虚木乘,肝脾失调,痰湿内生,形成新的病理产物,造成恶性循环。肝与脾的关系特别是肝与脾的乘侮关系值得重视。正所谓"气有余,则制己所胜而侮所不胜;其不及,则己所不胜,侮而乘之,己所胜,轻而侮之。"赵文霞教授健脾和胃每以白术、白芍同用,白芍养血敛阴柔肝,白术补气健脾,两者合用,达到疏肝健脾之功效。脂肪肝患者往往纳食不馨,如《伤寒论》:"饥而不欲食""腹满而吐,食不下",可用山楂、谷麦芽以助消化,少用苦寒败胃之品;对其形体肥胖,赵文霞指出其为虚胖,系气虚湿阻之表现,"肥人多痰,乃气虚也。"治疗上指出,"气虚痰多之证,痰多本是湿也,而治痰之法,又不可徒去其湿,必须以补气为先,而佐以消痰之品",往往以白术、茯苓、陈皮、半夏配伍,益气健脾、化痰和胃。

赵文霞教授还根据中药现代研究成果对症用药,如转氨酶升高属于热邪内盛者酌加山豆根、水飞蓟制剂;血压升高属肝火旺盛者加决明子、钩藤、夏枯草;血脂升高属痰浊内盛者加用泽泻、山楂、荷叶;血糖升高属内热明显者加生山药、黄精、天花粉、黄连。

(四)尹常健治疗非酒精性脂肪性肝病经验

尹常健教授是山东省名中医,博士生导师,全国第四批名老中医药专家学术经验继承指导老师,享受国务院特殊津贴。尹教授从事中医临床、教学 30 余年,学验俱丰,对中医药治疗脂肪肝具有独特的经验。

尹常健教授治疗脂肪肝常用清热利湿法、行气导滞法、化痰祛湿法。

清热利湿法:六郁皆从火化,无论痰、湿、气、食等,郁滞日久,皆易化热,湿与热合,湿热中阻。证见:呕恶腹胀,胁痛,口渴不欲饮,厌油纳呆,尿黄,大便黏腻不爽,周身困重,烦热。舌红苔薄腻,脉弦滑略数。予清热利湿法治之,多用茵陈蒿汤、甘露消毒丹、龙胆泻肝汤等加减化裁,药如茵陈、栀子、田基黄、竹叶、通草、龙胆草、赤小豆、车前草、虎杖、芦根等。胁痛重加海浮石、佛手;呕恶食少加竹茹、白豆蔻、炒山楂、炒麦芽、炒神曲;ALT 升高加茵陈、败酱草;甘油三酯升高加枸杞子、女贞子、决明子、黄精、生山楂;肝大加生瓦楞子、牡丹皮。

行气导滞法:肝气郁滞是脂肪肝常见病机之一。尹师认为,无论痰结湿聚或血瘀阻络或湿热内蕴,除出现相应的证候外,均可见到胁肋胀痛、脘腹胀闷、心烦易怒、纳呆食少、嗳气不舒等肝气郁滞的临床表现,常因情志刺激而症状加重,舌淡苔薄白,脉沉弦。治疗予以行气导滞法。常用方药如柴胡疏肝散等,药如柴胡、枳实、白芍、郁金、青皮、佛手、木蝴蝶、川芎、紫苏梗、山楂、旋覆花等;嗳气频繁加降香、丁香;纳呆加槟榔、鸡内金;胁痛加威灵仙、延胡索;ALT 升高加乌梅、木瓜、车前草等。

化痰祛湿法:肥胖是脂肪肝的主要原因之一,肥胖患者半数可有轻度脂肪肝,重度肥胖患者脂肪肝发生率可达 61%～90%。此类患多由食饮不节,过食膏粱厚味,久则聚湿生痰,痰浊壅盛所致。证见:体质肥胖,胸胁满闷,腹胀,呕恶食少,周身困重,倦怠乏力,大便黏腻不爽,舌淡苔白或腻,脉沉滑。宜用化痰祛湿法治之。常用方如半夏白术天麻汤、二陈汤、藿朴夏苓汤及大瓜蒌散等。化痰药如瓜蒌、半夏、橘红、茯苓、浙贝母、天竺黄,祛湿药如薏苡仁、冬瓜仁、茯苓、苍术、泽泻、白术,化浊药如藿香、佩兰、荷叶、厚朴花、大豆黄卷。兼有湿热者,酌加茵陈、黄芩、车前草、竹叶等;呕恶加竹茹、枇杷叶、芦根;肝区痛加丝瓜络、威灵仙、路路通;ALT 升高者,则去半夏,加夏枯草、茵陈、败酱草;肝大者,加海蛤壳、鸡内金。

(五)张云鹏治疗非酒精性脂肪性肝病经验

张云鹏教授,博士生导师,主任医师,首届上海市名中医,享受国务院政府特殊津贴专家,全国老中医药专家学术经验继承班导师,"全国优秀中医临床人才研修项目"上海指导组专家。

张云鹏教授认为脂肪肝的形成有病起于肝及于脾和病起于脾及于肝之不同。肝木失疏,则克犯脾土;脾虚正气不足,湿邪困脾,壅遏气机,则脾土反侮肝木。另外,更年期妇女冲任失调,肾阴不足,水不涵木,或肝郁化火,火盛伤阴,以致肝阳上亢。此类脂肪肝患者往往伴有血脂高、血压高,或糖尿病。张老临证常结合实验室指标分析病机,如谷丙转氨酶升高、肝炎病毒阳性,为脂肪肝伴肝炎,病机为疫毒内伏、肝络不和、痰瘀互结;胆红素增高,为脂肪肝伴胆囊炎、胆石症,病机为痰瘀互结、肝胆湿热;血浆白蛋白球蛋白比例失调,球蛋白升高,为脂肪性肝纤维化和肝硬化,病机为痰瘀互结、肝络痹阻;血脂高、血糖高,或尿酸高,病机为肾阴不足、水不涵木、肝阳上亢、瘀浊痹阻。认为非酒精性脂肪性肝病是一种具有可逆性的病理状态,临证宜从整体出发,控制病因,多向调节,综合施治;中医治疗的重点在于痰瘀互结,可采用化痰清源、活血化瘀、疏理肝络法,以降低血脂。

张老根据多年的临床实践,总结出用于治疗脂肪肝的经验方(降脂理肝汤:泽泻 15 g,决明子 30 g,丹参 10 g,郁金 10 g,海藻 30 g,荷叶 10 g,莱菔子 30 g,生山楂 30 g)。方中泽泻、决明子降脂理肝;海藻化痰活血;荷叶升清降浊;丹参、郁金活血通络,疏肝经之瘀,行肝中之积;莱菔子、生山楂消食理气,通腑降浊。诸药合用,共奏行气解郁、化痰降浊、活血通络之功效。对于谷丙转氨酶升高、肝炎病毒阳性者,宜配合清解疫毒、清热凉血,可加用连翘、山栀、白花蛇舌草、六月雪、垂盆草、叶下珠清热降酶,血热者加用水牛角、小蓟草凉血降酶;胆红素增高者,宜配合利湿清热退黄或泄热通腑退黄,可加用茵陈蒿、金钱草、猪苓、黄芩、龙胆草、生大黄、生山栀;血浆白蛋白球蛋白比例失调、球蛋白升高者,宜配合扶正祛邪,其中属气血两虚者,可加用太子参、当归等,肝肾不足者,用枸杞子、女贞子等,同时需配合莪术、水蛭、马鞭草以活血逐瘀通络;血脂高、血糖高或尿酸高者,宜配合滋肾养肝、调理冲任,其中伴糖尿病者,可加用地黄、天花粉,伴更年期内分泌失调者,加用女贞子、巴戟天、黄柏。脂肪肝应早防早治,合理饮食是其中重要的环节。患者应避免进食高脂肪和高胆固醇食物,如动物内脏、蛋黄、肥肉、无鳞海鱼等,禁饮含有乙醇的饮料,减少食用薯片、奶茶、冰激凌、蛋糕等;宜多食豆制品、果蔬等,也可常食薏苡仁、绿豆、山楂,尤其适合进食海带、蘑菇、西红柿、胡萝卜等。体型肥胖者,要进行适当的运动,以减轻体重;但对于伴有肝功能损害或有严重并发症者,则要限制活动,注意休息。

(六) 薛博瑜治疗非酒精性脂肪性肝病经验

薛博瑜教授是南京中医药大学第一临床医学院中医内科教研室主任,中医肝病实验室主任,博士研究生导师,全国知名肝病专家。

薛博瑜教授认为非酒精性脂肪性肝炎病机为脾虚为本,肝郁为标,病因为痰湿阻滞,治宜祛湿化痰,湿邪有外湿、内湿之分,外湿是由于外感湿邪,留恋体内;内湿则由脾失健运,运化失职,水湿不化,酿成内湿,湿邪阻滞,炼液为痰,痰湿同源。痰湿互结,胶着难解,病情缠绵难愈。薛教授认为,NAFLD 是以内湿为主,由于膏粱厚味,损伤脾胃,运化失常,水湿内停,聚湿生痰,痰湿阻滞肝络,酿生本病。对于非酒精性脂肪肝的治疗薛教授认为应以利湿为主,湿邪得祛,脾运得健,则无生痰之源,痰无所依,痰浊自清。祛湿可用利水渗湿的茯苓、薏苡仁、泽泻、车前草等。健脾燥湿常用苍术、白术、荷叶等。若患者痰浊较重,则佐以陈皮、半夏、白芥子等化痰之品,《名医方论》有"阳之动,始于温,温气得而谷精运"之说,叶天士也曾有"太阴湿土,得阳始运"之说。指明了脾阳是脾主散精运化水湿的动力基础。故薛教授在利湿化痰的同时多佐以温阳健脾之药,生姜、干姜、大枣以助其利湿化痰的作用,恢复脾气散精的功能,使"水精四布,五经并行",痰浊得以消散。

薛教授认为,本病在祛湿化痰基础上,当重视疏肝理气、活血化瘀。疏肝理气常用柴胡、枳壳条达肝气,加入白芍柔肝以防其过燥伤及阴血。活血化瘀选用丹参、当归、郁金养血活血而不破血,配合山楂、蒲黄、五灵脂活血止痛。故薛教授认为,本病的治疗当注重理气,气行则血畅,血行则瘀除,瘀除则病消。血瘀与痰湿同为阴邪,湿痰瘀常互相胶结,互为因果,痰湿阻络、血瘀乃成,血瘀不化、痰湿更盛。痰湿瘀阻于肝,加重肝失疏泄和脾失健运。因此,湿、痰、瘀是脂肪肝重要的致病因素,又是脂肪肝发病过程中的主要病理产物,故化痰祛湿、理气活血是脂肪肝的重要治法,应根据病情,辨证治疗,不可偏废。

第五节 ▶ 典型案例分析

病案一

张某,男,47 岁。

初诊日期:2006 年 7 月 14 日。

主诉:因工作劳累,半年来时觉右胁隐痛,脘腹胀满,纳谷欠香,近一月来上述症状加重。

刻诊：患者形体肥胖，自述右胁部时有隐痛不舒，脘腹胀满，嗳气则舒，纳谷不香，晨起恶心，并觉喉中有痰，神疲倦怠，便干，舌淡红，苔黄腻，脉弦滑。

既往史：否认病毒性肝炎，否认其他慢性疾病史和传染病史，否认饮酒史，家族有高血压病史。

辅助检查：谷丙转氨酶 86 U/L，血脂：总胆固醇 7 mmol/L，甘油三酯：2.8 mmol/L，肝脏B超提示为脂肪肝。

辨证分型：脾湿痰阻，肝气郁结。

治法：健脾化痰，疏肝理气。

处方：

生黄芪 30 g	茯 苓 15 g	炒白术 15 g	丹 参 30 g
泽 泻 30 g	生山楂 15 g	莱菔子 15 g	草决明 30 g
枳 壳 10 g	广郁金 15 g	杭白芍 15 g	虎 杖 15 g

每日 1 剂，水煎 2 次，早晚餐后分服。

二诊：2006 年 7 月 28 日。

右胁隐痛症减轻，精神好转，纳香，大便正常，喉中痰明显减少，遂于上方加陈皮 12 g，八月札 10 g，继服 14 帖。

三诊：2006 年 8 月 12 日。

临床症状消失，精神好，饮食增加，肝功能恢复正常。嘱原方继服，巩固疗效。半年后复诊，肝功能、血脂恢复正常，B超：肝正常。

分析：本案系非酒精性脂肪性肝炎，患者因工作劳累，久劳伤气，脾胃失健，运化失司，水谷精微不归正化。王灵台教授认为，脾失健运，气机阻滞，导致痰浊内阻，气血失畅，壅塞肝络，形成脂肪肝，治疗宜健脾化痰，疏肝理气。方中生黄芪、茯苓、白术健脾益气；郁金、枳壳、莱菔子疏肝理气、化痰助运；白芍柔肝缓急；山楂、草决明、丹参活血通络；全瓜蒌润肠通便；泽泻利小便，使邪从前后二阴分消；患者转氨酶较高，加用虎杖清热解毒、降酶消炎。全方刚柔互济，补泻兼施，收到较好的效果。

病案二

陆某，男，52 岁。

初诊日期：2009 年 12 月 26 日。

主诉：肝区偶有胀痛。

现病史：患者 1 年前体检时 B 超检查发现脂肪肝，近 1 个月来因工作劳累，出现夜寐梦多，小便色黄，右胁不适，喜叹息，大便日行 3 次；舌暗红，苔薄黄，脉细弦。

辅助检查：肝功能 血清谷丙转氨酶（ALT）97 U/L，谷氨酰转肽酶（GGT）80.7 U/L，甘油三酯（TG）3.11 mmol/L，尿酸 447.8 mmol/L。

辨证分型：痰瘀互结，肝络不和，热毒内蕴。

治法：化痰活血，疏肝解毒。

处方：降脂理肝汤加减。

泽　泻 15 g	决明子 30 g	丹　参 10 g	郁　金 10 g，
垂盆草 30 g	六月雪 30 g	连　翘 30 g	夏枯草 15 g
黄　连 6 g	丝瓜络 6 g	莱菔子 30 g	生山楂 30 g
陈　皮 6 g	茵陈蒿 15 g	败酱草 30 g	合欢皮 30 g
茯　神 15 g			

每日 1 剂，水煎，早晚分服。

二诊

患者服药 1 个月后，肝区胀痛消失，夜寐安宁。复查肝功能：血清谷丙转氨酶（ALT）53.5 U/L，谷氨酰转肽酶（GGT）65 U/L，尿酸 346.8 mmol/L。继续以原方加减，其间出现咽痛加板蓝根 15 g，舌质红、血分有热加牡丹皮 10 g。治疗 6 个月后，复查甘油三酯（TG）1.65 mmol/L，血脂恢复正常，B 超检查提示脂肪肝消失。

分析：本例为脂肪肝伴有谷丙转氨酶增高、高脂血症，尿酸高于正常。中医病机为肝经热毒，湿热阻滞，肝络不和，痰瘀互结；治疗宜降脂化痰，化瘀通络。方选降脂理肝汤，同时配合连翘、夏枯草解毒散结；垂盆草、六月雪解毒降酶；黄连、茵陈蒿清热利湿；丝瓜络、陈皮理气通络；败酱草降谷氨酰转肽酶（亦可用紫花地丁、大青叶）。

病案三

李某，男，40 岁。

初诊日期：2009 年 9 月 5 日。

主诉：患者因反复肝区隐痛不适半年余，加重 1 个月来诊。

现病史：患者肝区隐痛，时轻时重，自服"护肝片"不缓解，伴有乏力、纳差、腹胀，便溏每日 2～3 次，舌质暗淡、体胖大、边有齿痕、苔白厚腻，脉弦细滑。

既往史：既往无嗜酒史。

辅助检查：肝炎系列检查未见异常。ALT 128 U/L，TG 3.52 mmol/L。CT 示：重度脂肪肝，肝脏 CT 值 19HU，脾脏 CT 值 58HU。

中医诊断：胁痛。

辨证分型：肝郁脾虚。

治法：疏肝理气，健脾利湿。

处方：

醋柴胡 9 g	炒当归 15 g	炒白芍 15 g	炒白术 15 g
茯　苓 30 g	姜半夏 9 g	陈　皮 10 g	党　参 15 g
荷　叶 15 g	山　楂 15 g	泽　泻 30 g	

用法：水煎，每日 1 剂。

服上方 10 剂后，诸症大减。随症加减连服 2 月，诸症消失。复查肝功能、血脂正常，肝脏 CT 值 56HU，脾脏 CT 值 55HU。嘱其清淡饮食、适度运动以巩固疗效。随访 3 个月，未再复发。

分析：脾虚失运是导致非酒精性脂肪肝病初的原因，应用逍遥散为主方，辅以六君子汤主要药物党参、白术、茯苓、陈皮、半夏，益气健脾、化痰和胃。脂肪肝患者往往纳食不馨用山楂以助消化；血脂升高属痰浊内盛者加用泽泻、荷叶。

（朱晓骏）

参考文献

［1］Day CP，James. *Steatohepatitis：a tale of two "hits"*［J］. Gastroenterology，1998，114：842‐845.

［2］李娟，叶菲. 非酒精性脂肪性肝病发病机制的研究进展［J］. 国际药学研究杂志. 2011，38（5）：341‐345.

［3］任路平，宋光耀. 非酒精性脂肪肝疾病发生机制研究新进展［J］. 中国老年学杂志，2012，32：664‐666.

［4］殷杰，李万平. 非酒精性脂肪肝的发病机制研究进展［J］. 四川生理科学杂志. 2012，34（3）：126‐131.

［5］中华医学会肝脏病学分会脂肪肝和酒精性肝病学组，非酒精性脂肪性肝病诊疗指南［J］. 中国肝脏病杂志，2010，2（4）：43‐48.

［6］王见义. 王灵台从痰论治脂肪肝经验撷萃［J］. 辽宁中医杂志，2011，38（5）：832‐833.

［7］齐京，王新颖，徐春军. 关幼波中医药防治脂肪肝学术思想及临床经验［J］. 北京中医药，2012，31（11）：824‐826.

［8］孙月枝，李红德. 赵文霞教授治疗非酒精性脂肪肝的经验［J］. 中国民族民间医药，2007，88（5）：290‐291.

［9］孙建光. 尹常健治疗脂肪肝经验［J］. 中国民族民间医药，2011，9：127‐128.

［10］周韶虹. 张云鹏辨治非酒精性脂肪性肝病经验［J］. 上海中医药杂志，2011，45（2）：4‐5.

［11］赵文霞. 薛博瑜教授治疗非酒精性脂肪性肝炎临床经验［J］. 中医学报，2012，27（6）：684‐685.

第四章
药物性肝损伤

药物性肝损伤(drug-induced liver injury，DILI)是指在疾病治疗过程中,由于药物或其代谢产物引起的肝细胞毒性损害或肝脏对药物及代谢产物过敏所致的疾病,可能发生在本无肝脏疾病的人群,对已有基础肝脏疾病的患者更易诱发。肝脏作为药物代谢的主要器官,更容易受到药物的损害。目前各国对于中草药性肝损伤的发病率报道不一,总体呈现逐渐增长的趋势。据美国、欧洲的多个药物性肝损伤研究网络数据显示,中草药性肝损伤占DILI 的 $2\%\sim11\%$,占药物性急性肝衰竭的 $5\%\sim10\%$,甚至有报道 50% 急性肝衰竭与中草药使用有关。韩国、新加坡的多中心、前瞻性调查表明有 70% DILI 与中草药有关;日本的一项调查显示约 25.78% DILI 是因使用保健品及民间偏方引起的。德国 Melchart 等对 1 507 例使用中药治疗者进行用药前后的调查,其中有 0.9% 出现 ALT 高于正常值两倍以上。印度的草药性肝损伤报道为 1.3%。我国中草药所致的肝损伤占临床药物性肝损伤总病例的 $4.8\%\sim40.3\%$。2005 年我国的一项 13 个地区 16 家医院的多中心回顾性调查表明,中草药所致的 DILI 占 21.5%。2012 年王贵强报道 40.3% 的 DILI 与中草药有关,其中半数以上中草药用于治疗皮肤科或骨科疾病。2013 年解放军 302 医院的一项多中心调查发现,在急性肝衰竭病因中,药物毒性占 43.5%,而中草药占 16.95%,高于乙酰氨基酚、抗生素、抗结核药物及化疗药物等的比例。见表 4。

表4　各国中草药性肝损伤的发生率

文献来源 国家/地区	作者	中草药性肝损伤发生率	研究性质
西班牙	Ibunez	11%	基于人口、前瞻性
西班牙	Andrade	2%	多中心、前瞻性
美国	Chalasani	9%	多中心、前瞻性
韩国	Suk	73%（40% 中草药、19% 偏方、14% 膳食补充剂）	多中心、前瞻性
新加坡	Wai	71%	多中心、前瞻性
日本	三藤留美	25.78%	多中心、回顾性
印度	Devarbhavi	1.3%	单中心、回顾性

文献来源 国家/地区	作者	中草药性肝损伤发生率	研究性质
德国	Melchart	0.9%	多中心、回顾性
中国	中华医学会消化病学分会肝胆疾病协作组	21.5%	多中心、回顾性
中国	王贵强	40.3%	单中心、回顾性
美国	Russo	占药物性急性肝衰竭 5.1%	基于 UNOS 数据、回顾性
美国	Reuben	占药物性急性肝衰竭 10%	多中心、前瞻性
美国	Estes	占急性肝衰竭 50%	单中心、回顾性
中国	赵攀	占药物性急性肝衰竭 16.95%	单中心、回顾性

第一节 ▶▷ 病因与发病机制

绝大多数药物在肝内经过生物转化而被清除。DILI 的发生一方面与药物本身的毒性或药物在肝内代谢产物有关,另一方面也与特异体质即个体的易感性相关。多个因素影响 DILI 的发生,如遗传因素、年龄、性别、基础疾病、营养状况及多种药物之间的作用等。根据药物的初始损伤进行分类,DILI 的发病机制可分为直接毒性肝损伤与特异体质性肝损伤。直接毒性肝损伤是剂量依赖性的,是超出阈剂量引起的,是可预知的,如对乙酰氨基酚引起的肝损伤;而异质性肝毒性是非剂量依赖性的,而特异体质性肝损伤与剂量无关,发生迅速,通常在 1~5 天内发生,有相关的过敏现象,如发热,皮疹,嗜酸性粒细胞增多,是不可预知的。

(一) 药物在肝内的代谢过程

DILI 的发生与药物在肝脏内的代谢过程及其产物密切相关,药物在肝内的代谢可分为二个阶段。

(1) 第一阶段(第一相)是通过生物转化(或称:生物激活)的氧化、还原和水解反应,改变药物的结构,使脂溶性药物成为水溶性化合物。此过程系由一组混合功能氧化酶系(药酶)所催化促进,其中最重要的是细胞色素 P450(cytochromeP450,CYP)和有关的辅酶类在肝细胞的光面内质网(微粒体)进行。一般说来,药物经过第一相的氧化、还原等作用后,变为极性和水溶性较高而活性低的代谢物,但有些药物,在 CYP 等药酶作用下,转化为对肝细胞具有肝毒性的代谢物。

(2) 第二阶段(第二相)是使在第一相中形成的代谢产物,与极性配体如葡萄糖醛酸、硫酸盐、谷胱甘肽(GSH)和氨基酸等共价结合,进一步增加药物或其代谢物的水溶性,使其从尿或胆汁排出,并限制其在肠道内的吸收。药物结合作用的差异性或结合能力的耗竭可造成肝损伤的发生。

(二)中毒性肝损伤

可分为直接肝损伤和间接肝损伤两型。

1. 直接肝损伤

此类药物多属于原浆毒性,除引起肝损伤外,也可同时引起其他脏器的损伤,其对肝细胞及细胞器无选择性。目前应用的药物中,其本身即具高度细胞毒性者可以说是没有的。多数能发挥细胞毒性作用的药物都是与其代谢产物有关,此类药物的损害主要通过肝脏CYP酶系代谢产生的毒性产物,如亲电子基、自由基、氧自由基等的作用。亲电子基与肝细胞大分子蛋白质巯基部位形成共价结合,使细胞结构和功能破坏。其他自由基、氧基则可使细胞膜和细胞器膜上的不饱和脂肪酸过氧化,Ca^{2+}内环境稳定失调,细胞膜的流动性和通透性改变,完整性遭到破坏,导致细胞损伤。另外,一些代谢产物还可通过亲电子基、自由基等与肝细胞蛋白质结合,诱发免疫损伤。肝细胞损伤后,某些细胞因子被释放,激活免疫细胞释放更多细胞因子如肿瘤坏死因子等,导致进一步的损害,最终引起肝细胞的凋亡或坏死。大部分直接肝毒性物质导致肝细胞损伤,也有一些物质主要破坏胆管,造成胆汁淤积。通过直接途径引起肝损伤的常见典型药物有 CCl_4、百草枯等。

2. 间接肝损伤

主要通过药物对肝细胞正常代谢的干扰,继之发生结构的改变而致。根据其干扰代谢的环节不同,又可分为细胞毒型和胆汁淤积型。

(1)细胞毒型:药物选择性的干扰肝细胞代谢的某个环节,最终影响蛋白质的合成,导致肝细胞脂肪变性或坏死,如四环素、甲氨蝶呤、巯嘌呤等。

(2)胆汁淤积型:主要原因是药物在肝细胞水平与毛细胆管水平影响胆汁的形成及排泄造成淤胆。胆汁形成的过程包括:血液内的胆汁酸、胆红素、卵磷脂等有机物质从肝窦进入肝细胞;以上物质在肝细胞内转运,形成胆汁;胆汁通过毛细胆管排出。这些步骤的障碍,可造成肝内淤胆。此型又分为两类:单纯淤胆(毛细胆管型)和淤胆伴有肝细胞损伤与炎症(肝毛细胆管型)。前者的典型药物有甲睾类同化激素与口服避孕药,可引起胆汁淤积,但肝细胞损伤极轻或缺如。肝细胞毛细胆管型的典型药物为氯丙嗪,在造成淤胆的同时导致肝细胞膜完整性受损,肝细胞肿胀、甚至破坏。乙醇等造成的淤胆也部分的通过此途径。

(三)免疫介导的肝损伤

多数药物分子量较小,一般只具有反应性而尚无抗原性,很少直接激发机体的免疫应答。少数药物或药物的代谢产物可与肝内特异性蛋白结合后成为抗原,当肝细胞死亡或破坏时,此种蛋白释放到细胞外,会被抗原提呈细胞吞噬、分解形成具有抗原性的靶点,诱导机体相应的活化 T 细胞增殖或产生特异性抗体,经 MHC II 表达于细胞表面后,可被 CD4＋T 细胞识别,并刺激其产生细胞因子介导局部辅助作用进而激活作为效应细胞的 CD8＋T 细胞,产生细胞毒性反应。主要通过 Fas 或穿孔素介导肝细胞凋亡,未成熟的 B 细胞作为效应细胞,通过表达可识别药物修饰蛋白的膜免疫球蛋白,破坏肝细胞,或通过辅助 T 细胞,转变为浆细胞,产生抗药物修饰蛋白的抗体,并以此抗体损伤肝细胞。免疫介导性肝损伤的典型药物之一为氟烷类麻醉药,其在 CYP 系统的作用下生成的代谢产物可与肝细胞内质网的多肽结合,形成完整抗原,诱发免疫反应。

(四)代谢异常导致的中毒性肝损害

CYP 是与药物代谢有关的酶的代表,目前已累积大量有关 CYP 的研究成果。CYP 可分类为几个基因家族,各个基因家族又可细分为亚家族。并非所有 CYP 都同药物代谢有关,且各个亚家族的特定基因产物各有其药物特异性基质及可能的诱发物,参与不同的药物代谢。CYP 存在多态性,活性有遗传学上的不同特点,这种差异可使得某些个体肝脏药酶系统与众不同,呈现药物代谢的个体差异,因而导致发生药物性肝损伤的个体差异性甚大,具有某种 CYP 基因缺陷的个体对某类(种)药物代谢异常,对其他药物的代谢则表现为正常。多数的 CYP 不但受遗传因子并且还受外源性因子的影响,其他药物对 CYP 的诱导作用即为典型。例如内服茶碱的患者可因吸烟而降低血中茶碱浓度,其原因可能是由于吸烟诱生 CYP1A2(CYP 亚基因族的表达产物)而促进了茶碱分解。与此相反,某种药物又可因 CYP 而抑制其他药物代谢活性,此种情况乃缘于两种同由 CYP 代谢药物的竞争拮抗作用所致,可导致药物代谢时间延长,易导致肝损伤。此外,其他基因异常也可影响药物的代谢。如异烟肼的代谢速率可分为快乙酰化和慢乙酰化两种,分别由常染色体的两个等位基因 R 和 r 构成的纯合子或杂合子的显性或隐性决定。谷胱甘肽是重要的抗氧化剂,有资料表明,某些个体存在谷胱甘肽合成酶基因缺陷,导致谷胱甘肽合成减少,故这类个体由于解热镇痛药引起肝损伤的可能性明显增强。

(五)干扰肝细胞的供血

部分药物或代谢产物还可通过原发或继发的肝损伤均可伴有肝血管闭塞;局部的(如肝硬化)或全身的(心衰竭、休克)因素,导致非阻塞性血供不足;增加血凝,降低供肝血量或损伤小血管内皮细胞而致肝脏缺血、缺氧;降低心肌收缩力,加重充血性心衰而导致肝静脉瘀血等途径导致肝细胞的血供减少,影响其代谢而导致肝损伤发生。

(六)DILI 发病机制模型

由于 DILI 是一个复杂的过程,单纯的根据药物初始损伤进行分类显然是不够的,还应充分考虑多方因素。2005 年 Kaplowitz 曾就 DILI 的机制提出了一个概念,即药物特异性损伤的“上游”事件和非特异性的“下游”事件。“上游”事件是指环境因素和遗传危险因素共同作用引起的初始肝细胞损伤;“下游”事件泛指发生在线粒体中的细胞损伤途径和细胞保护途径间的平衡。2010 年 Russmann 等提出“DILI 发病的三步机制”学说,即第一阶段:药物及其代谢产物直接引起细胞应激,并抑制细胞内线粒体功能或活化机体特异性的免疫反应;第二阶段:最初的细胞损伤引起线粒体通透性转变(mitochondrial permeability transition,MPT),直接细胞应激是通过内在途径导致 MPT 的,内在途径激活细胞内应激级联事件和促凋亡蛋白 Bax,MPT 还可通过死亡受体介导的外在途径激活,或通过 TNF-α 和 FasL 结合死亡受体与免疫反应激活,细胞因子可以调节其活性的敏感性;第三阶段:MPT 依赖 ATP 的获得性导致肝细胞的凋亡或坏死。在肝细胞中通过外在途径 Casepase8 不能导致细胞凋亡,但是通过促凋亡因子 Bid 和神经酰胺导致 MPT 可以起到放大作用,在有 ATP 的情况下激活凋亡途径,在 ATP 耗尽时出现细胞坏死。

(七) DILI 的新型生物标志物

近年随着基因组学、蛋白质组学及代谢组学等生物技术的快速发展,发现了一些与 DILI 相关的新型生物标志物,对了解 DILI 发病机制,提高临床诊断的准确率具有重要意义。

(1) 人类白细胞抗原(human leucocyte antigen,HLA)多态性:HLA 具有很高的多态性,与免疫反应密切相关,它在药物基因学的研究中具有特殊意义。全基因组关联研究(GWAS)筛选出了一系列与 DILI 相关的 HLA 基因,如 HLAB5701 是氟氯西林 DILI 的主要危险因子,该位点发生突变,则发生 DILI 的风险可提高 80 倍。此外,HLAA3303 与噻氯匹定、HLA-DRBI15 与阿莫西林-克拉霉素、HLA-DRBI1501 与阿莫西林-克拉维酸、HLA-DQAI0102 与氯美昔布、HLA-DRBI0701 与希美加群、HLA-DQAI201 与拉帕替尼诱导的 DILI 有关。

(2) 微小 RNA(microRNA):研究发现 miR-122、miR-192 等对早期、敏感地检测对乙酰氨基酚、肝素及呋塞米等导致的急性肝损伤具有潜在价值。

(3) 代谢酶基因多态性:除 CYP 外,目前还发现尿核苷二磷酸葡萄糖醛酸转移酶(UGT)、N-乙酰转移酶 2(NAT2)及谷胱甘肽 S 转移酶(GST)等基因多态性对 DILI 的发生具有重要影响。

(4) 其他:研究提示坏死性分子标志物如高迁移性组合蛋白 1(HMGB1)和半胱天冬酶裂解角蛋白 18(K18),以及线粒体功能障碍分子标志物谷氨酸脱氢酶(GLDH)等与 DILI 密切相关。

(八) 中草药致肝损伤的原因

中草药及其制剂引起肝损伤的原因很多,也比较复杂,从现有资料分析可归纳为药物因素、医源性因素及患者因素等三个方面。见表 5。

表 5　中草药性肝损伤的易患因素

因 素	影 响	举 例
一、药物因素		
自身毒性	含有生物碱、毒蛋白、重金属等毒性物质	半夏、天南星、乌头、蟾蜍、斑蝥、雄黄、朱砂等
使用时间	长时间服药,毒物体内蓄积	朱砂安神丸、安宫牛黄丸等久服导致慢性汞蓄积中毒;牛黄解毒片可引起砷蓄积
使用剂量	超出安全剂量使用,血药浓度与肝毒性有关	60%以上中草药引起的肝损伤是由于超剂量服所致

续表

因　素	影　响	举　例
品种混乱	同名异物、同物异名	含肝毒吡咯里西啶类生物碱的山紫菀误用为中药紫菀；防己误用广防己入药
加工炮制	炮制不当或未经炮制	苍耳子炒制不足其毒蛋白含量多；朱砂需水飞，机械加工可产生游离汞
毒物污染	种植环境污染、农药残留；包装与储运不规范	重金属、农药残留超标直接损伤肝脏；霉变产生的黄曲霉素可导致肝损伤与肝癌；硫黄熏蒸导致直接肝损伤
中西药合用	中西复方；中西药联用	治外感中成药中含有氨基比林、乙酰氨基酚；治皮肤病中成药含有激素；减肥中成药中含有酚氟拉明或氟特拉明等，且说明书常常未标注
剂型给药	中药注射液剂；外用改为内服	中药注射剂不良反应位居前列，如复方丹参注射液、参麦注射液等可致肝损伤；斑蝥、雄黄外用毒性低，内服肝毒性增大
二、医源性因素		
辨证论治	辨证不准确或不辨证	临床医师辨证错误；中成药西药化滥用
药物配伍	违反"十八反、十九畏原则；违反方剂君臣佐使原则	甘草与附子配伍能解其毒，生姜配半夏能解毒增效；巴豆畏牵牛、水银畏砒霜等
煎药指导	煎药时间过短；煎药时间过长；加热煎煮后可产生剧毒物质	乌头强调久煎；山豆根煎煮时间越长，毒性越大；雄黄加热可生产剧毒的砒霜
三、患者因素		
年龄	>60岁易患，病情重儿童多见	接触机会、使用药物品种增多，肝脏解毒功能减弱；儿童为稚阳之体，易受药物干扰
性别	女性多见	减肥、美容、乌发中成药制剂，如麻黄、何首乌等
遗传	遗传性肝脏代谢酶缺陷；不同种族人群；过敏体质人群；	肝脏同工酶代谢及其蛋白质分泌缺陷或缺乏；细胞色素P450药物代谢酶的遗传多态性；常见于麻黄、雷公藤、穿山甲、何首乌、蜈蚣粉、苍耳子、金不换等
认识误区	误认为中药无毒，自治，盲信偏方	缺乏对中草药肝毒性正确认识，服用剂量过大、时间过长

1. 药物因素

"是药三分毒"，即使是以往被认为"无毒"或"小毒"的中草药，长期或大量应用也可致蓄积性中毒。药物产地、种植、采收季节、加工炮制、运输贮存等条件不同，不但可影响其成分和药效，而且会引起不良反应的发生。中药中同名异物或异名同物的情况不少，因误认误用而致中毒。如含肝毒吡咯里西啶类生物碱的山紫菀误用为中药紫菀；防己有广防己、粉防己，广防己含马兜铃酸，临床已报道有肝、肾毒性。中药的化学成分和药理活性非常复杂，许多植物能合成化学物如生物碱和周期性多肽等，这些化学物质在一定的剂量范围内可发挥治疗作用，超剂量超疗程用药也可导致肝细胞中毒死亡。

2. 医源性因素

辨证论治为中医的精髓,是治疗的关键环节,若辨证失误或不辨证用药,就会适得其反。中草药复方制剂之间药物可能相互作用,中草药的、剂量、配伍、剂型和服用方法也与肝损伤有关。国内中草药制剂和化学性药物联合应用非常普遍,正确的联用可以获得较好的疗效,也可以减轻一些化学性药物如化疗药物的不良反应,而不合理联用可能发生中草药-化学性药物间相互作用,增加药物肝损伤的危险性。

3. 患者因素

患者自服、误服或迷信某些有毒的中药、中成药或秘方、偏方,或由于患者缺乏对某些中药制剂具有肝毒性的认识,因而服用中药剂量过大,或用药时间过长而引起肝损害。因年龄或健康状况不同,如老人、小儿、体弱、孕产妇及肝肾功能障碍者,都较易引起中毒反应。少数人因个体差异,在常规剂量也可发生毒性反应;某些人存在遗传性肝脏代谢酶缺陷的疾病,更容易导致药物性的肝损伤;机体对中药或其代谢产物的特异质反应和过敏反应,也是肝中毒的原因。

(九) 中草药致肝损伤的病理变化及临床表现

中草药及制剂所致肝损伤主要以轻、中度为主;主要的临床病理类型包括肝细胞型、胆汁淤积型和肝血管病变型。

1. 肝细胞损伤型

肝细胞损伤是药物性肝病的主要病理表现,表现为肝细胞混浊肿胀、脂肪变性和急性出血性坏死,主要由毒性中间代谢产物引起。如小柴胡汤、麻黄对一些免疫紊乱的患者可引起自身免疫性肝炎;白屈菜、婆婆纳、雷公藤制剂、黄药子、苦楝子等可引起慢性肝炎;金不换、牛黄解毒片、小柴胡汤及其类方提取制剂,可能先引起慢性中毒性肝炎,启动肝纤维化机制,最终发展为肝硬化。

2. 肝内胆汁淤积、胆管损伤型

是肝细胞分泌胆汁功能受到药物及其代谢产物的破坏,不能将胆汁排出细胞(小叶内淤胆),或由于胆小管内胆汁流速减慢以及免疫反应引起小叶间胆管进行性的破坏和减少,胆汁在小叶间聚集(小叶间淤胆)的结果。常见导致肝内胆汁淤积的中草药有大黄、泽泻、川楝子等。

3. 肝血管病变型

含肝毒吡咯里西啶类生物碱的中草药如菊三七、千里光、款冬花引起的肝小静脉闭塞病,病理基础是终末肝小静脉和肝窦内皮细胞损伤、中央静脉周围肝细胞破坏,其特征为肝小叶内直径$<300\ \mu m$的小静脉(包括中央静脉和小叶下静脉)内皮损伤、内膜肿胀、内膜增生增厚和纤维化,形成非血栓性闭塞。

中草药引起的肝损伤,临床表现变异很大,既可表现为亚临床型,也可表现为临床型。临床上,急性肝损伤者常见乏力、纳差、厌食、恶心呕吐、腹胀,少数患者可有皮疹、发热、黄疸、尿如浓茶色等临床表现,严重肝功能衰竭者可出现凝血功能障碍、肝性脑病等并发症。慢性肝炎其表现类似于慢性病毒性肝炎和慢性自身免疫性肝炎,黄疸、乏力、胃肠道症状、肝脾肿大或腹水等。胆汁淤积者其临床表现包括疲乏、恶心、黄疸、瘙痒等。肝血管性损伤者，可有肝脾肿大、腹痛、腹水、腹壁静脉怒张及肝内出血致死等表现。

第二节 >> 中医辨证施治

（一）药物性肝损伤的中医文献记载

我国医家对中药毒性的认识由来已久，从某种意义上说，中医药学的发展史也是中药毒性的认识史。西汉以前以"毒药"作为一切药物的总称。《周礼·天官》云："医师聚毒药以共医事。"《素问·脏气法时论》云："毒药攻邪，五谷为养，五果为助。"《说文解字》中："毒，厚也。"厚有程度重之意。"毒药"这一概念，反映了古人对药物偏性已有所认识，药物治病就是利用这一偏性，所谓"补偏救弊"。《周礼》载："服药弗瞑眩，厥疾弗瘳。"《礼记·曲礼》载："君有疾饮药，臣先尝之；亲有疾饮药，子先尝之。医不三世，不服其药。"由此可见，当时医者对药物的毒性已有认识，服用药物具有相当危险性，但由于对药物的治疗作用和不良反应还不能很好地把握，故人们只能采取比较慎重的态度。

随着古代医家对中药的长期应用，对中药毒性的认识也不断深入。东汉时代，第一部药学专著《神农本草经》提出了药物"有毒""无毒"的区分，以此将药物分为上、中、下三品，并对三品药与毒性的关系作了论述："上药无毒，多服久服不伤人；中药无毒有毒，斟酌其宜；下药多毒，不可久服。"并提出了"相畏""相杀"的配伍制毒理论，及"若用毒物治病，先起如黍，病去即止，不去倍之"的用量原则，为后世中药毒性理论的建立奠定了基础。《黄帝内经》对药毒的认识较《神农本草经》有了很大的进步。《素问·五常政大论》云："病有久新，方有大小，有毒无毒，固宜常制矣。大毒治病，十去其七；小毒治病，十去其八；无毒治病，十去其九；谷肉果菜，食养尽之，无使过之，伤其正也。"这说明当时人们已认识到药物作用的两重性，有毒药物要严格控制，无毒药物也不能尽剂，从而避免了因药物久用伤及正气或有毒药物积蓄体内而为药毒，纠正了"上药无毒，多服久服不伤人"的错误认识。

魏·吴普《吴普本草》中根据毒性的大小从大毒、有毒两级进行了定量分级。梁·陶弘景《本草经集注》中按大毒、有毒、小毒三级定量分级。到唐·陈藏器《本草拾遗》中提出了大毒、有毒、小毒和微毒的四级定量分级。明·李时珍明确地将有毒无毒药物区别开来。在《本草纲目》所载1892种药物中，性味下标明毒性者有350种之多；另一方面，标注毒性的药物又有"大毒""有毒""小毒""微毒"之别。观其中所载误药与中毒案例10余例，又有"有毒之毒""无毒之毒"和"合用之毒"的区分，较之以前本草学著作已有很大进步。说明古代医家随着中药应用数量的不断增加，对中药毒性认识也不断加深，对中药毒性的定量、分级也逐步具体化，奠定了几千年来中药安全应用的基础。

隋·巢元方在《诸病源候论·服药失度候》中云："凡合和汤药，自有限制，至于圭铢分两，不可乖违，若增加失宜，更生它疾。其为病也，令人吐下不已，呕逆而闷乱，手足厥冷，腹痛转筋，久不以药解之，亦能致死。"书中还详细记述了毒性药物运用失误所致严重症候，"凡药物云有毒，及有大毒者，皆能变乱，于人为害，亦能杀人……若毒重者，亦令人发病时，咽喉强直而两眼疼，鼻干，手脚沉重，常呕吐，腹里热闷，唇口习习，颜色乍青乍赤，经百日便死；其轻者，乃身体习习而痹，心胸涌涌然而吐，或利无度是也。"金·张子和在《儒门事亲》中说："凡药有毒也，非止大毒，小毒谓之毒，虽甘草、苦参不可不谓之毒，久服必有偏胜。气增而久，夭之由也。"强调"养生当论食补，治病当论药攻。"并从妄进热药为补、妄以补法治病和中药久服必有偏胜三方面剖析了当时的"药邪致害"情况。元·罗天益所著《卫生宝鉴》一书，卷首专设《药误永鉴》二十五篇，就用药失误之弊端进行系统、详尽的论述。罗氏进一步强调"无病服药"损伤正气，"用药无据反为气贼"论，以临证病案为例，告诫医者论病施治必须要详审脉证，据病用药，不得妄施。此外，如《泻火伤胃》《妄投药戒》《戒妄下》《轻易服药戒》等篇，资料颇翔实，较大程度上丰富了中医学对"药邪"危害的认识。

明·张景岳云："气味之正者，谷食之属是也，所以养人正气。气味之偏者，药饵之属是也，所以去人邪气。其为故也，正以人之为病，病在阴阳胜耳。"清·凌奂著《本草害利》，书中搜集古今名医关于药毒的论述，主要有药物本身性能之害、使用不当之害、炮制不当之害和采收不当之害四个方面。凌氏辨证地认识药物的利弊，对药毒有深刻的认识，"凡药有利必有害，但知其利不知其害，如冲锋于前，不顾其后也"，遂集各家本草，补入药之害于病者，逐一加注，更曰《本草害利》。欲求时下同道，知药利必有害，断不可粗知大略，辨证不明，信手下笔，枉折人命。"可以说，《本草害利》是药毒理论的集大成之作。以上文献，明确告诫后人在不问机体偏胜情况，也不问药物的偏性如何，滥用药物，或者不适当地多服、久服，都会有损于机体的健康。

古代医家通过长期实践，总结出趋利避害的"七情"配伍以及"十八反""十九畏"等用药原则。其中"相反"是指两种药物合用，能产生或增强毒性反应或不良反应的配伍关系，是临床必须避免的。"相反"最早见于《神农本草经》："药有子母兄弟，根茎花实，草石骨肉，有单行者，有相须者，有相畏者，有相反者，有相杀者，凡此七情和合视之，当用相须相使量，勿用相恶相反者，若有毒宜制，可用相畏相杀者，不尔勿合用也。"无具体药物记载。

五代·韩保昇《蜀本草》载："凡三百六十五种，相使者九十种，相畏者七十八种，相恶者六十种，相反者十八种，相杀者三十六种，凡此七情合和视之。"此为"十八反"之名现存最早记载。唐·孙思邈著《备急千金要方》，重申《神农本草经》所谓处方配伍"当用相须、相使者良，勿用相恶、相反者"的原则，并列述赤石脂、阳起石、麦门冬、附子、牛膝等多种药物之配伍禁忌，载于卷首《序例·用药》。十八反歌诀首见于南宋·陈衍的《宝庆本草折衷》，随后的《儒门事亲·卷十四治法心要·十八反》中对该歌诀进行了精简。明·陈嘉谟撰《本草蒙筌》载相反药物22种，明·杜文燮撰《药鉴》收载相反药物25种，明·李时珍在《本草纲目·第二卷·序例下·相反诸药》列举了相反诸药36种。

在2005版《中华人民共和国药典》中收录与十八反相关的药物为：川贝母、浙贝母、平贝母、伊贝母、湖北贝母、半夏、法半夏、清半夏、姜半夏、瓜蒌、瓜蒌子、炒瓜蒌子、瓜蒌皮、天花粉、白蔹、白及不宜与川乌、制川乌、草乌、制草乌、附子同用，甘草、炙甘草不宜与海藻、京大戟、红大戟、甘遂、芫花同用，人参、人参叶、丹参、玄参、西洋参、红参、南沙参、党参、苦参、细辛、赤芍、白芍不宜与藜芦同用。虽然在当代"十八反"不是绝对的配伍禁忌已是共识，但由于《中华人民共和国药典》的收录，以及伦理学的影响，临床使用时依然需要谨慎。

（二）中医辨证施治

药物性肝损伤是现代医学概念，中医无相同病名的记载，依据其临床表现和体征，认为本病可归属于"黄疸""胁痛""药毒""癥积"范畴。本病的病因明确，先天禀赋不足，或久病体弱，正气亏虚，药毒入里伤肝而发病；病机特点是本虚标实。本虚表现为肝肾阴虚，标实表现为药毒直中、湿热内蕴、气滞血瘀。病位在肝，与胆、脾、胃关系密切，日久必然及肾。目前国内尚无统一的中医辨证施治标准，参照国家中医药管理局重点专科制订的标准，辨证论治标准如下。

1. 肝气郁结

主症：胸胁作痛，时痛时止，纳食减少，嗳气频作，时有恶心、呕吐，舌苔薄白，脉弦。

治法：疏肝理气。

例方：柴胡疏肝散。

药物：柴胡、枳壳、白芍、香附、青皮、陈皮、郁金、延胡索、川芎、甘草。

2. 肝胆湿热

主症：胁痛口苦，胸闷纳呆，恶心呕吐，目黄肤黄、尿黄，舌质红，苔黄腻，脉弦滑。

治法：清热利湿。

例方：茵陈蒿汤。

药物：茵陈、大黄、山栀子、车前子、甘草。

3. 肝血瘀阻

主症：胁下痞块，面色晦暗，两胁时见刺痛，固定不移，入夜更甚，舌质紫暗或有瘀点、瘀斑，脉沉涩。

治法：理气活血，消瘀散结。

例方：膈下逐瘀汤。

药物：当归、赤芍、桃仁、红花、丹参、香附、枳壳、延胡索、五灵脂、生牡蛎。

4. 肝阴亏虚

主症：胁部隐痛绵绵，神疲身卷，口干，自觉烦热，头晕目眩，舌红少苔，脉细弦而数。

治法：养阴柔肝。

例方：一贯煎。

药物：沙参、麦冬、生地、枸杞子、白芍、当归、郁金。

第三节 ▶ 西医治疗

目前治疗 DILI 主要包括停药、解毒、抗炎、护肝及支持等步骤与原则；有条件可选用血液透析、腹腔透析、血液灌流、血液置换等方式清除药物，以利于肝细胞恢复；急性肝衰竭者可考虑做肝移植。同时治疗药物的选择宜精炼（包括品种、剂量等），避免增加肝脏负担。

（一）停用肝损性药物

包括停用和防止重新给予引起肝损伤的药物、属于同一生化家族的药物，这是治疗所有药物性肝损伤的首要原则及关键。避免同时使用多种药物，特别是应谨慎使用那些对药物代谢酶有诱导或抑制作用而具有相互作用的药物，如 CYP 抑制剂西咪替丁和诱导剂利福平、奥美拉唑等。对营养不良和对药物解毒能力下降的患者和嗜酒的患者应控制给药，避免服药时饮酒。

（二）支持治疗

卧床休息，密切检测肝功能等指标，特别是监测急性肝衰竭和进展为慢性肝衰竭的征象。酌情补充血浆、白蛋白、支链氨基酸，给予口服新霉素和乳果糖，给予预防应激性溃疡的药物。无肝性脑病时给予高热量高蛋白饮食，补充维生素，注意维持水、电解质和酸碱平衡。

（三）清除肝损性药物

服用大量肝毒性药物患者，服药 6 小时内可通过洗胃、导泻（硫酸镁）、吸附（活性炭）等清除胃肠残留的药物，还可采用血液透析（血浆药物浓度高，分布容积低的情况下）、血液超滤（摄取过量在 14～24h 以内的患者）、渗透性利尿（血浆药物浓度低，分布容积高，采用血液超滤无效的情况下）促进药物的排泄。

（四）药物治疗

1. 抗炎保肝

甘草酸制剂、水飞蓟宾类等制剂有不同程度的抗炎、抗氧化、保护肝细胞膜及细胞器等作用，临床应用这些制剂可改善肝脏生化学指标。联苯双酯和双环醇等也可降低血清氨基转移酶特别是 ALT 水平。

2. 抗氧自由基

硫普罗宁、还原型谷胱甘肽、N-乙酰半胱氨酸等具有抗氧自由基、护肝的作用。其中 N-乙酰半胱氨酸（N-acetylcysteine，NAC）对对乙酰氨基酚过量的患者有特殊疗效，可作为谷胱甘肽的前体或通过增加硫酸盐结合解毒已形成的反应性代谢物，此外还有促进肝内微循环的作用，最好在肝衰竭出现前即用口服活性炭加 NAC。目前其他 DILI 尚无特殊治疗药物。

3. 保护肝细胞膜

多烯磷脂酰胆碱是人体不能合成的必须磷脂，可结合于肝细胞膜结构中，具有保护和修复肝细胞膜作用，并对调节肝细胞的能量平衡，促进肝细胞再生和重建等具有重要作用。

4. 改善胆汁代谢

腺苷蛋氨酸、熊去氧胆酸、门冬氨酸钾镁等。腺苷蛋氨酸可通过转甲基作用，增加膜磷脂的生物合成，增加膜流动性并增加 Na^+-K^+ ATP 酶活性，加快胆酸的转运。同时通过转硫基作用，增加生成细胞内主要解毒剂谷胱甘肽和半胱氨酸，增加肝细胞的解毒作用和对自由基的保护作用，生成的牛磺酸可与胆酸结合，增加其可溶性，对肝内胆汁淤积有一定防治作用。熊去氧胆酸有稳定细胞膜、免疫调节及线粒体保护作用,能促进胆酸在细胞内和小胆管的运输而促进结合胆红素的分泌,可用于 DILI 特别是药物性淤胆的治疗。

5. 促进肝细胞修复、再生

为减少肝细胞坏死,促进肝细胞再生,可酌情使用促肝细胞生长素或/和前列腺素 E1 脂质体等药物。

(五) 免疫抑制剂使用

对于那些有免疫高敏感性证据的、在 8～12 周内没有改善的 DILI 患者,部分可有治疗效果。DILI 诱发的急性肝衰竭使用皮质激素治疗的疗效不肯定。

(六) 药物引起的肝功能衰竭治疗

总的治疗原则是护肝抗炎、改善微循环、控制出血,纠正氨基酸代谢紊乱,预防和控制肝性脑病、继发性感染、脑水肿、低血糖及肾功能不全等并发症。在药物性肝损伤的治疗中人工肝脏支持治疗可取得显著疗效。非生物型人工肝支持治疗主要用于清除毒性药物和各种毒素,方法包括血液透析、血液滤过、血液/血浆灌流、血浆置换等。生物型及混合型人工肝脏不仅提供解毒功能,还可提供生物转化、生物合成等功能,更好地代替功能衰竭的肝脏,降低患者在等待移植过程和移植后危险期中的死亡率,或为肝细胞再生赢得时间。重症药物性肝病导致肝功能衰竭、重度胆汁淤积和慢性肝损伤进展到肝硬化时,可考虑做肝移植。

(七) 其他对症治疗

瘙痒可见于胆汁淤积,顽固病例可能对熊去氧胆酸、考来烯胺治疗有反应。慢性胆汁淤积维生素吸收不良及骨病的治疗可口服替代缺乏的维生素 D 和补充钙质。脂溶性维生素缺乏的患者可补充维生素 A、维生素 K 和维生素 E 等。

第四节 ·〉 常见致肝损伤中草药及制剂分类

全世界已发现 350 多种含有肝脏毒性生物碱的植物,国内已报道约 100 余种中草药和 30 余种中成药可引起肝损伤。部分常见肝损伤中草药见表 6。

表 6　常见致肝损伤中草药及其可能成分、肝损类型

中草药名称	类别	可能肝损成分	可能肝损类型
雷公藤	卫茅科	雷公藤生物碱及多甙	肝细胞型
千里光	菊科	千里光生物碱	肝血管病变型
苍耳子	菊科	苍耳毒蛋白、苍耳毒甙及生物碱	肝细胞型
蓖麻子	大戟科	蓖麻油、蓖麻毒蛋白及蓖麻碱	肝细胞型

中草药名称	类别	可能肝损成分	可能肝损类型
黄药子	薯蓣科	薯蓣皂苷、薯蓣毒皂苷、鞣质	肝细胞型
麻黄	麻黄科	麻黄碱、伪麻黄碱、苯丙醇胺	肝细胞型
金不换	五加科	左旋四氢帕马丁（罗通定）	肝细胞型
何首乌	蓼科	大黄酚、大黄素及大黄酸	肝细胞型，混合型
黑面叶	大戟科	黑面神宁、酚类、三萜及鞣质	肝细胞型
相思子	豆科	相思子碱、相思子凝聚素及相思子毒蛋白	肝细胞型
望江南子	豆科	大黄酚、柯亚素及毒蛋白	肝细胞型
野百合	豆科	野百合碱	肝血管病变型
合欢皮	豆科	合欢甙及鞣质	肝细胞型
猪屎豆	豆科	猪屎豆碱	肝血管病变型
柴胡	伞形科	柴胡皂苷、柴胡毒素及乙酰柴胡毒素	肝细胞型
薄荷	唇形科	薄荷呋喃、甜薄荷萜	肝细胞型
番泻叶	豆科	蒽醌及番泻苷	肝细胞型
土荆芥	藜科	驱蛔素、黄樟醚	肝细胞型
贯众	鳞毛蕨科	贯众苷及鞣质	肝细胞型
藤黄	藤黄科	藤黄素及藤黄酸	肝细胞型
川楝子	楝科	苦楝子酮、苦楝子醇及苦楝子毒素	胆汁淤积型，混合型
天花粉	葫芦科	天花粉皂苷、天花粉蛋白	肝细胞型
槲寄生	桑寄生科	槲寄生苷	肝细胞型
冬青叶	冬青科	原儿茶酸及挥发油	肝细胞型
丁香	桃金娘科	丁香油酚、乙酰丁香油酚	肝细胞型
一叶萩	大戟科	一叶萩碱及鞣质	肝细胞型
款冬花	菊科	克氏千里光碱及鞣质	肝血管病变型
八角莲	小檗科	鬼臼素、鬼臼毒素葡萄糖苷	肝细胞型
菊三七	菊科	菊三七碱	肝血管病变型
商陆	商路科	商路碱及商路皂苷	肝细胞型
大风子	大风子科	大风子油酸及次大风子油酸	肝细胞型

1. 生物碱类

生物碱为一类含氮有机化合物，普遍存在于各科植物中，具有很强的生理活性。具不良反应的生物碱大多数侵害中枢神经系统及自主神经系统，但也有一些生物碱具有典型的肝脏毒性，如菊科的千里光属、款冬属、蜂斗菜属、泽兰属，紫草科的紫草属、天芥菜属、倒提壶属和豆科的猪屎豆属，它们化学结构中的不饱和酯型吡咯双烷生物碱，能使肝细胞的 RNA 聚合酶活性下降，RNA 和 DNA 的合成能力降低，细胞核内染色质不断增大，引起异常核分裂，形成多核巨细胞，急性期引起大量肝小叶中央区坏死，病变后期网状纤维塌陷，出现肝纤维化，有的似巴德-吉亚利（Budd-Chiari）综合征，肝纤维化继续发展形成肝硬化。中药中的川乌头、雷公藤、喜树、光慈菇、藜芦、萝芙木、常山、石榴皮、山豆根、苦豆子、石蒜、野百合、千里光、菊三七等含有的生物碱都是引起肝损害的化学成分。

2. 苷类

苷类是由糖和非糖部分结合而成的一类化合物,可分为强心苷、氰苷和皂苷三类;强心苷和氰苷引起的肝损伤报道较少,含有皂苷的黄药子、商陆等都是公认的肝毒性中药。引起肝损害的化学成分为苷类的中药还有黄花夹竹桃、夹竹桃、八角枫根、狼毒、泽泻、虎杖、望江南子、大戟、鸦胆子、番泻叶、何首乌等。

3. 毒蛋白类

引起肝损害的化学成分为毒蛋白的中药有苍耳子、巴豆、蓖麻子、油桐子、相思子、天花粉、蜈蚣、蛇毒、蝮蛇、葛上亭长等。苍耳子所含的毒性蛋白可引起胃肠消化道中毒,严重者出现黄疸、消化道出血、肝脏肿大压痛,ALT、AST明显升高,病理组织学检查为肝脏退行性改变坏死。蓖麻子的毒性成分是蓖麻碱和蓖麻毒素(即蓖麻毒蛋白)。蓖麻毒素是一种细胞原浆毒,易使肝、肾等实质细胞发生混浊肿胀、出血及坏死。蓖麻毒蛋白的作用机制是阻断蛋白质的合成,和相思豆毒蛋白的机制相似;相思豆蛋白的毒性反应可使肝脏坏死、淋巴充血,这是由于相思豆毒蛋白通过失活核糖体亚单位最终抑制蛋白质的合成所致。

4. 萜类及内酯类

川楝子、大戟、马桑叶、艾叶、苦楝子等所含萜类及内酯类成分能引起肝损伤。川楝子的毒性成分川楝素,可引起急性中毒性肝炎,出现转氨酶升高、黄疸、肝大叩痛,病理检查出现肝细胞变形、胞质透明、胞核缩小、染色质融合成片、肝窦极狭窄、肝细胞索离散、胞核消失或变性。

5. 蒽醌衍生物类

有效成分为蒽醌衍生物的大黄、何首乌也能引起肝损伤。灌服或注射大黄蒽醌或大黄浸膏,能引起大鼠甲状腺腺瘤样变化,肝细胞退行性变性,肝静脉瘀血。大黄的毒性成分是其所含的蒽醌衍生物及鞣质等成分,长期服用蒽醌类泻药可致胶原纤维蓄积而导致纤维化。

6. 鞣质类

包括五倍子、石榴皮、四季青、诃子等。五倍子中含有大量水解鞣质对肝脏有直接毒性作用,其主要毒性成分为鞣质,其毒性损害程度与剂量呈正相关。长期使用五倍子可引起肝细胞脂肪变性,极大剂量则引起灶样性肝细胞坏死,肝小叶中心坏死、脂肪肝,甚至肝硬化,同时伴有肝功能及肝的生化指标异常。

7. 重金属类

朱砂、雄黄、轻粉、密陀僧、胆矾、铅丹等所含重金属为肝毒性成分。朱砂中的汞主要以硫化物形式即硫化汞存在。口服朱砂有少量汞能被胃肠道吸收,并分布于血液和全身多个脏器,引起血、心、肝、肾、脑蓄积性中毒。肝中毒表现为肝细胞肿胀、变性,局灶性坏死,ALT升高。

8. 其他毒性成分

藤黄、红茴香根、大风子、半夏、芫花、甜瓜蒂等所含酸类、醇类为毒性成分;细辛、艾叶、土荆芥、芸香、薄荷、麝香草等所含挥发油亦可导致肝损害。薄荷油的主要成分甜薄荷萜能快速而大量地消耗尽谷胱甘肽,且其代谢产物亦对肝细胞具有毒性作用。在摄入大剂量的薄荷油引起暴发性肝衰竭死亡病例的尸检中发现大块或亚大块肝坏死。

9. 中草药复方制剂

牛黄解毒丸、六神丸、壮骨关节丸、克银丸、复方青黛丸、天麻丸、血毒丸、追风透骨丸、防风通圣散、昆明山海棠片、骨仙片、养血生发胶囊、补肾乌发胶囊、首乌片、湿毒清、消咳喘、壮骨伸筋胶囊、增生平、地奥心血康、鱼腥草注射液、双黄连注射液、穿琥宁注射液、葛根素注射液、复方丹参注射液等药物。

第五节 ▷ 典型案例分析

病案一

余某,男,23 岁。

初诊日期:2011 年 1 月 31 日。

主诉:晨起胸闷、恶心、呕吐、乏力 20 余天。

现病史:2010 年 11 月发现结核性胸膜炎,遂予正规抗结核治疗。

刻诊:疲乏,消瘦,午后及夜间轻微潮热、盗汗,吸气时胸部疼痛,皮肤及巩膜明显黄染,纳呆,大便干,舌红,苔薄黄腻,脉弦。

既往史:既往体健,无肝炎等传染病病史,时有吸烟、饮酒等不良嗜好。

过敏史:无药物、食物过敏史。

辅助检查:2010 年 12 月 30 日检查肝功能提示:血清谷丙转氨酶(ALT)207 U/L,血清谷草转氨酶(AST)103 U/L,谷氨酰转移酶(GGT)72 U/L;乙型肝炎标志物阴性。继续服用抗结核药治疗。当天复查肝功能提示:ALT 520 U/L, AST 258 U/L, GGT 199 U/L,总胆红素(TBIL)45.5 μmol/L,直接胆红素(DBIL)19.9 μmol/L,间接胆红素(IBil)24.6 μmol/L,总胆汁酸(TBA)125.3 μmol/L,余无异常。

中医诊断:肺痨。

辨证分型:肝胆湿热证。

西医诊断:①结核性胸膜炎;②急性药物性肝损伤。

治法:原抗结核药治疗不变,中药给予加味茵陈蒿汤治疗。

处方:

茵陈、赤芍、车前草、金钱草、郁金、垂盆草、百部、五味子各 30 g,栀子、焦山楂、生山楂各 15 g,生大黄(后下)、柴胡、枳壳各 10 g。

14 剂,每天 1 剂,水煎服。

本方以茵陈、栀子、金钱草、垂盆草清利肝胆湿热;生大黄通腑泻浊,活血化瘀;车前草利湿退黄,体现了"治黄不利小便,非其治也"的理论;柴胡疏肝解郁,和解少阳而退热;枳壳宽胸理气;郁金行气解郁,凉血清心;百部润肺下气、止咳杀虫;焦山楂与生山楂健脾和中;五味子敛肺滋肾,生津敛汗,宁心安神。诸药合用,共奏通腑泻浊、利湿退黄、活血化瘀、疏肝健脾、行气止痛之功。

二诊:2011年2月14日

胸闷、恶心、乏力、盗汗等症较前均明显缓解,皮肤及巩膜轻微黄染,深吸气时胸部仅轻微疼痛,大便稍溏,舌嫩红,苔薄黄,脉细弦。

2月12日复查肝功能提示:ALT 56 U/L, GGT 102 U/L, DBIL 7.3 μmol/L,余无特殊。

处理:原抗结核药治疗不变。中药给予茵陈蒿汤和四君子汤加减治疗。处方:茵陈、赤芍、黄芪、太子参各30 g,栀子、车前草、郁金、垂盆草、百部、白术、茯苓各15 g,金钱草25 g,生大黄(后下)、柴胡、川楝子各10 g。14剂,每天1剂,水煎服。

因患者恶心、胸闷等症均减轻,食欲转好,大便微溏,故前方去枳壳及焦山楂、生山楂,且减轻了清热利湿退黄等药的剂量,而加用健脾益气的四君子汤,重点在扶正,兼顾清热利湿解毒;赤芍凉血活血,减轻肝细胞的炎症,促进胆红素代谢;川楝子疏肝,行气止痛,杀虫。

三诊:2011年2月28日

诸症均消失,未诉特殊不适。

2月25日复查肝功能提示:GGT 51 U/L(参考值7~50 U/L),余无异常。

治以中成药健脾丸、护肝片巩固疗效善其后。电话随访3月,患者复查肝功能正常,自觉无不适症状。2011年6月10日随访:患者已结束全程抗结核化疗药物的治疗,肝功能指标恢复正常。

分析:临床药物性肝损害轻则转氨酶升高,重则胆红素升高,是化学药物直接损伤肝脏所致,其病因、病机、辨证、治疗都有别于传统黄疸分类。因此,提出了"药疸"的新概念。常见药物诸如他汀类、抗结核病化疗药物等,由于患者体质、服药剂量和时间等因素,致使化学药物直接损伤肝脾,引起肝脏疏泄功能失常,胆液不循常道而外溢,进而发为药物性黄疸。更有甚者胆液淤积于胆道,久则化热,再加之药物损伤脾后,脾失健运,湿邪内蕴,与热相合,从而形成湿热内蕴证。部分阳性体质患者平素胃火偏旺,更易致湿热为患,如热毒壅盛,邪入营血,即为湿热瘀毒互结所致的气营两燔证,从而使患者表现为"阳黄"。而素体阳虚患者,药物损伤肝脾后易出现脾阳受损,运化水湿不利,致寒湿为患,即可表现为"阴黄",不过这种患者临床少见。但无论是何种体质患者,导致黄疸的根源是药物损害。"药疸"的治疗应以驱邪兼顾扶正为原则。具体治法为通腑泻浊、利湿退黄、活血消肿、柔肝健脾,临床常选用唐·孙思邈《千金要方·黄疸》中的茵陈蒿汤。钟教授对此方进行灵活加减,即为临床常用的加味茵陈蒿汤。其组成为茵陈、栀子、大黄、黄连、黄芩、金钱草、车前草、茜草、赤芍、五味子等。

病案二

患者为女性,46岁。

主诉:因"反复肝功能异常1年"入院。

患者 1 年前体检发现肝功异常,谷氨酰转移酶(GGT)为 90 U/L,丙氨酸氨基转移酶(ALT)为 37 U/L,天冬氨酸氨基转移酶(AST)为 35 U/L,碱性磷酸酶(ALP)为 98 U/L,总蛋白(TP)为 67.9 g/L,白蛋白(ALB)为 36.8 g/L,总胆红素(TBIL)为 9.4 μmol/L,直接胆红素(DBIL)为 2.5 μmol/L。患者因当时无自觉不适,未予以重视。4 个月前,患者查体发现 ALT 为 64 U/L,AST 为 67 U/L,GGT 为 185 U/L,ALP 为 162 U/L。

患者入院进一步完善检查。结果显示,乙肝表面抗原(HBsAg)阴性,抗丙肝病毒抗体(抗-HCV)阴性。在自身抗体检查中,抗线粒体抗体(AMA)为 1:80,抗核抗体(ANA)为 1:80,抗胃壁细胞抗体(APCA)阴性,抗平滑肌抗体(ASMA)阴性,AMA-M2、M4、M9 阴性,抗干燥综合征 A 抗原(SSA)抗体阴性,抗干燥综合征 A 抗原(SSB)阴性,抗 Sm 抗体(诊断红斑狼疮的特异性抗体)阴性,抗中性粒细胞胞浆抗体(antineutrophil cytoplasmic antibodies,ANCA)阴性。免疫球蛋白检查显示,IgM 为 4.51 g/L,升高,IgG、IgA、C3、C4 均正常。蛋白电泳检查显示 γ 球蛋白为 21.1%,升高,其余均正常。腹部超声检查示弥漫性肝损害。当时考虑为自身免疫性肝病,予熊去氧胆酸胶囊 250 mg 一天三次,用药 3 月后复查肝功能,ALT 为 70 U/L,AST 为 55 U/L,GGT 为 69 U/L,ALP 为 109 U/L,TP 为 74.2 g/L,ALB 为 46.8 g/L,TBIL 为 12.4 μmol/L,DBIL 为 2.3 μmol/L。

为进一步明确诊断收入院,患者自发病以来,无发热、皮疹、关节痛,无眼干、口干、口腔溃疡,无鼻出血及牙龈出血,无呕血、黑便,无陶土样大便。偶有乏力,休息后可缓解,食欲睡眠尚可。否认有高血压、糖尿病、冠心病病史,否认病毒性肝炎、结核病史及密切接触史。无输血史以及手术史。患者近 1 年余间断服用冬虫夏草、人参、灵芝等保健品。患者无饮酒史,无不洁饮食史。无疫区、疫水接触史,也无化学毒物接触史。婚育史及家族史无特殊。入院查体:皮肤黏膜色泽正常,无肝掌,无蜘蛛痣,全身浅表淋巴结无肿大。双肺呼吸音清,无公式音。心律齐,各瓣膜听诊区未及杂音。未见腹部平坦,腹软,无压痛、反跳痛及肌紧张,肝肋下未及,剑下可及约 3.0 cm,质软,无触痛,脾肋下未触及移动性浊音阴性,双侧肾区无叩痛,肠鸣音正常。双侧下肢无可凹性水肿。

初步诊断:肝功能异常(原因待查)。

入院后的血常规结果正常。HBsAg、抗-HCV 阴性,抗甲肝病毒、戊肝病毒抗体均阴性;抗 EBIgM 抗体及抗巨细胞病毒(CMV)IgM 阴性;甲状腺功能正常;铜蓝蛋白、α1 抗胰蛋白酶、铁蛋白正常。复查 ALT 为 52 U/L,AST 为 38 U/L,ALP 为 98 U/L,GGT 为 53 U/L,TP 为 63.4 g/L,ALB 为 40.5 g/L,TBIL 为 7.0 μmol/L,DBIL 为 2.1 μmol/L,胆固醇为 4.35 mmol/L,甘油三酯为 0.53 mmol/L。在自身抗体检查结果中,AMA-IgGM2、M4、M9 均阴性,ANA 为 1:160,抗内皮细胞抗体阴性,抗蛋白酶 3 抗体、抗髓过氧化物酶抗体、SSA、SSB、抗核糖核蛋白抗体及 Sm 均阴性,SMA 阴性,抗肝肾微粒体抗体、抗可溶性肝抗原/肝胰抗原抗体(SLA/LP 抗体)、抗肝细胞溶质抗原抗体(LC-1 抗体)也均阴性。超声检查显示弥漫性肝损害。

病史、临床症状及检查结果不支持病毒性肝炎、酒精性肝病、非酒精性脂肪性肝炎、肝豆状核变性、α1-抗胰蛋白酶缺乏症、血色病等肝病类型。患者为中年女性,AMA 阳性,结合 ALP 升高,高度怀疑原发性胆汁性肝硬化,但 AMA-M2、M4、M9 均阴性,入院进一步查自身抗体谱显示 AMA 为阴性,且患者病史中 ALP 仅轻度升高,结合患者无口干、眼干、发热、皮疹、关节肿痛等症状,原发性胆汁性肝硬化证据不足。结合患者用药史,药物性肝损伤导致肝功能异常可能性最大。为进一步证实上述分析,行超声引导下肝活检穿刺术。肝活检显示:肝细胞弥漫性水样变性,部分气球样变,少量肝细胞内色素颗粒沉着,散在少数点灶状坏死,有凋亡小体;肝窦内少量炎细胞浸润;汇管区轻度扩大,中等量炎细胞浸润,其中可见嗜酸性细胞及浆细胞,未见明确界面炎;小胆管增生,少数损伤。结论为慢性 DILI,病变程度相当于 G1S1,无自身免疫性肝病组织学证据。

明确诊断:慢性药物性肝炎。

嘱患者立即停用冬虫夏草、人参、灵芝等保健品。患者入院后复查肝功能,提示 ALT 轻度升高,AST、GGT、ALP、胆红素、ALB 均在正常范围内。给予复方益肝灵片(84 mg,一天三次)、熊去氧胆酸片(250 mg,一天三次)治疗。1 个月后复查肝功能降至正常,之后所监测的肝功能结果均正常。

分析:DILI 分为可预测性和不可预测性两种。前者主要是药物直接毒性作用所致,后者根据其发生机制又可分为代谢异常和免疫介导两类,即代谢特异体质和免疫介导型特异体质。免疫介导型特异体质性 DILI 又分为两种,第一种为过敏性特异体质性 DILI,主要表现为高敏现象,如发生速度快(多在用药数天至数周内发生)、发热、皮疹、关节痛,常有血嗜酸性细胞增多等,自身抗体少见;第二种为自身免疫性特异体质性 DILI,发生速度慢(常在用药数月后出现),自身抗体如 ANA、ASMA 等阳性,免疫球蛋白增多,主要影响中青年女性,易被误诊为自身免疫性肝病(AILD)。但诊断时要严格掌握 AILD 的诊断标准,符合自身免疫性肝病诊断标准者可诊断为 DILI 合并某 AILD,不完全符合者诊断为 DILI 合并自身免疫现象。多数患者的自身免疫现象随着 DILI 的缓解会自动消失,自身抗体滴度逐渐下降或转阴。该患者为长期服用中药保健品导致的慢性 DILI,伴有 ANA 阳性及 γ 球蛋白升高,无发热、皮疹、关节痛、血嗜酸粒细胞增多,属于自身免疫性特异体质性 DILI。此类患者因有自身抗体阳性及 γ 球蛋白升高,与自身免疫性肝炎鉴别主要依靠肝活检有无界面性肝炎及血清有无特异性自身抗体出现;因有 ALP 及 GGT 升高,与原发性胆汁性肝硬化鉴别主要依靠肝活检有无小叶间非化脓性破坏性胆管炎及血清 AMA-M2 是否为阳性。因此,对于此类患者除仔细询问用药史外,肝活检及特异性自身抗体为重要鉴别诊断依据。

该例患者的启示:①仔细询问患者服药史,除处方药外还要记录非处方药、中成药、保健品等;②通过文献了解可疑药物的肝毒性;③排除可起肝功能异常的肝胆系和非肝胆系疾病;④立即停用可疑肝毒性药物,并随访观察,必要时给予支持治疗及解毒剂;⑤不主张进行激发试验,因其往往会使肝脏再度受损。

病案三

患者女,24 岁。

2008 年 5 月 8 日诊断为"子宫附件炎",给予司帕沙星片口服每次 0.2 g,一天二次。用药第三天患者日晒后出现全身皮肤散在性红斑伴瘙痒,自用"皮炎平"外搽,红斑未消失,仍有瘙痒感。用药第四天起患者觉乏力、纳差、厌油、恶心欲吐、尿色黄，全身皮肤逐渐黄染。肝功能提示：转氨酶升高、胆红素高于正常。

考虑诊断：1.急性药物性肝炎，2.药物性皮疹。

嘱立即停用司帕沙星片，适当休息，避免日晒，进行护肝退黄治疗（肌苷、硫普罗宁、甘草酸二铵、茵栀黄）。三天后全身红斑消失，无瘙痒，但患者上述症状及全身皮肤黄染进一步加重，于5月25日住院治疗。

入院查体：体温38.8℃，脉搏92次/min，呼吸20次/min，神清，全身皮肤、巩膜黄染，余无异常。实验室检查：血常规：除红细胞及血红蛋白稍低于正常外余无异常。尿常规：胆红素（＋＋＋＋），尿胆原（＋），酮体（＋＋）。电解质 Na^+、K^+ 轻度降低。肝功能：TBIL 492.6 mmol/L，DBIL 268.9 mmol/L，ALT 782 U/L，AST 960 U/L，ALP 321 U/L，GGT 162 U/L，ALB 32.4 g/L。血凝 PT25.6S，PTA26.0％。肝炎病毒标志物及自身免疫性抗体阴性。B超提示肝内光点增粗，胆囊壁不光滑。

诊断：急性重型肝炎（药物性）。

治疗：给予护肝退黄（肌苷、硫普罗宁、甘草酸二铵、岩黄连）、促肝细胞生长素、胸腺肽、预防感染、输血浆等内科综合治疗。患者病情继续加重，后转入华中科技大学同济医学院附属襄樊医院肝病科，在内科综合治疗基础上，行血浆置换2次，总置换量6400 mL，病情得到控制，住院33天后症状消失，好转出院。

分析：司帕沙星是一种氟喹诺酮类抗生素，用药时经日晒易出现光毒性反应，表现为红肿、斑丘疹、皮肤瘙痒等，一般不需特殊处理，停止用药，避免日晒，症状可缓解。肝损害是司帕沙星另一不良反应，大多为肝功能轻度异常，加用护肝降酶类药物即可控制。而本例患者在使用司帕沙星一周后却出现严重肝损害，肝功能进行性恶化，肝脏衰竭。

药物性肝损害发病机制主要有：①药物在肝脏代谢过程中直接引起肝细胞的损害和坏死；②药物及其代谢产物干扰肝脏代谢过程，造成细胞结构损伤；③药物经胆汁排泄进破坏胆管上皮细胞，干扰胆汁分泌功能，导致胆汁淤积；④药物及其代谢产物与肝特异蛋白质结合为抗原，诱导变态反应。

分析本例司帕沙星致重型肝炎，其原因可能是多种机制致肝损害重叠呈放大效应，出现大块性或亚大块性肝坏死。通过本例报道，在使用司帕沙星过程中要加强肝功能监测，避免肝功能衰竭的发生。

（邱 华）

参考文献

［1］ Teschke R，Wolff A，Frenzel C，et al. *Herbal hepatotoxicity：a tabular compilation of reported cases*［J］. Liver Int，2012，32(10)：1543-1556.

［2］ Bunchorntavakul C，Reddy KR. *Review article：herbal and dietary supplement hepatotoxicity*［J］. Aliment Pharmacol Ther，2013，37(1)：3-17.

［3］ Licata A，Macaluso FS，Craxi A. *Herbal hepatotoxicity：a hidden epidemic*［J］. Intern Emerg Med，2013，8(1)：13-22.

［4］ Zhao P，Wang C，Liu W，et al. *Causes and outcomes of acute liver failure in china*［J］. PLoS One，2013，22；8(11)：e80991.

［5］ 李丰衣，李筠，肖小河. 中药药物性肝损害的研究现状［J］. 中华中医药杂志，2009，24(3)：265－269.

［6］ Navarro VJ. *Herbal and dietary supplement hepatotoxicity*［J］. Semin Liver Dis，2009，29(4)：373－382.

［7］ 中华医学会消化病学分会肝胆疾病协作组. 全国多中心急性药物性肝损伤住院病例调研分析［J］. 中华消化杂志，2007，27(7)：439－442.

第五章

自身免疫性肝炎

第一节 ▶▶ 病因与发病机制

自身免疫性肝炎是指因自身免疫系统靶向紊乱所导致的肝脏损伤性疾病,其特征为血清转氨酶升高、高丙种球蛋白血症以及自身抗体的产生,组织学检查显示界面性肝炎。自身免疫性肝炎的发病机制目前尚不明确,可能与遗传和环境因素等因素相关。自身免疫性肝炎在北欧白人中患病率约为 16.9/10 万人,年发病率为 1～2/10 万人,在中国尚无可靠统计数据报道,但随着诊断技术的发展与对本病认识的加强,确诊患者逐年增多。患者多为女性,全球男女性发病率之比为 1∶3～1∶4,任何年龄和种族均可发病。自 1950 年 Jan Waldenström 报道第一例自身免疫性肝炎病例以来,随着生物学与免疫学技术的不断进步,我们对自身免疫性肝炎的发病机理、病理特征和诊断治疗等方面的认识都取得了很大的进展,但是,其病因和发病机制尚未完全明确,在诊断和治疗方面也存在诸多的不足,临床疗效也不能说完全令人满意。所以,在明确本病的病因和机理,制定严格可行的诊断标准及开发有效的治疗方案和药物,仍需要临床及科研工作者的继续努力。

本病的病因及发病机制尚未明确,许多学者也曾通过多种途径建立动物模型,比如刀豆蛋白 A(Concanavalin A, Con A)诱导的小鼠肝炎模型和转基因小鼠模型等,但这些模型的诸多局限性限制了其应用:这些模型大都表现为急性而非慢性的肝炎,且病理过程中产生极少的自身抗体。目前认为,遗传易感性、分子模拟机制、免疫调节的遗传性异常以及环境或感染因素可能与自身免疫性肝炎的发病有关。简而言之,即某些因素在具有遗传易感性的个体体内触发了某些能引起自身免疫系统异常激活的病理过程。

(一) 遗传易感性

对本病易感性基因的研究主要集中于主要组织相容性复合体(Major Histocompatibility Complex, MHC),即编码主要组织相容性抗原的基因群组。DRβ 是 Ⅱ 类 MHC 分子的一条多肽链,负责为 CD4＋T 细胞递呈抗原。DRB 的等位基因包括 DRB10301、DRB10401、DRB10404 和 DRB10405,它们负责编码抗原结合位点第 67 到第 72 位的 6 个相同或相似的氨基酸序列(LLEQKR 或 LLEQRR),这正是与 Ⅰ 型自身免疫性肝炎易感性相关的等位基因。同样的机理，DRB10701 为Ⅱ型自身免疫性肝炎易感性的等位基因。DQB10201 与 DRB107 和 DRB103 之间存在明显的连锁不平衡，因此它可能是Ⅱ型自身免疫性肝炎的主要遗传决定基因。在南美洲，DRB11301 是与自身免疫性肝炎易感性相关的等位基因，它与本地区人群尤其是儿童长期反复暴露于甲肝病毒环境中而引起的自身免疫性肝炎相关。

在 MHC 之外，亦有许多基因多态性及点突变与自身免疫性肝炎的发病相关。在北欧和北美的白人患者中，细胞毒性 T 淋巴细胞抗原 4（Cytotoxic T-Lymphocyte Antigen-4，CTLA-4）的基因多态性与自身免疫性肝炎相关，但此相关性在南美及日本的患者中并不存在，说明在不同种族中，CTLA-4 基因多态性与自身免疫性肝炎的关系仍然需要进一步的观察。一种存在于肿瘤坏死因子-α(tumor necrosis factor-α，TNF-α)中的基因多态性与血清中基线和诱导产生 TNF-α 水平增高相关，这种基因多态性主要出现在年轻白人的自身免疫性肝炎患者中。没有这种基因多态性的患者对糖皮质激素治疗应答要好于存在此基因多态性的患者。

其他与自身免疫性肝炎相关的基因多态性包括：肿瘤坏死因子受体超家族（tumor necrosis factor receptor superfamily，TNFRSF）；白介素-2、4、6（interleukin-2、-4、-6）以及维生素 D 受体（vitamin D receptor，VDR）。酪氨酸磷酸酶（tyrosine phosphatase）CD45 的一个点突变也被证实与自身免疫性肝炎相关。随着诸如基因芯片技术等的成熟，我们未来会发现更多与自身免疫性肝炎相关联的新的基因。

（二）分子模拟机制

分子模拟是指病原体或者一些化学药品作用于机体时，由于病原体的抗原表位或者药品中某些化学成分与正常人体组织蛋白的抗原表位相同或相似，从而引起人体的免疫细胞活化，或抗体与组织抗原发生交叉反应，导致组织、器官的损伤。人体中存在一些自身反应性和不具有严格特异性的 T 淋巴细胞，它们一旦被活化，将会导致肝脏浸润的细胞毒性 T 细胞的扩增以及抗原敏感性的浆细胞产生自身抗体。已经被证实的会引起交叉反应的分子有：丙肝病毒抗原与自身来源的平滑肌和细胞核抗原的交叉反应；HLA-B51 与一些病毒以及微粒体抗原的交叉反应等。从机体感染病毒到临床发生自身免疫性病理改变的过程，可能会有较长的潜伏期。

（三）免疫调节的紊乱

CD4＋CD25＋调节性 T 细胞（Treg）为一群具有负向调控免疫系统的细胞群，通过抑制干扰素 γ（interferon gamma，IFN-γ）产生、促进抑制性细胞因子如 IL-4、IL-10、转化生长因子-β（transforming growth factor-β，TGF-β）的分泌来调节 CD8＋T 细胞的扩增与活化。Treg 细胞其中一个亚群细胞表面缺失 CD127 的表达，而此亚群被证明可能比 CD127＋Treg 细胞对免疫系统调控作用更强。在自身免疫性肝炎中，CD127－Treg 细胞亚群的数量减少，功能也下降。这种改变可能与遗传相关，因其存在于家族聚集性，且可在具有聚集特征家族的儿童中发现此现象。

自然杀伤 T 细胞（Natural killer T cells，NKT cells）具有调节免疫反应的功能，在自身免疫性肝炎中,它们的活性存在缺陷。NKT 细胞在正常肝脏中占淋巴细胞的 30％左右,它们通过诱导表型改变的肝脏细胞凋亡来调节细胞因子水平。NKT 细胞胞质内含有穿孔素和颗粒酶,不需预先激活即具有细胞毒作用,此外,NKT 细胞还能通过产生 IL-4 来抑制炎症,产生免疫负调控作用。在静息状态下,NKT 细胞表面表达均衡的激活性与抑制性受体,保证了 NKT 细胞在遇到细胞周围环境改变时具有被进一步激活或抑制的能力。比如 NKT 细胞表达的嘌呤受体 P2X7 可激活或抑制 NKT 细胞,这取决于嘌呤配体信号是被初始 NKT 细胞还是被活化的 NKT 细胞所接触。此外,NKT 细胞还具有调节 Treg 细胞分化的功能。虽然自身免疫性肝炎患者肝脏浸润 NKT 细胞数量比原发性胆汁性肝硬化(primary biliary cirrhosis, PBC)患者要少,但 NKT 细胞缺陷的动物模型在实验条件下不能引起免疫介导的肝脏疾病。NKT 细胞功能的多样性与不同环境因素的对 NKT 细胞功能的不同影响也提示 NKT 细胞在自身免疫性肝炎的发生、发展中具有一定作用。

IgG4 染色阳性的浆细胞在 35％的自身免疫性肝炎患者肝组织中可以检测到。这类人群血清中可以检测到更高水平的 IgG,且对糖皮质激素治疗的反应也发生更早,作用更持久。但是血清中 IgG4 的水平并不能作为自身免疫性肝炎的诊断依据,因为自身免疫性肝炎患者血清中的 IgG4 水平往往正常,只是在肝组织的浆细胞中水平升高。IgG4 与补体低亲和力结合,而且目前研究认为它并不能促进肝细胞损伤的病理过程。

第二节 中医辨证施治

(一) 中医病因病机

中医虽然没有关于自身免疫性肝炎的记载,但根据本病的临床表现及体征,可归为中医的"黄疸""胁痛""虚劳""症积"等范畴。本病发病有明显的性别差异,女性患者远比男性患者多,内经有云:"年四十而阴气自半",且女子历经经、带、胎、产、乳,往往阴气亏虚而发为诸症,提示本病可能与阴虚相关。《妇人大全良方》有云"妇人以血为本",《临证指南医案》指出"女子以肝为先天",肝为藏血之脏,司血海,主疏泄,具有储藏血液和调节血流的作用。肝脉所过之处,与冲任有密切关系,妇科疾病多为冲任损伤,而冲任损伤与肝的病变互为因果,因此本病与肝的阴血亏虚密切相关。本病另一特点为有遗传倾向且 Ⅱ型自身免疫性肝炎多发于儿童及青少年,"肾主先天",先天禀赋不足容易导致遗传性疾病的发生。肝肾之间关系极为密切,有"肝肾同源"之说。肝藏血,肾藏精。藏血与藏精的关系,实际上就是精和血之间存在着相互滋生和相互转化的关系。血的化生,有赖于肾中精气的气化,肾中精气的充盛,亦有赖于血液的滋养,所以说精能生血,血能化精,故又有"精血同源"之说。肝属木,肾属水,肝木之条达也有赖于肾水的滋养,在病理上,肝肾也常兼见为病。肾阴不足,无以养肝,肝木之气不舒或不足,"不通则痛"则为胀痛,"不荣则痛"则为隐痛;肝主筋,肝体失养,则致关节疼痛,四肢萎钝;"见肝之病,知肝传脾",肝病又易传之于脾,脾为后天之本,主运化,主肌肉,脾气一虚,易致食欲不振,纳呆腹胀,周身乏力,湿热熏蒸,气机不利,郁而化热,蕴结肝胆,胆汁外溢,而成黄疸;脾胃虚弱,无力运化水湿,凝聚为痰,痰湿留滞脉络,阻碍气血循行而成瘀;或久病耗伤气血,气血亏虚,气虚则血不行,而成瘀血,发为症积;脾为太阴湿土,喜燥恶湿,脾虚生湿,湿久不化,蕴蒸脾胃,往来反复,缠绵难愈。总之,本病病位在肝、肾,与脾、胃密切相关,病性为虚实夹杂,虚为肝肾阴虚、脾气亏虚,实为气滞、湿阻、血瘀。因本病病机、病性复杂,临床应辨证施治,用药应契合病机,多用补肝益肾之法,配合健脾益气,疏肝理气,清热利湿,活血化瘀之法。

(二) 辨证论治

1. 肝肾阴虚证

胁肋隐痛,腰膝酸软,头昏目眩,潮热盗汗,口咽干燥,双目干涩,五心烦热,失眠多梦,舌红,脉弦细数,苔少或无。

治法:补肝益肾,滋阴养血。

处方:滋水清肝饮加减。

熟　地 12 g	当　归 15 g	白　芍 30 g	炒枣仁 15 g
山萸肉 10 g	茯　苓 30 g	山　药 15 g	柴　胡 12 g
山　栀 9 g	丹　皮 9 g	泽　泻 15 g	

加减:胁痛明显者,加郁金、元胡以行气止痛;午后低热者,加地骨皮、百合以清热养阴;心烦不寐者,加合欢皮、远志;口干甚,时时欲饮水者,加石斛、玄参;纳差者,加炒三仙、鸡内金;头晕目眩者,加珍珠母、菊花;有鼻衄、齿衄等出血倾向者,加仙鹤草、地榆。

2. 肝郁脾虚证

胁肋胀痛,食欲不振,倦怠乏力,神疲懒言,食后腹胀,情志不遂,善太息,大便溏薄或干稀不调,舌淡,苔薄白或薄黄,脉弦或弦缓。

治法:疏肝理气,健脾和中。

处方:柴胡疏肝散加减。

| 柴　胡 12 g | 川　芎 15 g | 枳　壳 9 g | 白　芍 15 g |
| 香　附 15 g | 甘　草 6 g | 茯　苓 30 g | 郁　金 15 g |

加减:肝气郁结明显者,加川楝子、青皮;脾气虚弱明显者,加黄芪、薏米、砂仁;气郁化火者,加丹皮、栀子;腹泻者加白扁豆;腹胀重者,加炒三仙、内金。

3. 肝胆湿热证

两胁胀痛或隐痛不适,脘腹痞闷,恶心厌油,四肢困重,口苦口干,烦热,小便黄赤,或见身目黄染,大便秘结或稀溏不爽,舌质红,苔黄腻,脉弦滑数。

治法:清热利湿,疏肝利胆。

处方:茵陈蒿汤合龙胆泻肝汤加减。

茵　陈 30 g	栀　子 9 g	大　黄 6 g	黄　芩 9 g
柴　胡 12 g	龙胆草 6 g	车前子 30 g	泽　泻 15 g
郁　金 15 g	金钱草 15 g	虎　杖 30 g	赤　芍 15 g
丹　皮 9 g			

加减：恶心呕逆、头身困重者，加竹茹、半夏、藿香；腹胀者，加厚朴、枳壳、苏梗；黄疸甚者，加田基黄，并重用赤芍。

4. 瘀血内阻证

胁肋隐痛，痛处不移甚或痛若针刺，面色晦暗，颈面部可见朱纹赤缕，消瘦乏力，或可扪及胁下肿块，舌质暗红或有瘀斑，脉涩。

治法：活血化瘀，三姐通络

处方：膈下逐瘀汤加减。

桃 仁 9 g	红 花 9 g	川 芎 15 g	当 归 12 g
五灵脂 6 g	丹 皮 9 g	赤 芍 15 g	乌 药 6 g
元 胡 6 g	枳 壳 9 g	甘 草 6 g	

加减：脾气虚弱，周身无力者加白术、砂仁、党参；胁下症块日久者，加三棱、莪术；见鼻衄、齿衄等出血倾向者，加地榆、仙鹤草；口干低热、烦躁不安、入夜明显者，属阴虚血热，加生地黄、牡丹皮。

（三）中医药治疗自身免疫性肝炎的优势与不足

自身免疫性肝炎发病率较低，临床表现多样，也没有明确的疾病进展规律，因此，本病在祖国医学中的归属以及诊疗经验上都较为欠缺，这也给我们中医临床的治疗带来了一定的困难。但西医对于本病的认识也尚不能算完备，诊断治疗方面也存在诸多棘手的问题，这也为中医中药的介入治疗创造了条件，有利于发挥中医药的优势。

虽然多数患者对免疫抑制剂治疗存在良好的反应，但长期应用激素治疗会有一定的不良反应，停药后复发率高，可达 80%，且长期应用本身对患者来说也是一个很大的负担。在对轻症患者的治疗上，西医界也存在较大争议。这些都是中医药发挥其治疗优势的切入点。众所周知，中医药在调理免疫上具有良好的疗效，本病在本质上亦属免疫系统的紊乱，结合现代药理学研究，根据需要选用合理的方药控制病情，是目前中医药介入自身免疫性肝炎治疗的重要靶点。研究证明，中药具有多方面的免疫调节作用，如川芎、赤芍、当归、大黄、连翘、桃仁等具有免疫抑制作用，黄芪、人参、五味子、女贞子、枸杞子等具有增强网状内皮细胞功能的作用，人参、甘草、地黄、知母、肉苁蓉等具有类激素样作用等，在中医辨证治疗的基础上灵活配以上述药味，可以增强中药的治疗效果。对于不确定治疗的患者，可以尝试单用中医中药治疗，既避免了长期服用激素的不良反应，又能取得良好的临床疗效。而且随着病情的进展，如果出现变证或好转，我们也可以随时灵活调整治疗方案。

与此同时，中医药在本病的诊疗上同样存在一些难点。许多自身免疫性肝炎患者缺乏主诉，或症状不典型，只是在偶然的状态下才发现肝功能异常进而确诊自身免疫性肝炎，由于其"无证可辨"，因而造成导致对这部分患者"无药可用"的情况。如果单单进行辨病治疗，目前国内也无报道确切的某个方药对本病有良好疗效，所以也很可能无法取得满意的临床疗效。再者，某些有临床症状的患者，即使经过治疗，症状改善，也不意味着其病情的好转，如果患者的血清学、实验室和组织学检查未见好转甚或加重，那么也并不能代表中医药治疗效果好，甚至有可能延误患者的进一步的诊治。

总的来说,中医药对本病的治疗还是应该本着辨证与辨病相结合的原则,既要做到药随证变,又要做到药随病变。用药要结合现代药理学的研究进展,对疗效的评价也不能拘泥于症状的改善,还要结合血清学、实验室和组织学检查的结果综合判断,这也是中医中药介入现代疾病诊疗的基本要求。

第三节 ·▷ 西医治疗

(一) 临床症状

自身免疫性肝炎的临床表现多种多样,可从无症状到暴发型的肝衰竭起病,因此,对无症状或者轻症患者早确诊、早治疗至关重要。本病早期的典型临床表现有乏力、易疲劳、食欲不振及关节痛,但在初诊患者中,约 40% 无明显症状。对于无症状及轻症患者,可通过血清学检测和组织学检查确诊,但对这类特殊人群的治疗则存在争议。有研究显示,即使这些患者未接受免疫抑制治疗,十五年的生存率也超过 80%,其中部分患者有自发缓解倾向。但同时有 26%~70% 的无症状患者会随着疾病的进展出现相关临床症状,其十年的死亡率超过 10%;约一半的轻症患者会在十五年内进展为肝硬化,且其病情缓解倾向以及十年生存率都较经治患者低。因此,对无症状及轻症患者及早治疗和监控病情进展是非常必要的。

自身免疫性肝炎的临床表现不仅个体间存在明显差异,种族间的差异也较为明显。北美黑人患者中有 85% 发生肝硬化;日本患者的症状通常较轻但南美洲儿童患者症状往往比较严重。在阿拉斯加原住民中,疾病多为急性发作并伴黄疸;在北美原住民、亚洲、非洲、阿拉伯患者中则多为胆汁淤积型。造成种族差异的原因可能是多方面的,包括引起疾病的病原体、基因、社会经济状况、生活习性、医疗体系、就诊率等,这些都可能对临床症状的差异性造成影响。

(二) 病理改变

浆细胞浸润为主的界面性肝炎是自身免疫性肝炎的基本病变。界面炎程度往往范围较广,向小叶内纵深明显,桥接坏死也较常见,多为小叶中央区之间及小叶中央区与汇管区之间连接,少见汇管区-汇管区连接;小叶中央区可见融合性坏死,以溶解性坏死为主。界面炎、桥接坏死及小叶内融合性坏死周围可见肝细胞呈玫瑰花形改变,其周围往往围以大量单核细胞及塌陷的网状纤维;汇管区易见大量单核细胞浸润,其中浆细胞比例较多;窦周单核细胞浸润明显,以淋巴细胞聚集或串状浸润为主;胆管破坏不明显。汇管区及周围、桥接坏死区及小叶内有不同程度纤维化。

(三) 诊断

自身免疫性肝炎的诊断既是一个排除性诊断,又是一个综合性诊断,需要在排除其他疾病的基础上,综合考虑患者的临床症状、实验室检查、血清学检查以及组织学检查才能做出最后结论。

1. 临床、实验室、组织学评估

自身免疫性肝炎的诊断需要考虑临床症状、实验室检查结果并排除其他能引起肝脏炎症和肝硬化的因素。临床评估要纳入酒精摄入量和是否服用肝脏毒性的药物。实验室检查评估要包括转氨酶、碱性磷酸酶、白蛋白、γ球蛋白、胆红素的水平。由于无症状患者比例较大且其转氨酶水平通常较有症状患者低，要密切注意对此类患者的排查。组织学评估包括对肝硬化的诊断，因为有研究表明无症状和有症状患者肝硬化发生率接近。高达70%的无症状患者会随着疾病进展出现相关临床症状，因此，此类患者的定期复查至关重要，以便密切关注病情变化，及时用药治疗。

自身免疫性肝炎要排除其他能引起肝脏炎症的疾病，包括威尔逊氏症（Wilson disease）、α1抗胰蛋白酶缺乏症、病毒性肝炎，脂肪性肝炎以及其他一些能引起类似自身免疫性肝炎症状的自身免疫性疾病。肝组织活检对于疾病的确诊和用药具有较好的指导意义，但一般来说接受肝组织活检检查的患者较少。界面性肝炎是本病的一个重要特征，常常伴有浆细胞浸润，但无浆细胞浸润也不能排除本病的诊断。另外，活检检查也会发现有嗜酸性粒细胞、肝小叶炎症、桥接样坏死和多腺泡性坏死。除了在最为轻微的情况下，绝大部分患者都有不同程度的肝纤维化表现，严重者会有桥接样的纤维化甚至肝硬化。不同类型的患者也会有不同的组织学表现。与隐匿性的患者相比，急性重症肝衰竭的患者多表现为界面性或小叶性肝炎、肝小叶结构紊乱、肝细胞坏死、中心性坏死和亚大片坏死，而少有肝纤维化及肝硬化表现。若发现有脂肪变性或铁蓄积过量，则常提示其他诊断或叠加其他诊断，如非酒精性脂肪性肝病、威尔逊氏症、慢性丙型肝炎、药物性肝损害或遗传性血色素沉着症。

2. 血清学评估

外周血循环中自身抗体的存在是自身免疫性肝炎诊断和分型的特征性指标。主要的自身抗体有：抗核抗体（anti-nuclearantibody，ANA）、抗平滑肌抗体（anti-smoothmuscle antibody，SMA），抗肝肾微粒体抗体（anti-liver kidney microsomal type 1 antibody，anti-LKM-1）、抗1型肝细胞溶质抗原抗体（anti-liver cyrosol type 1，anti-LC1）等。在北美洲，96%的自身免疫性肝炎患者ANA和（或）SMA阳性，4%的患者anti-LKM-1和（或）anti-LC1阳性。而在欧洲，anti-LKM-1阳性患者比例比北美洲高。由于自身抗体并无疾病特异性，因此，低滴度者并不能排除自身免疫性肝炎的诊断，单纯的高滴度者也不能以此确诊。这些自身抗体阴性的个体可能会随着疾病的进展出现自身抗体阳性，或者有其他自身抗体阳性。自身抗体的滴度与病情的严重程度、进展程度、治疗应答之间也仅有不甚显著的相关性。

其他有助于对缺乏典型自身抗体患者进行确诊的包括抗可溶性肝抗原抗体（anti-soluble liver antibody，anti-SLA）、非典型的抗核周型中性粒细胞胞浆抗体（perinuclear staining antineutrophil cytoplasmic antibody，pANCA）等。非典型的pANCA曾被认为是原发性硬化性胆管炎（PSC）及炎症性肠病（IBD）的特异性指标，也被发现在自身免疫性肝炎中出现，有时甚至是唯一被检出的自身抗体。

anti-SLA 与抗肝胰抗原抗体(anti-liver-pancreas，anti-LP)在自身免疫性肝炎中曾被描述为两个独立的自身抗体，后来发现它们靶向同一个抗原，因此一般写作 anti-SLA/LP。anti-SLA 在 ANA、SMA 以及 anti-LKM-1 阴性的患者中可有检出，但在这些常规自身抗体阳性患者中其检出率较高，约为 75%。anti-SLA 阳性对自身免疫性肝炎的诊断具有很高的特异性，其检出往往代表病情较重，预后不佳。有助于自身免疫性肝炎诊断的自身抗体总结见表7。

表7　自身免疫性肝炎中常见抗体及其意义

抗体名称	靶抗原	可在何种疾病中检出	检出的意义
抗核抗体(ANA)	靶向多种抗原，如：染色质 核糖核蛋白 核糖核蛋白复合体	自身免疫性肝炎 原发性胆汁性肝硬化 原发性硬化性胆管炎 药物性肝损伤 慢性乙型肝炎 慢性丙型肝炎 脂肪肝	诊断Ⅰ型自身免疫性肝炎
抗平滑肌抗体(SMA)	细胞骨架抗原 丝状肌动蛋白 中间丝(波形蛋白/结蛋白)	同 ANA	诊断Ⅰ型自身免疫性肝炎
抗肝肾微粒体抗体(anti-LKM-1)	细胞色素 P450(2D6)	Ⅱ型自身免疫性肝炎	诊断Ⅱ型自身免疫性肝炎
抗1型肝细胞溶质抗原抗体(anti-LC1)	细胞质可溶性抗原亚胺甲基转移环化脱氢酶	Ⅱ型自身免疫性肝炎 慢性丙型肝炎	诊断Ⅱ型自身免疫性肝炎 预后与严重程度判断
抗可溶性肝抗原/肝胰抗原抗体(anti-SLA/LP)	细胞质可溶性抗原 tRNA (SER)Sec	自身免疫性肝炎 慢性丙型肝炎	诊断自身免疫性肝炎 预后与严重程度判断
抗线粒体抗体(AMA)	线粒体内膜 丙酮酸脱氢酶多酶复合物(E2)	原发性胆汁性肝硬化	自身免疫性肝炎与原发性胆汁性肝硬化的鉴别诊断
抗核周型中性粒细胞胞浆抗体(pANCA)	核纤层蛋白	自身免疫性肝炎 原发性硬化性胆管炎	当其他自身抗体阴性时，其检出有助于诊断Ⅰ型自身免疫性肝炎

自身抗体的类型是自身免疫性肝炎分型的依据。目前公认的分型有两型：Ⅰ型最常见，为经典型，发病无明显的地域差异和年龄特异性，其特征性抗体为 ANA、SMA，此型对免疫抑制疗法应答较好，复发率也较低；Ⅱ型相对少见，主要分布于欧洲及南美洲，患者多为儿童及青少年，其特征性抗体为 anti-LKM-1 和(或)anti-LC1，此型患者对免疫抑制剂治疗应答不佳且易复发。只有约 4% 的患者三种抗体在血清检测中均为阳性，所以这种分类较为合理。此外，还有专家学者将血清 anti-SLA 阳性的患者归为第Ⅲ型，此类患者最少见，血清 anti-SLA 阳性的患者有大约 75% 也伴随 ANA、SMA 阳性，且其病理特征与对糖皮质激素治疗的反应性与Ⅰ性类似，故也有学者将其归为Ⅰ型，认为此型乃Ⅰ型的变种。Ⅰ型、Ⅱ型的区别详见表8。

x

表 8 Ⅰ型、Ⅱ型自身免疫性肝炎的区别

	Ⅰ型	Ⅱ型
特征性自身抗体	ANA SMA	anti-LKM-1
分布的地域性	全球	欧洲及南美洲
发病年龄	所有年龄阶段	儿童、青少年多见
男女比例	1：3～1：4	1：10
临床表现	多样，可从无症状到重型肝炎	通常较严重
组织病理学特征	界面性肝炎，程度可从轻度至肝硬化	通常进展程度较高，多为明显炎症至肝硬化程度
治疗失败比例	较低	较高
停药后复发概率	不确定	较常见
长期维持治疗的必要性	不确定	几乎都需要

国际自身免疫性肝炎小组（International AIH Group，IAIHG）于 1993 年提出并于 1999 年修订了自身免疫性肝炎的描述性诊断（见表 9）和评分系统（见表 10）。

本积分系统考虑了自身免疫性肝炎的临床表现、实验室检查与组织学检查，并包括了对糖皮质激素治疗的应答情况。确诊和疑诊的区别主要在于血清 IgG 的水平、自身抗体的滴度、酒精摄入量、有无应用肝脏毒性药物以及能引起肝损伤的感染因素。但由于我们对自身免疫性肝炎的认识的局限性，至今没有特异性的诊断指标，所以对于这些典型自身抗原阴性

表 9 IAIHG 1999 年自身免疫性肝炎描述性诊断标准

特 征	确 诊	疑 诊
肝组织学	中度或重度的界面性肝炎，伴或不伴小叶性肝炎或中央区-汇管区桥接坏死，但需不伴胆管病变或明确的肉芽肿或其他提示不同病因的主要病变	同"确诊"栏
血清生化检查	血清转氨酶的任何异常，特别是（非排除性的）血清碱性磷酸酶不显著升高。血清 α1-抗胰蛋白酶、血清铜和铜蓝蛋白浓度正常	同"确诊"栏，但如果威尔逊氏症被排除后，可包括血清铜和铜蓝蛋白浓度异常的患者
血清免疫球蛋白	总血清球蛋白或 γ 球蛋白或 IgG 浓度超过正常上限的 1.5 倍	血清球蛋白或 γ 球蛋白或 IgG 浓度超过正常上限的任何升高
血清抗体	血清 ANA、SMA 或抗 LKM-1 抗体滴度大于 1：80。较低的滴度（特别是抗 LKM-1）在儿童中有显著意义	同"确诊"栏，但滴度为 1：40 或以上。这些血清抗体阴性，但也包括其他特定的抗体阳性者
病毒标志物	现正感染的甲、乙和丙型肝炎病毒标志物阴性	同"确诊"栏
其他致病因素	平均酒精摄入量少于 25 g/天。最近无已知的肝毒性药物服用史	酒精摄入量少于 50 g/天，最近无肝毒性药物史。如果有确切的证据表明在戒酒和停用药物后持续存在肝损害，摄入较多酒精的患者或最近服用肝毒性药物的患者也可包括在内

摘自 Alvarez F，Berg PA，Bianchi FB，et al. J Hepatol 1999,31：929-938.

表 10　IAIHG 1999 年修正的自身免疫性肝炎诊断积分系统

性别	女性	+2	HLA	DR3 或 DR4	+1
ALP（正常上限倍数）：AST（或 ALT）（正常上限倍数）的比值	>3	−2	其他免疫性疾病	甲状腺炎、结肠炎等	+2
	<1.5	+2			
血清 γ 球蛋白或 IgG 与正常值的比值	>2.0	+3	其他特异性自身抗体阳性	SLA, LC-1, ASGPR, pANCA	+2
	1.5~2.0	+2			
	1.0~1.5	+1			
	<1.0	0			
ANA, SMA 或 anti-LKM-1 滴度	>1：80	+3	肝脏组织学检查	界面性肝炎	+3
	1：80	+2		主要为浆细胞浸润	+1
	1：40	+1		肝细胞呈玫瑰花结样改变	+1
	<1：40	0		无上述改变	−5
AMA	阳性	−4		胆管改变	−3
肝炎病毒标志物	阳性	−3		其他改变	−3
	阴性	+3			
肝损药物史	有	−4	对治疗的反应	完全	+2
	无	+1		复发	+3
平均酒精摄入量	<25 g/天	+2	治疗前评分：	确诊 >15	疑诊 10—15
	>60 g/天	−2	治疗后评分：	确诊 >17	疑诊 12—17

摘自 Alvarez F, Berg PA, Bianchi FB, et al. J Hepatol, 1999;31:929-938.

但具有自身免疫性肝炎特征（比如糖皮质激素治疗有效）患者的诊断，还需要其他一些指标来完善。另有一些患者上述自身抗体均为阴性，需要在正确运用评分系统的情况下进一步结合临床、实验室及组织学检查来明确诊断，或对疑诊病例试用糖皮质激素治疗。

该积分系统对于评估无症状和临床表现不典型的患者具有明显的优势，但其劣势也是显而易见的——评分项目繁多且复杂，这也制约了其临床的运用。因此，基于上述评分系统，该小组在 2008 年提出了一个简化的积分系统（见表 11）。

表 11　自身免疫性肝炎简化诊断标准

变量	标准	分值	备注
ANA 或 SMA	1：40	1分	
ANA 或 SMA 或 anti-LKM-1 或 SLA	1：80 1：40 阳性	2分	多项同时出现时最多 2分；
IgG	>正常值上限	1分	
	>1.1 倍正常上限	2分	

续表

变量	标准	分值	备注
肝组织学	符合 AIH 典型 AIH 表现	1分 2分	界面性肝炎、汇管区和小叶内淋巴浆细胞浸润、肝细胞玫瑰样花结被认为是特征性 AIH 组织学改变,3项同时存在时为典型 AIH 表现
排除病毒性肝炎	是	2分	≥6分:AIH 可能 ≥7分:确诊 AIH

摘自 Hennes EM, Zeniya M, Czaja AJ, et al. *Simplified criteria for the diagnosis of autoimmune hepatitis*[J]. Hepatology, 2008;48:169-176.

简化的积分系统临床应用简便,只要评估 4 个因素即可:自身抗体水平、血清 IgG 水平、肝脏组织学特征以及排除病毒性肝炎。简化积分系统考虑的项目远远少于原始的积分系统,所以其灵敏度较后者低(95% 对 100%),但其特异性和精确度也更高(分别为 90% 对 73%,92% 对 82%)。虽然简化积分系统未考虑对糖皮质激素治疗的应答,但其更适用于排除其他伴有自身免疫性现象的疾病。对于临床应用来说,具体应用哪个评分系统,还需要进一步结合实际情况综合考虑。

(四) 治疗

目前我们临床常用的诊疗指南为 2010 年美国肝病学会(American association for the study of liver diseases,AASLD)和 2011 年英国胃肠病学会(British society of gastroenterology,BSG)制定的自身免疫性肝炎诊断和治疗指南。糖皮质激素的单用或与硫唑嘌呤的联用为目前治疗自身免疫性肝炎的标准方案。通常提倡泼尼松(龙)和硫唑嘌呤的联合治疗,从而减低糖皮质激素的用量和不良反应。

1. 绝对需要治疗指征

有研究证实,血清 AST 大于十倍正常值上限或 AST 大于五倍正常值上限且 γ 球蛋白大于两倍正常值上限的患者,如未经治疗,半年内的死亡率为 60%。此外,组织学检查发现有桥接样坏死或多小叶坏死的患者如未经治疗,有 82% 进展为肝硬化,且五年生存率只有 55%。这些实验室或组织学检查结果均为糖皮质激素治疗的确切指征。一些典型的临床表现(比如乏力、关节痛等)伴有肝脏炎症也是治疗的确切指征,而不用考虑其他检查指标。

2. 相对需要治疗指征

对于无症状、轻症以及实验室、组织学检查指标轻度异常的患者来说,自身免疫性肝炎的自然史具有不确定性。相关的前瞻性的随机对照临床试验尚未开展,因而对这部分患者的治疗方案仍然没有一个统一的结论,也没有针对此类患者的指导方案。无症状的非活动性肝硬化患者即使未经治疗也可能有极好的生存质量,无肝硬化的无症状的患者十年生存率也超过 80%。但是,在轻症患者中,不用药的人群自发缓解率要远远低于用药人群,且发生自发缓解的过程也较为缓慢,且其十年生存率也较后者为低。鉴于上述原因,加之轻症患者对糖皮质激素治疗反应也通常较好,为了防止今后病情进展,对无治疗禁忌证的患者建议尽快进行治疗。对于种种原因不能接受治疗的患者，也应密切随访，以便及时介入治疗。

3. 无需治疗指征

糖皮质激素治疗只对临床、实验室或组织学检查有活动性肝脏炎症证据的患者有效，而非活动性的晚期肝硬化患者非但不能从治疗中获益，还存在药物诱导的低蛋白血症和高胆红素血症等风险。伴随不稳定型糖尿病、椎体压缩、精神异常或严重的骨质疏松的患者在接受糖皮质激素治疗前，应严格评估治疗风险。硫唑嘌呤也应避免应用于白细胞减少以及嘌呤甲基转移酶活性缺陷的患者。

4. 儿童治疗

儿童治疗的指征与成人大致相同。但是，本病的进程在儿童中往往比在成人中要更快、更严重，这可能是由于确诊的延误或同时伴随有其他免疫性疾病，如自身免疫性硬化性胆管炎。多大一半以上的儿童在确诊时已发生肝硬化，且在成人中常见的轻症型患者在儿童中却很少见。已有证据表明在延误诊断、治疗的患儿中，病情进展快且预后不佳，这也提示了我们对儿童患者确诊即用药的重要性。有晚期肝硬化但没有活动性炎症证据的患儿没有从治疗中获益的证据，但对其他情况来说，只要确诊自身免疫性肝炎，就应该予以治疗。对于诊断存在疑问的患儿，应当充分参考专业医师的意见，再确定是否开始糖皮质激素治疗。

对于有确切治疗指征以及虽无确切治疗指征但在充分进行评估后决定开始免疫抑制治疗的患者，应当尽早开始治疗。目前中国常用的糖皮质激素治疗方案见表12。对于已经出现细胞减少、巯基嘌呤甲基转移酶缺乏、对硫唑嘌呤不耐受、恶性肿瘤患者、妊娠期妇女、急性起病以及短期治疗（6个月内）的患者建议单独使用激素治疗。对于那些绝经后妇女或患有骨质疏松、高血压、脆性糖尿病、肥胖或精神状况不稳定以及长期治疗（超过6个月）的患者则建议使用联合治疗方案。在已有的临床研究中发现，泼尼松龙单药治疗时可能带来更多的不良反应。20%～50%患者出现库欣综合征，15%～20%患者发生糖尿病，另有5%～10%发生精神病、高血压、白内障及骨质疏松导致的椎体压缩。严重的不良反应发生率较低，且通常发生在长期维持治疗的患者身上。大约13%的患者因为无法耐受不良反应而停药，这其中约一半的患者是因为外貌改变或肥胖。而泼尼松联合硫唑嘌呤治疗时仅有5%左右的患者出现不良反应。硫唑嘌呤的不良反应包括胆汁淤积型肝炎、胰腺炎、恶心、呕吐、皮疹、机会性感染、骨髓抑制以及肿瘤。约有5%的患者应用硫唑嘌呤出现早期的不良反应，包

表12 自身免疫性肝炎常规治疗方案

时间	单药治疗	联合治疗	
	泼尼松（龙）（mg/天）	泼尼松（龙）（mg/天）	硫唑嘌呤（mg/天）
诱导阶段			
第1周	60	30	50
第2周	40	20	50
第3周	30	15	50
第4周	30	15	50
维持阶段	20	10	50

括恶心、呕吐、关节痛、发热、皮疹和胰腺炎等,这往往导致治疗的终止。总体来说,硫唑嘌呤相关的不良反应的发生率约为25%,10%患者不得不停药,尤其是肝硬化患者。硫唑嘌呤最常见的不良反应为骨髓抑制,故应在随访过程中严密监测患者外周血白细胞和中性粒细胞计数。这些不良反应通常都可通过减少剂量或终止治疗而缓解。硫唑嘌呤另一个严重但发生率低的不良反应为腹泻,其发生机制与吸收不良和小肠绒毛萎缩有关,也可通过停药缓解。对不能耐受硫唑嘌呤或对硫唑嘌呤应答不佳的患者,有时用6-巯基嘌呤可获得较好疗效。所有患者均建议补充维生素D和钙剂。

对于无症状、实验室和组织学轻度异常的成人自身免疫性肝炎患者可考虑行免疫抑制治疗,但治疗方案应个体化并权衡潜在的治疗风险。对于轻微或无疾病活动的患者和非活动性肝硬化患者,无需免疫抑制治疗,但应长期密切随访(如每3个月定期随访一次)。

由于缺乏随机的临床对照试验,对儿童自身免疫性肝炎方案的制订没有像成人那样具有足够的结果支持。但目前开展的实验表明,儿童的治疗方案与成人相比并没有特别的差异,但考虑到长期应用激素对骨骼发育和容貌的形象,更推荐泼尼松联合硫唑嘌呤治疗。其中,泼尼松剂量为1～2 mg/kg/天,最大剂量60 mg/天;硫唑嘌呤为1～2 mg/kg/天。并不推荐单独使用硫唑嘌呤的维持疗法,但对于不能耐受完全停药的患儿来说,此种方案有一定的应用前景。

美国FDA将硫唑嘌呤定为妊娠D级,在实验中也证实硫唑嘌呤对孕鼠有致畸作用。硫唑嘌呤对人胎儿的致畸作用尚存在争论,即使目前没有新病例报道其致畸性,也没有证据表明服用硫唑嘌呤对母乳喂养的婴儿有不良作用,但同时也缺乏有足够说服力的试验证实其实安全的。因此,在准备妊娠和妊娠期的患者应尽量避免使用硫唑嘌呤,而是单独使用糖皮质激素疗法。自身免疫性肝炎在孕期会有一定程度的缓解,这可能与雌激素水平升高有关。病情缓解者可考虑药物减量甚至停药。但在产后,因为雌激素水平的下降,病情可有加重。为了防止此种情况出现,建议在预产期前两周恢复常规剂量的治疗。

进行免疫抑制治疗后,一般会发生四种常见的结果,包括临床、血清学、组织学缓解,不完全应答,治疗失败以及药物毒性,对这四种结果的定义及采取相对应的措施见表13。

表13 初始免疫抑制治疗终点与相应措施

治疗终点	标准	应对措施
缓解	症状消失,血清转氨酶、胆红素和γ球蛋白恢复正常水平,肝组织学复常或处于非活动性肝硬化状态	在大于6周的时间内逐渐停用泼尼松;撤药期间每3周检测一次血清AST或ALT、总胆红素和γ球蛋白的水平,停药后每3月复查一次;之后的1年内甚至终生,建议每半年复查一次相关实验室指标
治疗失败	尽管考虑到存在治疗相关并发症,但临床表现、实验室指标和肝组织学仍进一步恶化;进行性升高的黄疸、腹水或肝性脑病	泼尼松60 mg/天或泼尼松30 mg/天+硫唑嘌呤150 mg/天联合治疗至少1个月;指标改善后每月将泼尼松减量10 mg,硫唑嘌呤减量50 mg直至达到标准化治疗剂量

续表

治疗终点	标准	应对措施
不完全应答	经 2～3 年治疗后,尽管考虑到存在相关并发症,但临床表现、实验室指标和肝组织学并无或仅轻微改善;上述指标并无进一步恶化	泼尼松剂量每月减少 2.5 mg 直至最低维持剂量(≤10 mg/天)以防血清 AST 或 ALT 的恶化;激素耐受时,硫唑嘌呤(2 mg/kg/天)可作为替代疗法
药物毒性	进行性发展的容貌严重变化、症状性骨质疏松、情绪不稳、控制不佳的高血压、不稳定性糖尿病或进展性血细胞减少	药物减量或停用;使用可耐受的药物以合适剂量维持治疗

对于缓解患者,应逐步考虑停药。但停药就要面对复发的问题。复发意味着治疗缓解后疾病的再活动,通常表现为血清 AST 超过正常值上限 3 倍以上和(或)γ 球蛋白超过 2 g/dL。这些变化通常伴随界面性肝炎的再出现,甚至不需要肝组织活检即可认定复发的发生。多次复发患者与初治后持续缓解的患者相比,进展为肝硬化的概率(38%对 4%)以及因肝衰竭致死率和肝移植率(20%对 0%)均较高。此外,复发的次数与疾病的进展和不良的预后有一定相关性。相对于维持缓解的患者来说,停药复发需要再次治疗的患者更容易发生药物相关的不良反应(54%对 26%)。据统计,停药后复发的概率在 80%左右。避免多次复发引起不良预后的最重要的时间在于第一次复发后。较好的处理方式是在复发后重新应用泼尼松和硫唑嘌呤治疗,直到重新发生临床与实验室指标的缓解,然后逐步减少泼尼松用量同时增加硫唑嘌呤用量。硫唑嘌呤的增加幅度为每天 2 mg/kg,而后作为长期地维持治疗。使用本方案的成人中,有 87%在 67 个月后仍能维持缓解。进一步的肝组织活检显示 94%的患者为非活动性或最低活动性的组织学改变;糖皮质激素相关性不良反应在大部分患者中改善甚或消失;药物的耐受性也较好。最常见的不良反应为停药后的关节痛,发生率约为 63%。骨髓抑制发生率为 7%;淋巴细胞减少症发生率为 57%;与治疗无明确相关性的肿瘤发生率为 8%。本方案一个明显的优势是避免了应用糖皮质激素带来的不良反应。此外还有一个替代性方案:使用能维持血清 AST 在正常范围内或至少低于三倍最高值上限的最低剂量的泼尼松。控制 AST 水平在三倍正常值上限以下能降低界面性肝炎发生的概率,且每天使用 10 mg 以下剂量的泼尼松通常能获得良好的长期耐受。87%的患者可耐受每天使用 10 mg 或更低剂量的泼尼松。长达 149 个月的随访证明此方案预后良好,显示其可应用于临床的良好前景。最初使用常规方案治疗出现药物相关不良反应的患者中,有 85%在应用低剂量泼尼松维持方案后不良反应减轻或消失,且未发现有新的不良反应发生;生存率与复发后重新应用标准剂量治疗的患者相比也未发生变化。本方案最大的优势是对有生育需求的年轻患者来说,避免了长期应用硫唑嘌呤带来的致癌与致畸风险。此外,布地奈德作为一种能减轻激素治疗不良反应的泼尼松替代品,其应用价值正在被评估。

儿童治疗后复发的特征为停药后任何形式的肝脏炎症的再发生,其发生率较成人接近或更高。对于儿童患者复发的处理,也推荐在重新抑制疾病活动后使用无限期的低剂量维持治疗,方案可选用泼尼松联合硫唑嘌呤或 6-巯基嘌呤。单独应用硫唑嘌呤的方案也是一种选择。

　　自身免疫性肝炎的治疗是一个较长期过程，一般来说最短疗程为 24 个月。为了防止停药复发，推荐长期低剂量维持治疗。由于很少患者能接受治疗肝活检，使停药指征较难把握。血清 IgG 水平在一定程度上反映了体内免疫应答的强度，应注意观察，必要时可作为停药时的参考。当患者应答不完全或治疗失败时，可适当加大糖皮质激素或硫唑嘌呤剂量。但应注意中国人对于糖皮质激素和硫唑嘌呤的耐受性可能不如欧美国家，所以对药物剂量的调整应谨慎，如确需调整，应严密监测各项安全性指标，并和患者及其家属充分沟通有关治疗的利弊和潜在的风险。

　　此外，对于治疗失败或者持续应答不完全的患者，可考虑使用其他替代性药物治疗。已经有使用经验的药物包括钙调磷酸酶抑制剂（如环孢素 A、他克莫司等）、抗代谢药物（吗替麦考酚酯、环磷酰胺、甲氨蝶呤、6-巯基嘌呤等）、糖皮质激素二线用药（布地奈德、地夫可特等）以及熊去氧胆酸等。只有熊去氧胆酸经过了随机对照临床试验的验证，结果显示它与布地奈德的治疗效果均不佳。吗替麦考酚酯和环孢素 A 的使用经验最多，前者被认为最用应用前景。能耐受吗替麦考酚酯的患者中有 39% 到 84% 的患者可获得缓解，但是有 34% 至 78% 的患者不能耐受其不良反应，包括恶心、呕吐、胰腺炎、皮疹、脱发、深静脉血栓形成以及腹泻等。目前来说，对这些替代性药物的使用目前仍缺乏足够的循证医学证据，因此，还需要进一步的大样本、多中心的研究以确定其在临床应用于自身免疫性肝炎治疗的安全性与有效性。

　　对于起病时即出现肝脏失代偿、病情严重且药物治疗后血清转氨酶无明显改善者应考虑肝移植，特别是爆发性肝衰竭起病者。此外，肝移植指征还包括治疗过程中出现肝功能失代偿的临床症状（腹水、肝性脑病或肝肾综合征）或发生肝细胞癌；MELD 评分大于 15 分或 Child-Pugh 评分大于 10 分。多个研究表明，肝移植术后患者五年或十年生存率在 75% 左右。泼尼松加用一种钙调磷酸酶抑制剂为肝移植后最常用的免疫抑制治疗方案，最常用的钙调磷酸酶抑制剂为他克莫司，其次为环孢素 A。

　　总而言之，自身免疫性肝炎仍然存在诸多问题亟待我们的探索和发掘。诊疗方案的不断更新仍然无法覆盖到我们临床中所面对的所有问题，比如相当比例患者的确诊、Ⅱ型自身免疫性肝炎发病机制与治疗药物，应答不佳患者诊疗方案的明确，长期维持治疗的必要性和安全性且不论长期服药对患者来说也是一个极大的负担，这些问题都存在着较大的争议。随着生物学与免疫学技术的快速进步、对疾病认识的不断加深以及新的治疗药物的研发等，我们相信在不久的将来定会攻克这些难题。

第四节　>> 名家经验介绍

　　鉴于本病起病时症状多样，可从无症状到急性起病甚见重症肝炎起病，且中医对本病认识缺乏足够的理论支持，故一直以来医家对本病的论述是百家争鸣，没有统一的意见，也导致了临床应用缺乏统一的中医诊疗标准。

（一）王朋福治疗自身免疫性肝炎经验

王朋福认为脏腑功能下降，气血调节虚弱，阴阳不平衡并发导致肝胆脾胃经脉气血积淤，最终肝肾功能受损，经络失调，发为此病，病情虚实夹杂，缠绵难愈。他认为自身免疫性肝炎大致分为五型：湿热中阻型，湿重于热型，气滞血瘀型，肝肾阴虚型和寒湿黄疸型。根据每种病理型的不同，应用的药物也不同，但始终应将防止肝纤维化、肝腹水置于治病之最终目的。他根据各大医学家的临床经验得出，当归、桃仁、川芎、赤芍、丹参、益母草、穿山甲、连翘、水蛭等都具有一定的免疫抑制效应，临床使用时可以酌情多予考虑，因中药的利用不仅可以对于西药的治疗效果进行一定的巩固，还可以减少西药的不良反应，加强药物作用时间，延缓疾病进程，防止疾病的复发。因此，在自身免疫性肝炎的治疗中，要综合中医和西医的治疗优势，中药在有效弥补西医治疗的缺陷的同时，还能更加有效的抑制病情的发展和各种并发症的产生。如果能在辨证基础上做到辨病治疗，或许能在中医药治疗自身免疫性肝炎方面取得新突破，打破仅靠西医激素治疗的局面。

（二）徐慧媛治疗自身免疫性肝炎经验

徐慧媛认为自身免疫性肝炎病位在肝胆、脾、肾，推测其病机主要为禀赋不足或劳伤脾胃，以致脾胃运化失常，湿邪内生，湿从热化，湿热蕴结，累及肝胆，熏蒸胆汁外溢皮肤入血则身目发黄；阻滞气机则胁肋疼痛；迫血妄行则齿衄、蜘蛛痣；结为瘕积则肝脾肿大；久病及肾，阴虚火旺则低热不退。即内有脾虚肝郁、肝肾阴虚，外有湿热、瘀血为患，虚实夹杂。自身免疫性肝炎属本虚标实之症，故治疗上应攻补兼施，权衡适度。即疏肝不忘柔肝养血，利湿不忘健脾益肾，退黄清热不要过于寒凉免伤后天脾胃。本病病程较长，常见有面色晦暗（即慢性肝病面容）、面部赤缕、蜘蛛痣、朱砂掌、皮肤紫斑、胁下痞块、妇女闭经、舌质偏暗或舌边可见瘀点、瘀斑等瘀血征象，这是久病入络所致，临证还要注意活血化瘀的应用。

（三）施伯安治疗自身免疫性肝炎经验

施伯安等认为内外因相合发为本病，内因主要禀赋不足，以肝肾阴虚者多，外因为感受外邪，尤其风热毒邪，耗津伤阴，加重阴虚病理变化，阴虚生内热，二热相加化生为火邪，火邪灼伤肝络，从而造成肝脏损伤，从而演变出临床上的诸多证候，因此，治疗上以滋补肝肾之阴为主，常用处方为六味地黄汤。出现黄疸当分阴黄、阳黄不同，但绝大多数为阴黄，这种阴黄不完全表现为脾肾阳虚的寒重湿性黄疸。也有很大一部分黄疸者黄色晦暗，面色晦滞而有低热、口渴、咽干、目涩、腰膝酸软等阴虚的证候。所以治疗 AIH 黄疸即使阴黄症也不能局限于温阳化湿，可在滋阴清热基础上加活血化瘀药等取效。另外，目前研究已证实中药有很好的免疫调节作用，如黄芪、人参、白术、茯苓等具有增强免疫功能的作用；生地、山萸肉、何首乌。酸枣仁、百合、丹参、白芍、当归，降低 γ 球蛋白血症作用；丹皮、桃仁、红花、赤芍、白茅根、大黄等有体液免疫抑制作用，促进免疫复合物的清除。临床上结合中医病证适当采用，达到调整免疫功能的作用。

（四）高丽英治疗自身免疫性肝炎经验

高丽英认为本病以脾虚为本，湿邪为标，久病及血，脾虚贯穿始终为主要病机，将本病分为脾虚失蕴、肝郁脾虚、瘀血内阻三型。治疗上，应依据中医理论，辨证施治，从调理脾胃，疏利肝胆，活血去瘀，辅以心理疏导治疗自身免疫性肝炎取得了良好疗效，且具有疗效持久，不易复发，不良反应小的优点，弥补了西药之不足。

（五）张玮治疗自身免疫性肝炎经验

张玮等认为本病病因病机可以归纳为湿、毒、虚、瘀，患者素体亏虚加之外感疫毒、情志失调，导致肝失疏泄，脾失健运，肝肾不足渐至瘀血阻络之症。在此认识的基础上研发的调免Ⅰ号方以《太平惠民和剂局方》所载四物汤为基础，药用生地黄、赤芍药、川芎、当归、垂盆草、黄芪、甘草等，标本同治，虚实兼顾，方奏化瘀补虚、解毒养阴疏肝之功，且组方中的药物经现代药理研究证实对人体的免疫功能均有一定的调节作用。经实验验证，调免Ⅰ号对患者的舌苔、脉象、其他临床症状的改善及显效率的提高均有明显作用，且没有激素治疗的不良反应。

（六）金实治疗自身免疫性肝炎经验

金实教授认为本病以情志、饮食、他病等内伤为主，伤及肝脾致气血阴阳亏损、正气虚弱，机体免疫功能处于失调状态，复感湿热、疫毒之邪，肝络郁滞而发病。此病多有热毒之邪留伏，故治疗时应注意药味平和，可稍偏凉，少用温补之法，恐助邪毒复燃。用药宜轻灵，忌苦寒阻遏，蛮补壅滞，燥湿动火，攻劫伤正。于疏肝解郁的基础上合用清、化、补之法，随证有所侧重，做到清热、解毒、化湿不伤脾胃，理气化瘀而不伤正，使全身气机通畅，阴平阳秘，湿化毒去、正气自复，疾病乃愈。

（七）陈静治疗自身免疫性肝炎经验

陈静认为其病因病机多为先天禀赋不足或后天调摄不当所致肝肾阴亏，精血不足，气滞血瘀，肝脾肾阴血不足为本，情志不调、饮食不当或感受外邪为本病诱因，故以补益肝肾、养阴活血为主要治法，配合疏肝理气、利湿清火之法，主方为六味地黄汤。六味地黄汤药性平淡、滋阴补肾，现代药理学研究表明其有抗衰老、抗疲劳、抗低温、耐缺氧、促皮质激素样作用及抑制产生亢进的活性自由基作用。通过实验观察表明，六味地黄汤联合免疫抑制剂治疗，既能提高甲泼尼龙的疗效又能降低其不良反应。

（八）傅红卫治疗自身免疫性肝炎经验

傅红卫等人认为，自身免疫性肝炎病理过程中最先出现肝气郁结，肝的疏泄功能失常，直接影响患者精神情绪、心理行为等改变。肝郁日久，导致气滞血瘀，瘀血停积，血液不能运行。肝郁日久，使血津不布，肝肾同源，肝病日久及肾，出现急躁易怒、经行不畅、闭经、机体失润、血脉瘀滞、乏力、腰膝酸软及胆汁郁而化热等一系列症状。由于自身免疫性肝炎病程长,反复迁延,在治疗过程中配以补肾活血之品,肾气充血脉畅,扶正祛邪兼施有助于提高疗效,治法宜采用疏肝补肾化瘀法。结果表明,中药治疗后,患者 TBIL、DBIL、ALT、AST、ALP、GGT、ALB 及 GLB 等指标均有改善,且无不良反应。

(九) 孙韬治疗自身免疫性肝炎经验

孙韬认为本病病位在肝、胆、脾、肾,其病机主要为先天禀赋不足或劳伤脾胃或情志不遂,肝气不舒,瘀血内阻,以致脾胃运化失常,湿邪内生,壅阻中焦,肝气郁滞,疏泄不利,致胆汁疏泄失常,胆液外溢肌肤则身目发黄;阻滞气机则胁肋疼痛;迫血妄行则齿衄、蜘蛛痣;结为痞积则肝脾肿大;久病及肾或先天禀赋不足,阴虚火旺则低热不退;瘀血内阻,皮肤失于濡养则皮肤瘙痒。即内有脾虚肝郁、肝肾阴虚,外有湿邪、瘀血为患,虚实夹杂,缠绵难愈。据此,临床分为脾虚湿滞、气滞血瘀、肝肾阴虚三种证型,治疗时依据征候不同辨证论治,从调理脾胃,疏利肝胆,滋阴补肾,活血去癣入手,取得了良好的临床疗效。

(十) 赵景峰治疗自身免疫性肝炎经验

赵景峰等认为自身免疫性肝炎女性患者居多,其常多忧善感,易为"七情"所伤,而致情志不调,肝失疏泄,气机郁滞,郁久化热伤阴,肝藏血,肾藏精,肝肾同源,肝病日久及肾,出现急躁易怒、经行不畅、闭经、乏力、腰膝酸软等一系列症状。故其病机肝肾不足是根本,治疗上滋补肝肾之阴应贯彻始终。根据自身免疫性肝炎以上临床特征应用滋肾柔肝方以六味地黄汤滋补肝肾,于阴润之品中加柴胡、白芍药疏肝解郁,以达"水中疏木"之功。由于自身免疫性肝炎多为慢性迁延,反复发作,病程较长,久病入络,致血分瘀热,故佐以牡丹皮、茜草、筛苍草、鸡血藤、全蝎等凉血活血,化瘀通络。诸药合用,共奏滋肾柔肝、凉血化瘀之功。临床观察结果显示,滋肾柔肝方具有一定的改善肝功能、调节免疫功能的作用。

(十一) 刘士敬治疗自身免疫性肝炎经验

刘士敬认为自身免疫性肝炎多病程漫长,缠绵不愈,长期脾胃虚弱,气血亏乏,伤阴耗气,久则肝血瘀滞,结而成痞。治疗原则为益气养阴、活血通络。既往大量的临床实践表明中医药治疗自身免疫性疾病的疗效是肯定的,中医治疗主要是依据辨证与辨病相结合的原则,使用辨证处方和中药有效成分提取物同时并举。根据以上特点,拟定中药处方:徐长卿15 g,薏苡仁 20 g,赤芍 30 g,鸡血藤 8 g,夏枯草 8 g,川芎 8 g,五味子粉 9 g,黄芪 8 g,甘草6 g。全方攻补兼施,升降结合,气血津液同治,集诸药为一体,共奏滋阴柔肝,祛湿行气,活血通络,活血凉血之功。

(十二) 关幼波治疗自身免疫性肝炎经验

关幼波等认为内外合邪,正邪相争是本病的发病机理,其病位在肝胆脾胃,肝郁和脾虚是本病的两个主要病机,并据此分为七个证型:肝气郁结、湿热壅滞、肝经实火、阴虚入络、瘀血阻络、肝胃不和、肝肾两虚,分别予柴胡疏肝散、龙胆泻肝汤、栀子清肝汤、一贯煎、复元活血汤、逍遥散、左归丸加减治疗,并提出在早期治疗应以疏肝健脾为主,在中晚期应酌情以活血理气,或补益肝肾为主。鉴于本病诊断较困难,大多一经诊断既为中、晚期,或早期肝硬化,故在治疗是以疏肝健脾、益气活血、滋补肝肾综合治疗为佳。

第五节 ·〉典型案例分析

病案

李某某,女,37岁,公务员。

初诊日期:2013年4月11日。

主诉:一个月前,患者感两胁隐痛不适。

现病史:患者两年前曾有转氨酶升高史,无明显不适,当时排除病毒性肝炎、药物性肝炎,诊为"不明原因肝损害",予常规保肝降酶治疗一月后,肝功能正常,后未予重视,未再复查。

刻诊:食欲不振,口干欲饮,经常失眠,难以入睡,多梦,精神抑郁,时有膝、肘关节疼痛。小便微黄,大便略干,舌体瘦小,舌质红,苔黄略腻,脉弦细。

辅助检查:ALT 103 U/L,AST 73 U/L;病毒性肝炎抗体(−);自身抗体:ANA(＋)、SMA 弱阳性;彩超示:肝光点增粗,分布欠均匀,血管显示尚清晰,胆、胰、脾、肾未见异常。

诊断:Ⅰ型自身免疫性肝炎。

辨证分型:肝肾阴虚证。

治法:补肝益肾,滋阴养血。

处方:滋水清肝饮加减。

合欢皮 15 g	郁　金 15 g	熟　地 12 g	当　归 15 g
白　芍 30 g	石　斛 12 g	麦　冬 15 g	炒枣仁 15 g
山萸肉 10 g	茯　苓 30 g	山　药 15 g	柴　胡 12 g
丹　皮 9 g	泽　泻 15 g	生甘草 6 g	

14帖,水煎,日一剂,分早晚温服。另予易善复口服。嘱清淡饮食,忌烟酒,勿劳累。

二诊:

二周后,患者两胁隐痛感明显减轻,关节疼痛基本消失,睡眠好转,仍多梦。

复查肝功能:ALT 69 U/L,AST 45 U/L。

中药上方去熟地、泽泻,加远志 10 g,丹参 30 g,易善复继服。

三诊:

一个月后,患者诸症明显减轻,精神明显好转,唯偶感肝区不适。

复查肝功能正常。

中药上方加薏米 30 g,炒白术 15 g。停用易善复。

依上方加减治疗共三个月后,患者已无明显不适,肝功能正常,嘱注意休息,饮食清淡,至少每三个月复查肝功能一次。

分析：患者病情系Ⅰ型自身免疫性肝炎，中医证属肝肾阴虚。Ⅰ型自身免疫性肝炎患者虽对糖皮质激素治疗反应好，但长期应用存在诸多不良反应，且停药后复发率高，因此，合理运用中医药辨证治疗可以避免西药带来的各种问题。本例患者属自身免疫性肝炎常见证型，治疗应以滋补肝肾为基本治法，佐以健脾利湿，宁心安神，药证相对，故获良效。

（吴韶飞）

参考文献

［1］Johnson PJ, McFarlane IG. *Meeting report：International Autoimmune Hepatitis Group*［J］. Hepatology 1993；18：998－1005.

［2］Alvarez F, Berg PA, Bianchi FB, et al. *International Autoimmune Hepatitis Group Report：review of criteria for diagnosis of autoimmune hepatitis*［J］. J Hepatol 1999；31：929－38.

［3］Boberg KM, Aadland E, Jahnsen J, et al. *Incidence and prevalence of primary biliary cirrhosis, primary sclerosing cholangitis, and autoimmune hepatitis in a Norwegian population*［J］. Scand J Gastroenterol 1998；33：99－103.

［4］Primo J, Maroto N, Martinez M, et al. *Incidence of adult form of autoimmune hepatitis in Valencia (Spain)*［J］. Acta Gastroenterol Belg 2009；72：402－06.

［5］Hurlburt KJ, McMahon BJ, Deubner H, et al. *Prevalence of autoimmune liver disease in Alaska Natives*［J］. Am J Gastroenterol 2002；97：2402－07.

［6］McFarlane IG. *Autoimmune hepatitis：diagnostic criteria, subclassifications, and clinical features*［J］. Clin Liver Dis 2002；6：605－21.

［7］Schramm C, Kanzler S, zum Buschenfelde KH, et al. *Autoimmune hepatitis in the elderly*［J］. Am J Gastroenterol 2001；96：1587－91.

［8］Czaja AJ, Carpenter HA. *Distinctive clinical phenotype and treatment outcome of type 1 autoimmune hepatitis in the elderly*［J］. Hepatology 2006；43：532－38.

［9］Al-Chalabi T, Boccato S, Portmann BC, et al. *Autoimmune hepatitis (AIH) in the elderly：a systematic retrospective analysis of a large group of consecutive patients with definite AIH followed at a tertiary referral centre*［J］. J Hepatol 2006；45：575－83.

［10］Gregorio GV, Portmann B, Reid F, et al. *Autoimmune hepatitis in childhood：a 20-year experience*［J］. Hepatology 1997；25：541－47.

［11］Czaja AJ, Donaldson PT. *Gender effects and synergisms with histocompatibility leukocyte antigens in type 1 autoimmune hepatitis*［J］. Am J Gastroenterol 2002；97：2051－57.

［12］Al-Chalabi T, Underhill JA, Portmann BC, et al. *Impact of gender on the long-term outcome and survival of patients with autoimmune hepatitis*［J］. J Hepatol 2008；48：140－47.

［13］Lim KN, Casanova RL, Boyer TD, et al. *Autoimmune hepatitis in African Americans：presenting features and response to therapy*［J］. Am J Gastroenterol 2001；96：3390－94.

［14］Verma S, Torbenson M, Thuluvath PJ. *The impact of ethnicity on the natural history of autoimmune hepatitis*［J］. Hepatology 2007；46：1828－35.

［15］Czaja AJ, Souto EO, Bittencourt PL, et al. *Clinical distinctions and pathogenic implications of type 1 autoimmune hepatitis in Brazil and the United States*［J］. J Hepatol 2002；37：302－08.

［16］Seki T, Ota M, Furuta S, et al. *HLA class II molecules and autoimmune hepatitis susceptibility in Japanese patients*［J］. Gastroenterology 1992；103：1041－47.

［17］Nakamura K, Yoneda M, Yokohama S, et al. *Efficacy of ursodeoxycholic acid in Japanese patients* with type 1 *autoimmune hepatitis*[J]. J Gastroenterol Hepatol 1998,13:490 - 95.

[18] Fainboim L, Marcos Y, Pando M, et al. *Chronic active autoimmune hepatitis in children: strong association with a particular HLA-DR6 (DRB11301) haplotype* [J]. Hum Immunol 1994, 41:146 - 50.

[19] Fainboim L, Canero Velasco MC, Marcos CY, et al. *Protracted, but not acute, hepatitis A virus infection is strongly associated with HLA-DRB1301, a marker for pediatric autoimmune hepatitis* [J]. Hepatology 2001;33:1512 - 17.

[20] Duchini A, McHutchison JG, Pockros PJ. *LKM-positive autoimmune hepatitis in the western United States: a case series*[J]. Am J Gastroenterol 2000;95:3238 - 41.

[21] Czaja AJ, Cookson S, Constantini PK, et al. *Cytokine polymorphisms associated with clinical features and treatment outcome in type 1 autoimmune hepatitis*[J]. Gastroenterology 1999;117:645 - 52.

[22] Longhi MS, Ma Y, Bogdanos DP, et al. *Impairment of CD4(+)CD25(+) regulatory T-cells in autoimmune liver disease*[J]. J Hepatol 2004;41:31 - 37.

[23] Longhi MS, Hussain MJ, Kwok WW, et al. *Autoantigen-specific regulatory T cells, a potential tool for immune-tolerance reconstitution in type-2 autoimmune hepatitis*[J]. Hepatology 2011;53:536 - 47.

[24] Lobo-Yeo A, Senaldi G, Portmann B, et al. *Class I and class II major histocompatibility complex antigen expression on hepatocytes: a study in children with liver disease*[J]. Hepatology 1990;12:224 - 32.

[25] Wies I, Brunner S, Henninger J, et al. *Identification of target antigen for SLA/LP autoantibodies in autoimmune hepatitis*[J]. Lancet 2000;355:1510 - 15.

[26] Donaldson PT. *Genetics of liver disease: immunogenetics and disease pathogenesis*[J]. Gut 2004;53:599 - 608.

[27] Yokosawa S, Yoshizawa K, Ota M, et al. *A genomewide DNA microsatellite association study of Japanese patients with autoimmune hepatitis type 1*[J]. Hepatology 2007;45:384 - 90.

[28] Vento S, Cainelli F. *Is there a role for viruses in triggering autoimmune hepatitis?* [J]. Autoimmun Rev 2004;3:61 - 69.

[29] Manns MP. *Viruses and autoimmune liver disease*[J]. Intervirology 1993;35:108 - 15.

[30] Hennes EM, Zeniya M, Czaja AJ, et al. *Simplified criteria for the diagnosis of autoimmune hepatitis*[J]. Hepatology 2008;48:169 - 76.

[31] Czaja AJ. *Performance parameters of the diagnostic scoring systems for autoimmune hepatitis*[J]. Hepatology 2008;48:1540 - 48.

[32] Yeoman AD, Westbrook RH, Al-Chalabi T, et al. *Diagnostic value and utility of the simplified International Autoimmune Hepatitis Group Criteria (IAIHG) in acute and chronic liver disease*[J]. Hepatology 2009;50:538 - 45.

[33] Stravitz RT, Lefkowitch JH, Fontana RJ, et al. *Autoimmune acute liver failure: proposed clinical and histological criteria*[J]. Hepatology 2011;53:517 - 26.

[34] Feld JJ, Dinh H, Arenovich T, et al. *Autoimmune hepatitis: effect of symptoms and cirrhosis on natural history and outcome*[J]. Hepatology 2005;42:52 - 63.

[35] Heneghan MA, Norris SM, O'Grady JG, et al. *Management and outcome of pregnancy in autoimmune hepatitis*[J]. Gut 2001;48:97 - 102.

[36] Westbrook RH, Yeoman AD, Kriese S, et al. *Outcomes of pregnancy in women with autoimmune hepatitis*[J]. J Autoimmun 2012;38:J239 - 44.

[37] Murray-Lyon IM, Stern RB, Williams R. *Controlled trial of prednisone and azathioprine in active*

chronic hepatitis[J]. Lancet 1973;1:735 - 37.

[38] Manns MP, Woynarowski M, Kreisel W, et al. *Budesonide induces remission more effectively than prednisone in a controlled trial of patients with autoimmune hepatitis*[J]. Gastroenterology 2010; 139:1198 - 206.

[39] Heneghan MA, Al-Chalabi T, McFarlane IG. *Cost-effectiveness of pharmacotherapy for autoimmune hepatitis*[J]. Expert Opin Pharmacother 2006;7:145 - 56.

[40] Verma S. *In type 1 autoimmune hepatitis（AIH）, should remission be redefined as normalization of transaminases?* [J]. J Hepatol 2006;44:819 - 20.

[41] Miyake Y, Iwasaki Y, Terada R, et al. *Persistent normalization of serum alanine aminotransferase levels improves the prognosis of type 1 autoimmune hepatitis*[J]. J Hepatol 2005;43:951 - 57.

[42] Montano-Loza AJ, Carpenter HA, Czaja AJ. *Improving the end point of corticosteroid therapy in type 1 autoimmune hepatitis to reduce the frequency of relapse*[J]. Am J Gastroenterol 2007;102: 1005 - 12.

[43] Schvarcz R, Glaumann H, Weiland O. *Survival and histological resolution of fibrosis in patients with autoimmune chronic active hepatitis*[J]. J Hepatol 1993;18:15 - 23.

[44] Duclos-Vallee JC, Sebagh M, Rifai K, et al. *A 10 year follow up study of patients transplanted for autoimmune hepatitis: histological recurrence precedes clinical and biochemical recurrence*[J]. Gut 2003;52:893 - 97.

[45] 刘士敬. 中医治疗自身免疫性肝炎的思路[J]. 中国中医药,2010;8(8):1.

[46] 关幼波,刘学勤. 肝胆病诊疗全书[M]. 北京:人民卫生出版社,2001,1:476 - 481.

[47] 张玮,季光,王育群等. 调免Ⅰ号治疗自身免疫性肝炎的临床观察[J]. 上海中医药杂志,2002,36(10): 13 - 15.

[48] 陈云,金实. 金实教授治疗自身免疫性肝炎经验[J]. 长春中医药大学学报,2008,24(6):634 - 635.

[49] 陈静. 六味地黄汤治疗自身免疫性肝炎的临床观察[J]. 中成药,2001,23(3):188 - 190.

[50] 傅红卫,金毓莉,张蕾,等. 疏肝补肾化瘀法治疗自身免疫性肝炎 34 例临床观察[J]. 河北中医,2012, 34(2):198 - 199.

[51] 孙韬. 中医辨治自身免疫性肝炎浅析[J]. 实用中医内科杂志,2011,25(5):77 - 78.

[52] 赵景峰,崔丽安,施伯安,等. 滋肾柔肝方配合常规西药治疗自身免疫性肝炎 48 例临床观察[J]. 河北中医,2011,33(5):712 - 714.

[53] 施伯安,邵凤珍,张俊富,等. 滋肾柔肝方治疗自身免疫性肝炎 30 例临床观察. 长春中医药大学学报, 2008,24(3):271 - 272.

[54] 徐慧媛. 自身免疫性肝炎的中医诊治[J]. 中国临床医生杂志,2008,36(11):14 - 16.

[55] 王朋福. 自身免疫性肝炎的中医治疗初探[J]. 健康大视野,2013,21(4):114.

[56] 高丽英,贾建伟,张华伟. 自身免疫性肝炎中医辨治探微[J]. 黑龙江中医药,2007,1:27 - 28.

第六章

原发性胆汁性胆管炎

原发性胆汁性胆管炎（PBC，primary biliary cholangitis），又称原发性胆汁性肝硬化（PBC，primary biliary cirrhosis），是由免疫紊乱介导的慢性进行性非化脓性胆管炎性疾病，可引发肝内中小胆管的损伤和肝内胆汁淤积，病理表现为胆管破坏、门脉区炎症及肝实质碎屑状坏死，最终可进展为肝硬化。PBC 的发生率女性较多，其通常具备临床患者同质性，通常由于自身线粒体抗原激起的免疫应答，从而引起了小胆管炎症，进而导致了小胆管损伤和肝脏内的胆汁淤积，部分患者病情进一步进展，发展成为了肝纤维化和肝硬化。正如本病的发病原因所说，PBC 的发病病位即在肝脏内的小胆管，而其血清学应答，则归于抗线粒体抗体。

第一节 ▷ 病因与发病机制

越来越多的证据表明肝内小胆管上皮细胞（HIBEC）病变是根源，"外因"在 PBC 发病中起着重要的推动作用。英国学者从遗传基础研究上揭开 PBC 相关的三个遗传区域，有助于理解 PBC 的遗传风险。

一、PBC 的病因学

90％～95％的 PBC 患者血清检测抗 M2 线粒体抗体（AMA-M2）阳性，而且早于 PBC 病症出现前多年即可检测到。早期研究发现，AMA-M2 对应的自身抗原成分主要来自线粒体内膜上的丙酮酸脱氢酶复合物（PDC）的 E2 亚单位。

研究发现，某些外源微生物和外源化学物质能够诱导 PBC。目前，已报道的微生物病因包括细菌、病毒和衣原体，尤其是食芳烃新鞘氨醇菌（novosphingobium aromaticivorans）、大肠埃希氏菌、幽门螺杆菌、人 β 逆转录病毒和肺炎衣原体等；外源化学物质包括外源小分子化学物及肝脏解毒产物。这些化合物通常包括被广泛应用于工业和家用的芳香族和卤代烃类化合物、航空污染物中的苯等易挥发有机物、化妆品原料成分之一的 2-壬炔酸，此类化合物都能与 PBC 患者血清高度亲和，并且能与体内 AMA-M2 反应。

已有报道，某些药物亦可以引起 PBC 的发生。肝脏通过解毒机制将氟氯西林即异恶唑青霉素转化成活性中间产物,释放到胆管中可致胆管上皮细胞(biliary epithdial cells, BEC)凋亡,引起胆汁淤积,从而诱发自身免疫介导的炎性反应。英国学者研究发现 PBC 具有季节性发病的规律,6月份是集中爆发的月份,而鉴于外源微生物感染和大气污染物也具有季节性变化的特征,因此,该研究支持外源微生物感染或大气污染物诱导 PBC 的观点。

此外,在离体实验中,来自 PBC 患者血中的抗原致敏的树突细胞能够刺激正常血液产生 PDC-E2 抗原特异的细胞毒性 T 淋巴细胞(CTL),而健康人则不能,该研究提示,外源性 PBC 样血液同样也可能具有致病性。

二、PBC 发病机制

(一) BEC 自身固有免疫系统

致病因子可以通过分子模拟诱导人体产生自身免疫反应,其靶位点 PDC-E2 的硫辛酸功能域。但是,PDC-E2 广泛存在于人体各组织的线粒体内,可 PBC 起病之初仅在肝内小胆管,表明 HIBEC 上存在决定 PBC 发病的"特性"。

研究表明,BEC 存在一个自身的"固有免疫系统":通过细菌内毒素受体家族(TLRs),识别多种"病原体相关的分子类型"(PAMPs);BEC 具有与巨噬细胞等吞噬细胞一样较强的吞噬能力,然其数量远多于后者;BEC 还能分泌化学因子和细胞因子。研究发现,PBC 患者的 HIBEC 和汇管区肝组织中高度表达 TLR4,并随着病情的进展,受体表达累及小叶间肝细胞,而丙肝患者肝胆细胞表面没有高表达 TLR4。

(二) BEC 的凋亡特性

体外实验发现,M2 蛋白能刺激人 HIBEC 表面的 TLR4 表达增加,显著增加细胞凋亡,而肝细胞凋亡在 M2 刺激前后无显著变化。进一步研究发现,HIBEC 的 TLR4 信号通路是通过 NF-KB 依赖的途径招募、趋化各种免疫细胞到其周围。这也就提示了我们,微生物和外源化学物质可通过分子模拟 M2 来启动 HIBEC 的 TLR4 信号转导通路,致使其凋亡。

与其他类型的组织细胞相比,HIBEC 高度表达凋亡抑制蛋白 BCL-2,而且表现出比大胆管上皮细胞更强的抗凋亡能力,在发生凋亡时,具有更强的抑制谷胱苷肽对蛋白质修饰的能力,从而保护线粒体内的 PDC-E2 部分不被修饰或者很少被切割修饰,简化的 PDC-E2 分子得以保留和暴露,成为激活自身反应性淋巴细胞的自身抗原,邻近的 BEC 通过吞噬作用和表达 PDC-E2 抗原对凋亡细胞进行摧毁。因此,PDC-E2 抗原可能作为 HIBEC 特有的凋亡产物,成为 PBC 组织器官特异性的基础。

PBC 发病的根源在于与 TLR4 通路相关的小胆管上皮细胞的非正常凋亡,而任何能减少小胆管 BCL-2 表达的因素都能加剧 BEC 凋亡,比如:氧化应激和组织复制性衰老与 PBC 患者小胆管 BCL-2 的表达减少有关。

(三) T 淋巴细胞的免疫反应

PDC-E2 等自身抗原主要表达在 HIBEC 表面,从而激活大量自身反应性 T 细胞前体。

有研究证实,CD4 和 CD8T 细胞在 PBC 患者的肝内及淋巴结的数量远高于血液中的数量。PBC 患者体内 Th1/Th2 细胞数量比降低,致使 CTL 功能亢进,导致组织细胞免疫损伤;免疫抑制性 CD4＋细胞数量减少,使得 Ts 细胞功能缺陷、免疫调节异常,产生以致敏 T 细胞介导的细胞毒效应和特发性细胞介导的细胞毒作用。Th17/IL-17 细胞在肝脏疾病的发展过程中起着促炎和加重肝病的作用。有研究表明,PBC 小鼠模型和 PBC 患者门脉区的 IL-17 阳性淋巴细胞浸润显著增加。PBC 患者的胆管周围即肝脏细胞微环境给 Th17 相关的细胞因子的分泌提供了适宜的条件,从而介导了 PBC 的炎性浸润。

TGF-β 和 IL-6 可以联合诱导 T 细胞分化成 Th17 细胞,然仅存才 TGF-β 能够诱导产生 T-reg 细胞,但与 IL-6 共存时,IL-6 会抑制 T-reg 的产生,转而促 Th-17 产生。目前,虽然小鼠实验提示 T-reg 和 Th17 的分化是互相排斥的,但是仍然无法直接证明人体内 T-reg 和 Th17 的分化是互相排斥的。

IL-1β 和 IL-6 也能联合诱导产生 Th-17,因此 IL-6 是分化成 Th-17 或 T-reg 的关键。研究发现,PBC 患者外周血中单核细胞(PBMC)IL-6 的分泌量显著高于其他慢性肝病患者。研究证实 TLRs 信号通路可介导 Th-17 的产生,但不参与活化 T 细胞向 Th17 细胞的分化。因此,TLRs 通路可能通过介导 IL-6 的产生,使活化 T 细胞分化形成 Th17 细胞。与乙肝患者和正常人外周 Th17 细胞与 T-reg 细胞水平比较,PBC 患者外周 Th-17 细胞和相关细胞因子明显增加,但 T-reg 细胞数量下降。所以,IL-6 或许能成为阻断 PBC 进程的靶点。

因此,在 PBC 发病早期应用熊去氧胆酸(UDCA)可以延缓 PBC 进程,通过提高 T-reg 水平和控制 IL-6/Th-17 水平双管齐下或许能成为 PBC 治疗新方案。

(四) 雌激素在 PBC 发病机制中的作用

雌激素受体(ERs)在人类正常 BEC 上不表达,但在胆管疾病患者的 BEC 上有 ERs 表达。PBC 在不同阶段,ERβ 染色呈阳性的细胞比率为 50％～60％,在疾病的 I—Ⅲ 期,随着细胞的增生,ERα 染色呈阳性的细胞比率则由 1％ 上升到 12％,但在胆管缺失最严重期—Ⅳ期,ERα 表达为阴性,同时增殖细胞核抗原的表达也为阴性。该现象提示,ERα 可能参与调节病理条件下 BEC 增生,是一种作为 BEC 损伤和凋亡的补偿机制。另有研究认为,雌激素可促 Th1 细胞应答,使细胞介导的自身免疫性疾病的易感性增高,因 ERα 基因多态性所致的雌激素生物学效应的失调会使 Th1/Th2 细胞漂移。雌激素受体的遗传易感性一定程度上解释 PBC 好发于女性、"雌激素替代疗法"会成为 PBC 危险因素的原因。

(五) 遗传因素在 PBC 发病机制中的作用

遗传因素在 PBC 的发病中占有了重要的位置,有研究表明,具有 PBC 阳性家族史的人群较普通人群罹患该病的概率要高得多;HLA-B8 基因与 PBC 患病呈弱相关;63％ 的同卵双生子(有共同的生活环境背景)患 PBC,相比之下,异卵双生子(也有共同的生活环境背景)中没有一对是共同患病的,这个比例对同卵双胞胎而言是所有共患疾病中比例最高的一个。提示,PBC 发病过程可能受到遗传易感基因影响,来自不同国家的 GWAS 研究发现,不同区域和种族的 PBC 易感基因不同,提示了 PBC 发病受环境、生活习惯或社会因素的重要影响。

目前,PBC 的发病机制和治疗已取得重大进展,但由于其病因及发病机制复杂,尚有许多问题尚未清楚,对于 AMA 阴性的 PBC 患者,尚需更好的诊断指标;对于 UDCA 应答不佳的 PBC 患者,尚需积极探索新的治疗药物和新的治疗方法。

第二节 ·〉 中医辨证施治

中医认为 PBC 可归属于"黄疸""胁痛""鼓胀""积聚"疾病范畴。病因有外感湿邪、饮食失宜、情志失调、劳倦内伤以及禀赋不足几方面,病位可论及肝、脾、肾、胆、胃等,病性虚实夹杂,临床上可表现为"湿—瘀—毒—虚"的演变过程,但以瘀贯穿疾病始终。

(一) 病因病机

中医认为本病的病因可论及外感湿邪、饮食失宜、情志失调、劳倦内伤以及禀赋不足几方面,病位可论及肝、胆、脾、胃、肾等脏,病性虚实夹杂,临床上可表现为湿、瘀、毒、虚几方面。

1. 湿

湿邪是黄疸的主要致病因素。《素问·六元正纪大论》中述:"溽暑湿热相搏……民病黄疸。"《金匮要略·黄疸病脉证并治》中又述:"黄家所得,从湿得之。"外感湿邪或饮食失节,恣食生冷,过食肥甘厚腻,纵饮酗酒或饥饱不节,内伤脾胃,以致脾脏运化、输布津液功能失常,久则聚而生湿。湿性重浊,易困脾,阻中焦,脾胃失健,肝气郁滞,疏泄不利,致胆汁排泄不利,外溢肌肤,下注膀胱,发为身目小便发黄;湿性趋下,阻滞大肠,清浊不分或脂络受损,易形成泄泻;湿郁化热,湿热蕴积,炼津为痰,痰阻气机,血脉瘀滞,容易形成湿热痰瘀互结的复杂局面,导致本病缠绵难解。

2. 瘀

《伤寒论》中曾提及:"脾色必黄,瘀热以行。"《诸病源候论·黄疸诸候》中也认识到:"血瘀在内,则时时体热而发黄。"均指出瘀血亦可致黄疸。瘀血包括体内淤积的离经之血以及血液运行不畅停滞于经脉或脏腑中的血液。瘀,作为一种致病因和病理产物,最易阻滞经络,影响气血运行。若平素情志不遂,恼怒伤肝,气机不利,肝气郁滞,血行不畅;或忧愁思虑过度,脾失健运,食滞不消而蕴生痰湿,痰湿阻滞气机;或劳倦内伤,气虚而运血无力,均可导致血脉瘀滞而形成瘀血。瘀血阻滞肝脉,肝脏失其冲和调达之性,疏泄失常,胆汁不循常道,发为黄疸;瘀血阻滞气机,气化失常,影响水液输布,水停腹中,可形成鼓胀;瘀阻经脉,影响新血的形成,使肝体失于濡养,导致本病缠绵难愈。

3. 毒

毒邪可从外感受,也可由内而生。外感之毒多与六淫、疠气为伍,"毒寓于邪""毒随邪入",致病具有发病急暴,来势凶猛,传变迅速,极易内陷的特点,而使病情危重难治,变化多端。

内生之毒是在疾病发展演变过程中,由脏腑功能失调,风、火、痰、瘀等多种病理因素所酿生,常见的如风毒、热毒、火毒、寒毒、湿毒、水毒、痰毒、瘀毒等,其性质多端,且可交错为患。

外毒内侵或湿、痰、瘀等各种病理产物久伏体内,壅塞胆道,久而化生为毒,破坏胆道,胆汁外泄,可发为黄疸;毒邪内伏,纠结缠绵,暗耗肝体,可使疾病缠绵难愈。尤在泾言到:"毒,邪气蕴结不解之谓;无邪不有毒,热从毒化,变从毒起,瘀从毒结。"因此"毒"具备红、肿、热、痛等特征,类似于现代医学的炎症反应。现代医学认为 PBC 是由免疫损害介导的慢性进行性肝脏损害疾病,临床特征是肝内细小胆管非化脓性炎症,从而导致胆汁淤积。这与中医毒蕴日久发为黄疸有一定相通之处。

4. 虚

所谓"正气存内,邪不可干;邪之所凑,其气必虚。"久病之后,阴精耗伤,肝肾不足,肝脏失以濡养,疏泄失常;或长期饥饱失常损伤脾胃,脾虚生湿,壅塞肝胆,导致胆汁失以疏泄,不循常道而外溢发为黄疸。阴虚火旺,血液黏滞,久则形成瘀血,瘀滞肝脏,亦可加重病情;瘀结水停腹中,又可发为鼓胀。脾虚日久及肾,脾肾阳虚,水液输布失常可见水肿。抑或先天禀赋不足,正气虚弱,邪毒内侵,日久正气暗耗,可形成邪毒留恋、缠绵难愈的局面。

(二)治则治法

1. 活血利湿法

(1)湿性黏滞,不易速去,最易导致中焦气机不利,脾胃升降失调,肝失疏泄,气血容易瘀滞肝脏,进而影响胆汁的排泄,发为黄疸;

(2)湿郁久而化热,热灼津伤,又可加重血脉瘀滞,从而使黄疸缠绵难愈;

(3)肝藏血,为血脏,具有储藏血液和调节血量的功能。若疏泄失常,气血瘀滞肝脏,亦可见黄疸。黄疸为血分受病,因此治黄必然要从治血入手,亦即在清热祛湿(或温化寒湿)的基础上,加用活血的药物。《伤寒论》中第 238 条就提到:"阳明病……但头汗出,身无汗,小便不利,此为瘀热在里,身必发黄,茵陈蒿汤主之。"提出了以茵陈蒿汤来逐瘀利湿退黄。

2. 清化瘀毒法

古代文献对"瘀毒互结"共同致病的相关文献论述较少,仅有少量将"瘀毒""毒瘀"作为病因和病理产物以及"解毒活血"治则方药的记载。如《金匮要略·百合狐惑阴阳毒脉证并治第三》根据证候的属性把毒邪分为阳毒和阴毒,论述了阳毒、阴毒致病的症状、预后及其证治方药。当前各医家对"瘀毒"的理解不尽相同,主要有以下几个方面。

(1)尤在泾言:"毒,邪气蕴结不解之谓。",因此"瘀毒"理解为血行失畅,瘀久生毒,瘀毒内伏。"无邪不有毒,热从毒化,变从毒起,瘀从毒结",因此"瘀毒"具备热毒、红、肿、热、痛、溃疡、出血等热毒特征。

(2)《说文解字》曰:"毒,厚也。"厚有程度重之意,因此"瘀毒"还可理解为瘀血程度很重,病邪深伏,治疗当用破血逐瘀之品如三棱、莪术之属,以及入络剔邪之虫药如水蛭、蜈蚣之属,方可中的。

(3)"瘀毒"说明了其病位之深,其病势之缠绵,其病程之久,其病情之重。对随着中医理论研究的不断深入,"瘀毒"致病理论日益得到重视。

3. 补虚祛瘀法

以此法立论主要源于中医"久病多虚""久病多瘀"的理论。PBC 临床表现复杂,病程日久缠绵难愈,易形成虚实夹杂的局面。治疗上补虚不忘祛邪,祛邪中又以祛瘀多见。

(三)辨证论治

1. 肝胆湿热证

身目俱黄,色泽鲜明,小便黄赤,大便色浅,纳呆呕恶,厌食油腻,乏力。湿重者,兼见头身困重,腹胀脘闷,口淡不渴,大便黏滞,苔厚腻微黄,脉濡数。热重者,兼见发热,口渴,尿少,大便臭秽或干结,苔黄腻,脉弦数。

治法:清热化湿。

处方:热重于湿者,茵陈蒿汤加减。

茵陈、栀子、生大黄、蒲公英、赤芍、郁金、葛根等。湿重于热,温胆汤加减,陈皮、清半夏、茯苓、竹茹、枳实、厚朴、茵陈、甘草等。湿热并重者,茵陈蒿汤合茵陈五苓散加减,茵陈、栀子、生大黄、茯苓、猪苓、白术、泽泻、郁金、益母草等。

热重于湿见发热口渴者,加知母、黄芩、生石膏、芦根清热生津;呕逆重者,加黄连、竹茹清热化痰,降逆止呕;脘腹胀满者,加枳实、厚朴行气除胀;湿重于热见身热不扬者,加黄芩、竹叶清热泻火;呕逆重者,加藿香、生姜汁和胃降逆;口黏胸闷者,加佩兰、杏仁理气化湿;大便黏滞而臭者,加黄连、苍术解毒燥湿。热重兼表证者,甘露消毒丹化裁;湿重兼表证者,三仁汤化裁;兼伤气阴者,加太子参、麦冬、生地益气养阴;黄疸消退缓慢者,可加大赤芍用量,并加用萹蓄、白茅根清热利小便;齿鼻衄血者,加生地、紫草、槐花凉血止血;皮肤瘙痒者,加紫草、苦参凉血燥湿。

中成药:双虎清肝颗粒、茵栀黄颗粒、熊胆胶囊等。

2. 瘀热互结证

黄疸较深,经月不退,皮肤瘙痒或有灼热感,抓后有细小出血点及瘀斑,右胁刺痛,口咽干燥,大便色浅或灰白,小便深黄。女子或见月事不调,舌质暗红,苔少,脉实有力或弦涩。

治法:凉血活血,解毒化瘀。

处方:血府逐瘀汤加减。

赤芍、丹参、生地、桃仁、红花、茜草、当归、葛根、栝蒌、丹皮等。

午后低热者,加青蒿、地骨皮清虚热;关节疼痛者,加秦艽、豨莶草祛湿通络;皮肤痤疮加穿心莲、银花;皮肤瘙痒加地肤子、白鲜皮祛湿止痒;胃脘有振水声者,加茯苓、桂枝温化水湿;胃脘胀满,按之则痛者,合用小陷胸汤宽胸散结;大便干,2～3 日一次者,加生大黄、芒硝通腑利胆。

中成药:丹参片等。

3. 痰瘀阻络证

身目俱黄,色不甚鲜明,口中黏腻,脘闷不饥,腹胀纳少,大便溏泄,有时灰白色,肢体困重,倦怠嗜卧,面色黧黑,胁下肿块胀痛或刺痛,痛处固定不移。女子行经腹痛,经水色暗有块,唇舌紫暗边有瘀斑,苔腻,脉沉细或细涩。

治法:化瘀祛痰。

处方:膈下逐瘀汤合导痰汤加减。

赤芍、丹参、丹皮、桃仁、红花、当归、川芎、甘草、香附、橘红、白术、郁金、茵陈等。

恶心呕吐者,加制半夏、生姜和胃降逆;频繁呃逆者,加旋覆花、代赭石降气化痰;口中黏腻者,加苍术、藿香燥湿化浊;脘闷不饥者,加砂仁、白豆蔻健脾醒胃;大便溏泄者,加茯苓、扁豆、厚朴淡渗利湿;倦怠嗜卧者,加党参、黄芪健脾益气;畏寒肢冷者,加附子、干姜温阳散寒;胁肋刺痛,加没药、茜草、郁金活血通经;面色黯黑,胁下肿块坚硬者,加鳖甲、生牡蛎软坚散结。

中成药:鳖甲煎丸、大黄䗪虫丸。

4. 寒湿内停证

黄疸较深,色泽晦暗,经月不解,皮肤瘙痒,或右胁不适,或神疲乏力,形寒肢冷,食少脘痞,小便黄而清冷,大便色浅或灰白,舌体胖,舌质暗淡,苔白滑,脉沉缓。

治法:温化寒湿。

处方:茵陈术附汤加减。

茵陈、制附子、肉桂、白术、干姜、茯苓、丹参、郁金、川芎、甘草等。

呃逆,加丁香、柿蒂温胃降气;恶心呕吐,加制半夏、砂仁和胃降逆;口腻、纳呆,加藿香、苍术、白豆蔻化湿醒脾;腹胀苔腻者,加木香、厚朴燥湿行气;气短乏力者,加党参、黄芪健脾益气;腹冷痛便溏者,加吴茱萸、肉豆蔻温阳止痛;下利清谷或五更泻泄者,合用四神丸温肾止泻;下肢水肿者,加猪苓、泽泻健脾渗湿;舌暗边有瘀斑者,加当归、姜黄活血化瘀;胁下痞块者,加莪术、红花、地鳖虫软坚散结。

中成药:附子理中丸、香砂理中丸、金匮肾气丸等。

5. 肝肾阴虚证

面色晦暗,口燥咽干,腹部胀满,肝区隐痛,两目干涩,头晕腰酸,五心烦热,齿鼻衄血,皮肤瘙痒,入夜尤甚。舌红体瘦或有裂纹,少苔,脉濡细或弦细。

治法:滋阴补肾。

处方:滋水清肝饮加减。

山药、山茱萸、丹皮、泽泻、茯苓、柴胡、栀子、当归、茵陈、赤芍、生地等。

腰膝酸软重者,加女贞子、旱莲草滋补肝肾;两目干涩重者,加桑椹、枸杞子、石斛滋阴养肝;胁肋隐痛者,加白芍、川楝子养阴柔肝;心烦不寐者,加酸枣仁、柏子仁、夜交藤安神;午后低热者,加银柴胡、地骨皮、知母清虚热;津伤口渴者,加石斛、花粉、芦根清热生津;脘腹胀者,加香橼、厚朴花、鸡内金行气除湿化积;苔黄者,加虎杖、白花蛇舌草清热解毒;小便短赤,加猪苓、通草清热利湿;大便干结,加火麻仁、肉苁蓉润肠通便;大便滞而不畅者,加香附、枳实行气通便;齿鼻衄血,加紫草、茜草凉血止血;皮肤瘙痒,加白蒺藜、地肤子祛风止痒;神疲乏力者,加太子参、黄芪健脾益气。

中成药:知柏地黄丸等。

6. 气阴两虚证

面目肌肤发黄,无光泽,神疲乏力,食少纳呆,胃脘隐痛或灼痛,口干咽燥,排便无力或大便秘结。舌淡或暗红,苔少或光剥无苔,脉濡细。

治法：益气养阴。

处方：生脉饮加减。

党参、麦冬、女贞子、旱莲草、生黄芪、白术、猪苓、山药、丹参、葛根等。

肝气郁滞，加香附、郁金、枳实解郁行气；瘀血阻络，刺痛固定，加三七粉、蒲黄行气活血；食少、腹胀，加莱菔子、神曲、谷芽、麦芽健脾消食；兼胃热气滞，加黄连、蒲公英、郁金、陈皮清热理气；口干咽燥者，加石斛、玉竹清热生津；若兼气虚发热者，加升麻、柴胡、黄芪升提中气，或用补中益气汤加减以甘温除热；大便干结者，加麻仁、栝蒌仁润肠通便。

中成药：贞芪扶正颗粒等。

（四）其他中医特色治疗

1. 静脉滴注中成药注射剂

根据病情可辨证选用。肝胆湿热证可选用苦黄注射液；瘀热互结证可选用复方丹参注射液。

2. 止痒方

白鲜皮 10 g，石菖蒲 15 g，地肤子 10 g，甘草 6 g，白芍 10 g，丹皮 15 g。祛风凉血止痒。水煎服，1 日两服，也可外用熏洗，每日 1 次。

3. 肝病治疗仪

应用生物信息反馈技术发出与人体心率同步的脉动红外线，在肝脏体表投影区，即右胁足厥阴肝经、足少阳胆经循行之所，进行施灸，激发脏腑经络气机，起到温经散寒、活血化瘀、祛痰通络的作用。有效改善肝脏微循环，抗肝纤维化。

（1）适应证：PBC 胁痛者。

（2）操作规程：期门、章门穴位照射，每天 1～2 次。

（五）护理调摄

（1）清淡饮食，宜食新鲜蔬菜、豆类、粗粮，忌食辛辣、油腻、甘甜之品。忌烟酒。

（2）避免剧烈体育运动及重体力劳动。

（3）心理护理教育。

第三节 ▷ 西医治疗

PBC 起病隐匿，早期患者多无临床症状。随着病情进展，可出现乏力、皮肤瘙痒、黄疸、腹痛等症状。乏力是最早出现的表现，无特异性，一般不会自行缓解，乏力与肝病严重程度无关。有些患者可表现为白天瞌睡或轻度忧郁。瘙痒为相对特异的症状，可以局部也可以全身，晚上更剧烈；接触羊毛、某些纺织品及遇热时加重。该症状可发生于疾病的任何阶段，有时随着疾病的进展，瘙痒反而减轻。部分患者可发生难以解释的右上腹痛，以隐痛为主，可持续存在，也可自行缓解。

PBC 患者早期无黄疸，明显黄疸是疾病较晚期的表现。晚期 PBC 患者可以出现肝硬化并发症，如食管胃底静脉曲张破裂出血、腹水和肝性脑病等。由于患者存在胆汁淤积，因此可以出现与胆汁淤积相关的一些表现，如脂溶性维生素缺乏、高脂血症、脂肪泻及骨质疏松等。

PBC 可以合并其他自身免疫性疾病，包括干燥综合征、甲状腺疾病、关节炎、硬皮病等。因此，患者常主诉口干、眼干、关节痛等症状。偶可合并炎症性肠病和肺间质性纤维化。有报道 PBC 女性患者乳腺癌发生率增加，晚期肝硬化发生肝细胞癌风险也增加。

一、临床表现

（一）症状

1. 乏力

乏力是 PBC 最常见的症状，78% 以上的患者具有该症状。而乏力并非本疾病的特异性表现，且乏力与 PBC 的严重度、组织学分期或病程无关。严重的乏力可影响 PBC 患者的生活质量，可能与总体生存率降低有关。

乏力的病因学目前尚不清楚，有研究发现，自主性神经病学可能与 PBC 患者的乏力有关。乏力不会随着抑郁的治疗而改善，常常持续存在，并且常与白天明显的困倦有关，乏力同样是甲状腺功能减退未治疗的一个表现，后者见于约 20% 的 PBC 患者。

2. 瘙痒

瘙痒是 PBC 另一种主要症状，较乏力更为特异，常见于 20%～70% 的 PBC 患者。目前对 PBC 的认识增强，PBC 患者会较早得到确诊并治疗，所以，该症状在目前的发生率较少。

瘙痒可为局部或全身，通常于晚间卧床后较重，因接触羊毛、其他纤维制品、热或怀孕而加重。PBC 出现瘙痒后，其严重程度可随时间而减轻。不过，如果不治疗不大可能会完全消失除非患者出现肝硬化和肝功能衰竭。PBC 瘙痒的原因不明。胆汁淤积引起的瘙痒包括继发于 PBC 者，推测至少部分由于阿片神经传递增加引发，而其他的研究支持胆汁的某些成分起作用。

3. 其他症状

干燥综合征［眼干和（或）口干］常见。皮肤钙化、雷诺现象及咽下困难不常见。

（二）体征

PBC 患者中，部分会有黄斑瘤和黄色瘤出现，伴随 PBC 病情的发展，出现蜘蛛痣和脾大多合并门静脉高压症状。黄疸则是进展期肝病患者较晚期的表现。

1. 门静脉高压

与其他肝病相似，门静脉高压最常见于 PBC 晚期，此时患者通常已诊断为肝硬化。但是，与其他肝病相比，门静脉高压也可以见于早期即肝硬化之前 PBC。出现此症状的患者可以有食管静脉曲张、胃静脉曲张或门静脉高压性胃出血，该部分患者的肝脏合成功能正常或接近正常。

结节再生性增生与门小静脉的消失有关,仍然可导致门静脉高压。没有进行肝脏移植的患者静脉曲张出血后可以存活多年。腹水和肝性脑病可见于组织学呈进展期 PBC 或肝硬化。

2. 骨病

骨质疏松是 PBC 最常见的骨骼疾病,见于超过 1/3 的患者。与年龄和性别相匹配的健康人群相比,PBC 骨质疏松的相对危险度为 4.4。通常没有症状,实验室检查均正常,通过骨密度检测可以发现。Debilitating 骨骼疾病在数十年前可以见到,常伴多发性骨折,现在则不常见。PBC 骨质疏松的原因不明确。PBC 患者看起来有"low-turnover"的骨质疏松,其内部骨质形成受抑制,重吸收低或正常。除了有黄疸及临床呈进展性的疾病之外,PBC 患者维生素 D 代谢正常。

3. 高脂血症

PBC 患者血脂可以明显升高。PBC 高脂血症的机制与其他疾病不同。高密度脂蛋白胆固醇通常升高,少见的脂蛋白颗粒如脂蛋白 X 可以积聚。两项 PBC 患者血脂研究中表明,PBC 患者的平均胆固醇水平为 370 和 265 mg/dL,个体变化为 120~1775 mg/dL。与低密度脂蛋白胆固醇相比,高密度脂蛋白胆固醇不成比例的升高,PBC 患者并不因动脉粥样硬化而增加死亡风险。

4. 维生素缺乏

虽然 PBC 患者胆酸分泌可能会减少导致脂类吸收不良,但临床上重要的脂溶性维生素 A、D、E 和 K 的缺乏不常见。多数患者包括骨质疏松患者的维生素 D 代谢正常,25-羟维生素 D 和 1-25 二羟维生素 D 血浆水平往往正常。例外见于等待肝脏移植的严重黄疸患者,也可存在骨质软化症。若部分患者维生素 A、D、E 和 K 水平降低,则分别导致夜盲、骨质减少、神经系统损害和凝血酶原活力降低。

二、实验室检查

(一) 血清生化检测

实验室检查是诊断 PBC 最重要手段,多数患者可以通过实验室检查获得确诊。与 PBC 诊断密切相关的实验室指标有常规肝功能特别是胆汁淤积性酶(AKP、GGT)、免疫球蛋白(IgG、IgA、IgM)和自身抗体(AMA、AMA-M2、M4、M9、ANA、gp210、SP100、p62)检测,大部分 PBC 患者 ALP 和 GGT 明显升高、ALT 或 AST 轻微升高及免疫球蛋白升高(主要是 IgM)。个别 PBC 患者也可出现 ALT 或 AST 高及高球蛋白血症(IgG 升高)。生化试验改变在一定程度上与疾病分期及组织学损害严重度相关。

无肝硬化的患者 ALP 升高程度主要与肝内胆管缺失和炎症严重度有关;转氨酶及 IgM 升高主要反映汇管区及小叶坏死和炎症的程度;高胆红素血症反映肝内胆管缺失和胆管碎片样坏死程度。血清胆红素、γ 球蛋白及透明质酸升高及血白蛋白和血小板计数下降是肝硬化及门静脉高压出现的早期指标。

(二) 自身抗体检测

1. AMA 检测

PBC 的重要标志是血清中 AMA。根据 AMA 的靶抗原在线粒体内膜或外膜上的位置及对胰蛋白酶的敏感性和电泳特征,可将 AMA 抗原分为 9 种(M1~M9),与 PBC 相关的包括 M2、M4、M8、M9,其中尤以 M2 最具特异性,且应用最多。

AMA-M2 的抗原决定簇是线粒体内膜的丙酮酸脱氢酶复合体(PDC),目前已鉴定出 4 种抗原多肽,分别为 E1、E2、E3 和 X 蛋白。除 PDC 外,M2 尚可与另外两个 M2 家族抗原反应,包括 2-氧戊二酸脱氢酶复合体(OGDC)和支链 2-氧酸脱氢酶复合体(BCOADC)的 E2 亚基。抗 PDC-E2 在 PBC 患者血清中的阳性率为 95%。抗 BCOADC-E2 与抗 OGDC-E2 的阳性率分别为 53%~55%、39%~88%。

2. 其他抗核抗体检测

约 50% 以上 PBC 患者可以出现抗核抗体阳性,而且多为核膜型、核点型和抗着丝粒型。其中抗核膜型抗体主要包括抗 gp210 抗体、抗 p62 抗体和抗板层素受体 B 抗体(LBR),以抗 gp210 抗体研究价值最大,且抗 gp210 抗体对 PBC 的诊断具有高度特异性(95%),但阳性率仅为 25% 左右。抗 gP210 抗体阳性的 PBC 患者易出现哮喘、关节痛和肝外相关疾病,与疾病的严重程度及预后相关,这类患者易发展成肝衰竭。

47% AMA 阴性的 PBC 患者中存在抗 gp210 抗体,因此抗 gp210 抗体检测阳性对 AMA 阴性患者更有意义。核点型抗核抗体包括抗 SP100 和抗早幼粒细胞白血病抗(Pml)。抗 SP100 对 PBC 具有高度特异性(97%),但敏感性较差,阳性率仅有 25% 左右。抗着丝粒抗体对 PBC 诊断的特异性与敏感性均不高,但是具有该抗体的 PBC 患者发生门静脉高压概率较高。其他自身抗体也可能出现在 PBC 患者血清中,如抗血小板抗体、抗甲状腺抗体、抗 Ro 和抗着丝粒抗体等。

(三) 组织病理学检查

PBC 以慢性、非化脓性胆管炎为特征,小叶间/间隔内小胆管破坏性肉芽肿性炎伴淋巴细胞浸润是 PBC 的特征性组织病理学表现,常用"花绽样胆管病变(florid duct lesion, FDL)"一词描述。炎性浸润主要包括淋巴细胞和单核细胞,与坏死的胆管细胞基膜紧密相连。浸润的细胞主要有浆细胞、巨噬细胞和多形核细胞(尤其是嗜酸性细胞),有时出现上皮肉芽肿,后者更多见于疾病早期。一般很少累及动脉,汇管区小静脉常被炎症反应所压迫导致其闭塞。随着纤维化及肝硬化的进展,终末肝小静脉常在其中央部位被保留。含胆管的汇管区小于 50% 则称之为胆管缺乏,在 PBC 早期就可以观察到。经典的组织学损害分为四期,即 I 期为胆管炎期,II 期为胆管增生期,III 期为纤维化期和 IV 期为肝硬化期。由于肝脏损伤并不均一,有时 PBC 四个阶段的病理特征可共同出现在同一块活体组织中。另外,肝脏活检标本的大小很重要,观察到胆管炎和胆管损害的概率随汇管区的数量而增加,因此,肝组织标本至少应该有 10~15 个汇管区,并且要进行多个切面观察才能证实或排除胆管炎及胆管缺乏。有学者报道,通过肝活检组织进行 K19 染色可以发现终末小胆管的丢失程度,对于 PBC 早期诊断及预后判断极有价值。

三、PBC 诊断

(一)诊断 PBC 至少需符合以下三条标准中两条以上

(1)存在胆汁淤积的生化学表现:主要为 ALP 水平升高。

(2)特异性自身抗体阳性:国内以 AMA 滴度>1∶100 为阳性标准,阳性率超过 90%;AMA 对于诊断 PBC 的特异性超过 95%;M2 型 AMA(抗 PDC-E2);特异性抗核抗体,如抗 sp100 或抗 gp210。

(3)组织学改变:典型改变为非化脓性破坏性胆管炎以及小叶间胆管破坏。

临床需要加强一种特殊类型的 PBC,即 AMA 阴性 PBC 的诊断。这类患者的 AMA 阴性,但临床表现、肝脏组织学及自然史基本与典型 AMA 阳性 PBC 一致。AMA 阴性 PBC 的诊断需要进行肝活检。而使用 UDCA 治疗的应答间无差异。

(二)特殊情况

1. AMA 阴性 PBC

AMA 阴性 PBC 指 AMA 阴性但临床表现、肝脏组织学及自然史基本与典型 AMA 阳性 PBC 一致的患者。这些患者差不多全部有抗核抗体和(或)抗平滑肌抗体。

AMA 阳性与阴性人群之间在组织病理学、免疫学及 HLA 状态 status 方面存在轻微的差别。线粒体抗原表达于个别 AMA 阴性及阳性 PBC 患者胆管上皮细胞的顶侧膜,提示其发病机制相似。

AMA 阴性 PBC 的诊断需要肝脏活检证实有 PBC 典型的胆管损害特点。如果存在肉芽肿则诊断更确切。

2. PBC/AIH 重叠综合征

通常指 AMA 阳性的 PBC 患者同时患有 AIH,而不指 AIH 患者同时具有 AMA 阳性。目前认为 PBC 患者具有以下三条中两条可诊断为 PBC/AIH 重叠综合征:①ALT>5ULN;②IgG≥2ULN 和(或)抗平滑肌抗体阳性;③肝活组织检查有中到重度的汇管区周围炎和(或)小叶性肝炎

四、PBC 治疗

PBC 的治疗主要包括针对胆汁淤积的熊去氧胆酸(UDCA)、针对免疫异常发病机制的糖皮质激素或免疫抑制剂以及针对瘙痒症状、骨质疏松等并发症的对症治疗,而终末期患者肝移植是唯一有效治疗。目前 UDCA 已成为 PBC 治疗的一线药物,并已被美国 FDA 批准。

（一）UDCA 治疗

UDCA 是一种亲水性胆酸，常用剂量为 UDCA 13～15 mg/kg/天，建议长期使用。UDCA 的作用机制包括：①拮抗疏水性胆汁酸的细胞毒性作用，保护胆管细胞和肝细胞。②促进内源性胆汁酸的排泌并抑制其吸收，从而降低内源性胆汁酸的浓度，UDCA 可以增强肝细胞的分泌能力，促进胆汁酸向胆小管排泌，还竞争性抑制胆汁酸在回肠的重吸收。③抑制肝细胞和胆管细胞凋亡，可能是通过抑制肝细胞和胆管细胞线粒体膜的通透性增加以及激活表皮生长因子受体和促分裂原活化蛋白激酶而诱导肝细胞的生存信号。④免疫调节作用，UDCA 可抑制 PBC 患者肝细胞膜和胆管上皮主要组织相容性抗原的过度表达；抑制外周血单核细胞和 B 淋巴细胞受刺激后抗体的产生；抑制白细胞介素 IL-2、IL-4 以及肿瘤坏死因子和干扰素的产生，提高 IL-10、IL-12 水平；以及直接与糖皮质激素受体结合发挥免疫调节作用。UDCA 早期应用可改善肝功能、延缓组织学进展、提高生存质量、延长生存期及延缓行肝移植的时间。所有病例不论临床分期处于早期或中晚期，均采用 UDCA 治疗。

不过，UDCA 治疗方案不会改善疲乏、瘙痒、相关的骨病或所发现的与 PBC 相关的自身免疫性特征的症状。UDCA 不良反应轻微，有报道指明采用 UDCA 治疗的患者第一年体重增加 5 磅，但不呈进行性的，大便稀和（或）头发变细偶有报道。对于 UDCA 应答不佳或病情复杂影响 UDCA 疗效的 PBC 患者，即所谓的难治性 PBC，治疗上应根据个体情况权衡利弊，调整治疗方案。

UDCA 应答不佳或病情复杂影响 UDCA 疗效的 PBC 患者的治疗如下。

（1）皮质类激素

以布地奈德为代表的第二代肾上腺皮质激素，与第一代相比较，第二代的不良反应明显减少。2009 年欧洲肝病学会对于胆汁淤积性肝病的诊治指南中建议，对无肝硬化（组织学分期 1～3 期）的 PBC 患者给予 UDCA 联合布地奈德 6～9 mg/天治疗。Chazouillères 等对 7 例 UDCA 联合布地奈德治疗的患者进行了 3a 随访，发现其中 6 例出现生化学应答且组织学无进展。但 Angulo 等对 22 例 UDCA 治疗应答不佳的 PBC 患者联合口服布地奈德 1a 的研究结果显示，所有患者虽出现一过性胆红素降低，但 Mayo 风险评分显著增高，而且骨质疏松程度加重。所以，布地奈德的使用应继续成为临床治疗研究的争议点。

（2）免疫调节剂

以甲氨蝶呤（methotrxate，MTX）为代表的免疫调节剂，具有抑制淋巴细胞增生，抑制中性粒细胞产生粒细胞趋化因子及单核细胞趋化因子等作用。Kaplan 等研究显示，对 UDCA 应答不佳的 PBC 采用联合 MTX 治疗后，患者临床表现、生物化学指标以及肝纤维化等均有改善。但 Bach 等对 110 例 PBC 联合 MTX 治疗，认为 MTX 并不能预防疾病进展。故其远期疗效还应当进一步随访。

（3）纤维酸衍生物

纤维酸衍生物通过提高甘油三酯酶的活性，增进脂蛋白中的甘油三酯氧化降解及细胞内的低密度脂蛋白分解代谢，从而能降低低密度脂蛋白、胆固醇、血清总胆固醇和甘油三酯的浓度，升高高密度脂蛋白，抗血小板聚集、降低血黏度和抗血栓作用。该类药物的主要代表为苯扎贝特、非诺贝特等贝特类降脂药。

苯扎贝特是一种广泛使用的降血脂剂,是已知的过氧化物酶体增殖物激活受体(PPAR)a。当使用 UDCA 单药治疗效果不佳时,联合苯扎贝特或非诺贝特可以有效改善 PBC 患者的肝脏生化指标及组织学改变。纤维酸衍生物治疗 PBC 是通过 PPARa 的激活,下调胆固醇 7a-羟化酶所涉及的酶的合成。贝特类降脂药联合 UDCA 很有可能成为治疗 UDCA 应答不佳的 PBC 患者,尤其是合并脂肪肝患者的有效疗法。

(4) 法尼酯衍生物 X 受体(FXR)

FXR 代表物 6-乙基鹅去氧胆酸和 INT-747。6-乙基鹅去氧胆酸是半合成的鹅去氧胆酸(CDCA)的衍生物,INT-747 是人初级胆汁酸 CDCA 的衍生物,两者均是 FXR 的天然配体,可激活 FXR,且作用大约是 CDCA 的 100 倍。法尼酯衍生物是一种胆汁酸活化的核受体,主要表达于肝脏和胃肠道中。发生胆汁淤积时,肝细胞内呈胆汁酸高负荷,而 6-乙基鹅去氧胆酸可以介导调节反应以保护肝细胞不被毒性胆汁酸损害,调节胆汁和胆固醇的代谢。对于 UDCA 治疗效果不佳的难治性 PBC 患者,INT-747 的 FXR 激动剂有可能成为新的治疗选择。

(5) 骨髓间充质干细胞(BM-MSC)

间充质干细胞(mesenchymal stem ceel,MSC)是一类具有多向分化潜能的多能干细胞。体外适当条件下能诱导分化为骨、软骨、脂肪、神经元、心肌、肝细胞等。MSC 能够支持造血、免疫修复、诱导免疫耐受,且具有很低或无免疫原性,用途广泛。已有研究表明 MSC 对各种损伤引起的肝纤维化和肝硬化均有明显的改善作用。vanPoll 等研究发现 BM-MSC 能明显提高急性肝损模型生存率、降低肝损程度,使肝细胞凋亡下降 90%,而增殖升高 3 倍。BM-MSC 能显著改善四氯化碳(CCl_4)或二甲基亚硝铵(DMN)诱导的肝脏纤维化,降低转氨酶、提高白蛋白水平。BM-MSC 可通过分泌多种调节性细胞因子如转化生长因子(TGF)β、肝细胞生长因子(HGF)、IL-10 等促进活化的肝星状细胞凋亡,抑制胶原形成。Chamberlain 等研究发现人脂肪来源 MSC 体内可以向肝卵圆型细胞或成熟肝细胞分化,且分化的细胞可归巢到受损部位进行功能整合。临床上已有 BM-MSC 用于终末期肝硬化的治疗,为 UDCA 应答不佳或病情复杂影响 UDCA 疗效的 PBC 患者带来新的治疗选择。

(6) 利妥昔单抗(Rituximab)

利妥昔单抗是一种嵌合鼠/人的单克隆抗体,该抗体能与细胞膜的 CD20 抗原进行特异性结合。CD20 与该抗体结合后,不被内在化且不从细胞膜上脱落。CD20 不以游离抗原的形式在血浆中循环,因此也就不会与抗体竞争性结合。利妥昔单抗能与 B 淋巴细胞上的 CD20 结合,并引发 B 细胞溶解。有研究表明,B 细胞参与 PBC 发病机制中免疫机制的非化脓性胆管炎和胆管破坏的炎性改变。在一些小鼠模型的研究中,B 细胞可能起到一定的保护作用,而在 PBC 患者中,B 细胞的消耗缓解了胆道炎症。Tsuda 等研究表明,B 细胞耗竭与利妥昔单抗显著降低了血清中抗线粒体抗体(AMA)的滴度,降低血浆免疫球蛋白(IgA,IgM 和 IgG)以及血清 ALP 水平,并具备良好的耐受性,而所有经治疗的患者无严重不良反应。该研究结果提示在 PBC 患者中耗竭 B 细胞可能是一个潜在的治疗靶点,对 UDCA 疗效不佳的 PBC 患者,可能是一种有前途的治疗方案。但利妥昔单抗应用的时间还不长,积累的病例有限,其长期疗效和预后还不能定论,也有病例报告表明,利妥昔单抗治疗后,PBC患者中 AMA 滴度增高,故 B 细胞耗竭对于 PBC 安全性和有效性值得进一步研究。

(二) 症状的处理

1. 疲乏

疲乏是由多种因素引起的症状,需要考虑其他因素而不仅仅是 PBC。其因素包括贫血、甲状腺机能减退、抑郁及睡眠障碍等,目前没有对采用用 UDCA 治疗 PBC 的患者改善疲乏程度的报道。5-HT 神经传导的改变可能调节慢性肝脏疾病的疲乏,但 5-HT3 的拮抗剂昂丹司琼并不会减轻疲乏。选择性 5-羟色胺再吸收抑制剂盐酸氟西汀(百忧解)也不会改善疲乏。已有报道指明 PBC 患者疲乏和睡睡改变尤其是白天睡意过度之间的关系。莫达非尼是一种用于治疗白天嗜睡的药物。莫达非尼可显著减少白天嗜睡。到目前为止,还没有推荐的治疗方案用于 PBC 引起的疲乏。

2. 瘙痒

UDCA 通常不会改善瘙痒症状,需要采用其他药物治疗该症状。通常认为,自体内除去可引起瘙痒的物质的治疗方案认为,引起瘙痒的物质在肝内生成,排泌到胆汁并伴随胆汁郁积在组织中聚积。

1) 考来烯胺

是一种用于治疗高胆固醇血症的非吸收树脂,其他树脂包括考来替泊和考来维仑。有一种共识认为考来烯胺可改善许多 PBC 患者的瘙痒。推荐剂量为每次 4 g 最大剂量 16 g/天,于 UDCA 前或后 2~4 小时给予,首选晨起用药。一般来说,考来烯胺有良好的耐受性,虽然报道有些患者出现胃胀气、便秘和腹泻。

2) 利福平

是一种酶诱导剂,在几项临床研究中已用于治疗 PBC 患者的瘙痒。一项研究中对胆红素低于 3 mg/dL 每日用 1 次 150 mg,如果胆红素为 3 mg/dL 或更高则用 150 mg 每日两次。两项已发表的 meta 分析报道利福平可以缓解胆汁郁积性瘙痒。一项 meta 分析包括有 4 个临床试验共有 57 例患者参加,这些研究的质量不一。另一项 meta 分析包括共 61 例参加者,来自三个双盲随机化前瞻性研究和两项随机化对照交叉 crossover 试验,利福平较对照组可以缓解更高一部分患者的瘙痒,其优势比为 15.2(可信区间 5.2~45.6,$P=0.001$)。

利福平的不良反应较多,肝炎、肝衰竭、溶血、肾脏受损及药物代谢作用的改变与应用该药有关。因此,用药期间应当严密且定期随访血液检查包括肝功能和血细胞计数。利福平可能会消除 5-HT 重摄取抑制剂的抗抑郁效应,这些药物不应联合使用。

3) 阿片拮抗剂

药理学作用的增加与瘙痒有关,并可被阿片拮抗剂改善,这提示瘙痒是由阿片样受体介导的。有证据表明胆汁郁积时阿片拮抗剂(opioidergic tone)增加;因此神经传导的改变可调节/介导瘙痒,阿片拮抗剂药物如纳洛酮应该减轻瘙痒。一项 meta 分析包括了 5 个试验,三个试验了口服阿片拮抗剂(如纳曲酮和纳美芬)的效果,两个试验了静脉用纳洛酮的效果,所报道的参加者共 84 人。阿片拮抗剂较对照干预措施看起来可显著减轻瘙痒。

阿片停药反应以腹痛、高血压、心动过速、鸡皮疙瘩、噩梦及人格解体为特征。目前尚未报道哪些患者会出现阿片停药反应。临床经验提示严重瘙痒患者可能有更高的阿片拮抗剂,出现严重反应的风险可能更高。纳曲酮开始可每天给予 1/4 片(12.5 mg)的较低剂量,以后每 3～7 天增加 1/4 片至 50 mg,直到瘙痒减轻。可住院静脉注射纳洛酮,继以口服纳曲酮并停用注射用药。如果出现阿片停药综合征体征,可以继续给予药物或者剂量保持不变,因为反应可能会自发性逐渐消失。纳曲酮的肝毒性并不常见;因此推荐进行肝脏生化学的随访。有失代偿期肝病的患者,纳曲酮代谢物会累积。因此,需要减少用药量。随着肝脏疾病的进展,瘙痒会逐渐停止,所以这些病例中需要使用纳曲酮者并不常见。长期使用阿片拮抗剂与慢性疼痛综合征有关。

4) 其他药物

(1) 5-HT 拮抗剂

5-HT 系统参与疼痛伤害性刺激的神经传导,用于评估昂丹司琼——一种用于治疗胆汁郁积瘙痒的 5-HT3 拮抗剂的基本理论。在仅采用了主观方法学的研究中,据报道昂丹司琼 8 mg 每日三次可减轻胆汁郁积引起的瘙痒;不过,来自采用了行为性方法学且包括有 PBC 的患者的研究数据则表明昂丹司琼对瘙痒仅有很小的治疗作用。

抗抑郁药。有报道抗抑郁药包括选择性 5-HT 再摄取抑制剂有抗瘙痒作用。舍曲林(75～100 mg)有助于减轻瘙痒;其作用与抑郁的改善无关。

(2) 苯巴比妥

以前曾用过苯巴比妥,虽有镇静作用且可引起齿龈增生,应注意随访。

(3) 抗组胺药

抗组胺药对胆汁郁积患者可能有非特异性抗瘙痒作用,这可能与其镇静特性有关。抗组胺药介导的镇静作用有助于改善瘙痒患者的睡眠困难;不过,该类药物相关的黏膜干燥可能会限制其在 PBC 患者及干燥症状中的使用。严重瘙痒患者有出现抑郁/压抑、自杀观念和行动的风险。这些患者可能需要入院注射(非胃肠道)给药治疗包括阿片拮抗剂。难治性瘙痒可以是肝脏移植的一个适应证。

建议:

① 有瘙痒的 PBC 患者初始应该采用胆酸多价螯合剂治疗。

② 胆酸多价螯合剂疗效不佳的瘙痒可用下列药物。

利福平 150～300 mg,每日两次;口服阿片拮抗剂如纳曲酮每天 50 mg;其他措施均无效时可试用舍曲林每天 75～100 mg。

3. 干燥综合征处理

加强眼部护理的一般措施包括室内环境的湿化。干眼的初始化治疗包括羟丙基甲基纤维素和羧甲基纤维素,当需要时可全天应用。环孢霉素 A 眼膏是唯一批准用于干眼治疗的处方药物,在对照临床试验中与安慰剂相比可明显增加泪液的产生量。对于药物难治的病例,可行阻塞鼻泪管以防止泪液引流并联合应用人工泪液。

4. Sjögren 综合征(CREST/Raynaud's)

一项 cohort 研究显示主要有两种自身免疫性疾病会在 PBC 较年龄及性别匹配的人群

明显更常见：Sjögren's 综合征[±CREST(C-钙质沉着病，R-雷诺征，E-食管功能障碍，S-指端硬化和 T-毛细血管扩张)]和雷诺病。200 多项报道提示 PBC 患者患自身免疫性甲状腺病的机会增多，但后者在一般人群中也常见(概率 4%)。

5. 门静脉高压与静脉曲张

至于何时筛查 PBC 患者的静脉曲张合适证据不一致。一项研究报道以血小板计数＜200000/mm³、另一项则以 40000/mm³205 作为曲张静脉可能出现的截断值。这些区别可能与结节再生性增生引起的非肝硬化性门静脉高压比率的不同有关，这在第一个研究中可能更多见。另一项研究提示除非 Mayo 风险分数至少达到 4.1，实际上曲张静脉永远不会发现。PBC 的曲张静脉出血的预防与其他门静脉高压患者一样。一线治疗是口服非选择性 β阻断剂，虽然内镜下套扎的初级预防也可以考虑。

作为胆汁性肝硬化的结果，PBC 患者可以出现门静脉高压，也可以出现于疾病的肝硬化之前期，或者与结节的再生性增生有关。

PBC 患者肝硬化时胃食管静脉曲张及静脉曲张出血的处理方法遵循 AASLD 发表的指南，包括怀疑肝硬化诊断时的筛查性胃镜检查，通常也有血小板计数的降低或 Mayo 风险分数的增加。食管静脉曲张大的患者有应用非选择性 β阻断剂的适应证。为预防出血风险高(红色征或樱桃红斑)的静脉曲张患者首次出血，推荐多次进行内镜下静脉曲张结扎以根除食管静脉曲张。

2009 年 AASLD 发布的 PBC 处理指南建议，采用何种方法要根据当地专家的经验、资源及患者的选择来考虑。处于肝硬化之前期的 PBC 患者静脉曲张出血对药物和内镜治疗无效，这种静脉曲张出血提出了特殊的挑战，因为肝脏合成功能良好的患者不符合原位肝移植的要求。在这种情况下，远侧脾肾分流术(不会使肝脏丧失血供)或 TIPS 可作为替代性治疗方法，且远侧脾肾分流术与因治疗静脉曲张出血而行手术的 PBC 患者的肝脏功能衰竭的加速无关。

6. 与慢性胆汁郁积相关的并发症

(1) 骨质减少/骨质疏松症

与年龄及性别匹配的对照组人群相比，纤维化 PBC 患者骨质减少和骨质疏松症的风险明显高。基线及每 2～3 年采用骨矿物密度检测规律筛查是合适的。至于所有绝经前、后女性，如果没有肾结石病史，每日供应钙(1500 mg/天)及维生素 D(1000 IU/天)是可取的。进展期疾病患者应每年检测维生素 D 水平。在一项随机化对照试验中，与安慰剂和爱迪特(1-羟基-亚乙基-1,1-二膦酸)相比，认定为有骨质疏松症的患者，阿仑膦酸钠水合物显示可明显改善骨密度。与安慰剂相比，爱迪特是无效的，其他二膦酸盐类还没有在 PBC 患者进行试验。激素替代治疗会在一定程度上改善骨矿物密度，不过考虑到其安全问题，这些药物很少使用。

建议：

① 如果需要的话 PBC 患者应该每日饮食中供应钙 1000～1500 mg 及维生素 D1000 IU 作为补充；

② 如果患者有骨质减少且没有酸反流或已知的静脉曲张，应该考虑每周口服阿仑膦酸

盐 70 mg。

（2）高脂血症

所有慢性胆汁郁积肝病均可并发高脂血症。大部分来讲这对 PBC 没什么危害，回顾性研究提示 PBC 并高胆固醇血症患者心血管疾病的风险没有增加。UDCA 会降低低密度脂蛋白胆固醇水平。不过，如果也有脂质异常或心血管疾病家族史时，还是要根据脂质异常的方式适当地加以考虑用降胆固醇药物治疗。通常并不需要降胆固醇药物，不过他汀类药物（3-羟基-3-甲基戊二酰辅酶 A 还原酶抑制剂）对于需要治疗的患者是安全的即便是肝脏血清学检测异常时，贝特类在某些患者已安全的使用过但其他的则没有。

7. 激素替代和妊娠

已有报道，雌激素会促进胆汁郁积，因此口服避孕药和补充雌激素可能诱发或加重瘙痒，同样，妊娠期间瘙痒可能会加重甚至在妊娠早期即出现，PBC 患者即便在分娩后也可能无法完全缓解。至于其他所有妊娠的肝硬化妇女，应当在血容量明显增加的妊娠第四个月到第六个月检查曲张静脉。

8. 肝脏移植

20 世纪 80 年代中期，PBC 是美国肝移植的主要适应证。而现在，研究显示，过去的十多年间尽管在美国完成的肝移植数量增加了，但需要移植的 PBC 患者的数量已降低了约 20%。与此相对照，过去的这一段时间 PSC 患者肝脏移植的比率还没有发生变化，因为尚有待于寻找有效的治疗方法。PBC 患者进行肝移植的结果几乎较其他所有疾病都满意。移植后的前 6 个月骨质减少可能会加重，不过 12 个月后骨矿物密度回到基线，此后会得以改善。阿伦磷酸盐是一种较依替膦酸二钠更为有效的治疗方法，不过尚没有研究来证实任何治疗方法的长期有效性。目前，PBC 在美国肝移植适应证中排列第六。进行肝脏移植的 PBC 患者 20%～25% 经过 10 年会出现疾病的复发。幸运的是，复发 PBC 通常不影响长期的患者或移植物的存活。长期应用环孢素为主的免疫抑制治疗方案可能会减少 PBC 的复发。加快 PBC 复发的风险因素包括他克莫司＜免疫抑制药＞治疗及供体高龄。UDCA 可改善肝脏生化学，可能会延迟组织学进展，不过其对于复发疾病的自然史的影响尚需在随机对照试验中进一步研究。肝脏移植会改善疲乏及瘙痒，但干燥综合征无变化，骨骼疾病开始会恶化之后改善，AMA 可能持续存在或重新出现不过并不表示 PBC 复发。

（三）预防措施及其他问题

2008 年诊断的绝大部分 PBC 患者没有与肝脏疾病有关的症状。可以相信这些患者没有症状即意味着没有明显疾病。对于一个患者来说，没有症状就使得对 PBC 预防策略的重要性的认知上将尤其困难。策略不仅涉及肝脏疾病的处理和后果也涉及有关的疾病如干燥综合征、甲状腺病和骨骼疾病。就肝脏疾病的进展来讲，同样的建议也适用于 PBC 患者及其他形式的肝脏疾病-避免过度饮酒、肥胖及吸烟。这些并存疾病均促进疾病的进展并可能使患者需要进行肝脏移植时处于不能被接受的风险中。

已知有肝硬化的全部患者均需被告知谨慎应用 NSAIDs、苯二氮䓬类及氨基糖苷类抗生素。另外，还需嘱咐患者须要告知所有其他医师尤其是外科医师和（或）麻醉师：他们有肝硬化,因为低血压及随后用盐扩容可能有害无益。

建议

1. 家庭成员筛查

PBC 患者家庭成员发病的风险增加,尤其是第一级女性亲属如姐妹和女儿。

2. 长期随访

UDCA 应该不确定时间的持续应用。应该每 3～6 个月定期监测肝功能,有助于发现少数继续发展 AIH 的患者。甲状腺功能应该每年监测一次。对于 Mayo 风险分数>4.1 的肝硬化患者,应该每 2～3 年行胃镜检查以评估曲张静脉的情况。根据患者基线密度及胆汁郁积的严重度,每 2～4 年应该评估骨矿物质密度。与此相似,有黄疸的患者应该每年监测脂溶性维生素水平。肝硬化患者且诊断为 PBC 的老年男性应该每 6～12 个月行切面显像(常用 B 超)及检测甲胎蛋白(AFP)水平。

总结 PBC 随访

每 3～6 个月检查肝功能;

甲状腺情况(TSH)每年检查;

骨矿物质密度每 2～4 年;

如果胆红素>2.0,每年检测维生素 A, D, K;

如果有肝硬化或 Mayo 风险分数>4.1,每 1～3 年行胃镜检查;

已知有或怀疑有肝硬化的患者检查超声或甲胎蛋白;

间隔时间根据上次 EGD 结果决定。血小板<140000/mm³ 或 Mayo 风险分数>4.1。

第四节 ▸ 名家经验介绍

(一) 关幼波治疗原发性胆汁性胆管炎经验

关幼波教授在治疗中医黄疸病时,突破"湿热为患"的认识,发展为湿热(或寒湿)瘀阻血分,致胆汁不能循常道而外溢于肌肤,所以提出"治黄必治血,血行黄易却"的观点。治疗癫狂病,关幼波在强调调整脏腑功能兼以化痰的基础上,必合调理气血之品以治本。不少出血证是"发病于气而受病于血",所以,活血必先治气。属于气不摄血用升麻葛根升提固摄;属于气郁化火,气血逆乱,常宗缪仲淳"应降气而不降火"。治疗气虚证时,在补气的同时,配合应用白芍、当归、生地养血活血等药,既可防止补气药温燥伤及阴血;又因血为气之母,能载气,补血以生气。当然,治疗时气病当治气,血病当治血,此为治疗原则,不可混淆。在调气血时,注意药物作用的全面性,如行气时升降同用,如理肺气,麻黄配苏子,使气机上下畅通;活血时,左右上下兼顾,常以泽兰统左右肝脾之血,合用藕节行上下通行之血,使全身之血畅行。

(二) 金实治疗原发性胆汁性胆管炎经验

金实教授认为 PBC 不同于病毒性肝炎,后者多为外感湿热毒邪。PBC 以中年女性多见,患者多存在遗传易感性及自身免疫异常。从中医角度分析患者多存在先天禀赋不足,肝肾亏虚,肾为先天之本,女子以肝为先天,尤其是中年女性,肝之阴血渐耗,在此基础上,外感湿热毒邪、内伤情志饮食等为诱因,最终导致疾病产生。

正气亏虚为根本,湿热瘀毒、胆络失和为基本病机。金实教授认为,PBC 因其先天不足之独特病因,故正气亏虚是本病发生、发展的始动因素。正如《素问》云:"正气存内,邪不可干","邪之所凑,其气必虚。"患者先有禀赋不足,肝肾亏虚,湿热毒邪才可侵犯肝胆,邪郁肝络,致肝失疏泄,胆络失和,胆汁运行不畅,临床多见黄疸、瘙痒等症状。《张氏医通》指出:以诸黄虽多湿热,然经脉久病,不无瘀血阻滞也。

肝气不舒,湿阻气滞,瘀血渐生为其最终产物,致胆汁淤积、瘀血内结,进一步发展则临床出现肝硬化的表现。因湿性黏滞,胶固病邪,留恋难去,故湿邪为病,病情复杂,病程缠绵。病久则热毒瘀血伤肝,亦可耗伤正气。正虚与邪实二者相互影响,互为因果,疾病最终发展为本虚标实、虚实夹杂之证候。

分阶段治疗,利胆和络为治疗大法,临床治疗多分疾病初期及后期两个阶段。初期以胆汁淤积,胆络失和为病机关键,致病之根本。邪盛而正虚不著,王肯堂《证治准绳》中:治疸须分新久,新病初起,即当消导攻渗。针对此,提出利胆和络的治疗大法。利胆和络法具体表现为"清、疏、化"三法。清,即清热利湿、清热解毒、清肝泻火;疏,即疏肝理气、行气通络;化,即化瘀活血。此期用药剂量宜大,使邪速驱,尽快控制病情。本病原有先天正气不足,病至后期,或邪气未驱、正气已耗,或邪已渐驱、正气亦耗。热毒伤肝,肝脾亏虚,气血不足,当兼顾肝脾气血,同时不忘利胆和络,扶正祛邪,共同促进疾病痊愈,巩固疗效。扶正当用补法,提出"运、补"二法。运,即健运脾胃;补,即补益肝脾、益气养血。金实教授认为本病不可峻补,以防壅滞毒邪,络脉不舒。故当平补清补,选药宜轻灵平和、不热不燥、补而不滞之品。清补法多适用于病后湿热毒邪留恋、肝之阴血亏虚,常用药如生地、女贞子、枸杞子、麦冬等清热养阴柔肝之品。临床施治当牢记利胆和络治疗大法,强调此法需贯穿疾病之始末。据邪正盛衰、疾病久新,辨证运用"疏、清、化、运、补"此五法,最终达到邪去正复,胆络通畅,疾病渐愈之目的。

(三)常占杰治疗原发性胆汁性胆管炎经验

常占杰教授认为 PBC 病机关键在于脾胃,中医采用健脾为主辨证施治,黄芪四君子汤是其主方。采用中西医结合的方法,用药常联合西药熊去氧胆酸胶囊,辨证亦根据 PBC 临床分期辨为相应证型:肝功能正常无症状期常辨为气虚血郁,治以健脾疏肝,方用黄芪四君子汤合柴胡疏肝散加减;肝功能异常期辨为脾虚血瘀,治以健脾活血,方用黄芪四君子汤合膈下逐瘀汤加减;症状期属病至中期,其气已亏辨为气血双亏或气血亏虚,湿迫内蕴,治以健脾养血或健脾养血,利湿退黄,方用黄芪四君子汤合四物汤加减;失代偿期为病情发展终末阶段,此期证型多变,常见有脾虚水停或脾虚湿阻、脾不统血。治疗以健脾利水或健脾化湿、健脾养血止血为主,方用黄芪四君子汤合归脾汤随症加减。鼓胀明显加利水渗湿之剂,血证加止血之剂等。

（四）卢秉久治疗原发性胆汁性胆管炎经验

卢秉久教授认为该病的形成关键是湿邪和气滞,治疗分为早、中、晚三期。疾病早期由于内因或外因形成"湿"和"滞",成为该病早期主要的病理产物。到中期,由于患者的自身素质和发病原因不同,可表现为湿热和寒湿两种类型,可以归至"女劳疸""黑疸"的范畴。后期,肝、脾、肾功能失调,气血郁滞,湿油阻滞,水瘀互结,而成鼓胀。辨证治疗上应该以阴阳为纲,着眼于"湿"和"滞"两种病理特点。早期肝郁脾虚,湿油中阻,治以疏肝理气,健脾化湿,方用柴胡疏肝散合平胃散加减治疗;中期主要分和阳虚水盛两个证型,湿热瘀血证治以清热活血,行气利水,方用茵陈蒿汤合硝石矾石散加减,通常茵陈用量 50～100 克,量大力专,用于退黄效果较好。瘙痒难忍者,加用麻黄 10 g 蝉说 15 g。同时,硝石、矾石两味药均为矿石类药,加入白术以固护脾胃。

阳虚水盛证治以温肾助阳,化气行水,方用真武汤,往往合用五苓散。病到晚期,患者病情严重。证属水瘀互结证。治宜活血化瘀,行气利水,软坚散结。方用血府逐瘀汤加减,腹水明显者,加腹皮、茯苓皮等药物以健脾利水。三七与阿胶常配合应用,二者相反相成,活血而非攻破,滋阴而不腻滞。临床上根据患者的不同表现,辨证论治,灵活加减,每获良效。

第五节 ▶ 典型案例分析

病案一

王某,女,45 岁。

初诊日期: 2013 年 5 月 9 日。

主诉: 乏力、皮肤瘙痒 2 年,伴腹胀 1 月。

现病史: 患者 2 年前因乏力、皮肤瘙痒,检查发现患有原发性胆汁型肝硬化,服用熊去氧胆酸片治疗。近 1 月来患者出现食后腹胀,纳呆,遂来就诊。

刻诊: 乏力,皮肤瘙痒,胃脘胀闷不适,轻压痛,小便黄,大便可。

既往史: 患者否认既往其他疾病史。

过敏史: 否认药物及食物过敏。

体格检查: 皮肤及巩膜轻度黄染,中上腹轻压痛,无反跳痛。肝脾肋下未及,移动性浊音(一)。舌质淡红、舌边有瘀斑、舌苔薄白,脉沉细。

辅助检查: ALT 52 U/L, AST 40 U/L, ALP 198 U/L, GGT 233 U/L, TBIL 56 μmol/L, DBIL 30 μmol/L, ALB 36 g/L, GLB 49 g/L,抗线粒体抗体(AMA)+。

中医诊断: 黄疸(阴黄)。

西医诊断: 原发性胆汁性胆管炎。

治法: 疏肝利胆,化浊利湿,活血化瘀。

处方：

柴　胡 9 g	制香附 6 g	茵　陈 30 g	金钱草 15 g
广郁金 15 g	白花蛇舌草 15 g	蛇六谷 15 g	赤　芍 15 g
徐长卿 10 g	碧玉散 15 g	茯　苓 15 g	白　术 15 g
当　归 10 g	砂　仁 6 g	鸡内金 10 g	车前子 15 g
赤小豆 30 g	石　斛 20 g	干　姜 15 g	桔　梗 6 g
决明子 30 g			

14 剂

二诊：

腹胀减轻，皮肤瘙痒减轻，纳尚可，二便调，舌质淡红，苔白腻，脉弦。

茵　陈 30 g	金钱草 15 g	鸡内金 10 g	附　子 6 g
干　姜 15 g	车前子 30 g	木　瓜 15 g	白　术 15 g
厚　朴 15 g	徐长卿 10 g	碧玉散 15 g	赤小豆 30 g
郁　金 30 g	川　芎 15 g	全当归 10 g	石　斛 20 g
茯　苓 15 g	桔　梗 6 g	决明子 30 g	

14 剂

三诊：

患者诸症减轻，皮肤及巩膜黄染消退，纳眠可，二便调，舌质淡，苔白腻。

肝功能：ALT 43 U/L，AST 39 U/L，ALP 143 U/L，GGT 156 U/L，TBIL 29 μmol/L，DBIL 15 μmol/L，ALB 38 g/L，GLB 42 g/L。守上方，去车前子，继予 30 剂。

经过治疗，患者巩膜及皮肤黄染消退，乏力、纳差、腹胀、皮肤瘙痒缓解，单用熊去氧胆酸片治疗，随访诸症缓解，肝功能基本正常。

分析：PBC 是一种原因不明的自身免疫性肝病，特点为肝内小胆管渐进性的破坏和炎症反应，导致胆汁流出障碍，出现肝内慢性淤胆的临床和生化表现，最终可发展为肝纤维化和肝硬化，随着诊断技术的提高，该病的诊出率越来越高。本病属中医"黄疸""胁痛""癥瘕"之范畴，责之肝、胆、脾、脏腑功能失调，病情发展累及肺心三焦等，最终形成"脏痹"，为难治疾患。《素问·五常政大论》："阳明司天，燥气下临，肝气上从，苍起木用而立，土乃眚。凄苍数至，木伐草萎，胁痛目赤。"明确指出，本病机概为肝气郁积，脾运失健，气滞血瘀，瘀滞日久，则气阴两虚，瘀血阻络，故治疗多采用益气养阴，活血化瘀的治则。在临床中多采用辨病和辨证相结合的方法，针对高胆红素症和肝硬化所表现的症状，运用疏肝化瘀、补肾健脾为治则。本例则应归于黄疸中的阴黄。《类政治裁》有云："阴黄系脾脏寒湿不运，与胆液浸淫，外渍肌肉，而发为黄。"故阴黄的病机一是寒湿阻滞脾胃，阳气不宣，胆汁外溢，一是阳黄失治，迁延日久或过用苦寒之药，以致脾阳受损。该患者感受寒湿之邪在先，病情迁延不愈，损伤脾阳在后，双重影响下，导致肝气郁结，胆汁淤积，泛溢于肌肤，气滞日久则影响血分，故而病情缠绵难愈。治疗应温化寒湿，温补脾阳为主。

初诊时，患者以寒湿偏盛为主，故首诊以驱邪为主。治法：疏肝利胆，化浊利湿，活血化瘀。方中以柴胡疏肝散的君臣之药来疏肝解郁，赤小豆、赤芍、当归、川芎活血化瘀，茵陈、碧玉散、金钱草化浊利湿,徐长卿祛风利湿止痒。湿盛责之于脾,脾虚则不能运湿,故方中加用白术、茯苓健脾渗湿;蛇舌草、蛇六谷清热利湿退黄;干姜温补脾阳;鸡内金健脾消积;砂仁醒脾,又可助柴胡行气解郁,同时加用郁金,即可活血行气,又可解郁清心,利胆退黄,名医章次第有云:"凡治黄不利大小便,非其治也。"即谓治疗黄疸,应注重利大小便,给邪以出路,则湿热得去,黄疸自消。故方中予决明子、当归润肠通便,车前子、赤小豆、碧玉散、茯苓利小便,使得邪得以去。方中多有清热利湿药物,为防其伤阴,在大量利湿药中佐以养阴不滋腻的石斛,使去邪而不伤正,加用桔梗开提肺气,开上达下,通三焦以利水。二诊患者诸症减轻,患者舌质红,没有明显瘀斑,说明体内血瘀已经不甚明显,所以减少疏肝解郁、行气活血药物的使用,增加温补脾阳的药物。原方去柴胡、赤芍、制香附、砂仁,加用附子、干姜温脾,川朴行气利水,木瓜醒脾化湿。驱邪和扶正共用。三诊时患者巩膜仍见黄染,皮肤黄染消退,肝功能基本恢复正常,说明湿邪已基本除尽,脾阳也恢复功能,故减少利水药的使用量,去车前子,继续用药,巩固疗效。

病案二

女,51岁,退休。

初诊日期:2006年3月30日。

主诉:口干10年,乏力伴消瘦、腹胀、间断肝区不适,肝功能异常2年

现病史:2004年9月疲劳明显,口干加重,食欲下降,腹胀,肝区不适,1年内体重减轻5公斤。

刻诊:口干,腹胀,肝区不适隐痛,眼眶黑,面部赤缕,朱砂掌,失眠,舌红苔白干,少津,脉沉细。

既往史:患者于本院就诊消化内科化验:ANA(+)1∶320,AMA(+++)1∶1280,AMA-M(+++)>300 RU/mL 20 RU/mL),抗 ENA(-)。ALT 108 U/L,AST 153 U/L,GGT 223 U/L,ALP 153 U/L。IgG 23 g/L,IgA 3.23 g/L,IgM 5.1 g/L。蛋白电泳:A 48.9%,y 28.1%。WBC 3.62×10^9/L,PLT 84×10^9/L。B超:胆石症,脾大5.8 cm,肋下3.5 cm,肝回声不均。上消化道造影:食管下段-胃底静脉曲张。胃大弯侧外压,考虑为脾大所致。口腔科、眼科排除PSS。确诊为PBC,予UDCA 250 mg,一天三次,易善复228 mg,一天三次治疗。2005年9月WBC 3.38×10^9/L,PLT 63×10^9/L加用泼尼松25 mg,qd,逐渐减量。

辅助检查:ALT 30 U/L,AST 39 U/L,GGT 42 U/L,ALP 95 U/L。IgG 16 g/L,IgA 3.29 g/L,IgM 4.82 g/L,血常规:WBC 3.28×10^9/L,PLT 59×10^9/L。

辨证分型:肝肾阴虚兼血瘀。

治法:滋阴疏肝兼以活血消症。

处方:方用一贯煎加味。

当归、枸杞、川楝子、白蒺藜、合欢皮、红花各10 g,北沙参、茜草、麦冬、茵陈各15 g,赤芍、生地各20 g,丹参、花粉各30 g,地鳖虫5 g,生甘草6 g。每日1剂,水煎服。

又 UDCA 250 mg，一天三次。

二诊：

服 30 剂，肝区不适及腹胀减轻，仍有口干，乏力。

复查 ALT 26 U/L，AST 32 U/L，GGT 32 U/L，ALP 69 U/L。IgG 15.9 g/L，IgA 3.89 g/L，IgM 5.44 g/L，血常规：WBC 3.36×10^9/L，PLT 53×10^9/L，首方加生黄芪 15 g，女贞子 10 g。加减治疗 5 个月，较前有力了，复查 WBC 3.08×10^9/L，PLT 128×10^9/L。B超：脾厚 4.9 cm，肋下（一）。停用泼尼松，仅服 UDCA 250 mg，一天三次。

此后一直以原方加减治疗至 2008 年 10 月，病情平稳。

分析：本例患者出现中等度脾大，脾亢，血细胞 WBC、PLT 减少，食管-胃底静脉曲张等早期门静脉高压表现，从西医而言，属于 PBC 失代偿期，但尚未出现腹水等严重并发症，病情较为稳定，故用西药用 UDCA 缓解胆汁淤积。患者既有口干，腹胀，肝区隐痛，眼眶黑，舌红苔白干，少津等肝肾阴虚的表现，又有面部赤缕，朱砂掌等血瘀表现但以肝肾阴虚为主，辨证为肝肾阴虚兼血瘀，方用一贯煎以滋阴疏肝，加活血消症药物。其后仍有乏力，加黄芪 15 g，女贞子 10 g 益气养阴。坚持服用中药半年余，临床症状和体征明显减轻。患者脾大，属于中医"症积"范畴。治疗此种早期肝硬化伴有的肝脾肿大常在辨证基础上加用丹参配茜草，用量：丹参 30 g，茜草 10 g；白蒺藜配合欢皮，用量各 10 g 两组对药活血消症。

（郑　超）

参考文献

［1］Eugene R. *Schiff Michasel F*［M］. Sorrell Schiff's Diseases of the liver.

［2］吴孟超，李梦东. 实用肝病学［M］. 人民卫生出版社，第 1 版，2011.

［3］余宏宇，周伟平，李淑德，等. 临床肝病诊断与治疗［M］. 人民卫生出版社，2008.

［4］Keith D. Lindor，M，Eric Gershwin. 2009-AASLD 原发性胆汁性肝硬化处理指南.

［5］Gideon M.，Hirschfield1，M. Eric Gershwin. *The Immunobiology and Pathophysiology of Primary Biliary Cirrhosis*［J］. Annu. Rev. Pathol. Mech. Dis. 2013. 8：303 - 30.

［6］Kirsten Boonstra，Ulrich Beuers，Cyriel Y. *Ponsioen Epidemiology of primary sclerosing cholangitis and primarybiliary cirrhosis：A systematic review*［J］. Journal of Hepatology 2012 vol. 56 j 1181 - 1188.

［7］Jimmy Z Liu，Mohamed A Almarri. *Dense fine-mapping study identifies new susceptibility loci forprimary biliary cirrhosis Nat Genet*［J］. 2012 October；44(10)：1137 - 1141.

第七章

肝 纤 维 化

肝纤维化(liver firosis)是机体对各种慢性损伤的修复反应,即当肝细胞在发生坏死或炎症刺激时,产生的肝内结缔组织异常增生的病理过程,以细胞外基质的合成增加,降解不足而过度沉积为其主要特征。肝纤维化是众多慢性肝病的重要病理特征,也是向肝硬化发展的必经中间环节。当肝内异常增生的纤维结缔组织形成再生结节和假小叶时,肝脏正常结构和血管解剖遭到破坏,慢性肝病及发展成为肝硬化。晚期可出现门静脉高压、肝功能衰竭、肝性脑病和肝细胞癌等,严重影响患者的健康和生活质量。

第一节 ▶▷ 病因与发病机制

近年来,随着细胞生物学技术和分子生物学技术的不断发展,人们对肝纤维化的发生机制进行了深入而广泛的研究。正常情况下,肝组织内细胞外基质的合成与降解处在一个动态平衡之中,为肝细胞提供了稳定的生理微环境;在各种慢性肝病,多种致病因素使得肝细胞受损,引起肝库普弗细胞激活,分泌多种细胞因子,随同肝细胞、肝窦内皮细胞和血小板等分泌的细胞因子,共同作用于肝星状细胞,使其活化,转化为肌成纤维细胞,通过自分泌和旁分泌作用,使此效应放大,肝星状细胞大量增殖,细胞外基质合成增加、降解不足而大量沉积,肝纤维化逐渐形成。

一、肝纤维化发生的细胞学基础

参与肝纤维化发生的相关细胞包括:肝实质细胞,即肝细胞;肝非实质细胞,及肝星状细胞(hepatic stellate cell,HSC)、库普弗细胞、肝血窦内皮细胞等。

1. 肝细胞

肝细胞是肝内主要的实质细胞,其数量和体积占肝实质的70%～80%。肝细胞生长和正常功能的发挥依赖正常的基质成分。虽然肝细胞不是肝脏细胞外基质的主要细胞来源,但是肝细胞损伤在肝纤维化发生中仍然具有重要作用,肝细胞炎症坏死是肝纤维化与肝硬化的启动因素,又是其向前进展的推动因素。肝细胞在受到自由基损伤后产生大量脂质过氧化产物,这些物质直接刺激肝星状细胞的活化。可以说肝细胞脂质过氧化损伤是肝损伤与肝纤维化之间的桥梁。另外,有研究证实在肝纤维化形成的过程中肝细胞能合成Ⅰ、Ⅲ、Ⅳ、Ⅴ型胶原。

2. 肝星状细胞

肝星状细胞(HSC)是肝脏的一种间质细胞,位于肝窦内皮细胞与肝细胞之间的窦状间隙(又称 Disse 腔)中。HSC 胞质内含有丰富的维生素 A 的脂滴,是贮存维生素 A 的主要场所。自 1876 年 Kupffer 首次发现以来,曾有过许多不同的命名,诸如窦周细胞、Ito 细胞、贮脂细胞等,给研究者带来了一定的困扰,直到 1996 年,业内研究者经讨论确定将其统一命名为 HSC。

在正常肝脏,HSC 约占肝间质细胞的 1/3,占肝脏细胞总数的 15%,细胞胞体呈纺锤形或不规则形,胞内含有丰富的粗面内质网及发达的高尔基体,胞体常有大量的长胞突伸向邻近的肝细胞及肝窦内皮细胞。HSC 可以通过收缩调节肝窦的血流量,在病理状态下这与肝门静脉压力升高密切相关。

在正常情况下,HSC 主要具有以下功能。①储存脂肪,以供给肝细胞能源,并储存大量的维生素 A。②在肝脏中合成一定量的胶原,主要有Ⅰ、Ⅲ、Ⅳ、Ⅵ型胶原。③合成非胶原糖蛋白和蛋白多糖等功能。④产生少量的金属蛋白酶及其抑制剂。⑤分泌少量的生长因子和细胞因子,如 PDGF、EGF、HGF、TGF 等。⑥HSC 的突起包绕在肝窦内皮细胞外表,对内皮细胞起支撑作用,又能调节肝窦血量。

目前,HSC 已被公认为肝脏纤维化形成和发展的关键细胞,多数学者把它作为研究肝脏纤维化的着手点。

3. 库普弗细胞

库普弗细胞是肝脏的巨噬细胞,位于内皮细胞的窦腔面或游离于窦周间隙内,库普弗细胞形态很不规则,有着巨大的胞体及较多胞质突起。在正常的情况下能吞噬、杀灭病原微生物,清除体内的内毒素,并具有抗原提呈、分泌细胞因子等免疫调节及抗肿瘤作用,构成机体防御的第二屏障。库普弗细胞还能调控组织和基质修复、肝细胞和 HSC 的增殖等。库普弗细胞在调节细胞外的生成和代谢中起着非常重要的作用。

肝脏炎症时,在病毒及其激发的免疫反应的刺激下,库普弗细胞激活,吞噬能力增强,并合成和释放多种生物活性物质,如转化生长因子(TGF)、白细胞介素Ⅰ、血小板衍化生长因子(PDGF)和肿瘤坏死因子(TNF)等,作用于 HSC 或其他细胞而发挥"激活作用",启动纤维化的过程。

4. 肝窦内皮细胞

肝窦内皮细胞是肝窦壁的主要细胞,占肝脏非实质细胞总数的 44%,胞核呈月牙形,细胞扁平或细长,被覆于窦壁,具丰富的窗孔,扫描电镜下,窦内皮细胞呈筛网状,同时,窦内皮外侧无基底膜,使肝窦和 Disse 腔相连续,故血浆可直接与肝细胞接触,有利于两者之间的物质交换。内皮细胞不仅是肝窦壁的构成成分,而且参与了肝脏乃至全身的血流动力学及代谢过程;它还具有吞噬功能,在糖蛋白、乳铁蛋白、脂蛋白、清蛋白和透明质酸的转化、分解代谢中起着重要作用。免疫组化及原位杂交显示,正常肝内皮细胞含少量Ⅰ、Ⅲ、Ⅳ前胶原以及纤维连接素。

在慢性肝炎和肝硬化时，内皮细胞Ⅳ型胶原、纤维连接素和层粘连蛋白含量增多，内皮细胞的窗孔明显减少。内皮侧有断续的基底膜形成，使肝窦逐渐演变为毛细血管，称肝窦毛细血管化。肝窦毛细血管化是肝纤维化过程中一个重要的病理改变，其形态学特点主要指肝窦内皮细胞远侧胞质窗孔关闭和内皮下基底膜的形成。肝窦毛细血管化减弱了肝细胞和血液之间的氧和营养物质的交换。最终导致肝细胞萎缩和肝窦塌陷，而肝细胞的损伤会促使 Disse 间隙细胞外基质进一步沉积，加重肝纤维化向肝硬化转变，造成恶性循环。

二、细胞外基质的合成与降解

细胞外基质（extracellular matrix，ECM）是指一系列参与构成肝脏间质框架的大分子，它们不是只起支持作用的杂乱无章的静态堆积物质，而是组织有序且动态变化、生物活性多样的生命大分子。ECM 参与构成了细胞的微环境，对细胞和组织的结构形态、新陈代谢、生长分化都具有重要的作用，被认为是细胞功能的动态调节器。

（一）细胞外基质的组成

ECM 主要包括四类物质。①胶原。是 ECM 中最重要的成分，迄今在 20 中胶原中，在肝脏中发现的至少有 10 种。在正常肝脏，胶原含量约为 5 mg/g 肝湿重，Ⅰ/Ⅲ型胶原的比为 1：1，各占 33% 左右，主要局限于肝包膜，围绕大血管和门管三联，仅有少量散布在内皮下间隙；在肝纤维化和肝硬化时，肝脏胶原可成倍增加，Ⅰ/Ⅲ型胶原的比例可增加至 3：1 左右。②非胶原糖蛋白。是 ECM 的又一重要成分，其分子中的多个功能区可与其他 ECM 及细胞膜的跨膜蛋白受体结合，影响细胞的生长、分化、代谢等生物学行为。主要包括纤连蛋白（fibronectin，FN）、层粘连蛋白（laminin，LN）和玻连蛋白（vitronectin，VN）等。③蛋白多糖。是一类由蛋白质作核心骨架，在骨架上连有糖胺多糖侧链的大分子物质，主要包括透明质酸、硫酸软骨素、硫酸角质素等。④弹性蛋白。弹性蛋白由两种类型短肽段交替排列构成，弹性蛋白分子间的交联比胶原更复杂。

（二）细胞外基质的细胞来源

既往曾认为肝细胞是肝脏合成胶原的来源，是肝纤维化发生的重要细胞学基础。但是其后的研究否认了这一观点，现在普遍认为，HSC 是正常和肝纤维化肝脏 ECM 的基本来源。肝窦内皮细胞虽然较 HSC 产生的 ECM 少，但却是早期肝纤维化的重要组成成分。正常肝来源的内皮细胞分泌产生Ⅲ、Ⅳ型和 FN。急性肝损伤后，这些细胞表达 FN 异构体增加，这是一个关键的早期事件，因为这些 FN 创造了一个有利于星状细胞激活的微环境。ECM 具体细胞来源见表14。

表 14　ECM 的细胞来源

细胞类型	产生的 ECM
HSC	Ⅰ、Ⅲ、Ⅳ、Ⅴ型胶原、LN、副层粘连蛋白、蛋白多糖等
肝窦内皮细胞	Ⅲ、Ⅳ型胶原、FN、血小板反应蛋白等
肝细胞	Ⅰ、Ⅲ、Ⅳ、Ⅴ型胶原、FN、蛋白多糖等
库普弗细胞	胶原酶

（三）细胞外基质的降解

ECM 的降解是肝纤维化形成和逆转的关键过程,分为病理性基质降解和治疗性基质降解。前者指在肝纤维化形成初期,在基质蛋白酶的作用下,正常的生理性基质被破坏,取而代之是病理性的疤痕基质,从而对细胞功能产生不利的影响。后者指的是,慢性肝病患者,经过治疗,其过剩的 ECM 被消化吸收的过程,有利于肝纤维化的逆转和疾病的恢复。

1. 基质金属蛋白酶

基质金属蛋白酶(matrix metallopoteinase,MMP)是一类钙依赖性蛋白酶,能够特异性降解胶原和非胶原底物,目前发现的 MMP 有 20 余种,按照其底物的不同,大致可以将这些 MMPs 分为 5 类:间质胶原酶(MMP1、8、13)、明胶酶(MMP2、9)、基质溶解素(MMP3、7、10、11)、模型胶原酶(MMP14、15、16、17、24、25)和金属弹性蛋白酶(MMP12)。

MMPs 的调节可发生在基因转录调控、无活性酶原的激活及组织抑制物对已被激活酶的抑制三个水平。一些生长因子、细胞因子可调控多种 MMPs 的表达,有些则特异地对某种 MMP 的表达有调控作用。MMP 是以无活性的酶原形式分泌出来的,必须在细胞外间隙中经过水解激活才能降解 ECM。已经激活的 MMP 的活性在细胞外间隙又受到特异性金属蛋白酶组织抑制因子(TIMPs)的调节,以防止基质的过度降解。

2. 金属蛋白酶组织抑制因子

TIMPs 主要由 HSC 分泌,现已发现 4 种 TIMPs 与肝胶原代谢有关。TIMP-1 主要抑制间质胶原酶、基质溶解素和明胶酶 B,TIMP-2 主要抑制明胶酶 A。有研究发现,TIMP 还能与某些 MMP 的羧基末端结合而防止其被激活。

组织学研究结果表明,在肝纤维化形成早期,MMP 的活性不大或者只有轻微升高,在肝纤维化发展过程中,MMP 活性不断增加,但在肝纤维化晚期时,其活性逐渐减低;同时 TIMPs 的活性一直升高,MMP 活性受到了抑制,ECM 降解不足,大量沉积,加速了肝纤维化的形成。

三、星状细胞的活化是肝纤维化发生的中心事件

星状细胞是细胞外基质的主要来源,故而围绕肝星状细胞激活机制来阐明肝纤维化的病理生理过程十分有意义。星状细胞由静止的富含维生素 A 的细胞转化成为增生型的、具

有纤维生成和收缩性的肌成纤维细胞,称为星状细胞的活化,α平滑肌肌动蛋白(α-SMA)表达上调是其活化的标志。

星状细胞的活化过程十分复杂,涉及多种细胞和细胞因子,Friedman将其划分为两个时相,即启动阶段和持续阶段。启动阶段代表基因表达和细胞表型的早期改变,使细胞对其他细胞因子和刺激起反应;而持续阶段是这些刺激所产生的持续活化表型和促纤维化的效应。启动主要是旁分泌的结果,而持续阶段则有自分泌和旁分泌同时参与。

(一)星状细胞活化的启动

星状细胞活化的启动是由邻近细胞,包括血窦内皮细胞、库普弗细胞、肝细胞和血小板旁分泌刺激的结果。

在肝损伤早期,肝窦内皮细胞可以刺激细胞纤连蛋白的产生,后者可以激活星状细胞。同时,肝窦内皮细胞还可使无活性的转化生长因子-β1(TGF-β1)转化为活化型TGF-β1。正常的肝窦内皮细胞之间存在窗孔,利于血窦和肝细胞之间进行双向的物质交换,内皮损伤时其窗孔迅速消失,并分泌促炎症反应分子,包括细胞间黏附分子1、血管内皮生长因子和黏附分子。内皮细胞与星状细胞一起,通过活化血管生成的途径以适应与局部损伤或是肿瘤相关的缺氧损伤。

肝脏炎症、库普弗细胞的渗入和活化同样扮演了重要的角色。库普弗细胞的渗入与星状细胞活化标志物的出现一致。库普弗细胞能够通过细胞因子(尤其是TGF-β1)和活性氧中间产物/脂质过氧化物刺激基质合成、细胞增殖和星状细胞释放维生素A样物质。

肝细胞,作为肝脏中含量最丰富的细胞,是成纤维脂质过氧化物产生的主要部位。星状细胞产生的醛加合物和胶原基因表达之间有相关性,培养的星状细胞受过氧化物刺激可以合成胶原。肝细胞坏死及与其相伴的脂质过氧化作用被认为是典型的炎性和促纤维生成刺激,研究证实坏死或者细胞程序性凋亡具有促纤维生成作用。肝细胞坏死所释放的细胞碎片可促进培养的星状细胞和活化的库普弗细胞纤维生成。

血小板作为一个旁分泌刺激来源常常被忽视,但是它们是生长因子最为有效的来源并且存在于损伤的肝组织内。重要的血小板介质包括:血小板源生长因子(PDGF),TGF-β1和表皮生长因子(EGF)。

上述各方面的刺激使星状细胞发生基因表达和细胞表型的改变,表现为转录活化、信号分子活化及诱导早期结构基因表达,使细胞膜上的细胞因子、生长因子受体表达上调,如PDGF受体,TGF-β1受体和EGF受体。

(二)星状细胞活化的持续阶段

星状细胞活化的持续阶段,细胞生物学行为发生了一系列改变,包括:增殖性、趋化性、纤维生成、收缩性、基质重塑、维生素A的丢失、白细胞化学诱导和细胞因子的释放。这些变化直接或间接地增加了细胞外基质的积累。

1. 增殖性

特别是在炎症坏死区或新形成的纤维间隔内,星状细胞数量明显增多。PDGF是最有力的星状细胞有丝分裂原。在星状细胞活化早期，PDGF 受体被诱导，可以增加对该有丝分裂原的反应。PDGF 的下游信号通路在星状细胞内已得到确认。研究显示转基因小鼠诱导 PDGF-3 表达，可引起肝纤维化。

2. 趋化性

星状细胞可以受趋化因子的趋化向损伤区域移动，这一过程由许多跨膜受体介导，这种迁移亦是体内其他组织损伤浸润性间充质细胞的特性。

3. 成纤维性

被激活的星状细胞造成肝纤维化的最直接的方式就是增加基质的产生。在肝脏损伤瘢痕成分中，Ⅰ型胶原研究得最清楚，众多报道均提及星状细胞内Ⅰ型胶原基因的调节。对于Ⅰ型胶原产生刺激效果最强是 TGF-β1，后者来自于旁分泌和自分泌；TGF-β1 也刺激其他基质成分，包括细胞纤连蛋白和蛋白多糖。TGF-β1 通过过氧化氢、p38-胞外信号调节激酶（MAPK）和 CCAAT/增强子与 c-EBP-β 结合依赖的机制刺激星状细胞内胶原产生。

4. 收缩性

星状细胞的收缩性在肝纤维化过程中可能是早期和晚期门静脉阻力增加的最主要决定因素。活化的星状细胞可使肝窦及硬化的肝脏收缩而阻碍门静脉血流的通畅；典型的末期硬化肝的胶原带中含有大量活化的星状细胞。内皮素-1 是刺激星状细胞收缩的主要因子。其受体在静止和活化的星状细胞均有表达，但其受体亚单位的变化较大。与 PDGF 受体不同，当内皮素受体被激活时，其表达并不增加，但占主导地位的内皮素受体的类型却发生转变，从而显著增加与自分泌型内皮素-1 结合的敏感性。活化的星状细胞中另外的一个收缩性介质是血管紧张素Ⅱ，它是由活化的星状细胞经辅酶Ⅱ（NADPH）依赖的通路所释放的。

5. 基质重塑

活性基质蛋白酶量和质的变化在伴有纤维化的肝损伤的细胞外基质重塑中有着重要的作用。星状细胞表达病理性基质降解所需要的所有关键成分，即随着星状细胞的活化，正常的低密度的基质被高密度的不易降解的瘢痕基质所取代。

6. 维生素 A 样物质的丢失

星状细胞被激活的同时丢失了具有特征性的核周维生素 A 小滴，变得更具有成纤维细胞的外观特征。一般来说，维生素 A 的丢失对于星状细胞的活化是否必需及何种维生素衍生物在体内可能加速或干扰星状细胞活化，目前尚不清楚。

7. 炎性信号和白细胞趋化

星状细胞可以诱导单核和多形核白细胞的渗入而放大炎症效应。活化的星状细胞产生许多趋化因子，包括单核细胞化学吸引蛋白 1、CCL21、RANTES 和 CCR5。星状细胞可以作为抗原提呈细胞，刺激淋巴细胞增殖和凋亡。除了单核细胞诱导效应，星状细胞尚可产生中性粒细胞趋化物，这个可用以解释酒精性肝脏疾病中中性粒细胞的聚集。

总之，肝纤维化的发生非常复杂，有多种细胞和细胞因子的参与，其中肝细胞的损伤往往是肝纤维发生的开始，HSC 的活化是肝纤维化发生的核心环节。ECM 的合成过剩，降解不足而大量沉积是肝纤维化的主要特征。

第二节 ›› 中医辨证施治

在中医古籍中并无"肝纤维化"这一病名,但的临床表现的具体描述颇多,如《素问·平人气象论》言:"溺黄赤安卧者,黄疸……目黄者曰黄疸";《灵枢·五邪》有:"邪在肝,则两胁中痛,寒中,恶血在内";《难经·五十五难》云:"故积者,五脏所生;聚者,六腑所成也。积者,阴气也……聚者,阳气也……故以是别知积聚也"。据此,现代医家一般将其归属于"黄疸""胁痛""积聚"等范畴,并多属"积聚"范畴之"积证",因其积在肝,缠绵难愈,故为"肝积""肝著"之病。其主要病因一般包括感受湿热邪毒或虫毒、饮食失调、情志不畅、药毒伤肝、久病伤正,脏腑虚弱等,其病理因素概括而言不外乎"湿、热、毒、瘀、虚",病变部位主要在肝,涉及脾肾等。

众多医家对本病的病因病机从不同的角度进行了大量的描述。薛氏等认为湿热疫毒入侵和正气不足是本病的主要病因,外感湿热,内蕴中焦,或是饮食不节,蕴湿生热,留恋不去。其病机关键是热毒瘀结,肝脾两伤,在疾病进展的不同阶段,其病机特点也不同侧重,早期以湿热郁结为主,继而出现湿热瘀毒互结,肝郁脾虚,后期则以肝脾亏虚为主,兼有瘀毒、湿热等。在治疗上,薛氏则认为应以凉血化瘀解毒为主,辅以调养肝脾,利湿化痰,使肝脾协调,气血得畅,则湿热毒瘀诸邪亦可去。齐氏认为痰瘀互阻肝络是的本病病机关键及共同病理基础,治以活血化痰之法。李氏认为正气虚弱是本病发生的内在原因,湿热残毒是其加重的关键因素,痰湿瘀血是其病理基础,随着疾病的进一步发展,将形成肝病传脾及肝肾不足。孟氏认为本病乃为正虚邪恋,虚实错杂之本虚标实证。本虚主要表现为肝脾肾气血阴阳方亏虚,脾虚是重要环节;标实为湿热、疫毒、瘀血,湿热是主要因素,瘀血阻络是病机的关键。金氏认为湿热郁毒是血络瘀结之因,瘀血又是湿热郁毒盘踞之根,正虚邪毒易乘,感邪后正虚又无力祛邪,故正虚是病变慢性化的基础,是病变之本,并提出化瘀抗纤,须统筹兼顾湿、热、郁、瘀、毒、虚六端。

虽然各家观点偏重不同,但均认识到此病的是一个动态变化的过程,即是由表及里,由气入血,由轻到重的过程,其基本病机为正虚血瘀。在肝纤维化病变的不同阶段、不同患者,可表现为不同的证候类型,常见有肝胆湿热、肝郁脾虚、肝肾阴虚等主要证型。在辨证治疗时,应病证结合,基本治法与辨证论治结合灵活运用。

1. 基本病机与基本治法

基本病机为正虚血瘀,正虚主要表现为气阴两虚;血瘀则主要表现为瘀血阻络。其基本证型为气阴虚损、瘀血阻络。典型表现有疲倦乏力、食欲不振、大便异常、肝区不适或胀或痛、面色晦暗、舌质暗红、舌下静脉曲张、脉弦细等。基本治法为益气养阴、活血化瘀。益气药可选用黄芪 9～30 g,白术 6～12 g,炙甘草 3～6 g 等;养阴药可选用生地 9～30 g,沙参 6～12 g,麦冬 6～12 g,白芍 6～15 g 等;活血化瘀药可选用丹参 9～15 g,桃仁 4.5～9 g,当归 6～12 g,赤芍 6～15 g,川芎 3～9 g 等。

2. 主要证型与治法方药

(1) 肝胆湿热证

症状：口干苦或口臭,胁胀或痛,纳呆、胃脘胀闷,倦怠乏力,皮肤巩膜黄染,大便黏滞秽臭或干结,舌质红、苔黄腻,脉弦数或弦滑数。

治法：清热化湿。

选方：茵陈蒿汤加味。

用药：茵陈9～30 g,栀子6～9 g,大黄3～9 g,黄芩3～9 g,泽泻6～9 g,车前子(包)9～15 g 等。

(2) 肝郁脾虚证

症状：胁肋胀满疼痛,胸闷善太息,精神抑郁或性情急躁,纳食减少,脘腹痞闷,神疲乏力,面色萎黄,大便不实或溏泻,舌质淡有齿痕,苔白,脉沉弦。

治法：疏肝健脾。

选方：逍遥散加减。

用药：柴胡3～9 g,芍药6～15 g,当归6～12 g,薄荷3～6 g,甘草1.5～9 g,川芎3～9 g,白术6～12 g,茯苓9～15 g 等。

(3) 肝肾阴虚证

症状：胁肋隐痛,遇劳加重,腰膝酸软,口燥咽干,心中烦热,头晕目眩,失眠多梦,两目干涩。舌质红,苔薄白少津,脉弦细数。治法:滋养肝肾。

选方：一贯煎加减。

用药：北沙参6～12 g,麦冬6～12 g,当归6～12 g,生地黄9～15 g,枸杞子6～12 g,山药15～30 g,山茱萸6～12 g,丹皮6～2 g,泽泻6～9 g,茯苓9～15 g 等。

3. 治疗肝纤维化的常用中成药

(1) 复方鳖甲软肝片。由鳖甲、冬虫夏草、黄芪、党参等11种中药组成。功能:软坚散结,化瘀解毒,益气养血。适应证:慢性肝炎肝纤维化及早期肝硬化属瘀血阻络,气阴亏虚,热毒未尽证候者均可使用。用法:口服,1次4片(儿童减半),1日3次。

(2) 大黄大黄䗪虫丸。出自《金匮要略》。功能:活血破瘀、通经消痞。原为治疗五劳虚极,瘀血内结而设。用于瘀血内停,腹部肿块,肌肤甲错,目眶黯黑,潮热羸瘦,经闭不行。孕妇禁用,过敏者停服。对实验性肝纤维化有效,临床观察发现有一定的改善血清肝纤维化指标作用。

(3) 扶正化瘀胶囊(片)。由丹参、虫草菌粉、绞股蓝、桃仁、松花粉、(制)五味子组成。功能:活血祛瘀,益精养肝。适应证:乙型肝炎肝纤维化属瘀血阻络,肝肾不足证者,症见胁下痞块,胁肋疼痛,面色晦暗,或见赤缕红斑,腰膝酸软,疲倦乏力,头晕目涩,舌质暗红或有瘀斑,苔薄或微黄,脉弦细。用法:口服,每次1.5 g,一日3次,宜饭后服,早期湿热盛者慎用。

(4) 鳖甲煎丸。出自《金匮要略》。功能:消症化积,原用于治疗疟母,症见疟疾日久不愈,胁下痞硬肿块,近代也用于肝脾肿大属血瘀气滞者。对于慢性乙型肝炎肝纤维化、早期肝硬化、肝硬化门静脉高压等均有治疗效果。

（5）小柴胡汤。出自《伤寒论》。功能：解表散热，疏肝和胃；用于寒热往来，胸胁苦满，心烦喜呕，口苦咽干。原方主治少阳病，近代常用于治疗感冒、慢性肝炎与慢性胆囊炎，为国家基本药物。近年研究发现，该方有调节免疫、保护肝细胞、抗实验性肝纤维化等作用，日本将小柴胡汤常规用于慢性肝炎的治疗。但目前尚缺乏临床对照的肝组织学疗效证据。

（6）强肝胶囊（丸）。由茵陈、板蓝根、当归、白芍、丹参、郁金、黄芪、党参、泽泻、黄精、地黄、山药、山楂、六神曲、秦艽、甘草组成。功能：清热利湿，补脾养血，益气解郁。适应证：用治慢性肝炎、早期肝硬化、脂肪肝、中毒性肝炎等证属气血不足，湿热蕴结者。妇女经期暂停服用，胃十二指肠溃疡或高酸性慢性胃炎患者减量服用。用法：口服，1 次 5 粒（胶囊），1日 3 次。

（7）苦参素胶囊。主要成分为氧化苦参碱。适应证：慢性乙型肝炎病毒的治疗，乙型病毒性肝炎患者肝纤维化的辅助用药。用法：口服，1 次 300 mg，1 日 3 次。

第三节 西医治疗

抗肝纤维化治疗的目标在于减轻肝纤维化程度，抑制其进一步发展，进而改善患者的肝脏功能与结构，延缓肝硬化及其失代偿期的发生，改善生活质量，延长患者生存期。

抗肝纤维化治疗应顾及肝纤维化发生和发展的各个方面，主要包括：①针对治病因子，去除致病因素，治疗原发病，如抗乙型肝炎、丙型肝炎病毒治疗、抗血吸虫治疗、戒酒、去铁、去铜等。②针对肝纤维化本身的治疗，如抑制炎症或脂质过氧化、抑制肝星状细胞的活化、抑制胶原增生、促进胶原降解等。

近年来，随着对肝纤维化机制认识的不断深入，特别是对肝星状细胞在肝纤维化发生发展中的核心环节作用及对细胞外基质的合成及降解机制有了更多的了解，人们设想在各个环节上采取治疗措施，但多数尚处于实验研究阶段。

一、病因治疗

病因治疗是抗肝纤维化的首要对策，如有效抑制肝炎病毒复制、杀灭血吸虫、戒酒等可减轻肝脏持续损伤，从而促进纤维化肝组织的修复。

1. 慢性乙型肝炎肝纤维化治疗

慢性乙型肝炎的治疗目标是持续抑制 HBV-DNA 复制，使肝病获得缓解，阻止其进展为肝硬化和肝癌。近年来，大量证据表明长期抗病毒治疗，持续有效地抑制乙型肝炎病毒复制，可以使肝纤维化逆转，甚至可以使进展期肝硬化患者的肝脏组织学表现得到改善。一项关于慢性乙型肝炎治疗的研究显示，拉米夫定治疗 1 年后大于 50% 患者出现组织学反应（Knodell 评分至少降低 2 分），与对照组比，肝纤维化继续进展的患者比例也有所下降。

2. 慢性丙型肝炎肝纤维化治疗

聚乙二醇干扰素和利巴韦林联合是目前慢性丙型肝炎公认的治疗方法，研究表明，聚乙二醇干扰素联合利巴韦林治疗可以逆转慢性丙型肝炎相关的肝纤维化。

3. 酒精性肝病

戒酒是酒精性肝病治疗的核心,研究报道戒酒成功,酒精性肝病(包括酒精性肝硬化)患者的临床表现和组织学表现能够得到改善。

4. 其他

另外,文献报道放血疗法治疗遗传性血色沉着病;血吸虫性肝病应用吡喹酮灭杀血吸虫;威尔逊氏症的驱铜治疗;自身免疫性肝炎的免疫调节治疗等都能减轻肝脏纤维化的程度。

二、抗炎、保肝治疗

肝细胞的损伤、坏死是肝纤维化的起因,因此抑制肝脏炎症、保护肝细胞是抗肝纤维化的关键和基础。

1. 水飞蓟宾

水飞蓟宾是从植物水飞蓟中提取出来的混合物,其主要活性成分为黄酮类化合物水飞蓟宾、次水飞蓟宾、异水飞蓟宾等,其中水飞蓟宾占 60% 左右。文献报道水飞蓟宾或水飞蓟宾能活化肝细胞 RNA 聚合酶 II,恢复 ATP 酶活性及谷胱甘肽含量,并能预防氧化应激所致的细胞膜损伤。已发现本药可预防或减轻四氯化碳、对乙酰氨基酚、D-半乳糖胺、缺血/再灌注、放射引起的急性肝损伤,并能预防四氯化碳所致的肝纤维化。

2. 甘草酸

甘草酸是从甘草根中提取的有效成分,可刺激单核细胞系统功能,诱生 IFN-γ,增强 NK 细胞活性。同时,可以保护肝细胞膜结构,抑制过氧化脂质的产生,并能抑制 Ca^{2+} 向细胞内流而引起细胞损害。研究表明,它可以在动物体内抑制 NF-κB 的结合活性,发挥抗肝纤维化作用。

3. 熊去氧胆酸

熊去氧胆酸可以通过稳定细胞膜的细胞保护作用减轻炎症和纤维形成。国外学者对 367 例原发性胆汁性肝硬化患者用熊去氧胆酸治疗 2 年,随机对照研究提示可以减轻纤维化,特别是在开始阶段 I/II 期的早期的患者,可以显著改善纤维化的进展。除了原发性胆汁性肝硬化以外,熊去氧胆酸可以减轻儿童的家族性肝内胆汁淤积和囊性纤维化的纤维化形成。

4. 多不饱和磷脂酰胆碱

多不饱和磷脂酰胆碱可以稳定肝细胞膜,对肝脏炎症和纤维形成中的氧化应激过程具有抗氧化作用。研究证实,多不饱和磷脂酰胆碱可以延缓由四氯化碳诱导的大鼠肝纤维化的发生。

5. 皮质类固醇激素

皮质类固醇常被用做各种肝病时的抗炎症药物,但是目前仅在两类慢性肝病时证实有效。一类是自身免疫性肝炎,研究报道应用泼尼松长期治疗而获得临床缓解的自身免疫性肝炎患者,其肝纤维化和早期肝硬化均有明显的逆转;另一类是重症酒精性肝炎特别是对有脑病症状的患者,类固醇短期治疗者存活期延长,但另有学者认为这种生存力在 1 年之后变得不再显著。

6. 马洛替醋

马洛替醋为二硫戊环衍生物,奥古蛋白产生的诱导剂,其药理作用主要是增加蛋白质 DNA 和 RNA 的比值,诱导细胞色素 b5 和 6-磷酸酸葡萄糖脱氢酶的活性,增强烟酸胺腺嘌呤二核苷酸磷酸细胞色素 C 的活性,通过抑制肝的炎症反应,减少炎症细胞分泌的激活胶原合成因予,从而达到抑制胶原蛋白合成的作用。临床研究证实有提高血浆清蛋白、降低球蛋白,改善症状、消退水肿和腹水的作用。

7. 白介素 10

白介素 10 (interleukin 10, IL-10)是一种具有免疫调节作用的细胞因子,能够下调 T 细胞促炎因子(如肿瘤坏死因子 α、IL-1、IL-2)的产生。有研究报道,30 例经常规抗病毒应答不佳的慢丙肝患者,予 IL-10 皮下注射治疗之后,肝脏炎症和肝纤维化程度得到了明显的改善,但与此同时,病毒载量有所升高。

三、抑制 HSC 活化,减少胶原合成

1. 干扰素

干扰素具有广谱的抗病毒,抗肿瘤及调节免疫作用,能诱导多种抗病毒蛋自产生,抑制病毒在细胞内复制,增强 NK 细胞活性。目前认为 α 和 Y 干扰素具有明显的抗肝纤维化作用。主要是阻止 HSC 的增殖和活化,减少胶原成分的 mRNA 转录,从而减少 ECM 成分的表达。目前 IFN 已应用于临床治疗肝纤维化,尤其是丙肝患者。

2. 秋水仙碱

秋水仙碱是一种植物碱类,能通过抑制胶原分泌过程中的微管聚合而干扰细胞的胶原分泌。它还能刺激胶原酶的活性、增强胶原降解,又能作用于巨噬细胞,抑制单核细胞因子,抑制生化因子的释放及减少白介素 1 的分泌等。1986 年即有文献报道,秋水仙碱对原发性胆汁性肝硬化患者的许多生物化学指标有改善,但是没有减轻肝纤维化。Kershenobich 报道了秋水仙碱治疗酒精性肝炎和其他多种肝病纤维化患者的随机双盲临床试验,对 100 例患者随访了 14 年,结果表明秋水仙碱不仅可以改善肝纤维化,还可以显著提高患者生存率。但是此项研究被质疑方法学有问题而没有常规应用于临床。我国台湾地区学者用随机、双盲、安慰剂对照的方法治疗乙型肝炎肝硬化 100 例,结果发现秋水仙碱组与对照组相比,在肝组织学改变、血清纤维化指标、病情发展及病死率等方面均无显著差别。国外学者对所收集到的世界范围内的有关服用秋水仙碱治疗各种病因所致的肝纤维化或肝硬化的 14 项临床研究(包括 1138 例患者)进行了临床荟萃分析,也发现本药对总病死率、肝病相关的病死率、并发症及其他转归方面均无明显疗效。

3. 前列腺素类似物

前列腺素 E1 类似物能够减轻胆碱缺乏及脾管结扎所致的肝纤维化,其机制可能是直接抑制了 I 型胶原 mRNA 的表达。它还可以增加细胞内 cAMP 而增加细胞内胶原的降解。

但目前尚处于试验阶段。

4. 己酮可可碱

己酮可可碱可以增加红细胞变形性、降低血液黏稠度和血小板的聚集性,具有改善微循环的作用。研究证实,它可以抑制 HSC 的激活,并通过阻断 PDGF 的细胞内信号传导途径而抑制 HSC 的增殖。动物实验表明本品可以减轻无机磷中毒所致的猪的肝纤维化,但对胆管结扎所致的大鼠的肝纤维化效果不佳。

5. 血管紧张素受体Ⅱ拮抗剂

肾素-血管紧张素-醛固酮系统在纤维化形成中有重要作用,其主要的效应因子血管紧张素Ⅱ可以通过诱导 TGF-β1 表达刺激胶原沉积。研究报道,血管紧张素受体抑制剂氯沙坦对四氯化碳诱导的大鼠肝纤维化模型具有良好的防治作用,可显著降低其血清透明质酸、LN、Ⅲ前胶原和Ⅳ型胶原水平,并显著改善肝纤维化程度。

6. 西罗莫司

西罗莫司是一种在肝移植后使用日渐增多的免疫抑制药物,可以抑制 HSC 增殖。它在复发性肝脏疾病的患者中,具有潜在的抗肝纤维化作用。

7. 松弛肽

松弛肽是一种天然的肽类激素,可以介导分娩。目前,体内外研究均提示它具有减少胶原合成和促进基质降解的作用。其效果已在实验性肺纤维化模型上得到证实,但在肝脏方面疾病尚无报道。

8. 过氧化物酶体增生物激活受体 γ

过氧化物酶体增殖物激活受体 γ(peroxisome proliferators-activated receptors γ, PPAR-γ)途径也是 HSC 激活途径之一。PPAR-γ 是一种可被过氧化物酶体增殖物激活的核转录因子,在维持 HSC 处于静止状态中起着重要的作用。研究发现,HSC 中 PPAR-γ 的表达随着 HSC 的激活而减少。目前,已有大量的研究证明,PPAR-γ 激动剂能明显抑制 HSC 的激活,及减少 ECM 的沉积,减轻肝脏纤维化程度。临床应用 PPAR-γ 激动剂治疗非酒精性脂肪性肝炎及肝纤维化得到了一定的效果,研究报道,30 例非酒精性脂肪性肝炎患者 PPAR-γ 激动剂罗格列酮治疗 48 周,发现治疗后肝细胞气球样变性及窦旁肝纤维化得到了明显改善。然而,进一步的临床普及仍需要选择性更高的激动剂的研发。

四、促进 HSC 活化凋亡

活化的 HSC 一般有两个去向:由活化状态转回静止状态或是通过发生凋亡而被清除,后者是主要途径。诱导 HSC 凋亡则自然成了抗肝纤维化研究的另一切入点。HSC 内包含多个介导凋亡发生的分子家族,包括 Bcl/Bax、Fas/Fas-L、肿瘤坏死因子受体、神经生长因子受体等,这些靶点很可能被进一步开发而应用于抗肝纤维化的治疗。

目前,已有多项实验证实了通过诱导 HSC 的衰老及凋亡逆转肝纤维化的可行性。有研究者在利用小于扰 RNA 抑制 NF-κB 的表达对 HSC 的作用研究中,发现抑制 NF-κB 的活性能明显降低抗凋亡蛋白 Bcl2 的表达,证实抑制 NF-κB 的表达同样能促进 HSC 的凋亡。塞来昔布是一种环氧化酶2抑制剂,研究发现,塞来昔布能通过蛋白激酶B途径明显促进活化HSC的凋亡,同时在胆道结扎及硫代乙酰胺所致的肝纤维化模型中表现出了明显的抗肝纤维化作用。IL-22早就被证实具有保护肝细胞的作用,有实验研究发现,IL-22具有诱导HSC衰老、凋亡,能够有效地起到治疗肝纤维化的作用。

五、其他

1. 肝细胞生长因子

研究报道,给大鼠应用一种天然缺失变异型的肝细胞生长因子(Dhgf)可以减轻二甲基亚硝胺所致的肝纤维化,表现为肝脏羟脯氨酸相对含量降低,同时伴有肝脏Ⅰ、Ⅲ、Ⅳ型胶原、TGF-β、α-SMA等mRNA水平降低。

2. 针对TGF-β的治疗

日本学者经门静脉注入截短型的TGF-βⅡ受体以阻断其信号传导,发现二甲基亚硝胺所致的大鼠肝纤维化肝脏羟脯氨酸含量降低,肝组织学结果显示肝纤维化程度亦减轻。

3. 基因治疗

近年来肝纤维化的基因治疗主要有:①反应寡核苷酸通过与mRNA结合使其失活,或下调特异性蛋白质的翻译。②核酶,具有内源性核酸酶活性的RNA分子,可以高度靶向性地破坏与肝纤维化有关的内源性RNA分子。③基因导入,通过载体将DNA导入靶组织内,是目前研究最多的一种基因治疗策略。然而,目前基因治疗多集中于体外和实验动物体内研究,若应用于临床,尚需很长时间的研究。

第四节 ▷ 名家经验介绍

(一) 王灵台治疗肝炎肝纤维化经验

王灵台教授为上海市名中医之一,行医50余载,秉承传统医学的精髓,循古而不泥古,发扬而不离宗,不断挖掘、创新。他提出肝纤维化从肾论治的法则,创制了"补肾柔肝方",为我们提供了有效的临床研究思路和方法,丰富了肝纤维化的病机学说及治疗方法,肝纤维化治疗中许多独到的见解、成功的经验,值得我们深刻领会。

1. 对肝纤维化病因病机的认识

引起肝纤维化的原因很多,如病毒感染、营养不良、寄生虫、中毒等。我国为病毒性肝炎感染高发区,临床所见的肝纤维化大多为感染乙型肝炎病毒所致。在继承前人对肝纤维化病证认识的基础上,结合临床经验,王灵台教授认为肝纤维化与慢性乙型肝炎在病理改变上是交叉的,病机是接近的,治疗原则是一脉相承的,故对肝纤维化病因、病机的认识及其治疗,应有新的思路。毋庸置疑,气虚血瘀在肝纤维化的病机中具有重要的地位,但在本病发展过程中,涉及的方面颇多,正邪相搏,虚实交错,病情多变,加之个体素质差异,故绝不能以

"瘀"概全,临证用药也不能拘泥于"以瘀立论,化瘀为法"。

湿热疫毒伏于血分,湿为阴邪,易伤阳气;热为阳邪,久羁肝胆,必然灼伤肝阴,从而造成气阴两虚的病机改变。气虚则血行无力,阴虚津耗则血液黏稠而易瘀滞,血瘀更趋加重,形成湿热疫毒留而不去、血瘀阻络、气阴两虚这一邪实正虚的恶性循环。若此种病理状态持续不解,抑或失治,结果便形成肝纤维化。湿热疫毒深伏血分之证,短时间难以祛除,久而酿成症积之根。湿热疫毒残留难尽是导致肝纤维化的外因;正气虚弱是致病内因;血瘀阻络是其病理基础;肝病传脾及肾是其病位所在。

中医对肝纤维化病因病机的论述颇多,观点各有侧重,包括痰热、疫毒、痰瘀、正虚等几个方面。王灵台认为肝纤维化的病机演变足一个动态变化的过程,即是由实而虚、由表及里、由聚至积、由气入血及络的病变过程。"虚、瘀、痰(浊)、湿、毒"是导致肝纤维化发生、发展的病机。虚为发病的根本原因和始动因素;瘀和痰(浊)是病理基础,湿、毒是致病和病情加重的重要因素。

王灵台认为,肝病的发病初期以湿、热、毒入侵肝经为主,与以肝细胞炎症为主的早期阶段类似,随着病情的进展。实邪日久耗伤肝脏阴血,而致肝体失养。肝用失职,气血运行不畅,瘀、痰、郁内生,积聚形成,瘀血阻络贯穿肝纤维化的发病过程。因此,在此阶段应用滋肝阴补肝血的药物,补足肝体,调畅肝用,气血运行通畅,同时辅以活血化瘀通络,则痰、瘀、郁自除,积聚无以形成,因而在肝纤维化及肝硬化治疗上,辅助正气,活血祛瘀成为其基本原则。同时发病累及肝、脾、肾三脏,临床证候复杂多变,但正虚邪恋是其根本病因,往往先由湿热之邪蕴蒸肝胆而致疏泄失司,脾胃阻遏而使运化失常,病势迁延,久而气血失和,阴阳失调,病情反复,正气日损,肾精暗耗,所谓"五脏之伤,穷必及肾,轻伤肾气,重伤肾阳",即"久病及肾"之说。

王灵台认为,毒是导致肝纤维化的重要因素。毒有内外之分,外毒是气候异常变化作用于自然界某些物质所产生的。临床上常见风热毒邪客于咽喉,湿热毒邪浸淫大肠或直入肝脏。内毒是由脏腑功能失常所产生的病理物质,如瘀毒、痰毒、湿毒。外界的毒邪致病因子直犯入内,滞阻于肝脏,使肝的疏泄功能障碍,最终肝脏的气血失调而发病。毒具火热之性,毒邪炽盛,可以烧炼营血为瘀,煎熬津液成痰,从而使痰瘀加重而瘕积益甚。肝炎病毒是一种疫毒,与中医湿热疫毒相一致。疫毒即"杂气","杂气"残留肝内,蕴结难尽是肝纤维化程度不断加重的关键因素,也是导致疾病持续存在和发展加重的慢性过程。王灵台在长期临床实践过程中非常重视患者病毒种类和水平的判断,并运用于抗肝纤维化的治疗。

王灵台认为,对于肝纤维化,在中医辨证和西医辨病上应该寻找最佳结合点。他对舌诊非常重视,辨舌质可以反映脏腑的寒热虚实及气血的盛衰。舌质色泽由淡红到鲜红、红绛、紫暗,表示血热或热毒由浅入深,由表入里,病久而成瘀。对出现这些不同的舌质色泽变化的患者相应做肝穿刺检查时可发现,舌质淡红、鲜红者,其肝脏病理变化多属急性肝炎或慢性肝炎的轻型,而舌质红绛、紫暗者则多属慢性乙肝的中型、重型或肝炎后肝硬化。观察舌质变化对判断肝病病情轻重、病程长短及遣方用药确有一定参考价值。王灵台重视将传统中医与现代科学知识结合起来进行研究,尤其重视将传统中医的"证"与病理学、生化等指标进行相关性研究,如肝纤维化患者肝功能检查提示直接胆红素升高,病毒学提示 HBV-DNA

复制活跃,临床辨证多属于湿热蕴结肝胆;白球比例倒置、胆碱酯酶下降,多属气虚血瘀、正虚邪恋。肝纤维化患者经 B 超证实"早期肝硬化",测量肝门静脉、脾静脉均增宽,此外还有肝区隐痛、乏力、两目干涩等临床症状,可综合辨证为气阴两虚。这样做既能保持中医自身的特色,又不为时代发展所抛弃,逐步显示出中西医并存过程中中医自身的优势。王灵台教授多次强调,西医有它的特长和优势,也有解决不了的问题,中医有薄弱的环节,也有它的优势和特点,对肝纤维化的诊治走中西医结合是一条比较好的途径。

2. 中医药抗肝纤维化研究

早在 20 世纪 70 年代初,王灵台教授即已提出了"补肾为主,清化为辅"治疗慢性乙型肝炎的方法,当时曾引起学术界的争论。但经过国家"六五""七五""八五"攻关项目的研究及40 多年来长期、反复的临床实践,证实了补肾为主的方药是治疗乙型肝炎的有效方法之一,能够改善症状、肝功能,提高机体免疫功能抑制病毒的复制,已成为中医药治疗肝病的新途径。

(1) 补肾柔肝方具有良好的抗肝纤维化作用

根据肝纤维化"祛邪(毒)贯彻始终,化瘀缓治,毋忘补虚"的治疗原则,王灵台教授制定了"补肾益气、化瘀解毒、软坚散结"的治疗大法,创制了"补肾柔肝方"。

补肾柔肝方主要由仙灵脾、炙鳖甲、黄芪、枸杞子、紫丹参、郁金、苦参片等药物组成。方中的仙灵脾温而不热,直入肾脉,温而能润,无燥热之害,温养精血而通阳气;炙鳖甲活血化瘀,软坚散结;黄芪健脾益气,扶正培本;枸杞子滋补肝肾之阴,有填精补肾之效,且补而不腻;丹参活血化瘀;苦参以清热利湿解毒。诸药合用,具有益肾健脾、软坚散结、化瘀解毒等功效。现代药理研究证明,仙灵脾具有增强细胞免疫,刺激集落刺激因子生成作用,可调节下丘脑-垂体-性腺轴的功能,促进代谢,抗衰老等多种作用;还能增加胸腺 T 细胞的数值,使抗体提前形成;对肠道病毒亦有抑制作用。枸杞子含胡萝卜素、硫胺素、核黄素、烟酸、抗坏血酸等,有抑制脂肪在肝细胞内沉积,促进肝细胞再生的作用。丹参能改善外周及脏器微循环,抑制凝血,激活纤溶,抑制血小板聚集和产生 TXA2、PG 类缩血管物质,增加肝血管流量,防止和减轻肝细胞坏死,促进肝细胞再生及抑制肝脏胶原增生,促进胶原降解和胶原再吸收,使闭合的肝窦重新开放。苦参不仅可抑制含 HBV 基因转染的 2.2.1.15 细胞分泌HBsAg 和 HBeAg;抑制乙肝病毒转基因小鼠抗原的表达;显著降低鸭 HBV (DHBV)感染、鸭血清 DHBV-DNA 水平,对乙型肝炎病毒的复制具有抑制作用,而且,可以显著降低小鼠肝脏组织内炎症活动度并抑制胶原纤维生成细胞的活化及肝内胶原纤维组织增生。这些作用,正好与治疗肝炎后肝纤维化、肝硬化原则相吻合:消除病因、控制炎症、抑制胶原纤维生成细胞的活化及肝内胶原纤维组织增生,从而发挥治疗肝纤维化、肝硬化的效果。

王灵台经过多年的研究,提出了"补肾为主,清化为辅"治疗慢性肝病的方法,并发现补肾法具有较好的抗肝纤维化作用,所谓五脏所伤,穷必及肾,肝肾不足是慢性肝病发展的必然趋势。中医学认为,"肝肾同源""肝肾互补",可以借补肾而达到养肝的作用。早在《黄帝内经》中就有"肾生髓,髓生肝"的论述,明朝医家李中梓根据《黄帝内经》理论并结合自己的临床实践提出著名的"乙癸同源""肝肾同治"的理论观点,许多临床观察表明补肾颗粒对肝纤维化患者具有改善症状、体征,改善肝功能,抑制 HBV 复制,调控免疫及抗肝纤维化等多种效果。王灵台在中医整体观念指导下,对肝纤维化由单一的治肝,发展到从肝脾肾论治,以及以补肾为主的治疗肝纤维化的思路,注重整体调理,同时,在肝纤维化的不同阶段,病机重点有所侧重,遵循中医辨证论治原则,取得了较好的临床效果。而且王灵台还提出了慢性肝病,包括肝纤维化往往存在免疫功能失调,而中医的肾与机体免疫力有关。补肾柔肝方攻补兼施,攻而不破,补而不腻,攻补力量较为平均,是治疗慢性肝病肝纤维化脾肾亏虚较为严重,瘀血内阻较为明显的安全、有效的中药处方。

在对补肾柔肝方抗肝纤维化进行基础研究时,运用二甲基亚硝胺诱导大鼠肝纤维化模型,治疗组予以补肾柔肝方灌胃,结果发现予中药补肾柔肝方干预处理后,其体重增加与模型组相比,有明显差异。在 4 周的研究过程中,模型大鼠病死率为 13.33%(2/15),干预组大鼠大鼠病死率为 6.67%(1/15)。经解剖发现,正常大鼠无腹水,模型组大鼠腹水发生率为 46.67%(7/15),干预组大鼠腹水发生率为 20%(3/15),两者相比差异显著。另外,干预组的肝脾指数均有明显改善,尤其是脾脏指数更有显著改善;干预组可以使 ALT、AST、TBIL 不同程度改善,同时提高白蛋白水平,对白蛋白/球蛋白比值起到一定的纠正;也可以使透明质酸、层粘连蛋白、Ⅳ型胶原显著下降,显示柔肝方对二甲基亚硝胺诱导大鼠肝纤维化形成和发展具有良好的干预作用。本研究还从分子机制方面进行了深入探索,结果发现补肾柔肝方可以不同程度的调节肝组织转化生长因子-β1（TGF-β1)、血小板源生长因子（PCGF)、结缔组织生长因子(CTGF)、Ⅰ型胶原、Ⅳ型胶原及肿瘤坏死因子 α（TNF-α)的表达,这可能是其抗肝纤维化发生和发展的分子机制之一。

（2）治病时应注意整体与局部的辨证统一

王灵台教授常说:治病贵在辨证,辨证不离脏腑。肝脏之病,初病在肝,日久必向他脏传变,从而导致两个或两个以上脏器病变,正如张仲景言"见肝之病,知肝传脾"。所以,王灵台认为肝病治疗应"不离于肝,亦不止于肝",反对见肝治肝,见病治病。应谨审病因,明察阴阳,并判断肝病影响所及何脏何腑,在气在血,根据病机的不同,采取不同的治法与方药。中医学认为人体是一个有机的整体,构成人体的各个组成部分之间在结构上是不可分割的,在功能上相互协调、相互为用,在病理上相互影响。每一脏腑都统一于人的整体,受着整体的支配、制约、调节,任何脏腑的病理变化都与全身脏腑、气血阴阳的盛衰密切相关。肝脏作为人的主要器官之一,必然地统一于人的整体,肝纤维化的病理变化不可能是孤立的,必然地与人的整体调节失调有关,与肝脏和其他器官相互作用关系的失调有关。因此,应当把肝纤维化的防治放到整体的背景中,不但要注意肝脏本身的病变和治疗,还要注意对引起或影响肝纤维化的整体背景因素和调节。王灵台在治疗肝纤维化过程中,特别注意人体整体内环境的和谐和稳定。药物治疗的靶向目标以肝脏为主,兼顾他脏(脾、肺、肾),同时配合应四时、畅情志、调饮食、远房帷、慎起居、戒烟酒,以消除致肝纤维化发生的多种因素,阻断肝纤维化的进展,逆转肝纤维化,达到患者整体的"最佳适宜"状态。王灵台在临床带教中还常告诫学生,在抗肝纤维化的研究中无论采取什么样的方式和手段,都不要忽视了中医学的整体观念、辨证论治、天人相应的这一传统的辨证法思想,以系统科学的思想武装头脑,开拓自己的思路,以保证其研究方向的正确性,使肝纤维化的研究规范化、标准化。

（3）中医药抗肝纤维化与西医抗病毒双管齐下

我国目前拥有 9300 万 HBV 感染者，多数肝纤维化患者均由慢性乙肝进展而来。因而，控制乙肝病毒，延缓其病情进展则显得尤为重要。近年来干扰素和核苷类抗病毒治疗慢性乙肝取得了突飞猛进的发展，尤其是核苷类药物被广泛运用于抗乙肝病毒的治疗，最常用的有拉米夫定、阿德福韦酯、恩替卡韦、替比夫定。治疗的目标是通过抑制病毒复制，改善肝功能、最大限度地阻滞肝纤维化的进展，对于提高生活质量，延长患者生存时间，具有不可忽视的作用。抗病毒药物在治疗慢性乙肝，也包括肝纤维化治疗中发挥了巨大的作用，但种疗法并不能彻底清除体内的病毒，长期用药可出现 DNA 变异，导致耐药毒株的产生，从而使药物失去疗效，再发，甚至加重而威胁生命。王灵台认为抗病毒药的选择一种"无奈的选择"，需要扬长避短，可以运用中医药弥补其不足，他在多年临床研究中，采用中药联合核苷类药物，发现中药可以显著的降低抗病毒治疗过程中出现病毒耐药和变异的发生率。同时王灵台认为，中医中药有多靶位的作用，不仅能使患者症状好转，肝功能改善，免疫功能得到调整，而且中药本身也有一定的抗病毒作用，而西药的作用则比较单一明确，比如免疫增强剂的作用就是提高免疫力，抗病毒药就是抑制乙肝病毒的复制，保肝治疗就是降黄疸、降转氨酶。王灵台根据多年的体会，提出了解决肝病可以通过抗病毒和调节免疫的道路，其中中西医结合是最得当的选择。同时，王灵台在选择药物时随证调整，灵活多变，如肝病邪毒较盛时，则应以祛邪（清热解毒、化湿）为主，至少在一段时间内不宜服用如党参、黄芪之类扶正药物，以免病情波动或延滞，如根据病情要加用扶正药，也以太子参、北沙参等平和清淡者为宜，如肝炎症状明显，胆红素、转氨酶明显升高者，待邪毒消退时再斟酌补益之品或加大剂量。另外，即使邪毒之象已尽，肝功能复常，处方中仍应适当加入祛邪药，以防病情反复。总之，要做到"正邪兼顾，分清主次"。

（4）高度重视乙肝病毒携带者所致肝纤维化的治疗

目前，乙肝防治指南中对乙肝病毒携带者，建议行肝穿刺以明确病情，继而确定是否进行抗病毒治疗，但由于患者经济、心理，或由于医院尚未开展此项检查等原因，相当数量患者并未进行肝穿检查。国内外多个临床研究发现，在乙肝病毒携带者中有许多患者经过肝病理学发现仍存在肝炎活动及肝纤维化，如果不及时诊断和治疗，许多患者可能发展到肝硬化，甚至肝癌，给治疗带来很大的难度，而目前西药抗病毒治疗一定要在炎症应答期，也就是说既有病毒的复制，同时转氨酶升高，如果缺少一个条件，西药的抗病毒效果是不理想的，或者说是不应该用的。但是中医就不受这个限制，中医主要从调整机体免疫入手，希望能改善患者的免疫状态，激发患者对病毒产生反应。王灵台对此作了一个形象的比喻，叫"引蛇出洞"，就是通过中药把患者身体中的免疫功能调整起来，使炎症、病毒、免疫三个打架，一打起来，中药的干预就可能产生一定的效果，看谁能斗得过谁，哪个斗胜了，哪个治疗效果就好了。通过这样的治疗，能够使一部分患者病毒得到较好的抑制，对阻断或延缓向肝纤维化发展起到了非常大的作用。

（二）周仲瑛治疗肝炎肝纤维化经验

"国医大师"周仲瑛教授，国务院首批政府特殊津贴获得者，首批全国继承老中医专家学术经验导师,从事中医内科临床及科研工作 60 余年,对中医内科的各种常见病具有丰富的临床经验,擅长发挥中医辨证论治优势,审证求机,复合立法。现就周老对慢性肝炎肝纤维化的辨治经验做如下介绍。

1. 病机认识

周老认为,慢性病毒性肝炎的基本病机特点是"湿热瘀毒郁结",在不同患者或同一患者的不同阶段,或湿重,或热重,或湿热并重,或在气,或在血,并有偏于肝胆或脾胃之别。随着病情迁延和加重,肝炎伴有肝纤维化、肝硬化阶段,"瘀热"病机逐渐成为主要矛盾。邪毒久羁,暗耗正气,往往先有气虚,继之阴虚,或气阴两虚。病位在肝胆、脾胃,日久可及肾等。

在临证之际,周老常把清热化湿、凉血解毒作为基本治法,根据患者的具体情况再随症加减、灵活应用,或调补肝脾,或滋养肝肾,或肝脾肾同治,在把握基本病机的同时注重病机共性和个性的统一,常能取得良好的临床疗效。

2. 辨证分型

周老认为慢性肝炎合并肝纤维化、肝硬化,临床证候表现复杂,根据病机主次,临床可分以下四型,随症加减论治。

(1) 湿热瘀毒互结证

证候:目黄、身黄、纳差,恶心,口干,口苦,脘腹胀满,身热困倦,大便或干或黏滞不爽,尿黄,苔黄薄腻,脉弦滑等。

治法:清热祛湿,凉血化瘀解毒。

处方:

茵　陈 30 g	垂盆草 30 g	金钱草 25 g	鸡骨草 20 g
猪　苓 15 g	茯　苓 15 g	白茅根 15 g	泽　兰 12 g
泽　泻 12 g	炙鸡内金 10 g	黑山栀 10 g	熟大黄 6 g

加减应用:右胁胀满或灼痛者,加马鞭草、黄柏、老鹳草;皮肤瘙痒者加苦参、地肤子;面色暗黄、齿衄者,加赤芍、桃仁等;腹胀、便溏者,加生白术、藿香;下肢浮肿者,恶心、腹胀较甚者,加青陈皮、砂仁、厚朴、法半夏等;伴有肝脾肿大、腹水者,加水红花子、泽漆等。

(2) 肝脾两伤,湿热瘀毒郁结证

证候:肝区胀闷不适,胁胀或痛,或腹胀,不耐疲劳,大便易溏,小便偏黄,苔薄黄腻,舌质偏暗,脉细弦滑等。

治法:疏肝理脾,清化湿热瘀毒。

处方:

柴　胡 6 g	郁　金 12 g	白　术 12 g	赤　芍 10 g
太子参(或党参)10 g	香　附 10 g	茯　苓 10 g	丹　参 15 g
老鹳草 15 g	蒲公英 15 g	茵　陈 20 g	

加减应用:胃脘胀满者,加厚朴、炒枳壳、青陈皮、苏梗等,甚者加莱菔子、大腹皮;口苦加黄芩,苔厚加藿香、佩兰、半夏、苍术;泛酸胃痛者,加黄连、吴茱萸等;腹泻者,加山药、鸡内金等;转氨酶升高者加垂盆草、鸡骨草;肝区痛胀、背痛者加片姜黄、失笑散,小便少者加猪苓、泽泻。

（3）气阴两伤，湿热瘀毒郁滞证

证候：肝区隐痛或灼热、刺痛，腰酸肢软，面色暗红，手足心热，尿时黄，或有吐血衄血，苔薄黄腻，舌质暗红，脉细弦等。

治法：滋养肝肾，清化湿热瘀毒。

处方：

炙鳖甲 12 g	茵 陈 15 g	旱莲草 15 g	生黄芪 15 g
焦白术 10 g	炙女贞子 10 g	北沙参 10 g	茯 苓 10 g
楮实子 10 g	太子参 10 g	老鹳草 20 g	

加减应用：口干者，加川石斛；失眠者，加酸枣仁、五味子；腹水较甚者，加水红花子、猪苓苓、泽泻等；面色晦暗者，加赤芍、丹参、丹皮等；衄血明显者，加白茅根、生地黄、仙鹤草、茜草等；腰酸肢软者加杜仲、桑寄生；怕冷者加制附片、肉桂；纳差加谷麦芽、焦楂曲。

（4）瘀热相搏，湿热未尽，肝肾阴伤证

证候：肝区刺痛或胀痛，纳差，脘痞，腹胀，口干苦粘，两目红赤，小便色黄，面色暗滞，或见肝掌、蜘蛛痣，舌苔腻，舌质暗红或有瘀斑，脉弦细滑。

治法：凉血清热，凉血化瘀。

处方：

水牛角 15 g	大生地 15 g	赤 芍 12 g	茵 陈 12 g
丹 皮 10 g	炙女贞子 10 g	旱莲草 10 g	老鹳草 20 g
鸡骨草 20 g			

加减应用：出血明显者，加三七粉分次吞服；口干、口苦等热毒重者，加蒲公英、野菊花、酢浆草、白花蛇舌草等；瘀毒重者，加熟大黄、丹参、虎杖、紫草、鸡血藤等；瘀毒而成癥积者，加桃仁、䗪虫、炙鳖甲等；有腹水者，加泽兰、泽泻、马鞭草；胁痛者加生蒲黄、川楝子等。

（三）钱英治疗肝炎肝纤维化经验

钱英教授是新中国成立后第一批中医高等院校本科毕业生，也是第三批和第四批全国老中医药专家学，从事中医肝病临床及教学科研工作 50 余年，勤求古训，博采众方，穷极历代各家，又待诊于关幼波教授之侧十余载，深悟治疗肝病之法。

钱英教授认为，肝纤维化的基本病机在于"久病入络"、肝失荣养，由此，结合肝纤维化伴有出血倾向的临床实际，钱教授提出在抗肝纤维化的治疗中不可单一活血化瘀治疗，应当根据"肝体阴用阳"的生理特点，及肝纤维化过程中肝体损伤和肝用失调的病理特点，倡导使用"养血柔肝法"治疗肝纤维化。

叶天士在《临证指南医案》中明确提出"久病必虚""久病入络"的理论，强调络病治疗虽以"通络"为总则，但又不可一味破气开结，虫类搜剔，其多耗气伤正，当于补剂中加用通络之品，以扶正祛邪，轻剂缓图。钱英教授在博采百家之长，融会剖析的基础上，基于肝纤维化瘀阻肝络的基本病机，针对瘀血这一主要病理产物及促进、加重病变进展的主要因素，提出"养血柔肝"治疗肝纤维化的大法。"柔"有柔和、以柔克刚之意。肝为刚脏，其性苦急，其用为阳而性刚，其体为阴而喜柔。故肝之为病，治当柔肝性之刚强，顺肝气之升散，使其和畅、柔和，恢复其正常的生理功能,故曰"柔肝"。

1. 重视肝体肝用同调

钱教授根据体阴而用阳的特点,认为治疗肝病应兼顾肝体和肝用,体用同调。肝藏血,肝血、肝阴即是肝体;肝主疏泄、肝阳、肝气即为肝用。肝用以肝体为基础,肝用不足反过来也会损及肝体。他认为肝体宜滋养但不可呆补,用药宜轻灵而不滋腻,以免影响肝气升发;肝气郁滞则应理气、通络而忌伤阴耗气。滋养肝阴最常用一贯煎作为基本方,加生黄芪、太子参、丹参等益气通络之品兼木瓜、绿萼梅等开胃和胃。反对用大剂熟地等品滋阴,因慢性肝病患者脾胃运化能力较差,过于滋腻易致脘腹胀满等不适。他认为慢性肝病多为血虚兼瘀,主张用和血法即养血、活血相结合,临证最常用三七、丹参等药,因其养血而兼活血、活血而不破血。

活血化瘀、疏通肝络是钱教授调理肝体的一个重要方面。他认为慢性肝病中普遍存在的肝纤维化即是肝络不通,单纯养血不足以解决,必须肝血充足、肝络通畅才能保证肝体得养而发挥肝用,临证常用四物汤加鸡血藤、刘寄奴等。

2. 兼顾祛邪与扶正

钱英认为,慢性肝病的病邪不外乎湿、热、瘀、毒四个方面。湿邪的产生以脾虚为本,故治湿邪以健脾利湿为法而重在健脾。湿邪又因其合邪不同而分为湿热和寒湿,而以湿热居多。湿与热合故健脾利湿多用健脾而不温燥之品,常选茯苓、薏米、山药、莲子、扁豆等药,如用生黄芪则加清热养阴之药如百合、麦冬等以制其温燥。热邪要分清实热、虚热。实热多兼毒,清热须结合解毒之品疗效方好,如白花蛇舌草、草河车、半枝莲、半边莲等。虚热必兼阴虚,滋阴清热方能治本,如一贯煎等加百合、丹皮等药。肝藏血,肝气不舒、肝血不足、毒邪阻滞均可致瘀血阻滞肝络,此时应见舌质紫暗或有瘀斑、唇黑等。治疗瘀阻肝络善用和血通络之品,认为肝藏血,故宜和血而不宜过用破血,过用破血之品则易伤正。他传承关幼波老中医经验,善用解毒之品,认为肝病之所以缠绵难愈,关键是毒邪作祟,特别是肝硬化向肝癌或向重型肝炎转化的阶段,更是以毒邪为主因,用一般调气调血之法很难治愈,必兼用解毒之品。他善用解毒药,常用叶下珠、白花蛇舌草、草河车、半枝莲、半边莲、土茯苓、蛇莓、白英等。

3. 调理脾胃肝肾阴阳为大法

健脾益气是中医治疗肝病的常用治法,钱英教授在调理脾胃方面颇有独到之处,认为肝病最易侵犯脾胃,故治疗肝病必须调理脾胃,然而单纯健脾不够全面,要兼顾脾阳与胃阴。肝病多因湿热之邪所致,湿邪伤脾阳而热邪伤胃阴,故常用健脾益气与滋养胃阴相结合,多用生黄芪、北沙参与麦冬、百合等药相结合,健脾则多选莲子、山药等兼顾脾阴之药。

钱教授治疗慢性肝病提出"见肝之病,其源在肾,急当固肾"的观点。根据久病及肾的理论,认为肾阴为肝体之本,肾阳为肝用之本,固肾须阴阳平调,兼顾肾阴、肾阳。临证见患者出现腰酸腿软、面色黧黑、晦暗无华等证,或两尺脉沉而无力,便投以固肾之品。补肾阴常用六味地黄丸、二至丸、左归丸等方剂,温肾阳常用金匮肾气丸、济生肾气丸等方剂及附子、肉桂、鹿角霜等品。

第五节 ·> 典型案例分析

张某,男,42 岁,农民。

初诊日期:2011 年 5 月 17 日。

主诉:胁肋胀痛 3 月余。

现病史:患者 7 年前体检发现"大三阳",时 HBV-DNA 高、肝功能异常(具体不详),予保肝降酶处理后肝功能恢复,后患者肝功能经常反复异常,患者间断服用中药和成药治疗。2007 年 5 月,患者觉乏力明显,查肝功能:ALT 347 IU/L, AST 234 IU/L, HBV-DNA:5.89×10^7 IU/mL, HBV-M:"大三阳",始予"恩替卡韦"抗病毒治疗。经治疗,患者病毒转阴,HBeAg 获得血清学转换,后患者于 2010 年 6 月自行停药。停药后,患者未定期复查。近 3 个月来患者出现两胁疼痛,尤以右侧为主,偶有胸闷,纳谷不香,口苦,心烦,夜寐欠安,大便肝,小便黄。

体格检查:神清,气平,心肺无殊,腹软,无压痛及反跳痛,肝脾未及。舌质红,苔黄腻。脉弦数。

实验室检查:肝功能:ALT 79 IU/L, AST 62 IU/L, TBIL 18.5 μmol/L, ALB 37.2 g/L, GLB 34.4 g/L, HBV-M:HBsAg(+)、HBeAb(+)、HBcAg(+), HBV-DNA:5.39×10^3 IU/mL。B 超:肝内光点增粗,脾大(118×47 mm)。

初诊:患者湿热疫毒之邪侵袭 7 年余,湿阻气机,肝失疏泄而气滞胸闷,胁为肝之所居故胁痛,湿邪困脾则纳谷不香,湿热之邪、内蕴化火,木旺则口苦,心烦,夜寐欠安,大便干,小便黄。舌质红,苔黄腻,脉弦数为肝胆湿热之征。患者证属湿热内蕴,治以清热利湿,考虑疫毒之邪,酌加泻火解毒。

处方:

柴 胡 9 g	炒黄芩 12 g	猫人参 30 g	猫爪草 15 g
紫 草 15 g	丹 皮 15 g	蒲公英 15 g	垂盆草 30 g
鸡内金 9 g	夏枯草 9 g	制大黄 9 g	薏苡仁 30 g

14 剂,水煎服,日一剂,两次分服。

二诊:

患者胁痛明显缓解,诸症减轻,口干,两目干涩,二便尚调。查体:神清,气平,巩膜及皮肤无黄染,心肺无殊,腹软,无压痛及反跳痛,肝脾未及。舌质红,苔薄白,脉弦。

实验室检查:ALT 65 IU/L, AST 50 IU/L, TBIL 19.1 μmol/L, ALB 36.6 g/L, GLB 33.8 g/L。

辨证为湿热未尽,气阴已伤,治以清热利湿,滋养肝肾。

处方:

猫人参 30 g	猫爪草 15 g	紫 草 15 g	丹 皮 15 g
生 地 30 g	沙 参 15 g	麦 冬 15 g	当 归 9 g

川楝子 9 g　　鸡内金 9 g　　淫羊藿 15 g　　薏苡仁 30 g

旱莲草 15 g　　女贞子 12 g　　仙　茅 12 g

28 剂,水煎服,日一剂,两次分服。

三诊:

患者胁痛缓解,时有乏力、口干、怕冷。

查体:神清,气平,巩膜及皮肤无黄染,心肺无殊,腹软,无压痛及反跳痛,肝脾未及。舌质红,苔薄白,脉弦。

实验室检查:ALT 47 IU/L,AST 32 IU/L,TBIL 17.8 μmol/L,ALB 38.2 g/L,GLB 34.3 g/L。

辨证为肝肾亏虚、疫毒未尽,治以滋补肝肾、清热解毒。

处方:

当　归 9 g　　生　地 15 g　　北沙参 12 g　　麦　冬 12 g

淫羊藿 15 g　　旱莲草 15 g　　女贞子 15 g　　枸杞子 9 g

仙　茅 15 g　　猫人参 15 g　　猫爪草 12 g

28 剂,水煎服,日一剂,两次分服。

四诊:

患者偶有乏力,余无明显不适,舌质红,苔薄白,脉弦。

实验室检查:ALT 44 IU/L,AST 35 IU/L,TBIL 18.4 μmol/L,HBV-DNA(一)。

此时患者已无明显不适,中医辨证相对较难,考虑到患者病史较长,且 B 超示脾大,提示有肝纤维化、早期肝硬化征象,继以滋补肝肾,辅以活血解毒。如无不适,继续服用 3 月。

处方:

淫羊藿 15 g　　旱莲草 15 g　　枸杞子 12 g　　炙鳖甲 6 g

猫人参 15 g　　猫爪草 9 g　　丹　皮 9 g　　郁　金 9 g

黄　芪 12 g　　白　术 9 g　　苦　参 6 g　　紫　草 9 g

28 剂,水煎服,日一剂,两次分服。

五诊:

患者坚持服药近半年来诊,无明显不适,查肝功能正常,HBV-DNA(一),B 超:肝光点增粗,脾稍大(105 mm×42 mm)。

嘱患者定期门诊随访。

分析:根据慢性乙型肝炎、肝纤维化的临床表现,可将其归属于"胁痛""黄疸""郁病""虚劳"等范畴,其病机是感受湿热或疫毒之邪,熏蒸肝胆,正气不足而发。《黄帝内经》有云"邪之所凑,其气必虚"从慢性乙型肝炎的整个转归来看,正气虚弱是发病之所在,所以治疗时非常重视扶正,而扶正落实在脏腑上,主要是指脾肾两脏。脾主运化、主升清,为后天之本,肾藏精,主水,为先天之本,两脏相互资助,互相促进,是人体正气强弱的表现。强调扶正的同时,也不忘记祛邪的重要性,经常用清热解毒、凉血解毒、利湿解毒、化湿解毒等方法祛邪。

肾为先天之本,为人体主要之正气,只有正气充盛,才有望托毒外出,仙茅辛热性猛,善补命门之火,且能温煦脾土,淫羊藿温肾壮阳,两药合用更增强温阳功效;旱莲草、女贞子即为二至丸，始见于《医方集解》，具有补腰膝，壮筋骨，强肾阴，四药合用，肾阴肾阳充足，正气得补。猫人参具有清热解毒、祛风除湿的功效，历来被用于治疗痈疖、白带，现代研究证实有抗肿瘤及抗病毒作用。猫爪草归肝、肺经，具有苦寒清热、解毒散结的功效，药理研究证明猫爪草具有抗肿瘤抑制细菌，与猫人参相须为用，共奏抑制病毒之效。

　　该名患者初诊以肝胆湿热之邪亢盛，内蕴化火为主，正气虚衰为从，故治疗以清热利湿，泻火解毒为主，扶正为辅。且湿盛责之在脾，脾健则能运湿，初治以清热利湿为主，酌加薏苡仁健脾渗湿；鸡内金健脾通淋，恢复脾脏功用；垂盆草利湿退黄；蒲公英清热解毒，利尿通淋；夏枯草佐助猫人参、猫爪草清肝泻火解毒，制大黄通便；诸药合用，使湿热从大小便而解，火毒得消而化。二诊患者火毒之邪已基本肃清，湿热之邪未尽，而气阴已伤，故见口干、两目干涩等阴虚症状，此时治疗重点应以养阴为主，而兼顾湿热余邪。故原方去垂盆草、夏枯草、蒲公英三味清热解毒利湿之药，加用生地、沙参、麦冬、当归、川楝子即一贯煎滋养肝肾阴虚，其中当归还可补血润肠通便，诸药合用，共奏清热利湿养阴功效，使湿邪去尽，阴分得养，正气振奋，症状缓解。待患者诸症缓解，在治疗上予以滋补肝肾，辅以活血解毒以期改善患者肝纤维化，延缓病情进展。

　　慢性肝病的治疗，应该在辨病和辨证相结合的基础上出发，注意气血的盛衰和各个脏腑的情况，详查其辨证归类，根据其阶段特点，抓住主要矛盾，分辨兼夹症候和互相转化的规律，进行辨证施治。在施治方案的拟订上要注意邪正交争的病理实质，在调整肝脾肾的时候，注意各个脏器的生理特点，选择相对应的药物，进行有效的治疗，使得邪得以去，正气得以恢复，阴阳得调，人体功能能复，终得善养。

（吴惠春）

第八章

肝 硬 化

肝硬化(Cirrhosis of liver)是一种或多种致病因素长期或反复作用于肝脏,引起肝实质弥漫性损害,使肝细胞变性、坏死及炎症性反应,残存的肝细胞形成再生结节、纤维组织再生形成纤维隔,最终导致肝小叶结构破坏(形成假小叶)及血管重建,肝脏变形、缩小、变硬,进一步引起一系列肝功能损害和门静脉高压的临床表现。

在我国肝硬化多是由感染乙肝病毒(HBV)而引起的一种常见慢性肝病,其中有 70% 的患者会进一步发展为原发性肝细胞癌(HCC)。据统计,慢性乙型肝炎每年约有 2.1%～6.0% 进展为肝硬化。肝硬化失代偿的年发生率约为 3%,5 年累计发生率约 16%。持续的肝脏炎症,持续的乙型肝炎 e 抗原(HBeAg)阳性以及乙肝病毒(HBV-DNA)持续高水平,加大了肝硬化患者发生 HCC 的风险。王洪等对 180 例乙型肝炎肝硬化患者的 4 年随访结果表明,HCC 的年发生率为 4.8%,且逐年增高,发生 HCC 独立的危险因素有年龄大于 50 岁、甲胎蛋白水平大于 50 μg/L、凝血酶原活动度小于 70%、血小板计数小于 60×10^9/L。为此,国内外专家建议慢性乙型肝炎抗病毒治疗的总体目标是最大限度地长期抑制 HBV,抗病毒治疗是关键,只要有适应证,且条件允许,就应进行规范的抗病毒治疗,以延缓肝硬化的进程,降低肝硬化的发生率。

中医学认为肝硬化属于"积聚""症积""胁痛""鼓胀"范畴。其病位主要责之于肝脾肾三脏,病性为正虚邪实。病因为肝脏正气亏虚(主要是肝阴不足),肝炎病毒(湿热之邪)乘虚入侵,留而不去,引起肝脏、血液及循环的改变,造成了血行不利,脉络瘀阻,导致肝脏实质逐渐损坏而形成。主要病机变化为湿热疫毒留而不去,从而导致气阴两虚、血瘀阻络。湿热疫毒是乙型肝炎肝硬化持续发展的重要病因,正气虚弱是其内因和转归,血瘀阻络是其病理基础。血瘀阻络包括纤维结缔组织增生、血液循环障碍;正气虚损与肝实质细胞减少及功能(包括机体免疫机能)降低有关;湿热内蕴涉及肝脏慢性炎症及内毒素等。中医治疗肝硬化主要以益气养阴、活血化瘀为主,兼以养血柔肝或滋补肝肾。常用的活血化瘀药物有丹参、桃仁、当归和川芎等;常用益气养阴药物有黄芪、甘草、冬虫夏草、女贞子和白芍等;常用清热利湿(解毒)药物如黄芩、汉防己和苦参等。临床上常用于治疗肝硬化中成药有鳖甲煎丸、复方鳖甲软肝片等。

第一节 ▷ 病因与发病机制

　　肝硬化是由于各种不同原因长期反复作用而引起的肝细胞弥漫性实质性病变,包括肝细胞变性、坏死、再生,肝结节与纤维化形成,最后导致肝小叶结构破坏,假小叶形成,血管解剖的破坏,致使肝脏逐渐变形、变硬而形成。乙型肝炎肝硬化的特征就是肝内弥漫性肝纤维化和肝细胞再生结节形成,正常结构改建示肝功能容量降低。目前认为肝纤维化的形成是由于各种损肝因子引起肝细胞损伤、坏死、凋亡及肝组织炎症反应,激活库普弗细胞分泌多种细胞因子,与肝细胞、血小板及窦内皮细胞分泌的细胞因子、脂质过氧化物等化学递质,共同作用于肝星状细胞(HSC),并激活转变为肌成纤维细胞发生表型及功能改变,通过旁分泌或自分泌机制,使肌成纤维细胞增殖,合成大量的胶原和蛋白多糖等细胞外基质(ECM)。临床上常表现肝区胀痛、肝门静脉高压和扩张、脾肿大及脾静脉怒张、腹胀腹痛与腹壁静脉扩张、消化道出血、甚至腹水产生等。

一、肝硬化病理基本特征

1. 弥漫性肝纤维化

　　弥漫性肝纤维化为肝硬化的必经阶段,肝脏在肝炎病毒、酒精、毒性物质、缺氧或免疫损伤等因素作用下,可引起急、慢性炎症、肝细胞坏死,激活单核-巨噬细胞系统产生各种细胞因子,如 PDGF、TGF-β_1、TNF-α、IL-1 等,促进肝星状细胞分化增生并生成、分泌大量胶原纤维,使Ⅰ、Ⅲ型胶原比值增高,大量Ⅰ、Ⅳ型胶原沉积于 Disse 腔,使肝窦内皮细胞间“窗”的数量和大小缩减,甚至消失,形成肝窦“毛细血管化”,导致门静脉压力增高。同时影响肝细胞与肝窦间营养物质的交换,进一步加重肝细胞损伤。增生的胶原纤维自汇管区间或汇管区与中央静脉间延伸,形成纤维隔、包绕并分隔残存的肝小叶,形成假小叶,即肝硬化的典型形态学改变。假小叶内的肝细胞血液循环供应受阻,进一步促进肝细胞再坏死及胶原纤维增生,病变反复发展,肝实质结构及血管结构破坏不断加重,导致肝内、外血流动力学障碍及肝功能损害,最终发展为晚期肝硬化。在肝纤维化形成、发展过程中,伴有肝细胞变性、炎症、坏死以及肝细胞再生。

2. 肝细胞再生结节

　　肝细胞再生是肝细胞损伤的修复过程,但由于肝小叶纤维支架断裂或塌陷,再生的肝细胞不能按原支架、单细胞索轮状排列生长,而形成多层细胞、相互挤压的结节状团块(再生肝结节)。再生结节及增生的胶原纤维压迫、牵拉周围的血管、胆管,导致血流受阻,引起门静脉压力升高。同时由于结节周围无汇管区,可因缺血而发生脂肪变性或萎缩。

　　2009 年肝细胞肿瘤国际共识将慢性肝炎、肝硬化背景中出现的肝细胞增生性结节分成6 类:①巨再生结节(large regenerative nodule, LRN);②异型增生病灶(dysplastic focus, DF);③低级别异型增生结节(1ow-gradedysplastic nodule, LGDN);④高级别异型增生结节

(high-grade dysplastie nodule，HGDN)；⑤早期小肝细胞癌(small and early hepatocellular carcinoma，seHCC)；⑥进展期小肝细胞癌(small and progressed hepatocellular carcinoma，spHCC)。这6种病变依次构成一个连续的谱系，其中异型增生病灶和异型增生结节是肝细胞癌的癌前病变。

二、肝硬化相关免疫发病机制

1. 趋化因子

研究发现，无论是静止期还是活动期，肝星状细胞(HSC)能够被诱导产生趋化因子。单核细胞趋化蛋白-1(MCP-1)是一种诱发单核细胞趋化和活化的因子。CXCR1、CXCR2主要表达于淋巴、单核细胞等炎症细胞表面。而淋巴、单核细胞等炎症细胞可通过表达特定受体分子，在相应的趋化因子的吸引、招募下，定向迁移至感染部位产生免疫应答或炎症反应，在肝硬化免疫介导的炎症损伤中可能发挥着重要作用，参与肝硬化的发生与发展。静止型HSC能够被肿瘤坏死因子TNF所诱导，从而表达MCP1，同时在氧化应激和脂质过氧化产物的作用下，活化型HSC能够表达其他类型的趋化因子。Bieche等证实肝硬化患者肝脏中Mig、IP-10、I-TAC、GCP-2、MCP-2、CXCR3 mRNA表达均显著增高。正常肝脏细胞含有肝细胞、库普弗细胞、肝窦内皮细胞、肝星形细胞，它们能够分泌多种趋化因子，在肝的内环境稳定和肝病的发病机制中发挥重要作用。库普佛细胞在肝细胞损伤中发挥着关键作用，其激活程度与肝细胞损害程度相关。由活化的库普弗细胞产生的趋化因子与肝细胞损伤的发病机制有关。肝星状细胞活化可分泌一些趋化因子。Murdoch等研究发现，在HBV导致肝硬化患者，病毒除导致肝细胞坏死诱发炎症因子大量产生，并且诱导受染肝细胞及血管内皮细胞等大量分泌IL-8，CXCR1作为IL-8受体，其可能参与乙肝慢性化及肝硬化疾病进程。毕慧娟等研究发现HBV感染后肝硬化患者外周血CX-CR1 mRNA表达明显升高，并与HBV病毒载量呈正相关，因此推测CXCR1在参与HBV介导的致炎分子作用，通过控制HBV复制或阻断CX-CR1表达可使肝硬化患者炎性反应减轻，阻止或延缓纤维化的发生。李瑞祥等研究结果也表明，在四氯化碳引发肝细胞损伤后，CXCR1的表达无论是基因水平还是蛋白水平均提高，并且随着损害时间的延长，其表达进一步增高，因而可以认为其参与损伤后的修复，进而导致后期肝纤维化的发生。

2. 细胞因子

研究表明，在乙型肝炎病毒(HBV)的作用下，肝脏发生炎性反应和相继的纤维化。在此过程中有两类细胞因子起作用，一类为促炎和促纤维化因子，如、NF-κB、肿瘤坏死因子(TNF)、IL-12、IL-6等，另一类为抑制炎症与抗纤维化的细胞因子，如IL-10、IL-4、IL-13。

（1）NF-κB

NF-κB在不同的细胞组成中具有广泛的功能，能够影响肝细胞的存活，库普弗细胞的炎症反应以及造血干细胞细的存活，炎症反应及细胞活性。NF-κB在肝脏中所担负的关键角色已被证实，通过基因敲除小鼠模型中的一些NF-κB调节因子，从而导致肝脏的自发性肝损伤，肝纤维化和肝癌。NF-κB调节肝纤维化的发生主要是通过三个不同的方面来进行。

①通过对损伤的肝细胞进行调节，对肝脏纤维化做出一定的响应；②通过调节炎症信号通路，激活肝脏中的巨噬细胞和其他炎症细胞；③通过调节造血干细胞中的纤维化反应。李瑞祥等通过四氯化碳作用引起大鼠肝损伤，从病理切片中观察到 NF-κB 活性在肝脏中的减少或缺失致肝细胞损伤和随后的纤维化程度的增加，在核酸和分子水平上进行检测，发现 NF-κB 和趋化因子受体的表达水平上都发生变化，两者呈正相关性。

（2）IL-12

IL-12 是由树突状细胞、活化的巨噬细胞、白细胞以及其他一些抗原提呈细胞对多种不同刺激反应而产生的异二聚体细胞因子，IL-12 在病毒感染的防御中起到重要的作用，直接或间接地诱导 INF-γ 的产生、促进 Th0 向 Th1 分化，在抑制病毒复制的同时导致了肝细胞炎症损伤。研究发现 CHB 患者肝内 IL-12 表达以肝细胞为主，炎性细胞、巨噬细胞和淋巴细胞有少量表达。随着感染的慢性化，疾病向肝硬化和肝癌进展时，IL-12 表达弱阳性的比率逐渐减少，阴性或阳性的比例均逐渐增加。可能的原因有：①IL-12 的增多参与了肝脏的损伤，促进了肝纤维化的形成和发展，从而导致肝硬化。②在感染早期或者病毒活动期，促炎因子 IL-12 水平较高，起到清除病毒的作用，随着感染时间延长、疾病的慢性化发展，大量的 Th2 细胞因子分泌，IL-12 水平缓慢下降。IL-12 低水平的表达说明 Th2 占优势，机体处于细胞因子失衡状态，促进患者病情慢性化和疾病进展。

（3）IL-10

IL-10 是由辅助 T 细胞亚群 Th2 细胞、单核细胞、巨噬细胞、B 细胞、以及角质细胞、基质细胞等在各种免疫活化状态下产生的一种重要的细胞因子。研究表明 IL-10 具有抗炎、抗纤维化作用。本实验中肝炎肝硬化患者血清 IL-10 水平明显低于正常人，且随 Child-Pugh 评分的升高而呈进行性下降。IL-10 降低的原因可能是：①在肝硬化期炎症反应减轻，淋巴细胞浸润减少，使 IL-10 产生亦减少。②肝硬化时干扰素-Y（INF-Y）增高，促进脂多糖诱导产生 TNF-α，而 TNF-α 是很强的 IL-10 抑制剂。谭永港等研究发现肝炎肝硬化血清 IL-10 水平与凝血酶原活动度呈正相关，与总胆红素水平呈负相关，有腹水组显著低于无腹水组，与白蛋白水平呈正相关。提示 IL-10 水平的绝对或相对不足不能有效抑制促炎和促纤维化因子合成与表达，导致肝细胞损害加重，病情恶化，门静脉压力升高，间接证明 IL-10 对肝炎肝硬化细胞损害具有保护作用，而且血清 IL-10 水平可能与其损害稈度密切相关。

（4）IL-18

IL-18 主要由活化的巨噬细胞和肝脏枯否氏细胞产生，通过受体介导发挥其生物学作用。IL-18 的主要生物学功能有：①诱导免疫细胞产生 TNF-γ 和激活自然杀伤（NK）细胞。②刺激 T 细胞增殖，增强淋巴细胞的细胞毒性作用。③诱导 Thl 类细胞产生相应的细胞因子，主要包括 INF-γ、IL-2 等。④增强细胞间黏附分子（ICAM-1）及 FasL 的表达作用。动物实验证实 IL-18 是内毒素诱导肝损害的重要递质，IL-18、INF-γ、TNF-α 等细胞因子可互相调节、相互诱生，形成恶性循环，导致肝脏严重受损。谭永港等研究发现肝硬化患者 IL-18 水平显著增高，且随 Child-Pugh 评分升高而呈进行性上升，与总胆红素呈正相关，与凝血酶原活动度呈负相关，且血清 IL-18 在白蛋白低下患者显著升高，与白蛋白水平呈负相关，有腹水组显著高于无腹水组。表明 IL-18 参与了肝炎肝硬化发生、发展的病理生理过程，而且其水平与病情的严重程度密切相关。

（5）microRNA

MicroRNA（miRNA）是一类长 21～23 个核苷酸的非编码单链 RNA。miRNA 可在转录或翻译水平调控相关基因的表达，参与细胞发育、增殖、分化和凋亡等多种生物学过程，也可调控炎性反应及其通路因子的表达。国内外研究报道 miRNA 在肝脏的慢性损伤过程中存在差异性表达，相关的 miRNA 表达的改变可能促进了该进程的发生、发展。由此可见，miRNA 的变化在慢性肝炎形成肝硬化的进程起着重要的作用。张美殷等基于病理学诊断依据，利用 miRNA 芯片技术检测 18 例乙型肝炎伴早期肝硬化及肝炎组织的差异表达 miRNA，结果发现乙型肝炎伴早期肝硬化表达上调 1.5 倍以上的 miRNA 有 5 种，包括 miR-625-3P、miR-325、miR-596、miR-141 miR339-3p，表达下调 1.5 倍以上的 miRNA 有 10 种，包括 miR569，miR591 miR-492，miR484、miR-200c-5p、miR-365、miR-362-5p、miR-33a-3p、miR-193b-5p 和 miR-139-5p，提示这些 miRNA 可能与乙型肝炎向肝硬化转归的发生及发展有关。通过分析 ROC 曲线及其各诊断评价参数，发现在差异表达的 miRNA 中，miR-139-5p 的诊断价值最高，可作为反映肝硬化的一个参考指标。

第二节 ·> 中医辨证施治

一、代偿期肝硬化的中医辨证施治

代偿期肝硬化属于积聚范畴。积聚是由于正气亏虚，脏腑失和，气滞、血瘀、痰浊蕴结腹内而致，以腹内结块，或胀或痛为主要临床特征的一类病证。积属有形，结块固定不移，痛有定处，病在血分，是为脏病；聚属无形，包块聚散无常，痛无定处，病在气分，是为腑病。

1. 中医病机及治则治法

积聚的基本病机是正虚邪恋。气虚血滞为本，而湿毒热邪稽留血分是为标；肝阴虚、湿热之邪留恋及血脉瘀阻为积聚所共有的三个基本因素，其主要病机是湿热疫毒留而不去，从而导致气阴两虚、血瘀阻络。湿热疫毒是持续发展的重要病因，正气虚弱是其内因和转归，血瘀阻络是其病理基础。故其基本病机表现为本虚标实之候。气虚血瘀为该病的基本证候，而不同的个体则可表现出以肝肾阴虚或脾肾阳虚，湿热或瘀热内蕴以及肝郁脾虚等为主的证候类型。

2. 辨证施治

（1）湿热内阻证

主症：①皮目黄染，黄色鲜明；②恶心或呕吐；③口干苦或口臭；④舌苔黄腻。

次症：①脘闷，或纳呆，或腹胀；②小便黄赤；③大便秘结或黏滞不畅；④胁肋灼痛。

脉弦滑或滑数。

凡具备主症之①，或其余主症中 2 项加次症 1 项，脉象基本符合，可定为本证。

治法：清热利湿。

处方:茵陈蒿汤或中满分消丸加减。

黄芩、黄连、知母、厚朴、枳实、陈皮、茯苓、猪苓、泽泻、白术、茵陈蒿、栀子、大黄(后下)等。

(2)肝脾血瘀证

主症:①胁痛如刺,痛处不移;②朱砂掌,或蜘蛛痣色暗,或毛细血管扩张;③胁下积块;④舌质紫暗,或有瘀斑瘀点。

次症:①胁肋久痛;②面色晦暗。

凡具备主症中任1项或次症2项,可定为本证。

治法:活血软坚。

处方:膈下逐瘀汤加减。

柴胡、当归、桃仁、五灵脂、炙山甲、地鳖虫、丹参、白茅根、大腹皮、茯苓、白术等。

(3)肝郁脾虚证

主症:①胁肋胀痛或窜痛;②急躁易怒,喜太息;③口干口苦,或咽部有异物感。

次症:①纳差或食后胃脘胀满;②便溏;③腹胀;④嗳气;⑤乳房胀痛或结块。

舌质淡红,苔薄白或薄黄。

凡具备主症2项(其中第1项必备),加上次症2项,舌脉基本符合,可定为本证。

治法:疏肝健脾。

处方:柴胡疏肝散合四君子汤加减。

柴胡、枳实、白芍、香附、白术、茯苓、陈皮、党参等。

(4)脾虚湿盛证

主症:①纳差或食后胃脘胀满;②便溏或黏滞不畅;③腹胀;④气短,乏力;⑤舌质淡,舌体胖或齿痕多,苔薄白或腻。

次症:①恶心或呕吐;②自汗;③口淡不欲饮;④面色萎黄。

脉沉细或细弱。

凡具备主症3项,或主症2项加次症2项,脉象基本符合,可定为本证。

治法:健脾利湿。

处方:参苓白术散加减。

党参、白术、白扁豆、茯苓、泽泻、陈皮、山药、薏苡仁、砂仁等。

(5)肝肾阴虚证

主症:①腰痛或腰酸腿软;②眼干涩;③五心烦热或低烧;④舌红少苔。

次症:①耳鸣、耳聋;②头晕、眼花;③大便干结;④小便短赤;⑤胁肋隐痛,劳累加重;⑥口干咽燥。

脉细或细数。

凡具备主症3项,或主症2项加次症2项,脉象基本符合,可定为本证。

治法:滋养肝肾。

处方:一贯煎加减。

北沙参、麦冬、当归、生地黄、枸杞子、川楝子等。

（6）脾肾阳虚证

主症：①脾虚湿盛证部分证候或五更泻；②肾虚部分证候（腰痛或腰酸腿软，阳痿，早泄，耳鸣，耳聋等）；③形寒肢冷。

次症：①小便清长或夜尿频数；②舌质淡胖，苔润。

脉沉细或迟。

凡具备主症 3 项或主症①、②加次症 1 项，脉象基本符合，可定为本证。

治法：温补脾肾。

处方：附子理中丸合济生肾气丸加减。

炮附子（先煎）、干姜、党参、白术、猪苓、茯苓、泽泻、桂枝、赤芍、丹参、莪术、甘草等。

3. 常用中成药

（1）护肝解毒：五味子制剂、甘草制剂、水飞蓟制剂、双虎清肝制剂等。

（2）利胆退黄：茵栀黄制剂、赶黄草制剂、苦黄注射液等。

（3）活血软坚化积：丹参制剂、大黄䗪虫丸（胶囊）、扶正化瘀胶囊、复方鳖甲软肝片、安络化纤丸等。

二、失代偿期肝硬化的中医辨证施治

失代偿期肝硬化，特别是肝硬化腹水属于中医"鼓胀"范畴。鼓胀，是指肝病日久，肝脾肾功能失调，气滞、血瘀、水停于腹中所导致的以腹胀大如鼓，皮色苍黄，脉络暴露为主要临床表现的一种病证。鼓胀是难治性终末期肝病，西医以对症支持治疗为主，临床疗效难以令人满意，本专科积极开展中医药综合治疗方案的探索，已形成有一定疗效的中医药治疗方案。

1. 中医病机及治则治法

本病的病机特点为本虚标实，所以治疗原则的确立应在辨别虚实的基础上，选择合适的攻补兼施之法。如证偏于脾肾阳（气）虚与肝肾阴虚者，治法应以补虚为主，祛邪为辅；证偏重于气滞、血瘀、水停者，则宜祛邪为主，补虚为辅。勿攻伐太甚，导致正气不支，变生危象。此外，本病的共性病机特点为气虚血瘀水停，故需注意采用益气、活血、健脾、利水的基本治法，据此本专科建立了消胀方（组成：太子参、炒白术、鸡金、白茅根、牡蛎、泽泻、泽兰、丹参、大腹皮、广陈皮、石斛、炒薏苡仁）治疗鼓胀，具有较好的临床疗效。

2. 辨证施治

（1）气虚血瘀证

腹大胀满，撑胀不甚，神疲乏力，少气懒言，不思饮食，或食后腹胀，面色晦暗，头颈胸臂或有紫斑，或红痣赤缕，小便不利，舌质暗淡，脉细无力。

治法：补中益气，活血祛瘀。

处方：四君子汤合桃核承气汤，或补阳还五汤加减。

人　参 9 g	白　术 12 g	茯　苓 15 g	甘　草 6 g
桃　仁 6 g	制大黄 9 g	桂　枝 9 g	芒　硝 12 g

加减：如少气懒言，便溏腹泻者，可重用黄芪 30 g，山药 30 g 等健脾益气；伴口干咽燥、阴虚内热者，可加北沙参 9 g，白芍 12 g，生地 15 g，黄芩 9 g 以养阴清热；伴畏寒肢冷明显者，酌加肉桂 3 g，干姜 9 g 以温补肾阳。

（2）气滞血瘀证

腹胀痛，时轻时重，纳呆食少，嗳气，胁腹刺痛拒按，面色晦暗，肌肤甲错，可有瘀斑，舌质紫暗，脉细涩。

治法：疏肝理气，活血祛瘀。

处方：柴胡疏肝散合血府逐瘀汤加减。

柴　胡 9 g	郁　金 9 g	香　附 9 g	白　芍 15 g
枳　壳 9 g	陈　皮 9 g	赤　芍 12 g	川　芎 9 g
桃　仁 6 g	红　花 6 g	当　归 12 g	生地黄 15 g
牛　膝 9 g	甘　草 6 g		

加减：如胃纳减退，可加炒谷芽 15 g，神曲 15 g，生山楂 12 g 以健脾和胃；如尿少腹胀明显，可加车前子 15 g，大腹皮 9 g，猪苓 12 g，茯苓 15 g 以淡渗利湿；如伴黄疸，可加茵陈 15 g，虎杖 15 g 以清热利湿退黄。

（3）脾肾阳虚证

腹大胀满，形如蛙腹，朝宽暮急，面色苍黄，或呈恍白，脘闷纳呆，便溏，畏寒肢冷，浮肿，小便不利，舌体胖，质紫，苔淡白，脉沉细无力。

治法：温补脾肾，行气利水。

处方：附子理中丸合五苓散加减。

| 制附子 9 g | 干　姜 9 g | 人　参 9 g | 白　术 12 g |
| 猪　苓 12 g | 茯　苓 15 g | 泽　泻 9 g | 炙桂枝 6 g |

加减：伴见神疲乏力，少气懒言、纳少，便溏者，加黄芪 30 g，炒薏苡仁 30 g，炒扁豆 15 g 以健脾益气；面色苍白，怯寒肢冷，腰膝冷疼痛者，酌加肉桂 3 g，仙茅 9 g，杜仲 9 g 温肾补阳。

（4）肝肾阴虚证

腹大胀满，或见青筋暴露，面色晦滞，唇紫，口干而燥，心烦失眠，时或鼻衄，牙龈出血，小便短少，舌红绛少津，苔少或光剥，脉弦细数。

治法：滋养肝肾，凉血化瘀。

处方：一贯煎合膈下逐瘀汤加减。

北沙参 9 g	麦　冬 12 g	生　地 15 g	当　归 12 g
枸杞子 12 g	川　芎 9 g	牡丹皮 12 g	赤　芍 12 g
乌　药 9 g	五灵脂 9 g	桃　仁 6 g	红　花 6 g
香　附 9 g			

加减：若津伤口干，加石斛 12 g，天花粉 15 g，芦根 30 g，知母 9 g 等以生津养阴；午后发热明显，酌加银柴胡 9 g，鳖甲 18 g，地骨皮 15 g，白薇 9 g，青蒿 12 g 等以清热养阴；鼻齿出血者，加栀子 9 g，芦根 30 g，藕节炭 15 g 等以凉血止血；若兼见面赤颧红者，加龟板 15 g，鳖甲 15 g，牡蛎 30 g 等以滋阴潜阳。

（5）肝脾血瘀证

脘腹坚满,按之不陷而硬,青筋努张,胁腹刺痛拒按,面色晦暗,头颈胸臂等处可见红点赤缕,唇色紫褐,或见大便色黑,舌质紫暗或有瘀斑,脉细涩。

治法:活血祛瘀,行气利水。

处方:调营饮加减。

当　归12 g	赤　芍12 g	川　芎9 g	制大黄9 g
莪　术9 g	延胡索9 g	瞿　麦15 g	槟　榔9 g
葶苈子9 g	赤茯苓15 g	桑白皮12 g	大腹皮9 g
陈　皮9 g	细　辛1.5 g		

加减:大便色黑者,可加三七粉(冲服)3 g,侧柏叶12 g等以化瘀止血;癥块明显者,加鳖甲18 g,水蛭3 g等以化瘀消积;大便干结坚硬者,加火麻仁15 g,桃仁9 g等以润肠通便;胀满明显者,可用十枣汤以攻逐水饮。

（6）气滞湿阻证

腹胀按之不坚,胁下胀满或疼痛,纳呆食少,食后胀甚,得嗳气,矢气稍减,或下肢水肿,小便短少,舌苔薄白腻,脉弦。

治法:疏肝理气,行湿散满。

处方:柴胡疏肝散合胃苓汤加减。

柴　胡9 g	香　附9 g	郁　金9 g	青　皮9 g
川　芎9 g	白　芍15 g	苍　术9 g	白　术12 g
厚　朴9 g	茯　苓15 g	猪　苓12 g	陈　皮9 g

加减:胸脘痞闷,腹胀,嗳气为快,加佛手9 g,沉香3 g,木香6 g等行气和胃;伴尿少、腹胀、苔腻者,加砂仁6 g,泽泻9 g等以行气化湿;伴神倦,便溏,舌质淡者,加党参15 g,黄芪15 g,干姜9 g等以健脾化湿;如兼胁下刺痛,舌紫,脉涩者,可加延胡索9 g,莪术9 g,丹参15 g等行气化瘀。

（7）湿热蕴结证

腹大坚满,脘腹胀急,烦热口苦,渴不欲饮,或有面目皮肤发黄,小便赤涩,大便秘结或溏垢,舌边尖红、苔黄腻或兼灰黑,脉弦数。

治法:清热利湿,攻下逐水。

处方:中满分消丸合茵陈蒿汤。

厚　朴9 g	枳　实9 g	姜　黄9 g	黄　芩9 g
黄　连3 g	干　姜9 g	半　夏9 g	知　母12 g
泽　泻9 g	茯　苓15 g	猪　苓12 g	白　术12 g
陈　皮9 g	砂　仁6 g		

加减:伴小便赤涩不利者,加滑石30 g(包煎),陈葫芦30 g等以清热利湿;牙宣鼻衄者,加大蓟15 g,小蓟9 g,白茅根30 g以凉血止血;便秘腹胀者,加生大黄9 g,桃仁9 g等以攻下逐瘀;热重发黄者,可加用龙胆草6 g,茵陈15 g等以清热利湿退黄;对腹大胀满,形体充实者,可试用舟车丸(大黄、黑牵牛、甘遂、大戟、芫花、橘红、木香、青皮、轻粉)以行气利水除满。

3. 常用中成药

(1) 保肝退黄:茵栀黄口服液(注射液)、当飞利肝宁胶囊、强肝胶囊等。

(2) 软肝散结:复方鳖甲软肝片、扶正化瘀胶囊。

(3) 活血祛瘀:血府逐瘀胶囊、大黄蟅虫丸等。

4. 中药清开冲剂保留灌肠

(1) 适应证:肝硬化合并内毒素血症、亚临床肝性脑病、重症肝炎。

(2) 操作规程:灌肠液的配制方法为生理盐水 80 mL 加清开颗粒(制大黄 10 g,败酱草 30 g,石菖蒲 15 g) 10 g,温度保持 37℃。灌肠前要备妥热水袋,250 mL 无菌输液瓶,14 号乳胶导尿管,一次性输液管及常规灌肠用物。将配制好的 37℃清开颗粒灌肠液倒入无菌输液瓶内,将输液管与尿管连接,将茂菲氏滴管下端输液管盘成环状置于热水袋(水温 50~55℃)下保温。患者取左侧卧位,抬高臀部 10 cm,润滑尿管前端,经肛门插入 25~30 cm,调整为 80 滴/min, 33 min 滴完,以患者感觉舒适,无便意为度,1 次/天,7 天为 1 个疗程。

三、中医药治疗肝硬化优势作用环节

中医治疗乙型肝炎肝硬化的临床优势主要体现在改善症状、减轻患者痛苦、提高生存质量、改善结局指标等方面,但是中医缺乏自身的疗效评价体系。我们课题组依托国家科技部"十一五"科技支撑项目中,应用了前瞻性队列研究设计,运用 Child-Pugh 分级、中医症候积分量表及慢性肝病疾病特异性量表等评价方法,评价消胀方治疗乙型肝炎肝硬化的临床疗效。以肝炎后肝硬化为研究载体,采用统一的纳入标准,将辨证论治当作一个干预因素,辨证论治的中药和对照西药作为内部研究因素,把影响疗效的病情程度分层,共分为代偿期肝硬化、失代偿期肝硬化两层,进行分层随机多中心前瞻性研究。

纳入 2007 年 10 月至 2010 年 3 月上海中医药大学附属曙光医院肝病门诊及病房 220 例乙型肝炎肝硬化患者。分为肝硬化代偿期患者 126 例(治疗组 64 例,对照组 62 例),肝硬化失代偿期患者 86 例(治疗组 46 例,对照组 40 例)。在基础治疗基础上,治疗组治以辨证治疗的中药复方;对照组治以西药支持药物。两组观察周期均为 18 个月。主要疗效指标为患者治疗前后中医证候积分的变化及 Child-Pugh 肝功能分级(CTP 评分)的变化。研究发现,每层的两组患者治疗前后中医证候积分及 Child-Pugh 肝功能分级(CTP 评分)均有显著下降,治疗组的疗效显著优于对照组。同时运用二元 logistic 回归进行中医疗效相关因素及疗效评价量表的分析。中医证候积分的疗效作为因变量(1 为有效、0 为无效),将抗病毒治疗(1 为抗病毒治疗、0 为非抗病毒治疗);辨证论治(1 为辨证论治、0 为西药及中成药治疗);Child-Pugh 分级(2 为 A 级;1 为 B 级 1 分;0 为 C 级);慢性肝病量表积分(1 为 CLDQ 积分 ≥40 分;0 为 CLDQ 积分<40 分)作为自变量。经统计表明,肝硬化代偿期患者治疗后 6 个月、12 个月、18 个月辨证论治的 OR 值分别为:10.99、10.35、11.75($P<0.01$),辨证论治与中医证候的疗效呈正相关关系。在治疗 6 个月及 18 个月时抗病毒治疗的 OR 值分别为 3.57、2.85($P<0.05$),抗病毒治疗与中医证候的疗效呈正相关关系。肝硬化失代偿期患者治疗后 6 个月、12 个月辨证论治的 OR 值分别为:11.37、14.91($P<0.01$),18 个月辨证论

治的 OR 值为 6.32（$P<0.05$），说明辨证论治与中医证候的疗效呈正相关关系。上述结果表明,中医辨证论治在乙型肝炎肝硬化的治疗中对于中医证候疗效起到重要的作用,尤其是在失代偿期患者中,表明中医药在治疗乙型肝炎肝硬化具有一定的临床优势。同时,抗病毒治疗作为乙型肝炎肝硬化的基础治疗也起到关键的作用。

第三节 ·> 西医治疗

肝硬化的治疗,以综合性治疗为主。肝硬化的一般治疗,包括:休息、饮食、情志疏导、营养支持治疗等。乙型肝炎肝硬化应当尽早进行抗病毒治疗,并积极防治并发症。

一、肝硬化的一般治疗

1. 休息

代偿期患者宜适当减少活动,可参加轻微的工作;失代偿期患者则应以卧床休息为主。要适量运动,以散步为佳,散步的时间以 20 分钟左右为宜,以保持心情舒畅和平和心态。

2. 饮食

以高热量、高蛋白质和维生素丰富而易消化的食物为宜。肝功能损害或有肝性脑病先兆时,应限制或禁食蛋白质;有腹水时饮食应少盐或者无盐,避免禁食粗糙、坚硬食物,禁用损害肝脏的药物。

3. 营养支持治疗

静脉输入高渗葡萄糖液以补充热量,输液中可加入维生素 C、胰岛素、氯化钾等。注意维持水、电解质、酸碱平衡。病情较重者可输入白蛋白、新鲜血浆。

4. 肝炎活动期药物治疗

可给予保肝、降酶、退黄等治疗:如凯因甘乐、思美泰、利加隆等。必要时静脉输液治疗,如甘利欣、还原型谷胱甘肽等。

二、乙型肝炎肝硬化抗病毒治疗

乙型肝炎肝硬化患者抗病毒的治疗目标:肝硬化前期,是阻止疾病进展至肝硬化;代偿期肝硬化,是阻止肝脏失代偿和 HCC 发生,甚至逆转肝硬化;失代偿期肝硬化,是改善肝功能延缓或减少肝移植需求,抗病毒治疗只能延缓疾病进展,不能改变终末期肝硬化的最终结局;需要肝移植者,是减少移植后 HBV 复发的危险性。2010 年 12 月中华医学会肝病学分会、感染病学分会制订的《慢性乙型肝炎防治指南（2010 年版)》指出在处于代偿期肝硬化的患者,如果 ALT>正常值 2 倍,或 ALT 正常或轻度增高但血清 HBV-DNA>2000 IU/mL,均需考虑抗病毒治疗。对于失代偿性肝硬化患者,则需选用能迅速抑制病毒水平,且耐药发生率低核苷类似物治疗。

1. 代偿期肝硬化

抗病毒治疗指征 HBeAg 阳性者为不论 ALT 是否升高,HBV-DNA≥10^4 copies/mL,HBeAg 阴性者为 HBV-DNA≥10^3 copies/mL;对于 HBV-DNA 可检测到但未达到上述水平者,如有疾病活动或进展的证据且无其他原因可解释,在知情同意情况下亦可开始抗病毒治疗。因需要较长期治疗,最好选用耐药发生率低的核苷(酸)类药物治疗,其停药标准尚不明确。

有研究证实,乙肝肝硬化患者经过核苷类药物抗病毒治疗后肝功能、HBV-DNA 水平和 HBeAg 转阴率均得到有效改善,ALB 水平显著升高,相关并发症发生率显著降低。鲁晓擘等回顾性收集 238 例乙型肝炎肝硬化患者,分为抗病毒治疗组 160 例,对照组 78 例。治疗组使用拉米夫定、阿德福韦酯、替比夫定、恩替卡韦单药或联合抗病毒治疗,疗程 3~7 年,平均疗程 50 个月。治疗组中位生存时间为 38.7 个月,12、24、50 个月生存率为 74.4%、64.4%、41.9%;治疗组与对照组患者 12、24、50 个月累计病死率分别为 25.6%、35.6%、58.1% 及 32.1%、46.2%、60.3%,差异有统计学意义($P<0.05$);累计肝癌发生率分别为 6.4%、12.5%、23.1% 及 10.3%、16.7%、26.8%,差异有统计学意义($P<0.05$),表明乙型肝炎肝硬化患者长期规范化抗病毒治疗可降低肝硬化患者病死率,降低肝癌发生率。郑链跃等研究表明,拉米夫定治疗乙肝肝硬化能有效抑制病毒,减少星状细胞的激活及胶原纤维的合成,也可阻止肝纤维化发生。赵建军等用阿德福韦酯治疗 HBV 活跃复制的乙型肝炎肝硬化患者,能有效抑制 HBV 复制,使患者肝功能恢复,病毒基因变异率低。吴杭源用替比夫定治疗活动性乙型肝炎肝硬化,可以较快地抑制病毒复制,改善肝功能,减缓病情发展,并且安全性和耐受性良好。

2. 失代偿期肝硬化

对于失代偿期肝硬化患者,只要能检出 HBV-DNA,不论 ALT 或 AST 是否升高,建议在知情同意的基础上,及时应用核苷(酸)类药物抗病毒治疗,以改善肝功能并延缓或减少肝移植的需求。因需要长期治疗,最好选用耐药发生率低的核苷(酸)类药物治疗,不能随意停药,一旦发生耐药变异,应及时加用其他已批准的能治疗耐药变异的核苷(酸)类药物。

余乐兰等对 42 例乙肝肝硬化失代偿期在炎症活动时予拉米夫定抗病毒治疗,与 38 例对照组比较,治疗组的 ALT、AST、TBIL 下降,白蛋白升高,HBV-DNA、HBeAg 阴转率明显高于对照组阴转率。两组在治疗后第 12 周、第 24 周、第 48 周时,肝功能指标和 Child—Pugh 评分均明显好转,且治疗组优于对照组,差异有统计学意义($P<0.05$);治疗组治疗 12 周、24 周、48 周后,HBV-DNA 阴转率分别为 38.09%、69.04%、76.19%,而对照组治疗结束后 HBV-DNA 阴转率 14.67%。侯峻冰研究表明拉米夫定联合阿德福韦酯对乙肝肝硬化抗病毒治疗 48 周时肝功能恢复情况、HBV-DNA 阴转率、HBeAg 血清转换率明显优于拉米夫定单药治疗,病毒变异率明显低于拉米夫定单药治疗。邱波等用拉米夫定治疗活动性失代偿期乙型肝炎后肝硬化取得了近期可明显降低病死率的观察结果,且存活病例中有较高的 HBV-DNA 阴转率和肝功能生化复常率,且该治疗方法有较好的安全性和依从性。朱喜增等恩替卡韦治疗乙型肝炎相关失代偿期肝硬化较安全,治疗 6 个月随着 HBV 被有效抑制,肝功能逐渐恢复。随着 HBV 被抑制,肝内炎症减轻,肝纤维化的发生在减少。

三、防治并发症

1. 腹水

肝硬化腹水发病机制较为复杂。现代医学认为主要是钠水潴留、腹内因素（主要是门静脉高压、低蛋白血症等）、内分泌因素、感染因素等所致。肝硬化腹水的治疗应针对其发病机制采取综合措施：卧床休息、积极改善肝功能、保护肾功能、提高血浆白蛋白、减少水钠潴留等。

（1）卧床休息，每日测量体重及腹围

肝硬化时应给予高热量及适度的蛋白质饮食。每日热量维持在 8368J（2000eal）左右，蛋白质 60～70 g，可维持机体的氮质平衡，伴发肝性脑病时，应给予低蛋白饮食（＜50 g）。

（2）钠和水的限制

腹水患者必须限制钠水的摄入，给无盐或低盐饮食，每日摄入钠盐 500～800 mg（氯化钠 1.2～2.0 g）；进水量限制在 500～1000 mL/天。约 15% 的患者通过钠、水摄入的限制，可产生自发性利尿，使腹水减退。经低钠饮食和限制入水量 4 天后，体重减轻小于 1kg 者，应给予利尿剂治疗。

（3）利尿剂的作用

肝硬化腹水治疗的利尿剂有两类：醛固酮拮抗剂，主要有螺内酯（安体舒通）和氨苯蝶啶；袢利尿剂，主要有呋塞米（速尿）、依他尼酸（利尿酸）。利尿剂的应用以联合、间歇、交替和缓利为原则，一般首先应用螺内酯。呋塞米排钠又排钾，服用时需补充氯化钾。利尿治疗以每周减轻体重不超过 2kg 为宜，剂量不宜过大，利尿速度不宜过快，以免诱发肝性脑病，肝肾综合征等。

（4）提高血浆胶体渗透压

每周定期少量、多次静脉输注新鲜血或白蛋白，利于改善机体一般情况、恢复肝功能、提高血浆胶体渗透压、腹水消退等。

（5）放腹水加输注白蛋白

研究表明治疗难治性腹水单纯放腹水只能临时改变症状，2～3 天内腹水可迅速增加；而放腹水加输注白蛋白，每日 1 次或每周 3 次放腹水，每次 4000～6000 mL，同时静脉输注白蛋白 40 g，比大剂量利尿治疗效果好，且并发症少。

2. 肝性脑病

肝性脑病（hepatic encephalopathy，HE）又称肝性昏迷，是由严重肝病引起的，以代谢紊乱为基础的中枢神经系统功能失调综合征，是最常见的死亡原因，1 年和 3 年生存率分别为 42% 和 23%。肝性脑病的处理主要是积极去除诱因，而早期诊断、治疗、精心护理和严密观察是治疗成功的重要条件。

（1）洁净肠道，减少肠源性毒物来源、生成与吸收

限制或禁食高蛋白饮食；神志恢复后或间歇期，逐渐增加蛋白质摄入量。清洁肠道，降低肠腔内 pH，消化道出血者宜即时排除肠道积血，便秘者予以通便。必要时清洁灌肠，用弱酸性（pH5.5～6）灌肠液 500～700 mL，禁用肥皂液灌肠。

（2）维护肝功能，促进肝细胞再生

主要是支持疗法，如新鲜血制品/白蛋白等。促肝细胞生长因子是从人或哺乳动物胎肝或再生肝中分离的复合因子，仅对肝细胞 DNA 合成有促进作用。目前除用于重症肝炎外，亦用于肝硬化门静脉高压症腹水及肝性脑病的治疗，每日 200 mg 加于糖液 250 mL 中静滴。

（3）促进毒物代谢清除，纠正氨基酸代谢失衡

以 3 种支链氨基酸组成的制剂（BCAA），对纠正支链氨基酸/芳香氨基酸比值失调作用较好。有碱中毒首先用精氨酸（25％）40～80 mL 加于糖液中静滴，通过促进鸟氨酸循环清除氨。也可以使用门冬氨酸尿氨酸祛氨抗昏迷治疗。

3. 肝肾综合征

肝肾综合征（hepatorenal syndronme，HRS）是严重肝病引起的一种功能性肾功能衰竭，又称功能性肾衰竭（functional renal failae，FRS），确切发病机制及原因仍未阐明，是各种晚期肝硬化患者的常见并发症，占 15％～84％。多因消化道出血、强烈利尿、大量放腹水、感染等诱发，死亡率极高，可达 100％。发病以肾功能损伤、血流灌注减少和内源性血管活性系统异常为特征。治疗主要以血管收缩剂与白蛋白联合应用为主，国际腹水俱乐部将血管收缩剂，尤其是特利加压素与白蛋白联合应用推荐为 I 型 HRS 的一线治疗方法。另外有经颈静脉肝内门体分流及肝移植，肝移植是彻底治愈 HRS 的唯一方法。

（1）尽量避免和及时清除各种诱发因素

如避免大量放腹水；不用有损肾脏和能降低心排血量及肾血流量的药物；慎用强烈利尿剂；积极防止消化道出血、感染、腹泻、呕吐；对少尿和严重低钠患者，根据病情控制入水量；及时纠正电解质紊乱、低血压；防止低血钾和碱中毒等。

（2）扩充血容量

扩容是本病的主要治疗手段，以纠正肝肾综合征的有效动脉血容量充盈不足。常用的扩容剂为新鲜血浆、5％～10％白蛋白、葡萄糖苷及自身腹水浓缩回输等。

（3）扩容加腹腔穿刺大量排液

肝硬化门静脉高压的肝肾综合征患者，常伴有难治性腹水，在扩容基础上，采用腹腔穿刺大量排液，即每日放腹水 4～6L，并同时静滴 5％～10％白蛋白 40～50 g，直至腹水消退，可缓解肝硬化难治性腹水及其并发的早期肝肾综合征。

（4）改善肾局部微循环

常用小剂量多巴胺[2～5 μg/（kg·min）]微泵静注，可增加肾血流量和肾小球滤过率，但认为其疗效不确切。

（5）加强利尿剂用量

当少尿以至无尿时，可用 25％山梨醇 125 mL 快速静滴，继用呋塞米 40 rag 加入 50％葡萄糖液 40 mL 静注，如仍无改善则不必再用。

4. 上消化道大量出血

上消化道大量出血以食管胃底曲张静脉破裂出血多见，超过 50％，在首次出血患者中占80％左右。再次出血率高，1～2 年内为 47％～84％；病死率 20％～70％，首次出血病死率达30％～50％。门静脉高压性胃病是肝硬化出血的第二大原因，多表现为慢性出血（10.8％），

急性出血相对较少(2.5%)，与出血相关的病死率为12.5%。肝源性溃疡也是出血的原因之一，占肝硬化上消化道出血的7%～8%。上消化道出血的确诊主要依靠胃镜，急诊胃镜检查对明确出血病灶及病因，进行内镜下止血治疗具有重要意义。急诊胃镜能发现90%～95%的出血病灶，各种并发症的发生率约0.9%。

（1）绝对静卧、禁食、密切观察血压、脉搏。待出血完全停止后，可进食温凉流质。

（2）补充血容量

根据出血量的多少，立即输入葡萄糖盐水、葡萄糖苷、血浆、浓缩红细胞或鲜血。但切忌过量扩充血容量，否则会增加门静脉压力，诱发再出血。

（3）药物治疗

血管升压素小剂量持续静脉滴注，每分钟0.2～0.4u。同时给予硝酸甘油，出血控制后，维持用药8～12小时停药；天然的生长抑素(施他宁)，具有全部生长抑素的生物活性，血中半衰期仅1～3分钟，需微泵持续静脉滴注；人工合成的生长抑素奥曲肽，生物活性高，半衰期90分钟以上，可静脉注射、静脉滴注、肌内或皮下注射，一般首剂100～200ug静脉注射后，每6～8小时注射100ug，每日400～600ug，连续24～48小时。

（4）采用三腔管进行胃底和食管气囊填塞术

一般胃囊充气量约200 mL，在胃气囊压迫后出血仍未停止的情况下，可考虑将食管气囊充气，充气量为100～120 mL，以压迫食管曲张静脉止血。食管气囊应每隔6～8小时放气5分钟，出血停止24～48小时后，可放掉囊内气体，但仍留管于胃内观察24小时。

（5）内镜硬化剂和套扎止血

内镜下硬化剂注射及橡皮圈套扎已成为治疗急性食管曲张静脉破裂出血最常用的方法。硬化剂注射疗法最常见的并发症为食管溃疡、吸入性肺炎及食管穿孔。经内镜曲张静脉套扎并发症较少，但治疗后复发出血率可达10%左右。

5. 门静脉高压

肝硬化门静脉高压导致的上消化道出血的发生率很高，是肝硬化患者的重要死亡原因之一。出血后约50%～80%的幸存者会发生再出血。当前预防再出血的主要措施之一是降低门静脉高压，如肾上腺素β受体阻滞剂普萘洛尔前瞻性研究表明，联合应用异山梨酯(消心痛)，可以提高普萘洛尔预防食管静脉曲张复发出血的效果，并能降低因上消化道出血导致的病死率。门静脉高压症的外科治疗适应证为食管-胃底静脉曲张破裂出血，经非手术治疗无效；巨脾伴脾功能亢进；食管静脉曲张出血高危患者，应进行门-腔静脉分流术、门-奇静脉分流术和脾切除术等。

6. 自发性腹膜炎

自发性细菌性腹膜炎是肝硬化失代偿期患者常见的严重并发症之一，其发生机制复杂，主要与肠道细菌过度增殖、肠道细菌易位进入腹腔、肝脏库普弗细胞吞噬能力下降以及白细胞黏附趋化与吞噬功能降低等因素有关。自发性细菌性腹膜炎治疗的总原则是综合治疗，提高机体抵抗力，给予高糖、输注白蛋白，适当应用新鲜血浆或全血，应及早、足量使用抗生素。自发性细菌性腹膜炎具有很高的发病率和死亡率，因此所有住院肝硬化患者均应进行诊断性腹水穿刺以排除有无感染，因胃肠道出血且腹水穿刺阴性的患者需要短期给予诺氟沙星预防性治疗。

三代头孢菌素是起始治疗急性自发性细菌性腹膜炎的一种理想选择,对于那些在48小时内无改善的患者,需考虑继发性腹膜炎、细菌耐药或耐甲氧西林的金黄色葡萄球菌感染的可能。一旦发生过自发性细菌性腹膜炎,给予口服诺氟沙星是有效的二级预防措施。现症感染的同时发生肾功能不全或血清胆红素水平>68.4 μmol/L的患者死亡率最高,需要给予附加的白蛋白治疗。

第四节 ❖ 名家经验介绍

(一) 关幼波治疗肝硬化经验

关幼波,著名中医学家,多年从事肝病的理论及临床研究。强调治病求本,注重人体内在因素,重视气血化生之源、运湿之枢纽的后天之本——脾胃功能,不仅在肝病的治疗中,提出了"调理肝、脾、肾,中州要当先"的治则。

1. 积聚

关幼波认为,气虚血滞是早期肝硬化之本,湿热毒邪稽留血分是标。所以在治疗上,应以补气活血,养血柔肝为基础,以益气健脾养血治中州为关键,中州运化,后天得养,水谷充沛,五脏六腑得充。继而养血柔肝,肝脏阴血充盈,则坚自消而得柔润,功能始恢复。在治疗中重视健脾化痰,兼以清除余邪。

2. 鼓胀

关幼波认为,鼓胀有痰血瘀阻、腹水等邪实的一面,又有肝脾肾虚损、气血大亏。虚中夹实,实中夹虚,虚实夹杂。其正虚为本,邪实为标。因此,在治疗上以扶正为本,逐水为标,以扶正为常法,逐水为权变。水的代谢,因"其源在脾",故要在中焦上下功夫。气为血帅,气旺血生,气帅血行,恶血久蓄,正气大伤,血失其帅。故应补气扶正,健脾化痰,以平和之品行血利水,再加以软坚柔肝之品,以求全面之效。见水不治水,见血不治血,气旺中州运,无形胜有形,健运脾胃,以无形之气而胜有形之水、血。据此关老建立了治疗鼓胀的基本方:生黄芪50 g,当归10 g,白术10 g,茵陈30 g,杏仁10 g,橘红10 g,茯苓30 g,赤芍15 g,白芍15 g,泽兰20 g,香附10 g,藕节10 g,车前子15 g,木瓜10 g,厚朴15 g,生姜3 g,大腹皮10 g,丹参15 g。治疗肝硬化腹水阴虚血热、气虚血滞证有良好效果。

(1) 见"水"不单治水,重视补气调中

关老认为肝硬化腹水的形成是由于正虚(气虚、脾虚、阴虚),肝郁血滞,中州不运,湿热凝聚结痰,瘀阻血络;更由于肝、脾、肾三脏功能失调,三焦气化不利,气血运行不畅,水湿不化,聚而成水。因此,在治疗上主张以扶正为主,逐水为辅,以补虚扶正为常法,逐水攻邪为权变。治疗上重视补气调中,使之气足血行而水化。常重用生黄芪,补气扶正以帅血行,更能走皮肤之湿而消肿,常用量为30~60克,最大用量可达120克。选用党参、白术、茯苓、薏苡仁、木瓜、厚朴、大腹皮等健脾运湿。

(2) 疏利三焦以行水,重视调理气血

肝硬化腹水的发生是由于气血运行不畅,气郁血滞,肝、脾、肾三脏功能失调,以致聚水而为胀,而三焦气化不利则水湿停聚。临床常见气短、咳喘、胸胁满闷、腹胀、腿肿、尿少而黄、苔白或白腻等症,治疗上当注意疏利三焦以行水,临床上常用麻黄、杏仁、葶苈子、防风等宣通肺气,以开发上焦;用白术、茯苓、薏苡仁、川朴、大腹皮等健运脾气,以理中焦;选用肉桂、桂枝、防己、木通、车前子、猪苓、赤小豆等温肾通关,以利下焦。在疏利三焦的同时,仍应注意补气、调理气血,认为"治病必治本,气血要遵循"。

(3)重视活血行气化痰以助利水

关老认为气虚血滞,痰浊内阻为肝硬化之本,活血行气化痰要贯穿肝硬化治疗的全过程,应重视活血行气化痰以助利水。补气活血化痰药常用生黄芪、当归、赤芍、泽兰、红花、坤草、藕节、杏仁、橘红、水红花子等;行气活血化痰则加用香附、郁金、枳壳等;活血化痰软坚时加用炙鳖甲、生牡蛎、王不留行、地龙等;若兼血热有瘀,则加用丹皮、赤芍、白茅根、小蓟等;若无热象而有血瘀,可适当加用肉桂、干姜、桂枝、附子,以助温运活血,通阳利水。对于肝郁血滞,癥块积聚,强调多用当归、白芍、鳖甲、龟板等养血柔肝,滋阴软坚之品,治疗中很少或不用三棱、莪术、水蛭、虻虫等破瘀攻伐,峻下逐水之剂,认为扬汤止沸,徒伤其正。

(二)钱英治疗肝硬化经验

1. 积聚

钱教授从肝纤维化"久病入络"、肝失荣养的病机入手,结合肝纤维化伴有出血倾向的临床实际,根据"肝体阴用阳"的生理特点,及肝纤维化过程中肝体损伤和肝用失调的病理特点,基于肝纤维化瘀阻肝络的基本病机,针对瘀血这一主要病理产物及促进、加重病变进展的主要因素,提出"养血柔肝"治疗肝纤维化的大法。临证思辨时钱英教授常言:"肝无血养则失柔,木无水涵则枯萎",治疗时极力倡导:"若欲通之,必先充之。"治疗多以袁术章创制的"养血柔肝丸"为基础方,药物组成由当归、赤芍、丹参、玉竹、郁金、生牡蛎、水红花子等组成。当归、丹参、玉竹等,以养血为主;以赤芍柔肝、郁金化痰、生牡蛎软坚为辅,其药之炒在于水红花子"。从养血柔肝丸之组成来看,全方并无大剂量活血化瘀之品,养血为主,"寓消于补"。临床上钱老常用养血柔肝丸治疗肝纤维化,我们对水红花子的临床用量作了具体的实验研究,认为成人口服一日量以5克为安全有效。

钱教授对早期肝硬化的治疗以滋肾柔肝为主。《黄帝内经》指出:"肝体阴用阳";叶天士指出:"肝为刚脏,非柔润不能调和也",指明了肝脏病机的易趋性,即易见阴虚而不易见阳虚,而肝肾又同源,肾又藏元阴元阳,即肝阴的源头在于肾阴,故需要"滋水涵木"。据此钱教授研制了软肝煎治疗早期肝硬化,本方以滋补肝肾的一贯煎与软坚散结的鳖甲煎合方化裁,组成为:沙参、女贞子、百合、炙鳖甲、桃仁、泽兰等。研究表明,软肝煎对改善症状及肝功能、抑制病毒、抗肝纤维化具有较好的临床疗效。

2. 癥积

肝脾肿大为肝硬化的常见体征,属中医"癥""积"范畴。积块的形成根据肝病的特征多为肝郁气结,血行失畅,痰湿困脾,痰湿与瘀血互结,日久聚于胁下而成。痰瘀阻滞脉络蕴久化热,灼耗阴血,继而出现肝掌、蜘蛛痣,严重者热伤血分还会出现衄血、呕血或便血。钱老根据"坚者消之""有形者化之"的治疗原则,治疗肝脾肿大,制定化痰活血、软坚散结的治疗大法。同时亦注意到攻邪不可伤正，万万不可攻伐太过，多辅以白芍、党参等品以酸敛柔肝，健脾益气。临床用药，对于积块日久者，常用鳖甲、穿山甲、莪术、鸡内金软坚消瘕；湿热未清者，用赤芍、丹皮、泽兰、丹参凉血活血；血分有热，有动血倾向者，多用紫草、茜草、三七粉、军炭以凉血活血；无明显兼夹湿热者用桃仁、红花、王不留行、坤草等活血通络。

（三）王灵台治疗肝硬化经验

1. 积聚

王灵台教授为肝硬化的病机演变是一个动态变化的过程，即是由实而虚、由表及里、由聚至积、由气入血及络的病变过程。"虚、淤、痰（浊）、湿、毒"是导致肝纤维化发生、发展的病机关键。虚为发病的根本原因和始动因素，瘀和痰（浊）是病理基础，湿、毒是致病和加重病情的重要因素，并根据自己的多年临床实践，提出了将肝纤维化分为湿热中阻、肝郁脾虚、肝肾阴虚、脾肾阳虚、瘀血阻络等类型。

肝硬化发病初期以湿、热、毒入侵肝经为主，与以肝细胞炎症为主的早期阶段类似，随病程的进展，实邪日久耗伤肝脏阴血，而致肝体失养，肝用失职，气血运行不畅，瘀、痰、郁内生，积聚形成。瘀血阻络贯穿肝纤维化的发病过程。因此，在此阶段应用滋肝阴补肝血的药物，补足肝体，调畅肝用，气血运行通畅，同时辅以活血化瘀通络，则瘀、痰、郁自除，积聚无以形成，因而，补虚化瘀法是肝硬化治疗的基本原则。

柔肝冲剂是王灵台教授研制的临床疗效确切的用于治疗早期肝硬化复方，主治瘀血阻络，气血亏虚证患者。该方具有补肾健脾、益气养阴、软坚散结，化瘀解毒的功效。经随机、多中心、平行对照的临床研究，证明柔肝冲剂对治疗肝硬化的临床症状、体征、肝功能、乙肝病毒、肝脏病理等具有良好疗效，治疗肝硬化总有效率为 90.5%，其中显效率为 52.1%；乙肝病毒学主要指标 HBeAg、HBV-DNA 转阴率分别为 20%、26.47%。基础研究表明，柔肝冲剂抗肝硬化的机制主要为：①抑制纤维增生刺激因子，如脂质过氧化物、TGF-β1 的生成；②抑制肝内 ECM 主要生成细胞肝星形细胞（HSC）的活化与增殖，拮抗血小板衍生生长因子（PDGF）的促 HSC 增殖反应，抑制 HSC 的 ECM 生成和 I 型胶原 mRNA 及蛋白的表达；③抑制肝星形细胞旁分泌和 HSC 自分泌激活 HSC 的途径；④抗肝损伤、保护肝细胞，促进慢性损伤肝细胞功能向正常转化；⑤抑制活化的 HSC 及 HSC 的血管内皮生长因子（VEGF）生成，促进肝纤维化过程中肝窦毛细血管化的逆转。

2. 鼓胀

肝硬化腹水属于中医学范畴的"鼓胀"的范畴，为中医四大疑难杂证之一，治疗甚为棘手。王灵台教授治疗肝硬化腹水具有丰富的临床经验，取得了显著的临床疗效。

1）病机关键——气滞血瘀痰凝

中医学认为肝硬化腹水的发生，与气、血、水三者息息相关，与肝脾肾三脏密不可分。历代医家对此各有所见，如以李东垣、朱丹溪为代表的医家提出湿热论；赵养葵、孙一奎等提出火衰论；喻嘉言则提出水裹气结血瘀论。王灵台教授认为本病发生有诸多病因。

（1）脾失健运，水湿留滞：因嗜酒过度、饮食不节、七情内郁、劳欲损伤、感染湿热虫毒以及由于黄疸等病失治误治，本身调养失宜所致。本病初发之时，多因湿热毒邪加之情志郁结，殃及脾胃，脾失健运，日久则水湿停留，积蓄腹中。

（2）湿热蕴结，气虚血滞：湿伤脾阳耗气，热灼阴血耗津，湿热久羁，以致肝肾阴亏虚火内灼；脾阳不振，湿留不化日久则蕴热。湿热与虚热相合日渐伤正，终致气血两虚，气虚则血行滞缓，气行不畅，则津液不能输布，日复一日，著而不去，聚于腹中。

（3）热蒸生痰，痰瘀交阻：如脾失健运，湿困日久而热蒸生痰，入于肝经，阻于肝络，形成瘀血，痰瘀交阻，并影响肝脾生化，造成后天生化乏源。新血不生，恶血不去，三焦阻塞，决渎无权，终致水停腹中。

总之，本病病因内外相合，病机关键在于气滞血瘀痰凝。其特点为肝、脾、肾功能受损，气、血、水功能失常，本虚而标实导致肝硬化腹水。

2）治疗重点——审证攻补兼施

王灵台教授认为，本病既有痰血瘀阻、腹水邪实，又有肝脾肾三脏虚损。虚中夹实，实中夹虚，虚实夹杂；其正虚为本，邪实为标。因此其治疗在于审证攻补兼施。以扶正为本，逐水为标。以扶正为常法，逐水为权变。水液代谢功能失常，其源在"脾"，故拟以调治中焦出入升降为主。气为血帅，恶血久蓄，正气大伤，血失其帅，焉能自行？如不补气养血扶正，健脾化痰，而单纯寄于活血利水药物，则会往返徒劳，难以收效。活血首先要照顾到气虚或气滞，治气又要考虑到血虚与血行，气血不能分割，故当以补气养血，健脾化痰，而以平和之品利水，再加软坚柔肝之味为宜。

活血化瘀为治肝硬化腹水之常用方法，但活血慎用破血攻伐之品，当以养血活血或理气活血为先，或以补为先，以补为通，不忘实脾以治肝，并攻补兼施。切忌以"舟车丸"之类扬汤止沸，徒伤其正，更勿以三棱、莪术之属落井下石，雪上加霜。诚如关幼波教授所言，"当以无形之气胜有形之血"，见水不制水，见血不治血，气旺中州运，无形胜有形。因此，健运脾胃，以无形之气而胜有形之水、血，有着十分重要的作用。

3）辨证施治——强调整体分期

四诊合参，进行整体辨证与分析，有的放矢，只求一效，这是王灵台教授辨治的主导思想。基于此观点，王灵台教授根据气、血、痰、水之偏重盛衰，脏腑功能之强弱，强调整体辨证与分期治疗。

肝硬化腹水早期，症候常见乏力神疲，胸腹胀满不适，纳谷不馨，面黄无泽，舌红苔薄白，脉弦滑。多因情志拂郁，肝气横犯脾胃，致肝脾同病，当以疏肝健脾消导为主，方以柴胡疏肝散合四君子汤加减，可酌加焦山楂、谷芽、麦芽、郁金、丹参理气活血，使肝气得舒，脾运得复，气化则水去而血行。若湿滞较重者加苍术、厚朴；肝胃不和者加半夏、竹茹；寒湿困脾加藿香、佩兰；兼内热者加栀子、黄芩。若病势发展，由气及血，有气血同病之象，多为病之中期，常见胸腹胀满加重，纳差，恶心呕吐，乏力，或手足心热，面色苍黄，舌红少津，或苔白而腻，脉沉弦。此属情郁未解，肝气不舒，必有气滞血瘀痰凝。王灵台教授认为此期最为关键，为病期发展或转机之枢纽。此期当以活血疏肝为主，兼以健脾化痰利水，以肝脾同治，气血并调法。方用胃苓汤合膈下逐瘀汤加减，还可加用郁金、青皮、鳖甲、川楝子等。有出血倾向者加田七、丹皮、仙鹤草；腹胀甚加沉香、枳壳，并注意药疗与精神、饮食调养，同时千万不可忽视怡神之养,否则易于功亏一篑。

若病势发展到危重的第三阶段,除上述诸证外,更见腹胀如鼓,青筋暴露,尿少,便溏,甚者呕血,便血。其舌质暗红,苔白腻,脉沉细。此乃肝脾累及于肾,肾失主水与封藏之能,有气、水、血、痰兼见之症,为肝失疏泄,三焦失司,决渎开合不利,脾失转输,津液不能上输于肺,浊降之势更趋严重,致水停腹中。肝失藏血,脾失统血,血溢脉外则吐血、便血。此期肾气渐衰,肝脾功能失调,治以行血兼化痰利水,疏利气机与理脾补肾相兼。王灵台教授主张以理气、分消之法,常以淡渗之品理气健脾治之,方选黄芪防己汤加减,药用苍术、泽兰、半夏、白茅根、大腹皮、黄芪、防己、槟榔、仙鹤草、鳖甲、党参、白术、车前子等。若胸闷腹胀不舒,加杏仁使肺气宣降,通调水道;如腹水大量兼有胸水者,可适当伍入葶苈子,但该药攻水之力宏,故宜慎之又慎;若神志异常,加石菖蒲、郁金,甚者用安宫牛黄丸;大便溏者加用山药、炒白术;出血者加大黄炭,三七粉吞服;腹胀甚加大腹皮(子)、莱菔子等;若见畏寒肢冷之脾肾阳虚证,则可以附子理中汤合真武汤化裁,酌加淫羊藿、山茱萸、枸杞子等补肾之品。

王灵台教授认为腹水消退后当以扶正固本、健脾补肾,勿忘调肝理气。健脾以培土筑堤,补肾以疏通下源,调肝以疏利气机,使"水津四布,五经并行",王师根据古训"鼓胀病根在脾"(《沈氏尊生书》),"补肾不如补脾"(《证治准绳》),"脾升肝也升,故水木不郁"(《四圣心源》)之言,强调肝脾肾三脏同治。

第五节 ▸ 典型案例分析

病案一

赵某,男,55 岁。

初诊日期:2013 年 6 月 6 日就诊。

主诉:乏力 1 月。

现病史:患者有 10 年前体检发现 HBsAg 阳性,肝功能轻度异常,未予重视。1 月前出现乏力,故前来就诊。

刻诊:乏力,右胁肋不适,腰酸膝软,牙宣,舌暗红苔稍白腻,脉滑。

辅助检查:肝功能:TBIL 21 μmol/L, ALB 36 g/L, GLB 41 g/L, A/G 0.8, AFP 23 ng/mL。血常规:血小板 73×10^9/L。B超提示肝硬化、脾大。

中医诊断:积聚(气虚血瘀)。

西医诊断:乙型肝炎肝硬化(代偿期)。

治法:健脾益气,养血柔肝。

处方:

| 党 参 30 g | 茯 苓 12 g | 陈 皮 9 g | 车前子 30 g(包) |
| 郁 金 15 g | 炙鸡内金 9 g | 当 归 15 g | 生 地 12 g |

枸杞子 15 g	白 术 15 g	白 芍 15 g	炙鳖甲 10 g
石 斛 15 g	八月札 15 g	仙灵脾 12 g	仙鹤草 20 g
生龙骨 30 g	牡 蛎(先)30 g	水牛角 30 g	

30 剂。

二诊:

患者肢软,寐不安。舌红苔稍白腻,脉滑,检查:A/G 0.9。

患者寐不安加炒枣仁 30 g,改生地 15 g,炙鳖甲 12 g,去炙鸡内金 9 g,30 剂。

三诊:

患者易汗出,肝区不适。舌红苔薄白,脉滑。检查:A/G 1.08。

处方:

黄 芪 30 g	防 风 9 g	当 归 15 g	石 斛 15 g
炙鳖甲 12 g	生 地 15 g	枸杞子 15 g	郁 金 12 g
姜 黄 9 g	沙 参 15 g	车前子 15 g(包)	肉苁蓉 12 g
炙鸡内金 9 g	仙鹤草 30 g	生牡蛎 30 g	

30 剂。

治疗效果:随访 1 年,患者证情稳定,肝功能、血常规均正常。

分析:"积聚"是常见的慢性肝病常见之一。根据肝脏瘀血的病理表现,活血化瘀为常规之治法。而症块癖积,虽有形可证,而究其本,源于正虚。脾虚则水谷运化失常,酿湿生痰,气虚则血运无力,瘀血阻滞,痰瘀胶阻,易成症积。从临床见证来分析,常见倦怠乏力,食少神疲,胁胀且痛,面色晦滞,舌上由紫色瘀斑,脉细而涩等一派本虚标实之证。临床多从扶正消瘀着手,以当归补血汤益气和血为主方,重用黄芪 30 克,伍以生鸡内金、焦楂曲、生麦芽等运脾而磨积滞;当归、丹参等活血而行血瘀;阴虚而加生地、枸杞子,取其滋而不腻;阳虚加仙灵脾、肉苁蓉,取其温而不热,润而不燥。

肝硬化时常出现白球比倒置,为肝脾肾受损的表现。脾虚多为气虚,故常用六君子汤加黄芪益气健脾;肝虚者多为血虚,用当归补血养血活血,又因"乙癸同源",故常与肾虚同见,以一贯煎加炙鳖甲、生牡蛎、仙鹤草滋阴、活血、软坚。在健脾、补肾、滋肝之法中,健脾尤为重要,所谓"调补肝脾肾,脾胃是关键"。在应用调补方中,常佐以陈皮、炙鸡内金、谷麦芽等理气消导之品,使补中寓通。通过健脾胃以充气血生化之源,补肝肾以培精血之本,使白蛋白升高,球蛋白降低,白球比例得到调整。

病案二

金某,男,6 岁,农民。

初诊日期:2012 年 12 月 13 日。

主诉:乏力纳差 1 年,腹胀、下肢浮肿 2 月。

现病史:患者患有慢性乙型肝炎病史 20 余年,HBeAg 阴性,HBV-DNA 阳性,肝功能多次反复波动,予保肝降酶治疗后缓解,未予抗病毒治疗。1 年来患者常觉乏力纳差,未予治疗,2 月前患者受寒后出现腹胀,劳累后明显,伴见神疲倦怠,双下肢浮肿,无腹痛腹泻,无恶心呕吐,寐欠安,小便可,大便欠调。

刻诊: 腹胀,乏力,纳差,下肢浮肿,舌质淡苔白腻,脉弦滑。

体格查体: 面色晦暗,四肢消瘦,皮肤及巩膜无黄染,无蜘蛛痣、肝掌,心肺无殊,腹软,腹壁稍有紧张,肝区轻叩痛,无反跳痛,肝剑下 3 cm,质硬,脾肋下 3 cm,质地中,双下肢浮肿。舌质红,舌下可见瘀斑,苔黄腻,脉弦。

辅助检查: 肝功能(2012 年 12 月 10 日):TBIL 30.2 μmol/L,DBI 15.1 μmol/L,ALT 36 IU/L,AST 51 IU/L,GGT 28 IU/L,AKP 158 IU/L,ALB 30 g/L,GLB 29 g/L,A/G 1.03。B 超示:肝硬化,脾大(152×62 mm),少量腹水。

中医诊断: 鼓胀。

辨证分型: 脾虚湿滞,痰瘀互阻证。

西医诊断: 乙型肝炎肝硬化(失代偿期)。

治法: 益气健脾,活血利水。

处方: 自拟消胀方加减。

太子参 30 g	白 术 30 g	白 芍 30 g	鸡内金 10 g
牡 蛎 30 g	大腹皮 30 g	泽 兰 15 g	姜 黄 10 g
葛 根 30 g	炒薏苡仁 30 g	金钱草 30 g	郁 金 30 g
半 夏 10 g	茯 苓 15 g	白茅根 30 g	怀牛膝 15 g
陈 皮 10 g			

14 剂。

医嘱:

1. 煎药方法。

上诸药倒入药罐,头煎加温水 500 mL,浸泡 2 小时后大火煮沸,小火煎煮 20 分钟左右,取汁;复加水 500 mL,大火煮沸,小火煎煮 20 分钟左右,然后去渣,取汁;将两煎相混,小火浓缩至 400 mL,分早晚两次顿服,日一剂。

2. 避风寒、慎起居、调饮食、畅情志。

3. 少盐饮食、监测尿量变化、禁食油炸、鱼类等坚硬、带刺、难消化食物。

二诊: 2012 年 12 月 27 日

刻诊: 患者腹胀减轻,下肢无浮肿,中上腹疼痛,痛处不定呈游走性,偶有泛酸,纳可,寐可,二便尚调。

体格检查: 面色晦暗,皮肤及巩膜无黄染,无蜘蛛痣、肝掌,心肺无殊,腹软,腹壁无紧张,肝区轻叩痛,无反跳痛,肝剑下 3 cm,质硬,脾肋下 3 cm,质地中,双下肢无肿。舌质红,苔薄黄,脉弦。

辅助检查: 复查肝功能(2012 年 12 月 24 日):TBIL 26.5 μmol/L,DBI 15.7 μmol/L,ALT 40 IU/L,AST 52 IU/L,GGT 22 IU/L,AKP 153 IU/L,ALB 30 g/L,GLB 28 g/L,A/G 1.07。

辨证分型: 脾虚湿滞,肝郁气滞。

治法:疏肝健脾,行气止痛。

处方:自拟消胀方加减。

太子参 30 g	白 芍 30 g	白 术 30 g	鸡内金 10 g
牡 蛎 30 g	柴 胡 10 g	炒黄芩 15 g	泽 泻 30 g
半 夏 10 g	茯 苓 15 g	金钱草 30 g	炒米仁 30 g
苏 梗 15 g	败酱草 30 g	煅瓦楞 30 g	白茅根 30 g
陈 皮 10 g	八月扎 10 g		

14 剂,水煎去渣取汁,一次 250 mL,每日 2 剂,两餐间顿服。

三诊:2013 年 1 月 10 日

患者腹胀腹痛缓解,余无明显不适,纳可,寐佳,二便尚调,舌质红,苔白腻,脉弦。

2013 年 1 月 7 日复查肝功能:TBIL 19.8 μmol/L,DBIL 4.2 μmol/L,ALT 42 IU/L,AST 44 IU/L,GGT 23 IU/L,AKP124 IU/L,ALB 32 g/L,GLB 30 g/L,A/G 1.07。B超:示肝硬化,脾大(140×54 mm)。

辨证分型:脾虚湿滞,肝郁气滞。

治法:疏肝健脾,软坚散结。

处方:自拟消胀方加减。

柴 胡 10 g	炒黄芩 15 g	鸡内金 10 g	炒米仁 30 g
泽 泻 30 g	炙鳖甲 10 g	陈 皮 10 g	半 夏 10 g
白 芍 30 g	白 术 30 g	金钱草 30 g	八月扎 10 g
生牡蛎 30 g	太子参 30 g	苏 梗 15 g	

28 剂。

水煎去渣取汁,一次 250 mL,每日 2 剂,两餐间顿服。

治疗效果:经 2 个月的治疗,腹胀、下肢浮肿、纳差等症状改善,腹水消失,肝功能正常。后服用成药巩固治疗,随访未见复发。

分析:中医学很早就有关于鼓胀的记载,如"水鼓""石水""蜘蛛鼓""单腹胀"等。《灵枢·水胀篇》就指出其征候特征,说"腹胀身皆大,大与腹胀等也,色苍黄,腹筋起,此其候"。至于该病的病机,《医门法律·胀论篇》说"胀病亦不外水裹、气结、血瘀",故该病的病机主要是由于肝脾肾三脏受病,气、血、水淤积腹内,以致腹部日渐膨大而成,证属本虚标实,虚实夹杂,故治疗应注意攻补兼施。朱丹溪认为鼓胀治疗"必用大剂参术"。此外还应辨气结、血瘀、水裹之主次来活用药物治疗。

该患者属于鼓胀早期,并没有典型鼓胀"色苍黄,腹筋起"症状,而主要是以腹胀、下肢浮肿为主要症状,病机的关键是脾虚失运,湿困日久,而热蒸生痰,入于肝经,阻于血络,形成瘀血,痰瘀交阻影响肝脾运化,造成后天生化无源。新血不生,恶血不去,三焦阻塞,决渎无权,最终形成肝硬化腹水。水的代谢,责之于脾,故要在中焦上下功夫。故治疗以健脾为主,其中考虑到血分的瘀滞,在方中加用活血药来调理。气为血帅,气旺血生,恶血久畜,正气大伤,血失其帅,焉能自行? 故活血应顾虑到气的通行,因此治疗应当先益气健脾,活血化痰,先以平和之品健脾,行气活血利水,再加软坚柔肝之品治疗就比较全面。故针对该患者的具体情况,导师用四君子汤益气健脾为君,去甘草以防阻止湿邪留恋,佐以鸡内金健脾消积,薏苡仁健脾渗湿,陈皮、半夏理气燥湿健脾,葛根鼓舞胃中阳气,使脾胃功能恢复,正气得养。再臣以白芍、白茅根、郁金、大腹皮、金钱草、牡蛎从气血湿论治,以姜黄、牛膝、泽兰佐之。郁金、姜黄行气活血,为血中之气药,此外郁金、金钱草合用利胆退黄,佩兰活血,白茅根凉血,大腹皮行气,共奏利水消肿之功,白芍、牛膝养血活血,其中牛膝还有利尿通淋作用,牡蛎活血化瘀软坚。以上药物合用,使得气行血畅,湿邪从小便而解。此方药性力求平和,而无峻猛之品,立意于益气健脾,活血利水,使肝脾调和,而致和平。二诊中患者腹胀、下肢浮肿基本好转,腹壁紧张度较前减小,说明辨证准确,首诊中运用大量益气健脾、活血利水药后患者血分瘀滞、湿邪已经基本消除,且脾运恢复,饮食增加。二诊患者又出现中上腹疼痛的症状。一般来讲,疼痛有两种病因,一是不通则痛,一种是不濡则痛。根据患者临床疼痛不定可见,乃与气滞有关,不通则痛,而病位则在肝。故二诊用药,去大腹皮、泽兰、姜黄、怀牛膝、葛根、郁金,加用柴胡、苏梗、八月扎疏肝行气止痛,败酱草祛瘀止痛,黄芩清热燥湿凉血,泽泻泄热利水渗湿,煅瓦楞化瘀散解制酸止痛。诸药合用,共奏疏肝健脾,行气止痛的作用。

病案三

钱某,男,65 岁。

初诊日期:2013 年 5 月 21 日。

主诉:腹胀反复发作 3 年余,加重伴双下肢水肿 6 个月。

现病史:患者有慢性乙型肝炎病史 20 多年,3 年前因腹胀在当地医院诊断为肝硬化腹水。曾先后予保肝、抗感染、利尿及对症治疗,药用白蛋白、谷胱甘肽、促肝细胞生长因子、呋塞米、螺内酯等,开始时治疗效果尚可,近半年来,病情逐渐加重,腹水难消,且出现双下肢肿,遂来我院求治。

刻诊:面色黯,四肢消瘦,腹大如鼓,按之坚满,口干舌燥,时有胁痛,五心烦热,尿少便干,舌质红绛少津,苔少,脉细无力。

体格检查:皮肤无黄染,肝掌(+)、蜘蛛痣(+),腹隆,有轻度压痛,反跳痛不明显,肝脾触诊不满意,移动性浊音(+),双下肢水肿,腹围 97 cm。

辅助检查:查肝功能:ALT 78 IU/L, AST 43 IU/L, TBIL 31 μmol/L,总蛋白 62 g/L,白蛋白 28 g/L。B 超示:肝硬化,脾大,门静脉宽 1.3 cm,脾静脉 0.9 cm,腹腔积液。

中医诊断:鼓胀。

辨证分型:肝肾阴虚,血瘀水停。

西医诊断:乙型肝炎肝硬化(失代偿期)。

治法:滋养肝肾,健脾益气,化瘀行水。

处方:

石 斛 15 g	女贞子 15 g	枸杞子 12 g	炒鳖甲 10 g
生牡蛎 30 g	炒白术 30 g	桂 枝 5 g	黄芪皮 15 g

猪茯苓各 15 g	紫丹参 15 g	汉防己 10 g	白茅根 30 g
鸡内金 9 g	车前子 30	泽 兰 15 g	泽 泻 15 g
蒲公英 15 g	连 翘 15 g	大腹皮 15 g	

14 剂。

二诊：

患者小便量增加，腹胀好转，双下肢水肿渐消，舌苔转润，脉细，余证悉减。

查体：腹隆，腹部压痛不明显，移动性浊音（＋），腹围 90 cm，双下肢轻度水肿。上方加党参 30 g，加强健脾益气之功效，再服 14 剂。

三诊：

患者腹胀明显减轻，双下肢轻度水肿，纳佳眠可，二便调，舌红少苔，脉细。

查体：腹稍膨隆，质软，无压痛，腹围 86 cm，移动性浊音（－），双下肢轻度水肿。复查肝功能：ALT 51 U/L，AST 63 U/L，TBIL 21 μmol/L，DBIL 7 μmol/L，ALB 33 g/L，B 超示：肝硬化，脾大，少量腹腔积液。上方加益母草 15 g，去泽泻，继服 30 余剂，病情稳定。

治疗效果：症状、腹水消失，肝功能正常。

分析：肝硬化难治性腹水又称为顽固性腹水，是指患者经过正规利尿剂治疗后，腹水仍无明显消退或加重的病证，是肝病晚期常见的严重并发症之一。中医学认为肝硬化腹水多因气滞、血瘀、水停三者交相为患而形成，而肝硬化腹水发展到难治性阶段，肾阴不足成了难治性肝硬化腹水的重要病机。临床肝硬化难治性腹水多表现为肾阴不足（形体消瘦，口燥咽干，小便短少，舌红少苔，脉细数等）及邪水结聚（腹大胀满等）。肝脾病久，肾精乏源，日久必虚，加之腹水难消，反复利尿，耗伤肾阴，肾阴不足，尿量减少，亦加重了邪水结聚腹中。因此，难治性腹水之治，应首先以补养为主，而不能一见腹水，即行攻逐，肾阴亏虚，今日攻去，明朝复聚，徒伤正气，贻误病机。

肝硬化腹水乃肝脾肾三脏功能失调，痰血水郁结腹中所致。病位虽在肝，但日久及肾乘脾，虚实错杂。应当量正气与水邪多寡，定扶正逐水力度；扶正不可峻补，逐水当求平和；当权衡缓急标本，以扶正为常法，逐水为权变。《素问·至真要大论》说："诸湿肿满，皆属于脾"，《景岳全书·肿胀篇》中指出"凡水肿等症，乃肺脾肾三脏相干之病，盖水为至阴，故其本在肾；水化于气，故其标在肺；水唯畏土，故其制在脾。"临床辨证以脾肾二脏为重。应当健脾益气，补肾温阳，以顾其本，根据正邪多寡决定活血利水药物的选用，不可一味攻下，机体不耐，变症迭起。治疗腹水，可用防己黄芪汤合五皮饮加减，既顾及脾肾之本，又解腹腔积液胀满之急。腹腔积液虽为多余水液积于体内，但为离经之水，为"坏水"不具有水液的正常生理机能，此时患者往往伴有津伤，而医师患者往往图一时之快，又服用大量利水之品，则津伤更重，因此需要顾护津液，稍佐石斛、玉竹、北沙参等，养阴不恋湿，祛湿勿伤阴。此外，肝硬化腹水患者多伴有腹胀，可用大腹皮既能宣开肺气、利水消肿以治其标，又可去湿导滞、理气宽中，解湿阻气滞之脘腹胀满。

（周振华）

参考文献

[1] Sprenger H, Kaufmann A, Garn H, et al. *Differential ex-pression of m onocyte chemotactic protein-1（MCP1）intransforming rat hepatic stellate cells*[J]. J Hepatol, 1999, 30:88 - 94.

[2] Bieche I, Asselah T, Laurendeau I, et al. *Molecular profiling of early stage liver fibrosis in patients with chronic hepatitis C virus infection*[J]. Virol, 2005;332(1):130 - 144.

[3] Murdoch C, Finn A. *Chemokine receptors and their role in inflammation and infectious desease*[J]. Blood, 2000,95(10):3032 - 3033.

[4] 毕惠娟,王健,陈建民. 肝硬化患者外周血 CXCR1、CXCR2 表达及其与 HBV 载量相关性[J]. 中国免疫学杂志,2013,29:1054 - 1058.

[5] 李瑞祥,王红云,张雷. 大鼠肝脏在四氯化碳作用下 NF-κB 与 CXCR1 表达的研究[J]. 陕西医学杂志. 2013,42(10):1305 - 1308.

[6] 谭永港,刘俊,丁世华,等. 肝炎肝硬化患者血清 IL-10、IL-18 水平及意义[J]. 世界华人消化杂志. 2005,13(14):1794 - 1797.

[7] Tsutsui H, M atsui K, Kawada N, et al. *IL-18 accounts forboth TNF-alpha and Fas ligand-mediated hepatotoxic path ways in endotoxin-induced liver injury in mice*[J]. Immunol, 1997: 159:3961 - 3967.

[8] Stefani G, Slack FJ. *Small non-coding RNAs in animal development*[J]. Nat Rev Mol Cell Bioi, 2008,9(3):219 - 230.

[9] Asirvatham AJ, Magnet WJ, Tomasi TB. *miRNA regulation of cytokine genes*[J]. Cytokine, 2009, 45(2):58 - 69.

[10] Shi B, Gao W, Wang J. *Sequence fingerprints of microRNA conservation*[J]. PI 0S One, 2012,7 (10):e48256.

[11] Ura S, Honda M, Yamashita T, et al. *Differential microRNA expression between hepatitis B and hepatitis C leading disease progression to hepatocellular carcinoma*[J]. Hepatology. 2009,49(4): 1098 - 1112.

[12] Wang XW, Heegaard NH, Orum H. *MicroRNAs in liver disease*[J]. Gastroenterology, 2012,142 (7):1431 - 1443.

[13] 张美殷,魏蓉蓉,彭亮,等. 乙型肝炎伴早期肝硬化 microRNA 表达谱及其诊断价值[J]. 检验医学与临床. 2013,10(16):2069 - 2072.

[14] OlnranM H, FotouhBE, Youssef S S, et al. *Association between low molecular polypeptide 7 single nucleotide poly morphism and response to therapy in hepatitis C virus infection*[J]. world J Hepatol, 2013,5(3):97.

[15] AlmeidaAM, da SilvaAL, BrandioCM, et al. *Cost-ef. fectiveness of nucleoside/nucleotide analogues in chronic hepatitis B*[J]. Rev Saude Publica, 2012,46(6):942.

[16] 鲁晓擘,沙尼亚·尼亚孜,甄作睿,等. 长期抗病毒治疗对乙型肝炎肝硬化患者预后及转归影响[J]. 肝脏. 2013,18(9):591 - 595.

[17] 余乐兰,罗霞,张勤. 拉米夫定用于乙肝肝硬化失代偿期抗病毒治疗疗效观察[J]. 内蒙古中医药. 2013,7:66 - 67.

[18] 侯峻冰. 乙型肝炎肝硬化失代偿期联合抗病毒治疗疗效观察[J]. 中国药物与临床. 2013,13(5): 646 - 647.

[19] 周振华,李曼,高月求,等. 消胀方联合拉米夫定治疗 84 例乙型肝炎代偿期肝硬化的临床疗效观察 [J]. 中国中西医结合杂志,2011;31(9):1220 - 1223.

[20] 周振华,李曼,高月求,等. 消胀方联合拉米夫定治疗乙型肝炎失代偿期肝硬化的临床疗效观察[J]. 上

海中医药大学学报,2011;25(1):32-35.

[21] 刘敏,李献平.关幼波治疗肝硬化腹水的经验[J].中医药通报.2006,5(4):11-12.

[22] 杜宇琼,车念聪,张秋云,等.钱英教授"养血柔肝法"治疗肝纤维化经验初探[J].中西医结合肝病杂志.2012,22(6):366-367.

[23] 王灵台,陈建杰,张斌,等.柔肝冲剂抗肝纤维化的临床研究[J].上海中医药杂志,2001;10:7-9.

[24] 张斌,万谟彬,王灵台.肝纤维化大鼠 TGF1 与 TIMP-1 mRNA 的表达及补肾柔肝方的治疗作用[J].中西医结合学报,2004;2(4):274-277.

[25] 张斌,万谟彬,王灵台.补肾柔肝方治疗大鼠肝纤维化的实验研究[J].中西医结合学报,2005;3(2):132-135.

[26] 张斌,王灵台.补肾柔肝方对二甲基亚硝胺诱导大鼠肝纤维化的预防作用及其机制研究[J].中西医结合学报,2008;6(9):934-938.

[27] 张斌,王灵台.补肾柔肝方对二甲基亚硝胺诱导大鼠肝纤维化后 CTGFmRNA 表达的影响[J].世界华人消化杂志,2008;16(20):2224-2228.

第九章

肝衰竭（重症肝炎）

肝功能衰竭简称肝衰竭（liver failure，LF），是多种因素引起的严重肝脏损害，导致其合成、解毒、排泄和生物转化等功能发生严重障碍或失代偿，出现以凝血功能障碍、黄疸、肝性脑病、腹水等为主要表现的一组临床症候群，病死率极高。

引起肝衰竭的病因有很多，在我国引起肝衰竭的首要病因是肝炎病毒（主要是 HBV），其次是药物及肝毒性物质（如乙醇、化学制剂等）。在欧美国家，药物是引起急性、亚急性肝衰竭的主要原因；酒精性肝损害常引起慢性或慢加急性肝衰竭。儿童肝衰竭还可见于遗传代谢性疾病，见表 15。

表 15　肝衰竭的病因

肝炎病毒
　　甲型、乙型、丙型、丁型、戊型肝炎病毒（HAV、HBV、HCV、HDV、HEV）
其他病毒
　　巨细胞病毒（CMV）、EB 病毒（EBV）、肠道病毒、疱疹病毒等
药物及肝毒性物质
　　对乙酰氨基酚、抗结核病药物（异烟肼、利福平、吡嗪酰胺等）、抗代谢药、抗肿瘤化疗药物、部分中草药（如土三七）、抗风湿病药物、乙醇、毒蕈等
细菌及寄生虫等病原体感染
　　严重或持续感染（如败血症、血吸虫病等）
妊娠急性脂肪肝
自身免疫性肝病
代谢异常
　　肝豆状核变性、遗传性糖代谢障碍等
缺血缺氧
　　休克、充血性心力衰竭等
肝移植、部分肝切除、肝脏肿瘤
先天性胆道闭锁
其他
　　胆汁淤积性肝病、创伤、辐射等

第一节　病因与发病机制

一、免疫损伤

免疫性肝损害所致的原发性肝损害被视为是肝衰竭的第一次打击,以细胞免疫机制为主,体液免疫机制为次。

(一)体液免疫

在肝衰竭发生过程中,自身抗体相关性的体液免疫性损伤是明确存在的,且这些自身抗体以可溶性肝抗原抗体为主。有研究认为,急性肝衰竭患者对 HBV 的三个特异性抗原系统有较强的抗体反应,而脾脏是生成抗体的主要场所,其所产生的抗体,随门脉血流进入肝脏,与肝细胞释放的特异性抗原相结合形成复合物,激活补体系统,吸引淋巴细胞,多形核粒细胞浸润,血小板凝集,沉积于肝窦,引起肝脏微循环障碍,导致大量肝细胞发生缺血性坏死。

(二)细胞免疫

1. 非特异性免疫效应细胞介导的肝损害

(1)自然杀伤细胞(natural killer cell,NK cell)/自然杀伤 T 细胞(NKT)

NK 细胞通过表明受体识别被病毒感染细胞表面的多糖分子而活化,活化的 NK 细胞释放穿孔素颗粒酶和肿瘤坏死因子-α(tumor necrosis factor,TNF-α)等直接杀伤靶细胞,并通过释放白介素-1(interleukin-1,IL-1)、白介素-2(IL-2)及干扰素-γ(interferon-γ,IFN-γ)促进 T 细胞增殖分化与成熟。NKT 细胞具有 NK 细胞和 T 细胞双重特征,活化的 NKT 释放穿孔素及 Fas 配体(FasL)分别引起肝细胞的坏死和凋亡。

(2)树突状细胞(dendritic cell,DC)

DC 是体内功能最强、最重要的抗原呈递细胞,能显著刺激初始 T 细胞的增殖,DC 膜表面能呈递大量抗原肽-MHC-Ⅰ类分子复合物及抗原肽-MHC-Ⅱ类分子复合物,分别为 CD8＋T 细胞、CD4＋T 细胞的受体(TCR)提供了结合的分子基础,成为激活的第一信号,它还表达 CD80、CD86、CD40 等共刺激分子,为 T 细胞激活提供第二信号,因此 DC 是启动细胞免疫的始动者。

(3)单核巨噬细胞/库普弗细胞

它表达多种与抗原摄取相关的表面分子,包括补体受体、清道夫受体及 toll 样受体(TLR),通过吞噬、胞饮胞吞作用摄取外源性抗原,形成抗原肽-MHC-Ⅱ类分子复合物和 CD80、CD86、CD40 等共刺激因子,并呈递给已经活化的效应性 T 细胞,以强化后者的生物效应。单核细胞本身还能合成释放 TNF-α,介导免疫性肝损害。

2. 特异性免疫效应细胞介导的肝损害

（1）免疫效应细胞

CD8＋CTL 细胞和单核巨噬细胞是引起肝细胞坏死的主要因素，以前者为主，后者次之。这些细胞大量浸润于肝实质病变区域，与肝细胞紧密连接。

（2）免疫效应分子

CTL 细胞免疫性肝损害所释放参与肝损害的效应分子有：①穿孔素（perforin）；②颗粒酶；③淋巴细胞功能相关抗原-1 及细胞间黏附分子-1；④Fas 与 Fas 配基。

（三）细胞因子与炎性介质

免疫反应所释放的细胞因子和炎性介质，通过两种途径引起肝损伤：一是通过肝窦内皮细胞的损害作用，引起缺血性肝细胞坏死；二是引起肝细胞质膜的损伤而致肝坏死。尽管肝衰竭的病因不尽相同，但启动细胞因子网络是相似的，其中最重要的是单核巨噬细胞激活（包括库普弗细胞）释放的细胞因子 TNF-α、IL-1、IL-6，而内毒素是激活单核巨噬细胞最常见的因子。

1. 肿瘤坏死因子(TNF)

活化单核巨噬细胞产生 TNF-α，活化 T 细胞产生 TNF-β，NK 细胞产生 TNF-γ，其中 TNF-α 的肝损伤作用尤受关注。单核巨噬细胞需在致病因子（内毒素、嗜肝病毒、药物等）刺激激活状态下，才能生成 TNF-α。

（1）TNF-α 具有直接的肝损伤作用

其与肝细胞膜上的 TNF 受体结合进入肝细胞内，与线粒体等细胞器结合，激活蛋白酶并使磷脂酶 A_2 活性升高，自由基增加，引起肝细胞膜结构破坏。

（2）引起肝细胞 DNA 链断裂导致肝细胞凋亡。

（3）通过与肝窦内皮细胞上所表达的模型 TNF-α 受体结合，促进 PMN 局部聚集活化，损害内皮细胞，引起微循环障碍。

（4）TNF-α 通过自分泌，促进单核巨噬细胞分泌其他可致肝损伤的细胞因子，间接导致肝损伤。

2. IL-1

由单核巨噬细胞产生，与 TNF-α 有相互诱导和协调作用。其作用有：

（1）刺激靶细胞表达 ICAM-1，加强 CTL 细胞对靶细胞的攻击。

（2）刺激内皮细胞合成和释放 IL-1 因子外，还合成与释放粒细胞、巨噬细胞集落刺激因子（GM-CSF）、IL-6、IL-8、单核细胞趋化蛋白质及血小板活化因子，促进肝血管内皮细胞的炎症病变及凝血过程。

（3）作用于肝细胞使其蛋白质合成异常，加重肝脏局部炎症反应，加强 TNF-α 的致肝坏死作用。

3. IL-6

由单核巨噬细胞、活化的 T 细胞、内皮细胞分泌的一种细胞因子，能活化 CTL 细胞，加强其细胞毒性，还能促进 NK 细胞杀伤靶细胞的作用。还能诱导肝细胞产生大量的急性期反应蛋白，加重局部的炎症反应。

4. 血小板活化因子(platelet activating factor，PAF)

除血小板外，单核巨噬细胞、内皮细胞以及库普弗细胞均能释放 PAF，是与花生四烯酸代谢有关的磷脂。PAF 介导的肝损伤机制有：

(1) PMN 使之聚积、脱颗粒而产生具有细胞毒性的氧自由基和蛋白水解酶，直接或间接导致肝脏氧化应激性损伤。

(2) 增加 PMN 与血管内皮的黏附。

(3) 诱导血小板聚集，增加血凝，甚至形成微血栓。

二、内毒素血症

内毒素(endotoxin，ENT)是由脂多糖(lipopolysaccharide，LPS)和蛋白质复合而成，肠源性内毒素血症可引起继发性肝损害，加重原发性肝损害，促进肝衰竭的发生发展，故被视为肝衰竭的第二次打击。其产生在于内毒素产生和吸收的增多和肝脏灭活内毒素的减少两大方面的因素。

1. 内毒素的结构

内毒素是革兰阴性菌外膜的脂多糖(LPS)部分，由外层的 O-特异链、中层的 R-核心多糖以及内层的类脂 A 三部分组成，是一种两性分子。

O-特异链结构是内毒素中最易发生变化的部分，其多样性决定了不同的革兰阴性菌的抗原特性。此结构也是各种革兰阴性菌株的主要抗原决定簇部分，具有革兰阴性菌的特异性，可引起特异性免疫反应。

R-核心多糖的外核部分主要由己糖和庚糖组成，具有较高的糖异源性，某些革兰阴性菌的核心部分的不同多发生在该结构部分的己糖分子上。内核部分则相对稳定，主要由庚糖和 2-酮-3-脱氧辛酸组成，在 LPS 结构中起着连接多糖和类脂 A 的作用。

类脂 A 由葡萄糖、磷酸盐、脂肪酸组成，是内毒素结构中最保守的部分，也是革兰阴性菌株内毒素分子结构中共有的部分，类脂 A 结构的完整性与内毒素的毒性作用相关。目前认为在内毒素结构中，类脂 A 和 2-酮-3-脱氧辛酸是最具有毒性的部分。

2. 内毒素的生物活性

内毒素具有广泛的生物学活性作用。其生物相应并非直接作用于靶细胞，通常是首先作用于单核巨噬细胞，诱导其产生分泌多种介质分子，借助这些介质分子在局部或随血液播散致机体其他部位而产生作用。其中细胞因子在内毒素致病过程中起的作用最为突出。其作用主要包含几个方面。

(1) 致热性

内毒素可使人体或动物发热。其致热机制主要在于内毒素作用于单核巨噬细胞系统后，释放出内源性致热原，如 IL-1、IFN-γ、TNF-α 等作用于下丘脑体温调节中枢导致发热。

(2) 对凝血系统的作用

内毒素可影响凝血机制，与弥散性血管内凝血(DIC)发生有关。可激活 Ⅻ 因子，启动内源性凝血途径，并通过激活单核巨噬细胞使其释放组织因子，发动外源性凝血途径。

(3) 对补体系统的作用

内毒素(尤其是类脂 A)有激活补体系统的作用,途径有数条。①经典途径:由内毒素和 IgG 或 IgM 抗体复合物激发;②替代途径:由内毒素通过调理系统激活 C_3,继而激活后续部分;③不依赖于抗体的经典途径:内毒素直接激活 C_1,继而激活后续部分。

(4) 对单核巨噬细胞的作用

单核巨噬细胞是内毒素作用最重要、最敏感的靶细胞,内毒素通常与血浆中的内毒素结合蛋白结合,随后转运到单核巨噬细胞细胞膜上的内毒素受体 CD14 上,通过信号转导途径激活单核巨噬细胞,引起一系列炎症反应。

(5) 对淋巴细胞的作用

内毒素能直接作用于 B 淋巴细胞,增加 DNA 合成,从而促使 B 淋巴细胞分裂。内毒素又具有免疫原性,能刺激 B 淋巴细胞产生特异性抗体,在此过程中不需要 T 淋巴细胞的辅助,故脂多糖为不依赖胸腺抗原。内毒素的促分裂活性在于类脂 A。

(6) 对中性粒细胞的作用

内毒素能引起血液中中性粒细胞增多。

(7) 引起糖和脂肪代谢的紊乱

内毒素激活单核巨噬细胞后诱导产生大量的细胞因子,可导致糖、脂肪及蛋白质代谢的紊乱。

(8) 对肝脏的影响

通过一些炎性介质的产生降低肝细胞膜外侧钠依赖性牛磺胆酸盐协同转移蛋白质的表达和 Na+-K+-ATP 酶的活性,引起肝内胆汁淤积性黄疸,引起局部缺血性坏死。

(9) 其他作用

内毒素可作用于下丘脑-垂体-肾上腺素系统,影响内分泌;使血小板凝集、破坏,促使血管内凝血;抑制心肌收缩等。

3. 内毒素血症发生机制

肝衰竭内毒素血症不但与革兰阴性菌感染有关,更主要是与肠源性内毒素大量增加而肝脏不能灭活相关。

(1) 肠源性内毒素产生和摄取增加

肝衰竭时,肠道内细菌异常生长、繁殖,导致内毒素产生增加,内毒素主要产生于革兰阴性杆菌的对数生长期。在正常情况下,肠道菌群平衡,完整的肠道屏障可以防止内毒素移位。但肝衰竭患者则因以下几方面机制受损,促进内毒素摄取增加:①肠道菌群失衡;②肠黏液层受损,降低肠道屏障功能;③肠细胞层屏障减弱;④肠-肝轴受损。

(2) 肝脏的内毒素灭活能力下降

内毒素主要由存在于肝窦和肝实质细胞之间的库普弗细胞和肝脏内皮细胞通过受体依赖和非受体依赖机制来清除,因此肝脏清除内毒素功能的下降或肝衰竭是内毒素血症形成的重要原因。肝衰竭时可因库普弗细胞数量减少和功能下降,不能有效清除内毒素,使门静脉内的内毒素大量进入体循环,形成肠源性内毒素血症。

三、缺血、缺氧

发生肝衰竭时,由于肝脏内广泛炎症反应,肝组织出现大块、亚大块坏死,造成了微血管的栓塞,肝窦的结构破坏,引起明显的肝组织灌注障碍,而肝脏为高需氧组织器官,对缺血缺氧性损伤极为敏感。缺血、缺氧及再灌注损伤可从下列几方面导致肝细胞损伤:①缺血、缺氧及再灌注损伤诱导大量线粒体破坏,导致细胞凋亡;②局部代谢废物、门静脉血毒素堆积可直接造成细胞损伤与坏死;③氧自由基、炎症因子等造成细胞损伤与坏死。

第二节 ·> 中医辨证施治

肝衰竭(急黄)是多种因素引起的严重肝脏损害,导致其合成、解毒、排泄和生物转化等功能发生严重障碍或失代偿,出现以凝血机制障碍和黄疸、肝性脑病、腹水等为主要表现的一组临床症候群。在我国,肝衰竭的主要原因是病毒性肝炎。根据肝衰竭病理组织学特征和病情发展速度,可将肝衰竭分为急性肝衰竭、亚急性肝衰竭、慢加急性肝衰竭(在慢性肝病、肝硬化基础上,2周内出现肝衰竭临床表现)和慢性肝衰竭。

(一)应急措施

肝衰竭可并发肝性脑病、上消化道出血、原发性腹膜炎、肝肾综合征等,危及生命,应积极采取措施予以救治。

(1)并发肝性脑病证属热毒炽盛、毒火攻心者可服安宫牛黄丸每次1丸,每日两次。还可采用清开灵注射液40 mL加入5％ GS 250 mL中静滴,每日1次。

(2)肝性脑病证属痰浊内闭者可灌服苏合香丸每次1丸,每日两次。

(3)腑气不通,大便秘结者,急用大黄粉6 g冲服。

(4)并发上消化道出血出现呕血、黑便者,予云南白药0.5～1 g或三七粉3 g,每日3次冲服。

(5)出现正虚邪陷的患者可以选择使用生脉注射液、参麦注射液、参附注射液抢救。

(二)辨证论治

(1)湿热蕴阻

症状: 身目俱黄,食少,恶心呕吐,厌油,腹胀,口苦,口干,尿黄赤,肢软倦怠,舌质红,苔黄腻,脉弦数。

治法: 清热利湿,凉血活血。

处方:

绵茵陈30 g	虎　杖30 g	赤　芍30 g	金钱草30 g
车前草30 g	丹　参30 g	茯　苓24 g	黄　芩15 g
鸡内金15 g	盐陈皮6 g	半　夏9 g	枳　壳9 g

猪　苓15 g　　郁　金15 g　　红　枣3枚

加减:热毒炽盛,症见发热、口渴烦躁,加山栀6 g,公英15 g;湿浊困阻中焦,症见脘腹胀甚、便溏、苔白腻,加苍术9 g,白术9 g,蔻仁6 g;腹水量多的,加大腹皮15 g,泽泻12 g;出血倾向的,加白及粉9 g,三七粉3冲服;大便秘结,加大黄6～12 g,瓜蒌15 g。

(2) 热入营血

症状:身目俱黄,黄疸迅速加深,小便黄赤,大便干结,烦热,口干,身热夜甚,衄血,肌肤发斑,舌红绛,脉数。

治法:清热凉血,宁心。

处方:

① 清营汤加减

水牛角30 g　　生　地20 g　　玄　参15 g　　麦　冬12 g

金银花30 g　　丹　参15 g　　连　翘20 g　　黄　连10 g

竹叶心10 g

② 犀角地黄汤加减

水牛角30 g　　生　地30 g　　赤　芍30 g　　丹　皮30 g

大　黄6 g　　玄　参15 g

加减:出血倾向的,加仙鹤草、大小蓟;恶心呕吐,加半夏、竹茹。

(3) 瘀血阻滞

症状:面目全身发黄,色晦暗浊滞,兼有胁下症积作痛,皮肤有蛛丝纹缕,舌青紫有瘀斑,脉弦数而滑。

治法:活血化瘀。

处方:化瘀解毒汤加减。

赤　芍30 g　　丹　参30 g　　茜草根15 g　　茵　陈30 g

郁　金15 g　　茯　苓15 g　　泽　兰15 g　　丹　皮15 g

生大黄9 g　　枳　壳12 g　　葛　根15 g

加减:根据患者每日大便次数调整大黄用量,一般每日大便控制在2～3次;腹胀尿少的加泽泻、猪苓;皮肤瘙痒的,加白藓皮、地肤子;阴伤见舌红少苔的,加生地、石斛;兼脾虚而见肠鸣腹泻的,去大黄,加薏苡仁、白术;舌苔厚腻的,加半夏、厚朴、陈皮。

(4) 寒湿困脾

症状:身目俱黄,黄色晦暗或如烟熏,神疲畏寒,口淡不渴,脘闷纳呆,腹胀便溏,舌淡苔白腻.脉濡缓或沉迟。

治法:温中化湿,健脾和胃。

处方:茵陈术附汤加减。

茵　陈30 g　　干　姜6 g　　白　术30 g　　茯　苓15 g

泽　泻15 g　　郁　金15 g　　砂　仁6 g　　陈　皮9 g

厚　朴12 g　　半　夏9 g　　炒麦芽15 g　　苏　梗12 g

炙甘草6 g

加减:寒甚者加制附子、桂枝;兼血瘀者,加丹参、赤芍。

（5）脾肾阳虚证

症状:表现为阴黄,证见面目全身发黄,色晦暗浊滞,兼气息低微,畏寒喜暖,腰膝冷痛,食少便溏,甚则腹部胀满,全身肿胀,心悸咳喘,夜尿频多,舌质淡胖边有齿印,苔白,脉沉迟。

治法:温补脾肾、化气利水。

处方:附子理中汤合茵陈五苓散加减。

炮附子 9 g　　桂　枝 6 g　　干　姜 6 g　　党　参 12 g

山　药 15 g　　白　术 15 g　　泽　泻 15 g　　牛　膝 12 g

车前子 15 g　　茵　陈 30 g　　茯　苓 15 g

加减:大便溏泻者,加薏苡仁、芡实。

（三）静脉给药的中药制剂

1. 具有清热利湿退黄功效的中药注射液

苦黄注射液 40～60 mL 加入 5％葡萄糖注射液 250 mL 静滴,每日 1 次;苦参碱注射液 30 mL 加入 5％葡萄糖注射液 250 mL 静滴每日 1 次;舒肝宁注射液 20 mL 加入 5％葡萄糖注射液 250 mL 静滴每日 1 次;以上中药制剂根据患者具体情况选择一种。

2. 具有活血化瘀的中药注射液

丹参注射液 30 mL 或丹参粉针 0.4 加入 5％葡萄糖注射液 250 mL 静滴,每日 1 次。

（四）并发症肝性脑病的治疗

（1）热毒炽盛、毒火攻心

症状:黄疸急起,迅速加深,发热烦渴、口干、呕恶、脘痞、小便短赤,大便秘结、腹满拒按、躁动不安,或神昏谵语,舌红、苔黄燥,脉弦数或洪大。

治法:清热解毒,利湿开窍。

处方:清瘟败毒饮加减。

水牛角 30 g　　黄　连 6 g　　黄　芩 9 g　　　茵　　陈 30 g

金钱草 30 g　　知　母 12 g　　大　黄(后下)9 g　　栀子 12 g

枳　实 12 g　　连　翘 12 g　　生　地 12 g　　　玄　参 15 g

加减:小便不利者,加泽泻、车前子;齿鼻衄血、皮下瘀斑者,加白茅根、仙鹤草。

中成药:安宫牛黄丸每次 1 丸,每日两次,碾末口服。临床还可采用清开灵注射液 40 mL 加入 5％ GS 250 mL 中静滴,每日 1 次。

（2）痰浊内闭证

症状:高度黄疸,黄色欠鲜明,神志昏蒙,时清时昧,纳呆,呕恶,脘腹痞满,喉中痰鸣,甚则昏不知人,狂躁妄动,舌苔厚腻,脉濡滑。

治法:化湿辟浊,涤痰开窍。

处方:茵陈四苓汤合菖蒲郁金汤化裁。

茵　陈 30 g　　茯　苓 15 g　　泽　泻 15 g　　猪　苓 15 g

栀　子 12 g　　　石菖蒲 12 g　　　郁　金 15 g　　　胆南星 12 g

半　夏 9 g　　　厚　朴 12 g　　　白豆蔻 9 g　　　远　志 6 g

陈　皮 6 g

加减:若大便不通的,加大黄;湿重者加苍术;腹胀尿少的,加大腹皮、车前子。

中成药:苏合香丸每次 1 丸,每日服两次。

(3) 阴阳两竭

症状:昏迷不醒,渐见气息低微,汗出肢冷,大小便失禁,舌质淡,脉细微等危候。

治法:益气生津,救阴敛阳。

处方:可采用参麦注射液 20～30 mL 加入 10% GS 250 mL 中静滴,1 次/天。

(五) 中药保留灌肠

灌肠液的配制方法为生理盐水 80 mL 加清开颗粒(制大黄 10 g,败酱草 30 g,石菖蒲 15 g) 10 g,温度保持 37℃。灌肠前要备妥热水袋,250 mL 无菌输液瓶,14 号乳胶导尿管,一次性输液管及常规灌肠用物。将配制好的 37℃清开颗粒灌肠液倒入无菌输液瓶内,将输液管与尿管连接,将茂菲氏滴管下端输液管盘成环状置于热水袋(水温 50～55℃)下保温。患者取左侧卧位,抬高臀部 10 cm,润滑尿管前端,经肛门插入 25～30 cm,调整为 80 滴/min,30 min 滴完,以患者感觉舒适,无便意为度,1 次/天。7 天为 1 个疗程。

第三节 ▷ 西医治疗

一、肝衰竭的分类和诊断

(一) 肝衰竭的分类

根据病理组织学特征和病情发展速度,肝衰竭可分为四类:急性肝衰竭(acuteliverfailure,ALF)、亚急性肝衰竭(subacuteliverfailure, SALF)、慢加急性(亚急性)肝衰竭(acute-on-chronicliverfailure, ACLF)和慢性肝衰竭(chronicliverfailure,CLF)。分类见表 16。

表 16　肝衰竭的分类及定义

肝衰竭的分类	定　义
急性肝衰竭	急性起病,无基础肝病史,2 周以内出现以 Ⅱ 度以上肝性脑病为特征的肝衰竭临床表现
亚急性肝衰竭	起病较急,无基础肝病史,2～26 周出现肝功能衰竭的临床表现。
慢加急性(亚急性)肝衰竭	在慢性肝病基础上,出现急性(通常在 4 周内)肝功能失代偿的临床表现
慢性肝衰竭	在肝硬化基础上,出现肝功能进行性减退引起的以腹水或肝性脑病等为主要表现的慢性肝功能失代偿的临床表现

（二）肝衰竭的诊断

1. 临床诊断

肝衰竭的临床诊断需要依据病史、临床表现和辅助检查等综合分析而确定。

（1）急性肝衰竭

急性起病，2周内出现Ⅱ度及以上肝性脑病（按Ⅳ度分类法划分）并有以下表现者：①极度乏力，有明显厌食、腹胀、恶心、呕吐等严重消化道症状；②短期内黄疸进行性加深；③出血倾向明显，血浆凝血酶原活动度（PTA）≤40%（或 INR≥1.5），且排除其他原因；④肝脏进行性缩小。

（2）亚急性肝衰竭

起病较急，2～26 周出现以下表现者：①极度乏力，有明显的消化道症状；②黄疸迅速加深，血清总胆红素（TBIL）大于正常值上限 10 倍或每日上升≥17.1 μmol/L；③伴或不伴有肝性脑病；④出血倾向明显，PTA≤40%（或 INR≥1.5）并排除其他原因者。

（3）慢加急性（亚急性）肝衰竭

在慢性肝病基础上，短期内发生急性或亚急性肝功能失代偿的临床症候群，表现为：①极度乏力，有明显的消化道症状；②黄疸迅速加深，血清 TBIL 大于正常值上限 10 倍或每日上升≥17.1 μmol/L；③出血倾向，PTA≤40%（或 INR≥1.5），并排除其他原因者；④失代偿性腹水；⑤伴或不伴有肝性脑病。

（4）慢性肝衰竭

在肝硬化基础上，肝功能进行性减退和失代偿：①血清 TBIL 明显升高；②白蛋白明显降低；③出血倾向明显，PTA≤40%（或 INR≥1.5），并排除其他原因者；④有腹水或门静脉高压等表现；⑤肝性脑病。

2. 组织病理学表现

组织病理学检查在肝衰竭的诊断、分类及预后判定中具有重要价值，但由于肝衰竭患者的凝血功能严重低下，实施肝穿刺具有一定的风险，在临床工作中应特别注意。

肝衰竭发生时（慢性肝衰竭除外），肝脏组织学检查可观察到广泛的肝细胞坏死，坏死的部位和范围因病因和病程不同而不同。按照坏死的范围程度，可分为大块坏死（坏死范围超过肝实质的 2/3），亚大块坏死（占肝实质的 1/2～2/3），融合性坏死（相邻成片的肝细胞坏死）及桥接坏死（较广泛的融合性坏死并破坏肝实质结构）。在不同病程肝衰竭肝组织中，可观察到一次性或多次性新旧不一的肝细胞坏死病变。目前，肝衰竭的病因、分类和分期与肝组织学改变的关联性尚未取得共识。鉴于我国 HBV 感染所致的肝衰竭最为多见，因此以 HBV 感染所致的肝衰竭为例，介绍各类肝衰竭的典型病理表现。

（1）急性肝衰竭

肝细胞呈一次性坏死，可呈大块或亚大块坏死，或桥接坏死，伴存活肝细胞严重变性，肝窦网状支架塌陷或部分塌陷。

（2）亚急性肝衰竭

肝组织呈新旧不等的亚大块坏死或桥接坏死；较陈旧的坏死区网状纤维塌陷，或有胶原纤维沉积;残留肝细胞有程度不等的再生,并可见细、小胆管增生和胆汁淤积。

(3) 慢加急性(亚急性)肝衰竭

在慢性肝病病理损害的基础上,发生新的程度不等的肝细胞坏死性病变。

(4) 慢性肝衰竭

主要为弥漫性肝纤维化以及异常增生结节形成,可伴有分布不均的肝细胞坏死。

3. 肝衰竭的分期

根据临床表现的严重程度,亚急性肝衰竭和慢加急性(亚急性)肝衰竭可分为早期、中期和晚期。

(1) 早期

① 有极度乏力,并有明显厌食、呕吐和腹胀等严重消化道症状;

② 黄疸进行性加深(血清 TBIL≥171 μmol/L 或每日上升≥17.1 μmol/L);

③ 有出血倾向,30%<PTA≤40%(或 1.5<INR≤1.9);

④ 未出现肝性脑病或其他并发症。

(2) 中期

在肝衰竭早期表现基础上,病情进一步发展,出现以下两条之一者:

① 出现Ⅱ度以下肝性脑病和(或)明显腹水、感染;

② 出血倾向明显(出血点或瘀斑),20%<PTA≤30%(或 1.9<INR≤2.6)。

(3) 晚期

在肝衰竭中期表现基础上,病情进一步加重,有严重出血倾向(注射部位瘀斑等),PTA≤20%(或 INR≥2.6),并出现以下四条之一者:肝肾综合征、上消化道大出血、严重感染、Ⅱ度以上肝性脑病。

考虑到一旦发生肝衰竭治疗极其困难,病死率高,故对于出现以下肝衰竭前期临床特征的患者,须引起高度的重视,进行积极处理:

① 极度乏力,并有明显厌食、呕吐和腹胀等严重消化道症状;

② 黄疸升高(TBIL≥51 μmol/L,但≤171 μmol/L),且每日上升≥17.1 μmol/L;

③ 有出血倾向,40%<PTA≤50%(或 1.5<INR≤1.6)。

二、肝衰竭的治疗

目前肝衰竭的内科治疗尚缺乏特效药物和手段。原则上强调早期诊断、早期治疗,针对不同病因采取相应的病因治疗措施和综合治疗措施,并积极防治各种并发症。肝衰竭患者诊断明确后,应进行病情评估和重症监护治疗。有条件者早期进行人工肝治疗,视病情进展情况进行肝移植前准备。

(一) 内科综合治疗

1. 一般支持治疗

(1) 卧床休息:减少体力消耗,减轻肝脏负担。

（2）加强病情监测处理（Ⅲ）：建议完善 PTA/INR，血氨及血液生化的监测，动脉血乳酸，内毒素，嗜肝病毒标志物，铜蓝蛋白，自身免疫性肝病相关抗体检测，以及腹部 B 超（肝胆脾胰、腹水），胸部 X 线检查，心电图等相关检查。

（3）推荐肠道内营养：包括高碳水化合物、低脂、适量蛋白质饮食，提供每公斤体重 35～40 kcal 总热量，肝性脑病患者需限制经肠道蛋白质摄入，进食不足者，每日静脉补给足够的热量、液体和维生素。

（4）积极纠正低蛋白血症，补充白蛋白或新鲜血浆，并酌情补充凝血因子。

（5）进行血气监测，注意纠正水电解质及酸碱平衡紊乱，特别要注意纠正低钠、低氯、低镁、低钾血症。

（6）注意消毒隔离，加强口腔护理及肠道管理，预防医院内感染发生。

2. 病因治疗

肝衰竭病因对指导治疗及判断预后具有重要价值，包含发病原因及诱因两类。对其尚不明确者应积极寻找病因以期达到正确处理的目的。

（1）病毒性肝炎

对病毒性肝炎肝衰竭的病因学治疗，目前主要针对 HBV 感染所致的患者。对 HBV-DNA 阳性的肝衰竭患者，不论其检测出的 HBV-DNA 滴度高低，建议立即使用核苷（酸）类药物抗病毒治疗，应注意晚期肝衰竭患者因残存肝细胞过少、再生能力严重受损，抗病毒治疗似难以改善肝衰竭的结局。在我国上市的核苷（酸）类药物中，拉米夫定、恩替卡韦、替比夫定、阿德福韦酯等均可有效降低 HBV-DNA 水平，降低肝衰竭患者的病死率。其中前三种更加强效快速，而阿德福韦酯则较为慢速，但对于高病毒载量且过去有过核苷（酸）类药耐药者，阿德福韦酯则为不可或缺的药物。今后，随着替诺福韦的上市，将可增加一种良好选择。考虑到慢性 HBV 相关肝衰竭常为终身用药，应坚持足够的疗程，避免病情好转后过早停药导致复发；应注意后续治疗中病毒耐药变异，并做出及时处理对免疫抑制剂所致 HBV 再激活者应以预防为主，放宽核苷（酸）类药物的适应证（HBV 血清学标志物阳性即可）。

甲型、戊型病毒性肝炎引起的急性肝衰竭，目前尚未证明病毒特异性治疗有效。对确定或疑似疱疹病毒或水痘-带状疱疹病毒感染引发的急性肝衰竭患者，可使用阿昔洛韦（5～10 mg/kg，每 8 小时静滴）治疗，并应考虑进行肝移植。

（2）药物性肝损伤所致急性肝衰竭

应停用所有可疑的药物，追溯过去 6 个月服用的处方药、中草药、非处方药、膳食补充剂的详细信息（包括服用、数量和最后一次服用的时间）。尽可能确定非处方药的成分。已有研究证明，N-乙酰半胱氨酸（NAC）对药物性肝损伤所致急性肝衰竭有益。其中，确诊或疑似对乙酰氨基酚（APAP）过量引起的急性肝衰竭患者，如摄入 APAP 在 4 小时之内，在给予 NAC 之前应先口服活性肽。摄入大量 APAP 的患者，血清药物浓度或转氨酶升高提示即将或已经发生了肝损伤，应立即给予 NAC。怀疑 APAP 中毒的急性肝衰竭患者也可应用 NAC。必要时给予人工肝吸附治疗。对于非 APAP 引起的急性肝衰竭患者，应用 NAC 亦可改善结局。

（3）确诊或疑似毒蕈中毒的急性肝衰竭患者，可考虑应用青霉素 G 和水飞蓟宾。

(4) 妊娠急性脂肪肝/HELLP 综合征所导致的肝衰竭建议立即终止妊娠,如果终止妊娠后病情仍继续进展,须考虑人工肝和肝移植治疗。

3. 其他治疗

(1) 肾上腺皮质激素在肝衰竭中的使用

目前对于肾上腺皮质激素在肝衰竭治疗中的应用尚存在不同意见。非病毒感染性肝衰竭,如自身免疫性肝炎是其适应证,可考虑使用泼尼松,40～60 mg/天。其他原因所致肝衰竭前期或早期,若病情发展迅速且无严重感染、出血等并发症者,也可酌情使用。

(2) 促肝细胞生长治疗

为减少肝细胞坏死,促进肝细胞再生,可酌情使用促肝细胞生长素和前列腺素 E1(prostaglandin,PEG1)脂质体等药物,但疗效尚需进一步确定。

(3) 微生态调节治疗

肝衰竭患者存在肠道微生态失衡,肠道益生菌减少,肠道有害菌增加,而应用肠道微生态制剂可改善肝衰竭患者预后。根据这一原理,可应用肠道微生态调节剂、乳果糖或拉克替醇,以减少肠道细菌易位或降低内毒素血症及肝性脑病的发生。

4. 防治并发症

(1) 脑水肿

① 有颅内压增高者,给予甘露醇 0.5～1.0 g/kg;②襻利尿剂,一般选用呋塞米,可与渗透性脱水剂交替使用;③人工肝支持治疗;④不推荐肾上腺皮质激素用于控制颅内高压;⑤急性肝衰竭患者使用低温疗法可防止脑水肿,降低颅内压。

(2) 肝性脑病

① 去除诱因,如严重感染、出血及电解质紊乱等;②限制蛋白质饮食;③应用乳果糖或拉克替醇,口服或高位灌肠,可酸化肠道,促进氨的排出,调节微生态,减少肠源性毒素吸收;④视患者的电解质和酸碱平衡情况酌情选用精氨酸、鸟氨酸-门冬氨酸等降氨药物;⑤对慢性肝衰竭或慢加急性肝衰竭患者可酌情使用支链氨基酸或支链氨基酸与精氨酸混合制剂以纠正氨基酸失衡;⑥对Ⅲ度以上的肝性脑病建议气管插管;⑦抽搐患者可酌情使用半衰期短的苯妥英或苯二氮卓类镇静药物,但不推荐预防用药;⑧人工肝支持治疗。

(3) 合并细菌或真菌感染

① 推荐常规进行血液和其他体液的病原学检测;②除了慢性肝衰竭时可酌情口服喹诺酮类作为肠道感染的预防以外,一般不推荐常规预防性使用抗菌药物;③一旦出现感染,应首先根据经验选择抗菌药物,并及时根据培养及药敏试验结果调整用药。使用强效或联合抗菌药物、激素等治疗时,应同时注意防治真菌二重感染。

(4) 低钠血症及顽固性腹水

低钠血症是失代偿肝硬化的常见并发症,而低钠血症、顽固性腹水与急性肾损伤等并发症常见相互关联及连续发展。从源头上处理低钠血症是预防后续并发症的关键措施。水钠潴留所致稀释性低钠血症是其常见原因,而现有的利尿剂均导致血钠排出,且临床上传统的补钠方法不仅疗效不佳,反而易导致脑桥髓鞘溶解症。托伐普坦(tolvaptan)作为精氨酸加压素 V2 受体阻滞剂,可通过选择性阻断集合管主细胞 V2 受体,促进自由水的排泄,已成为治疗低钠血症及顽固性腹水的新途径。

（5）急性肾损伤及肝肾综合征

① 保持有效循环血容量，低血压初始治疗建议静脉输注生理盐水；②顽固性低血容量性低血压患者可使用系统性血管活性药物，如特利加压素或去甲肾上腺素加白蛋白静脉输注，但在有颅内高压的严重脑病患者中应谨慎使用，以免因脑血流量增加而加重脑水肿；③保持平均动脉压≥75 mmHg；④限制液体入量，24 h 总入量不超过尿量加 500～700 mL；⑤人工肝支持治疗。

（6）出血

① 推荐常规预防性使用 H2 受体阻滞剂或质子泵抑制剂。

② 对门静脉高压性出血患者，为降低门静脉压力，首选生长抑素类似物，也可使用垂体后叶素（或联合应用硝酸酯类药物）；食管胃底静脉曲张所致出血者可用三腔二囊管压迫止血；或行内镜下硬化剂注射或套扎治疗止血；可行介入治疗，如 TIPS。

③ 对显著凝血障碍患者，可给予新鲜血浆、凝血酶原复合物和纤维蛋白原等补充凝血因子，血小板显著减少者可输注血小板；对弥漫性血管内凝血（DIC）者可酌情给予小剂量低分子肝素或普通肝素，对有纤溶亢进证据者可应用氨甲环酸或氨甲苯酸等抗纤溶药物。

④ 肝衰竭患者常合并维生素 K 缺乏，故推荐常规使用维生素 K（5～10 mg）。

（7）肝肺综合征

$PaO_2 < 80$ mmHg 时应给予氧疗，通过鼻导管或面罩给予低流量氧（2～4 L/min），对于氧气需要量增加的患者，可行加压面罩给氧或者行气管插管后上同步呼吸机。

（二）人工肝支持治疗

人工肝支持系统是治疗肝衰竭有效的方法之一，其治疗机制是基于肝细胞的强大再生能力，通过一个体外的机械、理化和生物装置，清除各种有害物质，补充必需物质，改善内环境，暂时替代衰竭肝脏的部分功能，为肝细胞再生及肝功能恢复创造条件或等待机会进行肝移植。

人工肝支持系统分为非生物型、生物型和混合型三种。非生物型人工肝已在临床广泛应用并被证明确有一定疗效。在临床实践中，血液净化常用方法有血浆置换（plasma exchange，PE）、血液/血浆灌流（hemoperfusion，HP 或 plasma perfusion，PP）、血液滤过（hemofiltration，HF）、血浆胆红素吸附（plasma bilirubin absorption，PBA）、连续性血液透析滤过（continuous hemodiafiltration，CHDF）等，我国学者创建了新一代个体化的非生物型人工肝支持系统：血浆置换（PE）、血浆置换联合持续血液滤过（PEF）、血浆滤过透析（PED）、血浆置换联合体外血浆吸附和血液滤过（PEAF）。上述技术针对不同病因、不同病情、不同分期的肝衰竭患者均有较显著疗效，统称为李氏人工肝系统 Li's Artificial Liver System（Li-ALS）。临床上应根据患者的具体情况合理选择不同方法进行个体化治疗：在药物和毒物相关性的肝衰竭应用 PBA/PEF/PED/PEAF 治疗，在严重感染所致的肝衰竭应用 PEF 治疗，在病毒性肝炎肝衰竭早期应用 PE 治疗，在病毒性肝炎肝衰竭中期应用 PEF 或 PEAF 治疗，伴有脑水肿或肾衰竭时，可选用 PEF 或 PED 治疗；伴有水电解质紊乱时，可选用 PED 或 PEF 治疗,对伴有显著淤胆症状者可用 PBA。其他原因所致肝衰竭治疗亦可参照应用该系统进行治疗。应注意人工肝支持系统治疗操作的规范化。

生物型及混合生物型人工肝支持系统不仅具有解毒功能,而且还具备部分合成和代谢功能,是人工肝发展的方向。国内外生物型/混合型人工肝尚处于临床试验阶段,部分系统完成了Ⅱ/Ⅲ期临床试验并证明了其对部分肝衰竭患者的有效性。现在生物型/混合型人工肝研究的方向是确认其生物安全性,同时提高疗效,在此基础上扩大临床试验的规模进行验证。干细胞治疗肝衰竭是具有应用前景的研究方向,但其机制仍未阐明。虽然干细胞治疗在动物实验中获得了较好疗效,但在临床应用中尚缺乏足够的经验及证据。

(三) 肝移植

肝移植是治疗中晚期肝衰竭最有效的挽救性治疗手段。当前可用的预后评分系统有 MELD 等对终末期肝病的预测价值较高,但对急性肝衰竭意义有限,因此,不建议完全依赖这些模型选择肝移植候选人。

第四节 ▶ 名家经验介绍

(一) 刘渡舟治疗肝衰竭经验

刘渡舟教授精于伤寒学说,对经方运用有独到认识,善用柴胡剂类方,尤其精于肝胆病的临床治疗,积累了宝贵的临床经验和诊治特色。总结其治疗肝硬化腹水(慢性肝衰竭)共十法,列如下。

1. 消胀除湿,活血利水

盖水血同源,血可化水,水可化血。肝硬化腹水发展过程中,水血互结而成瘀,由于血瘀气阻,导致水湿内聚,而小便不利,腹胀满青筋暴起。临床症见:面色黧黑,腹部青筋暴起,四肢反瘦,小便发黄而不利,舌质紫暗,脉沉弦。实验室检查:白蛋白减少,球蛋白增高。证情较轻时,刘老常选用消胀除湿汤,以消满除湿,活血逐水。药物组成:郁金 10 g,木瓜 6 g,薏苡仁 30 g,蜣螂(炒,去翅足)10 g,路路通 15 g,丝瓜络 10 g,佛手 12 g,香橼皮 12 g,茯苓皮 15 g,冬瓜皮 15 g,枳壳 6 g,紫菀 6 g。方中用郁金活血利气,郁金是气中血药,既可以行气又可以活血,其止痛效果优于川楝子、延胡索,但用量至少 15 g 以上,甚则 30 g。木瓜利水消肿,薏苡仁健脾利湿;蜣螂活血利水;路路通通经活络;丝瓜络入络活血祛湿;佛手、香橼皮、茯苓皮、冬瓜皮均为利水除湿之药;枳壳宽胸行气;紫菀开提肺气,启水之上源,为提壶揭盖之法。此方起效较慢,能使腹水缓缓消除。刘老临证时常叮嘱学生,要充分理解血与水的关系,血水同源而互化,瘀血越重,水邪就愈盛,破瘀和行水两者之间要有所兼顾。若单腹胀右胁或左胁疼痛如锥刺,日轻夜重,舌紫暗,脉弦劲,则用下瘀血汤荡涤瘀血,攻下利水。药物组成:大黄 9 g,桃仁 20 枚,土鳖虫 20 只,甘遂 20 g。上药共为细末,炼蜜和为 4 丸。以酒煎 1 丸,顿服。方中大黄荡逐瘀血,桃仁活血化瘀,土鳖虫逐瘀破结,甘遂峻下逐水。诸药相伍,破血逐瘀利水之力颇猛,故而用蜜为丸以缓药性;酒煎者,意为运行药势,以达病所。同时若单腹胀,气血双瘀,既胀且痛,而患者不胜攻下者,刘老则用以下药物治疗:红花、茜草、香橼、佛手、远志、路路通、木瓜、通草、延胡索、郁金、薏苡仁、丝瓜络、蛞蝓等,用量宜轻不宜重,以平调气血而收功。

2. 温阳行气,活血利水

由于心阳不足,肾阳微弱,阳虚不能温化,阴寒水饮凝聚,搏结于胸腹,气聚水停血瘀,故下肢浮肿。临床症见:腹胀满,按之不坚,胸部满闷,面色晦滞,畏寒肢冷,下肢浮肿,腹水,舌质淡紫、有齿痕,舌苔薄白,脉弦细,甚至呕血。刘老治以温阳活血利水之法,用桂枝去芍药加麻黄细辛附子汤加减。药物组成:桂枝 12 g,麻黄 10 g,生姜 12 g,甘草 6 g,大枣 6 枚,细辛 6 g,(制)附子 10 g,丹参 30 g,郁李仁 30 g。本方出自《金匮要略》:"气分,心下坚,大如盘,边如旋杯,水饮所作,桂枝去芍药加麻辛附子汤主之"。陈修园独具卓识,言此证"略露出鼓胀之机倪,令人寻绎其旨于言外"。方中桂枝温通心阳,温化水湿;附子温暖肾阳,蒸化水气;细辛温经散寒,消散水饮;麻黄宣通肺气,通畅水道;生姜、甘草、大枣温脾和胃,调和营卫。服温药取汗,气机调畅,寒水消散,诸症可除。本方除麻黄宣肺利尿外,并无专门利水药物,但其本方利水作用甚好。《金匮要略·水气病脉证并治》云:"大气一转,其气乃散"。在肝硬化腹水和肾功能衰竭腹水中,均可以使用本方。加入丹参主要是针对肝硬化血络瘀滞之病机。临床也可加用牛膝、益母草、沉香、槟榔等活血利水之品,待腹水消退后,则应健脾利水以善后。刘老经过多年临证实践,将肝硬化大致分为阴虚和阳虚两型。阴虚型的病情进展非常快,而阳虚患者则预后较好。这些临床时均要有所认识,以便正确施治,不致延误病情。

3. 滋阴清热,活血利水

若营阴受损,阴虚内热,脾脏转输失常,运迟则水湿蕴郁,肝脾两伤,统藏失职,脾虚水停,故腹大胀满。症见:腹大胀满,手足心热,或者长期低热不退,面色萎黄,消瘦乏力,两颧泛红,口干口苦,齿衄鼻衄,小便黄短,大便溏,或大便解而不畅,纳差,胸部可见蜘蛛痣,舌质红少津,脉弦细而数。刘老常用养阴活血利水汤。药物组成:生地黄 30 g,何首乌 20 g,玉竹 15 g,赤芍 12 g,牡丹皮 10 g,龙胆 6 g,鸡内金 9 g,白茅根 30 g。方中生地黄、何首乌、玉竹滋补肝肾之阴,赤芍、牡丹皮活血凉血,龙胆清利肝胆湿热,鸡内金软坚散结,白茅根清热利尿。本方养阴清热,活血利水作用颇佳,用治阴虚型肝硬化腹水,有明显利水之效。《医碥》云:"气血水三者,病常相因,有先病气滞而后血结者,有先病血结而后气滞者,有先病水肿而血随败者,有先病血结而水随蓄者。"气、血、水三者常互为因果,是形成肝病膨胀,腹水恶性循环的主要原因之一。水可化血,血可化水,水赖气化,气赖血载,津液精血皆由水谷所化。若阴虚内热,阴虚水停,阴虚血瘀,皆可导致腹水成臌,治宜滋阴为主,佐以活血利水。刘老认为,阴虚水停患者,运用生地黄、何首乌等,不但无泥膈之弊,而且必须重用才能收功,常可收到滋阴而不碍水,利水而不伤阴之效。然阴虚型肝硬化腹水,其预后多属不良。

4. 清肝温脾

肝硬化腹水部分是由病毒性肝炎等慢性肝胆疾患转化而来,由于长期服用苦寒清利肝胆之药,往往造成脾气虚寒,加之肝硬化腹水水湿之邪充斥,损伤中阳,所以出现脾寒之证在所难免。此时脾寒虽存,然肝胆余热犹未尽。临床症见:腹部胀满,傍晚明显,口苦心烦,胁痛连及背后,时手指发麻,口渴,小便不利,大便溏泄,每日二三次,舌苔白黄,脉弦紧。刘老指出,本型最重要的症状为腹胀满,尤以下午、傍晚明显。本证上热下寒,若清上热,则脾胃不能承受;温下寒,又助肝胆之热,治疗颇为棘手,柴胡桂枝干姜汤用之恰当。本方原治"少阳疏泄失司,兼三焦气化不利"之证,但刘老认为,此方治疗少阳兼太阴脾虚之证最为合适,即肝胆湿热,脾胃有寒。临证时只要抓住腹部胀满,下午、傍晚为重,口苦胁痛,大便溏泄的特点,就可以放胆使用,效果很好。方中用柴胡、黄芩疏利肝胆,清少阳之热,用桂枝、干姜、甘草温补脾阳,天花粉生津止渴,牡蛎软坚散结。凡肝胆疾患,表现为肝热脾寒,寒饮内盛而见腹胀两胁坚满、便溏、口干者,用之往往奏效。因本证寒象已生,所以黄芩的剂量宜小,一般不超过 4 g,干姜的剂量宜大,一般在 12 g 以上。小便短少,加茯苓;体虚乏力,加党参;体疲殊甚者则用红参;胁痛痞坚者,可与金铃子散同用。

5. 温脾散寒,化湿利水

若水湿内蓄,从寒而化,以致寒湿停聚,阻滞中阳,水蓄不行,故腹大胀满,按之如囊裹水。临床症见:腹大胀满,按之如囊裹水,胸腹胀痛,得热稍舒,身重头重,怯寒肢肿,小便短少,大便溏薄,舌苔白腻而滑,脉濡缓或弦迟。治以温脾散寒,化湿利水,刘老常用实脾饮、寒胀中满分消汤等治疗。其中实脾饮方在温补脾肾化湿利水的基础上,加用理气导滞之品,使气行则湿自化。临证时刘老还常于方中加入红参 10 g,黄芪 30 g,以补脾肺之气。巩膜黄染者,加茵陈 30 g。本方虽能脾肾双补,然以温补脾土之功偏胜,脾阳一振,其气自实,则水湿或得运,或分利,故是方以"实脾"名之。寒胀中满分消汤出自《医宗金鉴》,药物组成:人参、黄芪、当归、茯苓、厚朴、半夏、吴茱萸、黄连、干姜、生姜、升麻、柴胡、川乌、麻黄、青皮、黄柏、泽泻、荜澄茄、草豆蔻、益智仁、木香等。本方以辛散、苦泄、淡渗之药组成,方中厚朴、青皮、荜澄茄、草豆蔻、木香苦温开泄,行气平胃;半夏吴茱萸、黄连、黄柏、干姜取其泻心之意,辛开苦降分理湿热;人参、黄芪、益智仁、当归、茯苓、泽泻以扶正利水,寓补于分消之中;麻黄、升麻、柴胡、生姜发表开腠,兼升提清阳,以助水气之宣越;川乌温中止痛,寒者热之。诸药相合,使寒湿之邪从脾胃分消使湿清、水去、气行,中满得以消除。若水湿内蓄日久化热,证偏热实,刘老则转方用热胀中满分消汤加减。药物组成:人参、炒白术、茯苓、甘草、陈皮、砂仁、法半夏、知母、猪苓、泽泻、枳壳、厚朴、黄芩、黄连、干姜、姜黄等。方中人参、炒白术、茯苓、陈皮健脾扶正以利水湿;猪苓、泽泻淡渗利湿;砂仁、法半夏、枳壳、厚朴宽中理气平胃;知母、黄芩、黄连清热泻心,少佐干姜、姜黄以制诸药寒凉之性。诸药合用,共奏热清邪退胀可消,气畅滞化水能泄之功。

6. 补益中气

因脾为阴中之至阴,非阴中之阳不升。肝气升发,脾气相随,脾气升清,则浊自得降。今肝病其气不升,病久脾虚下陷,清浊逆乱。患者除见有腹胀大便溏泄外,还伴有饮食少思、体疲乏力、头目眩晕小腹胀坠、脉大而软等症。病及于此,其主要矛盾是脾虚气陷。因此,补益中气为治疗之首务,刘老选用补中益气汤。药用:红参 10 g,黄芪 30 g,炙甘草 10 g,白术 10 g,陈皮 10 g,当归 10 g,升麻 3 g,柴胡 3 g,生姜 3 片,大枣 7 枚。方中黄芪益气升提为君人参、白术、炙甘草健脾益气为臣,共收补中益气之功;配以陈皮理气,当归补血,均为佐药;升麻、柴胡升举下陷清阳并升发肝气,为方中使药。综合全方配伍大意,一是补气健脾以治气虚之本;二是升提下陷阳气,以求浊降清升,于是脾胃和调,水谷精微生化有源,脾胃气虚诸证可以自愈。若小便不利,可加茯苓 30 g,猪苓 20 g,桂枝 10 g;如果大便下利为甚可加干姜 12 g,(煨)豆蔻 10 g。总之,此方以补为泻以升为降,可连续服用,虽服至 30～40 剂亦不为多见效虽缓,但若坚持服用,大多能治病留人。

7. 温中健脾

肝硬化腹水,若见腹胀居中,大便泄泻加重,每日 2～4 次,且泻后腹胀不减,时或腹痛者,为太阴脾气虚寒至甚。肝病及脾,木贼戕土,中阳虚衰,脾寒不运,则寒湿不化,升降不利,于是"清气在下,则生飧泄;浊气在上,则生□胀",而且小便短少,不欲饮食,舌淡、苔白,脉来沉迟无力。治宜温中健脾,刘老常用理中汤治之。药用:干姜 12 g,红参 8 g,白术 12 g,炙甘草 10 g。方中干姜辛热暖脾胃而祛里寒,再用红参大补元气,助运化而正升降,且能鼓阳利水,两味为治肝硬化腹水虚寒证之要药。白术健脾祛湿,炙甘草益气和中。本方以辛热而温中寒,以甘温而益中虚,中焦阳立则清升浊降,脾健自运,而鼓胀渐消。里寒盛者,可在服用汤药半小时后,啜热粥一大碗,并裹被保温。本方服至腹中热时,其效立至。尿少加茯苓、桂枝;腹胀泄甚加附片、豆蔻;巩膜黄染者,加茵陈。刘老指出,肝硬化腹水见此证者,当仔细辨证,并时时以救脾阳为先务,谨防脾阳衰败,后天之本亡绝,以确保患者无性命之虞。

8. 温补肾阳,化气利水

若肾阳不足,阳气不能敷布于内外,水津温运气化失职,寒水停聚,水湿下注则见腹大胀满,入夜尤甚,下肢浮肿等。临床症见:腹大胀满,朝宽暮急,面色苍黄或白,脘闷纳呆,神倦怯寒,肢冷或下肢浮肿,畏寒气怯,四肢不温,面色黧黑,心悸头眩,小便不利,大便溏薄,舌淡紫胖大,脉沉而软等,刘老选用真武汤以温阳利水。方中附子辛热下温肾阳,使水有所主;白术燥湿健脾,使水有所制;生姜宣散,佐(制)附子以助阳,是主水之中而又有散寒之意;茯苓淡渗,佐白术以健脾,是制水之中而又有利水外出之功。妙义在于白芍,一举数用:一可敛阴和营,二可制附子之刚燥,三可利尿去水,《神农本草经》即云:芍药能"利小便"而有行阴利水之功。本方亦可酌加黄芪 30 g,红参 10 g。并先煎附子 40 分钟,然后与诸药合煎 3 次,分 3 次服之,对驱寒利水消胀大有功效。如果肾气不足,气化不行,亦可用济生肾气丸。正气大虚者,可暂时以扶正为主,保元汤可以选用。水邪较甚,腹满胀急者,亦不妨暂时用螺内酯等利尿药作"冲击治疗",是为急者治标之法。

9. 攻补兼施,通气助疏,活血利水

若腹水病程较长,虚实夹杂,虚多实少,病者胀急,不宜缓补;但又不可峻攻,否则正气不支,此时治疗颇为棘手。吴谦曾感悟道:"肿胀之病属虚寒者,自宜投诸温补之药,用之而俱无效验者,虚中必有实邪也。欲投诸攻下之药,而又难堪,然不攻之终无法也,须行九补一攻之法。是用补养之药九日,俟其有可攻之机,而一日用泻下之药攻之。然攻药亦须初起少少与之,不胜病,渐加之,必审其药与元气相当,逐邪而不伤正,始为法也。其后或补七日、攻一日,补五日、攻一日,补三日、攻一日,缓缓求之,以愈为度"。刘老于临床,颇能体会吴谦用心之良苦,因而自拟"白玉消胀汤",专用肿胀大证投补药无效而又不能峻攻之时。药物组成:茯苓 30 g,玉米须 30 g,白茅根 30 g,抽葫芦 12 g,冬瓜皮 30 g,大腹皮 10 g,益母草 15 g,车前草 15 g,土鳖虫 10 g,茜草 10 g,川楝子 10 g,延胡索 10 g,紫菀 10 g,枳壳 10 g。本方通调气机,理血活络,上利肺气以行治节,下开水府而畅三焦,虽有去水之力,然无伤正之弊,施用于用补不应者,每获良效。

10. 峻下通利,攻水消胀

肝硬化腹水见实证者,刘老认为,多是由于湿热积滞,肝胆疏泄不利,水气结聚于内所致。症见腹胀而按之疼痛,大便不通,小便短赤不利。其人神色不衰,舌苔厚腻,脉来沉实任按。此时可考虑攻水消胀,刘老常用桂枝汤减去甘草合消水丹法。药用:甘遂 10 g,沉香 10 g,琥珀 10 g,枳实 5 g,麝香 0.15 g。上药共研细末,装入胶囊,每粒重 0.4 g,每次服 4 粒。晨起空腹用桂枝 10 g,白芍 10 g,生姜 10 g,大枣 20 枚,煎汤送服。消水丹辛香温开,利气导滞,攻逐三焦之水邪。然利之过猛,恐劫伐脾肾元气,故又合桂枝汤,用桂枝护其阳,芍药护其阴,生姜健胃以防呕吐,大枣以监甘遂之峻驱,又能预防脾气、胃液之创伤,具有“十枣汤”之义。去甘草者,以甘草与甘遂相反之故也。本方祛邪而不伤正。若单腹胀,叩之不实,如鼓皮绷紧,小便不利,无痛,面色苍白,舌苔润或水滑,脉沉。治宜行气宽中,攻下利水,刘老选用加减厚朴汤。药物组成:厚朴 30 g,槟榔 30 g,白术 150 g,木香 30 g,枳壳 30 g,青皮 30 g,陈皮 30 g,甘遂 20 g,大戟 20 g。上药共研粗末,每次 6 g,加生姜 3 片、大枣 3 枚,煎水服。方中槟榔、厚朴行气导水;枳壳、木香、白术、陈皮理气宽胸;青皮破气消积,甘遂善行经隧水湿,大戟善泄脏腑水湿。全方功专力强,共奏攻下利水,理气宽中之效。

(二)关幼波治疗肝衰竭经验

1. 见“水”不单治水,重视补气调中

祖国医学有关鼓胀的成因,《黄帝内经》认为是“浊气”,《诸病源候论》认为与感染“水毒”有关。古人的认识与当今感染“病毒”基本一致,或说主要因感染病毒、饮酒过多、饮食不节及其他疾病转变而致。现代医学认为肝硬化腹水主要是由于肝脏严重受损、肝血循环障碍、门静脉高压、低白蛋白血症引起的。关老认为肝硬化腹水的形成是由于正虚(气虚、脾虚、阴虚),肝郁血滞,中州不运,湿热凝聚结痰,瘀阻血络,更由于肝、脾、肾三脏功能失调,三焦气化不利,气血运行不畅,水湿不化,聚而成水。因此,在治疗上主张以扶正为主,逐水为辅,以补虚扶正为常法,逐水攻邪为权变。认为肝硬化腹水均有气虚血滞,气为血帅,气虚则血无以帅行,或血行不畅而滞留,气血不行则水湿难化。同时,脾居中州,为水湿运化之枢机,脾虚或肝病及脾,运化失职,水湿不能正常运化而胀满为臌。因此,治疗上重视补气调中,使之气足血行而水化。常重用生黄芪,补气扶正以帅血行,更能走皮肤之湿而消肿,常用量为30~60 克,最大用量可达 120 克。选用党参、白术、茯苓、薏苡仁、木瓜、厚朴、大腹皮等健脾运湿,亦与“见肝之病,知肝传脾,当先实脾”之旨同。

2. 疏利三焦以行水,重视调理气血

肝硬化腹水的发生是由于气血运行不畅,气郁血滞,肝、脾、肾三脏功能失调,以致聚水而为胀,而三焦气化不利则水湿停聚。三焦的决渎作用,排泄水液,是与肺、脾、肾的生理功能密切相关,即《黄帝内经》所谓“上焦如雾”“中焦如沤”“下焦如渎”。肺主气,司呼吸,肺气宣达肃降,才能通调水道,下入膀胱;脾主运化,升清降浊;肾主水,司开阖,肾阳的温煦具有调节体内水的输出与排泄的作用。因此,若肺、脾、肾功能失调,则三焦气化无主,临床除肝硬化腹水的一般症状外，每因水气上泛而见气短、咳喘、胸胁满闷、腹胀、腿肿、尿少而黄、苔白或白腻等症，治疗上当注意疏利三焦以行水，临床上常用麻黄、杏仁、葶苈子、防风等宣通肺气，以开发上焦；用白术、茯苓、薏苡仁、川朴、大腹皮等健运脾气，以理中焦；选用肉桂、桂枝、防己、木通、车前子、猪苓、赤小豆等温肾通关，以利下焦。关老强调在疏利三焦的同时，仍应注意补气、调理气血。重视调理气血是关老治病的最大特点，认为"治病必治本，气血要遵循"，不论外感、内伤、急性、慢性，惟使气血和畅，才能给疾病的痊愈创造最有利的条件。

3. 重视活血行气化痰以助利水

腹水是肝硬化的失代偿阶段，肝硬化的发生多与病毒性肝炎关系密切。湿热疫毒之邪，困阻脾胃，脾失健运，气血化源不足，湿浊不运，正气不行，湿浊顽痰凝聚胶结；另一方面，热淫血分，伤阴耗血。气虚血滞，以致瘀血停留，着而不去，瘀血与痰湿凝结，阻滞血络则成痞块，进而凝缩坚硬，推之不移，脉道受阻，则络脉怒张，青筋暴露。关老认为气虚血滞，痰浊内阻为肝硬化之本，活血行气化痰要贯穿肝硬化治疗的全过程。在腹水的治疗中，应重视活血行气化痰以助利水。补气活血化痰药常用生黄芪、当归、赤芍、泽兰、红花、坤草、藕节、杏仁、橘红、水红花子等；行气活血化痰则加用香附、郁金、枳壳等；活血化痰软坚时加用炙鳖甲、生牡蛎、王不留行、地龙等；若兼血热有瘀，则加用丹皮、赤芍、白茅根、小蓟等；若无热象而有血瘀，可适当加用肉桂、干姜、桂枝、附子，以助温运活血，通阳利水。对于肝郁血滞，痞块积聚，强调多用当归、白芍、鳖甲、龟板等养血柔肝，滋阴软坚之品，治疗中很少或不用三棱、莪术、水蛭、虻虫等破瘀攻伐，峻下逐水之剂，认为扬汤止沸，徒伤其正。

（三）朱良春治疗肝衰竭经验

1. 肝肾阴虚伍甘淡四君黄芪蟾淮山

慢性肝病多见肝肾阴虚为主要病机，随着病程迁延，会使清阳不能敷布，阴精不能归藏，最后导致肝硬化腹水，乃责之阴损及阳或阴阳两竭。所以，朱师治疗此型腹水和治疗早期肝硬化肝肾阴虚型用一贯煎化裁有所不同。用药不独滋肾养血，多兼顾平调脾胃或甘淡补脾，以助运化功能。同时，根据气滞、血瘀、水阻的偏盛，分别选伍达药且方简效宏，突出庵䕡子、褚实子为主药。"阴虚腹水"有肝肾阴虚和阴虚湿热两型之分。肝肾阴虚者病程较长，多面如蒙尘，两颧黧黑，形体消瘦，语声低怯，或胁下、下腹满痛，面额部、鼻准部多血缕，有血痣，易见齿衄、鼻衄，或有低热，口干，肤燥，大便干或溏，小溲赤少，舌红绛，苔光或花剥，脉细弦或弦大而空。此型腹水朱老一般以庵䕡子、褚实子配四君子汤去甘草加山药，或加切合实际之药，如选用北沙参、珠儿参、杏仁、枇杷叶、鲜石斛、芦茅根等，润养开肺，助气化以利小便（乃因气化源由阴以育）。

2. 阴虚湿热清毒丹，慎用速尿昏迷防

朱老指出，阴虚湿热型肝硬化腹水症，既有肝肾阴虚，而又有脾胃湿热壅阻，虚实夹杂，清浊相混，湿热不得下行，导致腹水坚满，养阴则碍湿，祛湿又伤阴，治疗颇为棘手。但临床应知虽有阴虚各种见证，而湿热交阻则是主要方面，湿热不化，阴虚难复，腹水难消。故朱老每拟补中去水之楮实子、庵闾子合清热解毒,祛湿化浊之甘露消毒丹加减,每收满意疗效。

3. 脾肾阳虚温脾肾,大剂益母随证增

朱老指出,肝病日久,疏泄不及,损及脾肾,以致命火不足,气化失司,渐成腹水,临证见面色白,神疲怕冷,纳呆脘痞,腹胀大,下肢浮肿,大便溏或次数多,尿少,舌淡苔白,脉多沉细等肾阳不足证,均宜温肾培本为主。

(四) 周仲瑛治疗肝衰竭经验

1. 清热祛湿,治有主次

湿热成疸,肇自《黄帝内经》"湿热相交,民当病瘅"(《素问·玉机真藏论》),《丹溪心法》更为突出地强调"疸不用分其五,同是湿热"。历代诸家沿用至今,基本成为定论,且为当今引申以治疗肝炎的理论依据。湿热蕴结是肝炎的始动病理因素,且贯穿于本病的全过程,涉及各种类型及多种症候,不仅是黄疸型,无黄疸型亦概莫能外。即使阴黄寒湿证,起始亦可有湿热过程。湿热所在病位,首犯中焦,湿盛则困脾,热重则犯胃,故尤在径说:"胃热与脾湿,乃黄病之源也。"湿热交蒸,由脾胃而熏蒸肝胆,肝胆疏泄失司,胆液不循常道,则外溢肌肤而发黄。由于湿与热的主次消长变化,临床必须辨清热偏重、湿偏重、湿热并重三类倾向。一般而言,辨别湿与热的轻重,多以黄疸色泽为主要依据,临证不仅要辨湿热阳黄与寒湿阴黄之异,还要辨阳黄湿与热的主次。阳黄热重于湿者,黄色鲜明如橘色,若呈金黄色,则为疫毒炽盛之急黄重症;湿重于热者,黄色暗浊而不光亮,但又有别于阴黄之晦暗如烟熏。必须指出,如仅凭黄疸色泽辨病理性质,不从症、征、舌、脉综合判断,又可能出现以偏概全之误。

就重症肝炎而言,一般多为阳黄之重症,但仍有热重、湿重之异。热重于湿者,主在阳明胃,症见发热,口渴欲饮,心烦懊恼,腹满痛,大便干结,舌苔黄厚少津,脉弦滑而数;湿重于热者,主在太阴脾,症见身热不扬,渴不多饮,口黏腻,胸闷腹胀,呕恶,大便塘烂不爽,舌苔腻、底白罩黄,脉缓滑或濡数;湿热并重者,多为湿遏热伏,相互郁蒸,胶结不化,故其病情重急,病势缠绵,不易速解,黄色深重,胸闷烦躁,身热,困倦,嗜睡,大便黏滞不爽,舌苔黄腻,脉滑数。治疗原则当以清热祛湿为主。清热药性多苦寒,其特点是寒可清热,苦能燥湿,但毕竟以清热为长。祛湿的具体治法涉及多个方面,湿在上焦而有卫表症状者,当芳香化湿(浊);湿在中焦,困遏脾运者,当苦温燥湿;湿蕴下焦,小便不利者当淡渗利湿。当前对黄疸肝炎的治疗均倡化湿邪、利小便为基本大法,但化湿仅属祛湿法之一。湿与热的交互郁蒸,是发病的基本要素,仅持"无湿不成疸"之说,尚难体现重症肝炎的病理特点,因本病总以湿热为多见,而湿从寒化者实属少数。为此,清热与祛湿必须兼顾,湿去则热孤,热清则湿化。针对湿与热的主次及动态转化,选药组方。热重于湿者,当用茵陈蒿汤、黄连解毒汤合方;湿重于热者,可用茵陈胃苓汤、加减藿香正气散合方;湿热并重者则用甘露消毒丹、茵陈蒿汤合方。常用基本药为茵陈、栀子、黄柏、黄芩、田基黄、鸡骨草、蒲公英、垂盆草、连翘、苦参、郁金等。热重加大黄、黄连、龙胆草、板蓝根等;湿重,郁遏卫表,寒热,身楚酸困,胸闷,苔白罩黄加秦艽、豆卷、藿香、佩兰疏表祛湿、芳香化浊;湿困中焦,胸闷脘痞,恶心呕吐,腹胀,大便溏垢,口中黏腻加苍术、厚朴、法半夏、陈皮、白豆蔻等苦温燥湿;舌苔厚浊,腹胀满者,配草果、槟榔疏利宣泄;湿在下焦,小便黄赤热涩,量少不利,加茯苓、猪苓、泽泻、通草、车前草、碧玉散等淡渗利湿。

总之,湿热是黄疸肝炎的病理基础,无论何类证候,均当以清热祛湿为其基本治法,根据湿与热的主次变化,从药味多少、药量轻重两方面加以调配。必须注意苦寒太过常易损伤脾胃,即使偏于热重,在病势获得顿挫后,亦应酌情减轻药量,不宜大剂量持续滥用。

2. 清热解毒,当分气血

由于重症肝炎的病理特点,在于湿热夹时行疫毒伤人,这是与一般肝炎湿热证的不同之处。临床虽以热毒为多见,但具体而言,在起始阶段,常见湿热酿毒,弥漫三焦。而湿毒、热毒主次有别,进而热毒化火,从气入血,又见火毒、血毒之候,并有在气、在血的主次动态变化,及气营(血)两燔之异。在气以黄疸、发热为主要表现,在血以出血、昏迷为主要表现,气血两燔则不仅以上各症并见,且症情更重,多脏受累,变症迭起,出现痉厥动风、烦躁谵妄等危重表现。由此可知,热毒炽盛实是疫黄重症的主要病机病证,清热解毒是其重要治则。但因毒邪性质多端,毒力强弱亦有转变,故解毒的具体内涵,还有清热、祛湿、泻火、凉血之分。同时由于本病发展快速,邪在气分历时较短,很快涉及营分,波及血分,故还有清气分热毒为主、清血分热毒为主、气血两清的不同。

在气分阶段,每见热极化火,火毒炽盛,燔灼阳明,腑实热结,若能及时采用泻火解毒、通腑泄热治法,力争阻断病势,免其侵入营血,可望提高存活率。可用栀子金花汤、龙胆泻肝汤、当归龙荟丸、五味消毒饮等方化裁。药用黄连、黄芩、栀子、龙胆草、大黄、大青叶、茵陈等。热毒深入营血,热壅血瘀,则全身症状迅速急剧加重,疸色深黄如金,口秽喷人,随时有动血、出血,邪毒内陷,厥闭、动风之变。治当清营凉血以解毒,凉血活血以散瘀,可用千金犀角散。药用水牛角片、玄参、紫草、牡丹皮、赤芍、生地黄、升麻等。同时,由于热毒从气入血,多具有气血两燔之证,故又应清气凉血、泻火解毒,参照清瘟败毒饮方意,合凉血解毒与泻火解毒诸药于一炉,审其气与血的主次轻重组方。

3. 腑实热结,主以通泄

由于重症肝炎"疫黄"的始动因素,与酒食甘肥不节(洁)密切相关,多为湿热疫毒内蕴中焦,由脾胃而熏蒸肝胆。脾湿胃热相互郁蒸,壅结阳明,腑实热结,邪毒塞滞,不得外泄,是气热传营入血的重要病理环节。腑实热结的具体病理特点约而言之有三:一为湿热与肠中糟粕互结,表现"湿热夹滞"之候,症见便溏黏滞不爽,粪色如酱,脘痞呕恶腹满,身热不扬,舌苔黄厚腻,脉濡滑数;二为湿热化燥,"腑实燥结",症见便秘,或干结如栗,腹满胀痛、拒按,烦躁谵语,午后热甚,舌苔黄燥,脉滑数;三为热与血结,瘀热里结阳明,症见便秘,或便色如漆而易,腹部硬满急痛,身热夜甚,神志或清或乱,口干而不多饮,舌质暗紫、苔焦黄,脉沉实。

泻下通腑是中医历来公认治疗阳黄、急黄行之有效的重要治法,而以大黄为首选。古人治疸诸方中用大黄者约占1/3,常用的茵陈蒿汤堪称治疗湿热发黄的基础方,方中即以大黄为重要的主药,其性苦寒,能清热泻火、通下退黄、凉血解毒、化瘀止血,可作用于重症肝炎的多个病理环节,故其应用指征不仅在于有无腑实便秘,举凡湿、热、火、瘀诸类邪毒壅盛者皆可用之,即使寒湿瘀结亦可与温化药配伍并用。临床可根据病情斟酌用量,一般多用生大黄,每天 10~20 g,或从常规量递增,如服药困难,可用 30 g 煎取 100 mL,保留灌肠,每天 2次,以畅利为度。大便溏烂,可用制大黄,每天 6~10 g,连续数天后,有时大便稀溏反见好转。至于大黄的辨证配伍应用,尤为中医临床之特色,仅就腑实热结与泻下通腑而言,即寓有下积滞、下热毒、下瘀热等多种作用。湿热夹滞治当清热化湿,导滞缓泻,用大黄合枳实、厚朴,轻剂频下;腑实燥结则当大黄与枳实、芒硝并用,苦寒下夺,以泻实热;瘀热里结阳明,又须大黄与芒硝、桃仁、牡丹皮合用,驱逐瘀热,通腑下结。若属肝胆湿热,疏泄失司,腑气传导不利,则应苦寒下夺与疏泄肝胆并施,再配柴胡、黄芩、赤芍、法半夏等。

总之,在急黄的全过程中,大黄应用极为广泛,具有通腑退黄、荡涤热毒,减少肠道有毒物质的吸收,保肝护肝,防止邪毒内陷,扭转危急之功。

4. 瘀热相搏,凉血化瘀

重症肝炎在湿热疫毒深入营血的极期,由于热毒化火,火热炽盛,热蕴营血,煎熬熏蒸,热与血搏,而致血液稠浊,血涩不畅,形成瘀血,瘀血又可郁酿化热,而致血热愈炽,血热与血瘀互为因果,表现为瘀热相搏的一系列证候,如瘀热发黄、瘀热血溢、瘀热水结、瘀热阻窍等证。瘀热郁于血分,易促使黄疸迅速进一步加深,持续难退,病程超过 10 天至 2 周者,标志病情的恶化、难治,因此瘀热发黄与一般单纯的湿热发黄轻重差异极大。瘀热动血,具有血热与血瘀并见的特点,表现为多个部位的出血,量多势急,血色暗红、深紫,或夹有血块,质浓而稠,或肌肤瘀斑成片。对吐血、黑便的患者要特别提高警惕出现血脱危候。瘀热水结,乃因瘀热壅阻下焦,肾和膀胱气化不利,瘀阻水停,可见尿少赤涩、腹胀尿闭等证候,与现今所说之并发急性肾功能衰竭、肝肾综合征同义。至于瘀热阻窍,扰乱神明者,则多与瘀热里结阳明,腑热上冲,热毒内陷心包相互有关,可见烦躁、谵妄、嗜睡、神昏、痉厥等危候。

综上所述,血热和血瘀两种病理因素的共同参与,是构成重症肝炎瘀热相搏的病理基础,从而为应用凉血化瘀治法提供了理论依据。具体言之,就是将凉血与化瘀两类功效或双重作用的药物组合配方,辨证治疗瘀热所致的一系列证候。凉血与化瘀联合应用治疗重症肝炎的主要药效作用如下。

(1)退黄:凉血可以清解血分热毒,毒解黄易除,化瘀可以阻止瘀郁生热,脉通血畅,有利于改善肝胆疏泄功能,加速黄疸的消退。

(2)止血:血得热则行,血凉自可循经,瘀阻则血涩,瘀化则脉道通利,血自畅行,从而控制因瘀热动血所致的出血、发斑。

(3)利尿:清血分之热,可免搏血为瘀,防止瘀热壅阻下焦,影响肾和膀胱的气化;化瘀能使脉络通畅,水津得以布散,不致血瘀水停,从而达到化瘀利水的目的。

(4)醒神:瘀热闭滞窍络,神机失用者,凉血与化瘀合用,可使瘀热分消,营热透而窍络通。

凉血化瘀方,当首推《千金要方》之犀角地黄汤,该方具有凉血止血、散瘀解毒之功,为临床公认之凉血散瘀基础方,并可酌加紫草、栀子、大黄、玄参等。若黄疸深重,可合茵陈蒿汤加鸡骨草、田基黄等;出血量多加大黄、栀子、紫珠草、白茅根;若消化道出血蓄瘀,可用大黄煎汁高位灌肠,凉血祛瘀止血;尿少便秘可仿《温疫论》桃仁承气汤意,配大黄、桃仁、芒硝、枳实、猪苓、白茅根、怀牛膝等下瘀热、利小便;瘀阻神机,配合清心开窍通络之丹参、连翘、郁金、鲜石菖蒲等,同时可用神犀丹凉血解毒。

5. 利水逐水,缓急有别

利小便是祛湿退黄的又一重要法门,《金匮要略》云:"诸病黄家,但当利其小便。"亦即所谓"治湿不利小便非其治也"之理,因湿去则热孤,不致郁遏化热。具体治法则当以淡渗利湿为主,方如茵陈四苓汤,并可选加通草、车前草、碧玉散、玉米须、地肤子、半边莲、金钱草、陈葫芦瓢等。淡渗利水一法,不仅适用于黄疸一端,当"黄变肿胀"(《类证治裁》),难于攻补者尤为重要,因攻则伤正,补则壅邪,唯有加大淡渗利水之力,配合宽中化湿行气之品以助水行,如苍术、厚朴、青皮、大腹皮、砂仁、枳实、莱菔子等消胀行水之品,缓图取效,以免大剂量攻逐祛水伤正。另一方面,由于急黄所致之鼓胀,病起暴急,多因湿热毒瘀互结,肝失疏泄、脾失转输,气滞湿阻,经隧不通,复加肾失开合,三焦壅塞,决渎无权,以致水湿潴留,停而为臌,以邪实标急为主,故在必要时,逐水缓急亦须权衡用之。可在淡渗利水的基础上,合入《金匮要略》己椒苈黄丸,并加马鞭草、水红花子活血行水;水气壅实,腹满胀急,二便闭塞者,可加商陆根、煨甘遂,或另用牵牛子 1 g,沉香、蟋蟀、琥珀各 0.6 g 研粉和匀顿服,每天 1~2 次,前后分消。总之,淡渗利水是基础,配合攻下逐水虽可缓其急迫,但宜"衰其大半而止",然后继予淡渗利湿缓图收效,不可孟浪攻伐太过。

6. 热毒内陷,开闭防脱

湿热疫毒深入营血,内陷心肝,病势尤为重险,热陷心包,心神失主,可见神昏、谵妄,热动肝风,可见痉厥、抽搐、震颤,甚至变证迭起。但其病理表现总以邪毒内闭、邪正激烈交争为主要特点,且多与腑热上冲、瘀热阻窍等错杂并见。治疗当予清热解毒,凉血开窍,方选清营汤加减。药用水牛角、黄连、生地黄、牡丹皮、丹参、玄参、栀子、茵陈、板蓝根、郁金、石菖蒲等,并用安宫牛黄丸清心开闭醒神,醒脑静、清开灵亦可选用。兼有腑热上冲者,可通下与开窍并进,用牛黄承气汤;瘀热阻窍,应凉血化瘀,加桃仁、大黄、赤芍。如痰浊内闭,神昏、嗜睡、舌苔厚浊,又当化浊开窍,药用远志、石菖蒲、郁金、胆南星、天竺黄之类,并用至宝丹辛香开闭,豁痰醒神。风动抽搐,加钩藤、生石决明,另服羚羊角粉熄风止痉,紫雪丹清热镇痉。若邪实窍闭不苏,既可见厥闭而亡,亦可因热毒化火耗伤阴血,肝肾衰竭,阴气耗损,发展至内闭外脱。为此,既应祛邪以存正,防其蜕变,亦须适当扶正固脱,参合生脉散意。药用西洋参、太子参、麦冬、五味子、龙骨、牡蛎。阴虚风动加鳖甲、阿胶、白芍等。

从上可知,祛邪开闭是防脱的主要手段,内闭外脱则当在开闭的基础上固脱,若邪毒不祛,正气溃败,由闭转脱,气阴耗竭,纵投大剂扶正之剂,亦难以逆转。此外,病情获得扭转后,还应加强恢复期的调治,疏肝养肝、运脾健胃,兼清湿热余邪,佐以和血通络,以防复燃和发生后遗症。而生活起居、饮食宜忌、情志调摄尤应重视。

(五)康良石治疗肝衰竭经验

1. 阳黄宜早清里驱邪

温疫传变,阳黄常为伏邪里发,多见但里不表与表里分传二证。前者除黄疸外,伴有沉困无力,怠惰好卧,纳呆呕恶或厌油腻,小便黄赤如浓茶,舌偏红,苔黄腻或白厚腻,脉弦滑或弦滑数等;后者既有前述表现,又有恶风寒发热,头痛身痛,鼻塞咽痛,出现风疹等表证症候。

对此,康老主张宜及早清里,可选栀子根、白花蛇舌草、郁金、白英、地耳草、蚤休、玉米须等,导肝胆、营血疫邪速从小便而去;表证不解,则须清里兼解表,解表方可选银翘散、桑菊饮、苍耳子散、葱豉汤之类,微汗以驱在表之疫邪。总之使邪有出路,减轻疫毒伤害和内陷,从而防止急黄之发生,亦可避免迁延反复转为慢性。

2. 急黄初成宜早用凉血救阴、泻火解毒

重症肝炎,早期类似阳黄,因染疫较重,湿热蕴积上不得越,下不得泄,热极生毒,热毒内陷,火势弥漫,则黄疸迅速加深,症见疲惫困重,烦躁不安,高热口渴,呕恶,不思饮食,肋胁灼痛,小便短赤,大便干结,舌质红绛,苔黄燥,脉弦大或弦滑数而成急黄,多在一旬或3周内,病势急剧发展。康老主张早投重剂芩、连、栀子根、白花蛇舌草、郁金、龙胆草、蚤休、败酱、公英、板蓝根、水牛角、元参、白芍、万氏清心—牛黄丸等凉血救阴、泻火解毒药品,以延缓病势发展,防止腹水、昏迷等逆证发生。

3. 急黄神志轻度异常,宜及早开窍醒神、泻火解毒

急黄火势愈盛,毒陷愈深,陷入心包,可致神昏危证。往往先存在由轻至重的神志异常先兆,如出现痛苦表情、时有谵妄、躁动等改变,或无意识小动作等行为的反常,或目光晦暗、嗜睡等。此时当及早、连续重用安宫牛黄丸,配水牛角、带心麦冬、元参、竹叶卷心、莲子心、连翘心、葛蒲、郁金、栀子根、绵茵陈等开窍醒神、泻火解毒之剂,为防治神昏急症的关键。

4. 急黄鼓胀、尿少,宜及早化瘀逐水、泻火解毒

急黄由于邪火热毒迅猛燔肝损脾伤肾,肝血瘀阻,脾气阻滞,开阖失常,瘀热壅遏络道,闭塞不通,导致鼓胀形成,此症往往存在腹胀、尿少先兆,须当及早选用地胆草、郁金、琥珀、三七粉、半边莲、猫须草、玉米须、薏苡仁、葶苈子、桑白皮、大腹皮、茯苓皮、猪苓、泽泻等化瘀逐水、泻火解毒药物,以防治急黄鼓胀。

总之,康老认为,对于阳黄宜早清里驱邪,使邪有出路、减轻疫毒伤害和内陷,从而防止急黄的形成;急黄初成,宜早用凉血救阴、泻火解毒,以延缓病势发展,防止腹水、昏迷等逆证发生;急黄神志轻度异常时,当及早、连续、重用安宫牛黄丸等开窍醒神、泻火解毒之剂,为防治神昏急症的关键;急黄在腹胀、尿少时,及早化瘀逐水、泻火解毒,乃防治急黄鼓胀的要领。

(六) 钱英治疗肝衰竭经验

钱老认为重症肝炎由于病情凶险,传变快速,因此不必按照一般辨证论治的基本原则,也不必按照叶天士治疗温病卫气营血传变发展顺序的治则。而必须采取快速截断治疗的果断措施,以阻断瘟邪热毒侵入营血,内陷心包。因此,他提出运用"截断逆挽法"治疗慢性重型肝炎是中医在治疗慢性重型肝炎方面的理论创新,打破了温病理论"卫之后,方言气""营之后,方言血"的常规。

1. 提出"截断逆挽法"

中医文献中没有"重型肝炎"的名称,但有类似记载,如"疫黄""急黄""瘟黄""鼓胀""血证""晕厥"等。隋代巢元方《诸病源候论》称:"脾胃有热,谷气郁蒸,因热毒所加,故猝然发黄,心满气喘,命在顷刻。"此谓"急黄"。明朝王伦《名医杂著》提出了"瘟黄"的概念。清朝温病学派的发展,创立了卫气营血辨证和三焦辨证,对重型肝炎的治疗开创了新局面,至今仍对临床治疗具有重要的指导意义。中医学认为,重型肝炎的病因病机为外感"时行疫气",湿热疫毒蕴结体内,内阻中焦,熏蒸肝胆,使肝失疏泄,胆汁外溢,身目发黄;壅滞三焦,气化失常,气滞血瘀水停,则腹胀尿少;热毒炽盛,迫入营血,甚则出血;逆传心包,痰瘀蒙闭心窍或肝风内动,则出现神昏、抽搐,直至脱证、闭证而成危候。后期可出现瘀血阻络,肝肾阴虚甚或肝肾阳衰等证。钱英教授提出以上论述符合急性重型肝炎的发病过程,而慢性重型肝炎由于病程长,在一般慢性肝炎发病演变规律的基础上,存在着特殊的发病学规律。它主要表现为"肝胆热毒炽盛,湿毒壅盛,毒瘀胶着,肝体肝用俱损,脾肾气阴或阴阳两伤"。它有四大特点:其一,是疾病传变的终点。慢性重型肝炎是由慢性肝炎和肝硬化发展而来,临床病程很长,缠绵反复,慢性重型肝炎已近疾病的终点。其二,是病机演变,复杂多变。慢性肝炎、肝硬化是湿、热、疫、毒之邪相互胶着,形成湿热羁留残存未尽,肝郁及脾肾气血俱衰。慢性重型肝炎更突出"久病必虚",正不抗邪的病机转变和湿(毒)-瘀(郁)-虚的本虚标实病理演变特点。其三,是脏腑传变,多脏损伤。慢性重型肝炎的证型常是肝郁脾虚、肝肾阴虚、脾肾阳虚、肝胆郁热等证的混合证型,脏腑传变有一定的规律性。疾病的传变反映了疾病发展由量变到质变的过程,其最终的恶变不仅是使肝体衰,肝用竭,更是五脏俱损的恶果。《灵枢·本神》篇说:"五脏藏精者也,不可伤,伤则失守而阴虚,阴虚则无气,无气则死也。"其四,是虚实错杂。在慢性重型肝炎的整个演变中因实致虚、因虚致实、虚虚实实的恶性因果转换决定着疾病的发生、发展、转归及预后。因此,截断逆转,逆其病势而使病愈成为治疗慢性重型肝炎的关键。否则如《黄帝内经》所言,"病已成而后药之,乱已成而后治之,岂不晚乎",此即钱英教授"截断逆挽"的学术思想由来。

2. 诠释"截断逆挽法"

"截断逆挽法"是"截断法"和"逆流挽舟"法的综合运用。钱英教授在临床中善于总结,勤于思索,勇于创新,不拘旧说,把古人的两法融合于一体,提出"截断逆挽法",开拓了治疗重型肝炎的新思路,提高了治疗慢性重型肝炎的疗效。"截断法"是一种"先安未受邪之地"的治疗策略。其主要精神是:抓紧早期治疗,快速控制病情,掌握辨证规律,采取果断措施和特殊功效方药,直捣病巢,迅速祛除病原。近代名家姜春华教授,早年对治疗温病等创立新说,即"截断扭转法"。"截断"好比摧陷廓清,扫荡无遗;"扭转"就像逆流挽舟,化险为夷。云南詹文涛认为截断法应用在中医危急重症,可截断其恶性因果转换链,从而阻止疾病向恶性发展。"逆流挽舟法"的运用开创于汉代张仲景,继之金元张从正阐经发挥,至清初喻嘉言始立"逆挽"之名。喻氏治外邪陷里而成痢疾者,使陷里之邪,仍由里出表而愈,如逆水中挽舟上行之意,故称"逆流挽舟"。人参败毒散为"逆流挽舟法"的代表方,其中风药在方中具有升举清阳、鼓舞正气、宣通气机、枢转邪气外出的作用,是其能为"逆流中挽舟楫上行"的主要配伍。钱英教授认为,慢性重型肝炎虽然表现为鼓胀、黄疸、出血、昏迷等危急重症,但其本质是本虚标实,要抓住疾病特点,以《黄帝内经》"上工救其萌芽"的思想为指导。"截断法"体现在疾病的不同阶段治疗重点的不同如早期清肝疏肝,中期调肝理肝,后期养肝柔肝。"逆流挽舟法"是针对慢性重型肝炎因虚致实的病机,采用扶正祛邪的方法,强调尽早采用补肝法以扶正,包括滋肝肾之阴、益肝脾之气、温脾肾之阳等。根据肝"体阴而用阳"理论,补肝体而益肝用,使元气充足。不致使正气先虚和更虚,邪气炽盛如顺风之船急流直下;先安未受邪之地,更有助于截断病势,是为"上工救其萌芽"之创新诠释。

3. 运用"截断逆挽法"

钱英教授认为治疗慢性重型肝炎,要抓住疾病发生发展中病机演变、脏腑传变、虚实转化等的特殊规律,将辨证与辨病紧密结合,运用中医理论与方法,在疾病发展的各个阶段、对出现的各种并发症,灵活运用"截断逆挽法"。具体分类如下。

1)病因病机"截断逆挽法"

慢性重型肝炎病因多为感染湿热、疫毒之邪。针对其病程迁延难愈,病机演变有湿(毒)—(郁)瘀—虚的本虚标实病理特点,治疗应以祛湿化痰、清热解毒、疏肝理气、活血化瘀和滋阴补肾、温补脾肾等根据病机而治。

2)脏腑传变"截断逆挽法"

慢性重型肝炎是以肝脏为主的多脏器损害。根据五行生克理论和慢性重型肝炎脏腑传变规律,临床见到肝病传脾,湿热壅滞,可发瘅出黄。如古人云:"见肝之病,则知肝传于脾,故令先实其脾,无令得受肝之邪"。清朝魏玉璜发展了历代医家的理论,提出肝病既可传脾,又可传胃,不仅有肝郁脾虚,还有肝胃不和。肝病及肾:肝与肾"精血互生""肝肾同源"。肝病及肾,水邪为患,亦成水臌,故有滋水生木之法;肝病及胆、心包络、三焦:厥阴经以肝为主导,胆、心包络、三焦为从属。胆为中清之腑,脏病及腑,郁热胶结,胆汁外溢,发为黄疸。三焦为决渎之官,肝络瘀阻,血化为水,凑渗灌注,决渎失职,水停为臌。心包络为心主之脉,厥阴肝病,风火僭肆,内扰包络,或三焦受邪,循经逆传,蒙蔽包络,皆致昏谵痉厥,甚者危殆。治疗应注重脏腑传变规律,及时将病邪截断,以扶持正气。

3)病程分期"截断逆挽法"

(1)早期清肝疏肝

清肝是指清利湿热和清肝凉血。清肝是由于湿热疫毒残留体内久羁不去,导致病变持续发展,必须继续清利。肝热有两种,一种是实热,即指湿热之热;一种是虚热,即指阴虚之热。肝主疏泄,内寄相火,为风木之脏,易动风化火,针对肝脏有热,所以必须清肝。疏肝是指疏肝理气。疏肝是为了使人体气机条达舒畅。肝主疏泄、条达,以气为用,以行气血,肝之疏泄失司,情绪失常或暴怒或抑郁,甚至影响饮食和睡眠,气滞日久则血瘀,有肝积之变。重型肝炎常见到的吐衄、便血,与气机紊乱、肝不藏血、迫血妄行有关。所以朱丹溪曰:"气血冲和,百病不生,一有怫郁,诸病生焉。"治疗应该注意到,疏肝一般多用理气药,但肝为刚脏,用药宜柔不宜刚,如辛温香燥太过,必损伤肝阴,反而影响肝之疏泄。

(2)中期调肝理肝

调肝是调肝和血之意。慢性重型肝炎除了"肝郁",需要疏肝理气之外,还需要调肝和血。调肝和血有两层含义:一要补养肝血,二要通行瘀滞。和血就是一要补血,二要行血。理肝是指理肝实脾。此法重在通过疏理肝脏而健运脾胃。脾胃为后天之本,精血化生之源,而人之五脏六腑、四肢百骸都赖于精血的濡养。历代医家都非常重视脾胃在人体的作用。脾为中土,滋灌五脏百骸,脾病则心不能主,肾不能滋,肝不能藏,周身难健。慢性重型肝炎临床最常见的高度腹胀、乏力、食欲不振等表现,就是肝失疏泄、中焦脾胃功能失常所致。所以"实脾"就是指调理好脾胃,保护好胃气,使人体的消化吸收功能处于良好状态。对慢性重型肝炎来说,脾胃之气更显得特别重要。这是因为:脾是肝病首先要损伤的脏器;脾是运化水湿的枢纽,脾强则湿邪可以很快消除;脾强不必忧虑"痰郁"的发生;脾为后天之本,气血生化之源,脾强则不致过早地产生"气血虚"。中医历来重视脾胃,所谓"有胃气则生,无胃气则死"就是这个道理。

（3）后期养肝柔肝

养肝就是养肝滋肾。养肝主要是指补养肝血而言。肝藏一身之血,阴血充足则肝体得养,表现为"肝受血而能视,足受血而能步,掌受血而能握,指受血而能摄"。"养"指的是养肝之阴血以制肝阳,肝阴不足,则肝阳上亢,致肝昏迷等。肝血不足,血不养肝,筋脉失养,出现极度乏力,劳累后肝区疼痛,卧床休息后疼痛缓解。补肾指的是在养肝的基础上常加以滋肾之品,因慢性重型肝炎病程长达数年,甚至数十年,久病及肾,又因肝肾同源,精血相生,肾为元气之本,肝与肾是子与母(即水生木)的关系。所以,滋肾养肝即是"虚则补其母",即滋水涵木。常用方如一贯煎、杞菊地黄丸、调肝汤等。柔肝就是柔肝软坚。"柔"是指养血柔肝。柔肝有两个含义,一是肝血不足需要濡养;二是肝脏硬化肿大需要软坚,即中医的"症瘕""积聚",俗称"胁下痞块"。肝木畅茂,性喜柔恶刚,条达气血,需以柔济刚,治疗慢性重型肝炎时还有"鼓胀""出血""昏迷"等,必须重视养血柔肝,常用方如四物汤合鳖甲煎丸等。

（七）王灵台治疗肝衰竭经验

1. 病机关键——气滞血瘀痰凝

中医学认为肝硬化腹水的发生,与气、血、水三者息息相关,与肝脾肾三脏密不可分。历代医家对此各有所见,如以李东垣、朱丹溪为代表的医家提出湿热论;赵养葵、孙一奎等提出火衰论;喻嘉言则提出水裹气结血瘀论。王老认为本病发生有诸多病因。

（1）脾失健运,水湿留滞

因嗜酒过度、饮食不节、七情内郁、劳欲损伤、感染湿热虫毒以及由于黄疸等病失治误治,本身调养失宜所致。本病初发之时,多因湿热毒邪加之情志郁结,殃及脾胃,脾失健运,日久则水湿停留,积蓄腹中。

（2）湿热蕴结,气虚血滞

湿伤脾阳耗气,热灼阴血耗津,湿热久羁,以致肝肾阴亏虚火内灼;脾阳不振,湿留不化日久则蕴热。湿热与虚热相合日渐伤正,终致气血两虚,气虚则血行滞缓,气行不畅,则津液不能输布,日复一日,著而不去,聚于腹中。

（3）热蒸生痰,痰瘀交阻

如脾失健运,湿困日久而热蒸生痰,入于肝经,阻于肝络,形成瘀血,痰瘀交阻,并影响肝脾生化,造成后天生化乏源。新血不生,恶血不去,三焦阻塞,决渎无权,终致水停腹中。

总之,本病病因内外相合,病机关键在于气滞血瘀痰凝。其特点为肝、脾、肾功能受损,气、血、水功能失常,本虚而标实导致肝硬化腹水。

2. 治疗重点——审证攻补兼施

王老认为,本病既有痰血瘀阻、腹水邪实,又有肝脾肾三脏虚损。虚中夹实,实中夹虚,虚实夹杂;其正虚为本,邪实为标。因此其治疗在于审证攻补兼施。以扶正为本,逐水为标。以扶正为常法,逐水为权变。水液代谢功能失常,"其源在脾",故拟以调治中焦出入升降为主。气为血帅,恶血久蓄,正气大伤,血失其帅,焉能自行?如不补气养血扶正,健脾化痰,而单纯寄于活血利水药物,则会往返徒劳,难以收效。活血首先要照顾到气虚或气滞,治气又要考虑到血虚与血行,气血不能分割,故当以补气养血,健脾化痰,而以平和之品利水,再加软坚柔肝之味为宜。活血化瘀为治肝硬化腹水之常用方法,但活血慎用破血攻伐之品,当以养血活血或理气活血为先,或以补为先,以补为通,不忘实脾以治肝,并攻补兼施。切忌以"舟车丸"之类扬汤止沸,徒伤其正,更勿以三棱、莪术之属落井下石,雪上加霜。诚如关幼波教授所言,"当以无形之气胜有形之血",见水不制水,见血不治血,气旺中州运,无形胜有形。因此,健运脾胃,以无形之气而胜有形之水、血,有着十分重要的作用。

3. 辨证施治——强调整体分期

通过四诊,进行整体辨证与分析,有的放矢,只求一效,这是王老辨治的主导思想。基于此观点,王老根据气、血、痰、水之偏重盛衰,脏腑功能之强弱,强调整体辨证与分期治疗。肝硬化腹水早期,症状常见乏力神疲,胸腹胀满不适,纳谷不馨,面黄无泽,舌红苔薄白,脉弦滑。多因情志抑郁,肝气横犯脾胃,致肝脾同病,当以疏肝健脾消导为主,方以柴胡疏肝散合四君子汤加减,可酌加焦山楂、谷芽、麦芽、郁金,丹参理气活血,使肝气得舒,脾运得复,气化则水去而血行。若湿滞较重者加苍术、厚朴;肝胃不和者加半夏、竹茹;寒湿困脾加藿香、佩兰;兼内热者加栀子、黄芩。若病势发展,由气及血,有气血同病之象,多为病之中期,常见胸腹胀满加重,纳差,恶心呕吐,乏力,或手足心热,面色苍黄,舌红少津,或苔白而腻,脉沉弦。此属情郁未解,肝气不舒,必有气滞血瘀痰凝。王老认为此期最为关键,为病期发展或转机之枢纽。此期当以活血疏肝为主,兼以健脾化痰利水,以肝脾同治,气血并调法。方用胃苓汤合膈下逐瘀汤加减,还可加用郁金、青皮、鳖甲、川楝子等。有出血倾向者加田七、丹皮、仙鹤草;腹胀甚加沉香、枳壳,并注意药疗与精神、饮食调养,同时千万不可忽视怡神之养,否则易于功亏一篑。若病势发展到危重的第三阶段,除上述诸证外,更见腹胀如鼓,青筋暴露,尿少,便溏,甚者呕血,便血。其舌质暗红,苔白腻,脉沉细。此乃肝脾累及于肾,肾失主水与封藏之能,有气、水、血、痰兼见之症,为肝失疏泄,三焦失司,决渎开合不利,脾失转输,津液不能上输于肺,浊降之势更趋严重,致水停腹中。肝失藏血,脾失统血,血溢脉外则吐血、便血。此期肾气渐衰,肝脾功能失调,治以行血兼化痰利水,疏利气机与理脾补肾相兼。王老主张以理气、分消之法,常以淡渗之品合理气健脾治之,方选黄芪防己汤加减,药用苍术、泽兰、半夏、白茅根、大腹皮、黄芪、防己、槟榔、仙鹤草、鳖甲、党参、白术、车前子等。若胸闷腹胀不舒,加杏仁使肺气宣降,通调水道;如腹水大量兼有胸水者,可适当伍入葶苈子,但该药攻水之力宏,故宜慎之又慎;若神志异常,加石菖蒲、郁金,甚者用安宫牛黄丸;大便溏者加用山药、炒白术;出血者加大黄炭,三七粉吞服;腹胀甚加大腹皮(子)、莱菔子等;若见畏寒肢冷之脾肾阳虚证,则可以附子理中汤合真武汤化裁,酌加淫羊藿、山茱萸、枸杞子等补肾之品。

王老还认为腹水消退后当以扶正固本、健脾补肾,勿忘调肝理气。健脾以培土筑堤,补肾以疏通下源,调肝以疏利气机,使"水津四布,五经并行",王老根据古训"鼓胀病根在脾"(《沈氏尊生书》),"补肾不如补脾"(《证治准绳》),"脾升肝也升,故水木不郁"(《四圣心源》)

之言,强调肝脾肾三脏同治。

4. 清肝开窍法治疗肝性脑病

肝性脑病并非单一疾病,而是一组临床综合征候群,其发病机理较复杂。近年来国内外对其发病机理虽然进行了多方面的研究和探讨,但仍认为是一个复杂问题,至今尚难完全阐明。肝性脑病是现代医学的病名,根据本病的临床表现可归属于中医"郁证""神昏"等范畴,其病因病机十分复杂,但概其要点为外邪或情志饮食内伤,肝气郁结,化火生痰,毒邪内蕴,心神被蒙。临床辨证分型虽可为湿浊蒙闭型(多见于慢性肝性脑病)、毒火攻心型(多见于急性重症肝炎引起的急性肝性脑病)、阴虚阳亢型(多见于急性型肝性脑病)和阴阳两虚型(多见于急性型和慢进型肝性脑病的终末期)四型。但仍以热毒内蕴,痰蒙神明为多见,治疗应以清热解毒、豁痰开窍为主要治法。治疗上应包括肠道治疗(如通便、降氨,减少毒性物质产生)、护肝治疗(解毒护肝)和中枢治疗(醒脑开窍)三方面的综合治疗。据此,王老研制成功了预防亚临床肝性脑病,治疗肝性脑病中药制剂——清开冲剂。清开冲剂主要有大黄、败酱草、石菖蒲等药物组成。大黄荡涤肠胃之积毒,有清热破积的功效,且性虽趋下,而又清在上之热;败酱草清热解毒以护肝;石菖蒲豁痰醒神以开窍,全方药味精简,相辅相佐;上则豁痰醒神以开窍;下则荡涤肠胃以解毒;内能清热解毒以安五脏。现代药理学研究表明,大黄具有泻下、保肝、抗菌作用,既可抑制氨的产生,又可增加氨的排泄;石菖蒲具有抗惊厥作用,直接作用于中枢神经系统改善神经精神症状;败酱草有抗菌、抗病毒之功效,也可减少血氨的生成。全方药味精简,三药相辅相佐,共奏祛毒、开窍之功,其效果自然优于单纯作用一点的西药。

王老认为,在肝性脑病研究方面,应遵循中医药理论指导下的中医药临床实践与现代科学理论相结合的原则,对肝性脑病的病因、病机进行科学的分析,发挥醒脑、开窍、解毒、护肝中医的特长,把具有清氨导泄作用的乳果糖与具有清肝解毒、开窍醒脑的中药相结合,提高临床疗效。王老积极开展中药复方防治亚临床肝性脑病的研究课题,在国内较早报道了清开冲剂治疗亚临床肝性脑病的研究成果。临床研究表明,在综合治疗措施基础上以清开冲剂随机治疗肝性脑病患者,总有效率为 83.7%,对照组为 61.9%;平均清醒时间清开冲剂为 2.0 d,对照组为 3.5 天($P<0.05$);清开冲剂治疗后血氨较对照组明显下降($P<0.01$)。实验研究表明,清开冲剂可明显改善实验性大鼠的神经电生理变化;降低实验性大鼠脑内 5-羟色胺浓度,升高多巴胺浓度,调节单胺类神经递质的失衡;对兴奋性与抑制性氨基酸神经递质的失衡也有一定调节作用。

第五节 ·〉 典型案例分析

病案

徐某,男,53 岁。

初诊日期:2010 年 03 月 08 日。

主诉:因"反复乏力伴身目俱黄、溲黄2月"收治入院。

现病史:患者既往有 HBsAg 阳性史 10 余年,未定期复查与进一步诊治。2010 年 1 月初,患者因劳累后出现乏力、纳差,继而身黄,目黄,溲色如浓茶。2 周前曾在外院住院治疗,诊断为慢性乙型肝炎,经治疗后,症情无明显缓解,2010 年 3 月 5 日,外院复查报告提示:肝功能:ALT 106 IU/L, AST 92 IU/L, TBI 1508.6 μmol/L, DBIL 308.0 μmol/L, ALB 29 g/L;PT 20.6s;HBV-DNA 1.12×10^4 copies/mL。由门诊拟"慢性乙型病毒性肝炎"收治。

刻诊:患者身目俱黄,纳谷不馨,恶心,厌油,乏力,腹略胀,口苦,口干,溲黄赤,色如浓茶,腑行日一次,尚畅,色偏淡。

既往史:既往否认高血压、慢支、心脏病、糖尿病等内科慢性疾病史。否认伤寒、结核等其他传染性疾病史。否认外伤、手术、输血史。预防接种史不详。

体格检查:

T:36.8℃,P:80 次/分,R:17 次/分,BP:130/80 mmHg。

神志清晰,精神略萎,发育正常,营养中等,推入病房,自动体位,检体合作,应答切题。全身皮肤及黏膜明显黄染,无瘀斑瘀点,全身浅表淋巴结未扪及肿大,蜘蛛痣(一),肝掌(一)。头颅发育正常,两侧瞳孔等大等圆,对光反射正常,巩膜明显黄染,结膜无充血水肿。耳鼻外形正常,未见异常分泌物。伸舌居中,咽扁(一)。颈软无抵抗,右侧颈部见颈静脉穿刺留置针。气管居中,颈静脉无怒张,肝颈静脉反流征(一),甲状腺未扪及肿大。两侧胸廓对称,肋间隙无增宽畸形,两肺叩诊清音,呼吸音清晰,未闻及干湿啰音。心率 80 次/分,律齐,各瓣膜听诊区未闻及病理性杂音。腹稍膨隆,全腹无压痛、反跳痛、肌卫,腹部未触及明显包块,腹壁静脉无显露,肝脾肋下未及,肝肾区叩痛(一),麦氏征(一),莫氏征(一),移动性浊音(±),肠鸣音不亢。四肢脊柱无红肿畸形,双下肢轻度凹陷性水肿。神经系统生理反射存在,病理反射未引出。前后二阴未查。未闻及异常气味。舌质红,苔黄腻,脉弦数。

辅助检查:

(2010 年 3 月 5 日)肝功能:ALT 106 IU/L, AST 92 IU/L, TBI 1508.6 μmol/L, DBIL 308.0 μmol/L, ALB 29 g/L;PT 20.6s;HBVM:HBsAg(+),anti-HBs(一),HBeAg(一),anti-HBe(+),anti-HBc(+);HBV-DNA 1.12×10^4 copies/mL。腹部 B 超:肝损图像,胆囊炎,胆囊结晶,胰腺未显示。脾稍大。心电图:窦性心律,左前分支传导阻滞。肝脏 MRI:未见占位和肝内胆管扩张。

西医诊断:慢性乙型病毒性肝炎;慢加急性肝衰竭。

中医诊断:急黄。

辨证分型:湿热蕴阻证。

诊疗计划:

1. 予告病重,Ⅱ级护理,半流饮食。

2. 完善相关检查:血常规、PT、血浆氨、肝肾功能、电解质、尿常规、大便常规、大便隐血等。

3. 保肝降酶退黄:

5％葡萄糖注射液 250 mL＋甘利欣针 150 mg,静滴;

5%葡萄糖注射液 250 mL＋谷胱甘肽粉针 1.8 g＋维生素 K_1 针 0.03 g,静滴;

5%葡萄糖注射液 250 mL＋思美泰针 1.5 g,静滴。

4. 抗病毒:贺普丁片 0.1 g,口服。

5. 计 24 小时出入量,呋塞米 10 mg,一天两次,口服;螺内酯 20 mg,一天两次,口服。

6. 患者舌质红,苔黄腻,脉弦数。四诊合参,当属祖国医学"急黄之湿热蕴阻证",治拟清热利湿,凉血解毒;方以茵陈五苓散加减。

绵茵陈 30 g	虎 杖 30 g	赤 芍 30 g	金钱草 30 g
车前草 30 g	丹 参 30 g	茯 苓 15 g	黄 芩 15 g
鸡内金 15 g	陈 皮 6 g	制半夏 9 g	枳 壳 9 g
猪 苓 15 g	郁 金 15 g		

煎煮方法:上方加水 500 mL,浸泡 20 分钟,头煎煮沸后再煎 25 分钟,二煎煮沸后再煎 20 分钟,两煎相合,分早晚两次温服。

二诊:2010 年 03 月 12 日

患者身目俱黄,胃纳欠馨,乏力,腹胀明显,无恶心呕吐,口苦口干轻减,溲黄赤,色如浓茶,腑行偏溏。舌质红,苔薄黄腻,脉弦。实验室检查:AFP 24.24 ng/mL,FPG 4.47 mmol/L,肝功能:ALB 26 g/L,AKP 188 IU/L,ALT 109 IU/L,AST 119 IU/L,GGT 197 IU/L,TBIL 622.5 μmol/L,PT 21.0s。

腹部 B 超:

① 肝实质回声粗糙,肝损样表现。

② 胆囊壁粗糙,胆囊泥沙样结石可能,请结合临床,建议进一步检查。

③ 脾大。

④ 腹腔积液。

⑤ 胰腺未见明显异常。

予白蛋白 10 g 静脉点滴每周二次,加强支持。

上方加苍白术各 12 g,大腹皮 15 g,泽泻 15 g,继服。

三诊:2010 年 03 月 27 日

患者身目色黄明显好转,口苦干不显,腹仍胀,无腹痛,无呕恶,无发热,纳寐可,腑行调畅,日二次,溲色转淡黄。舌质红,苔薄白腻,脉弦。查体:神志清晰,全身皮肤黄染,无瘀斑瘀点,全身浅表淋巴结未扪及肿大,巩膜黄染,蜘蛛痣(一),肝掌(一);腹平软,全腹无压痛、反跳痛、肌卫,腹部未触及明显包块,腹壁静脉无显露,肝脾肋下未及,肝区叩痛(一),麦氏征(一),莫氏征(一),移动性浊音(＋);双下肢轻度肿。PT18.8 秒;肝功能:ALB 28 g/L,AKP 206 IU/L,ALT 67 IU/L,AST 104 IU/L,GGT 156 IU/L,TBIL 258.2 μmol/L。腹水检查:患者平卧位,腹腔内肝前缘见范围约 116×92 mm 无回声区,肠间隙内见范围约 128×109 mm 游离无回声区,透声佳,CDFI(一)。

上方加陈葫芦瓢 60 g 煎汤带水,继服。

四诊:2010 年 04 月 23 日

患者目略黄,无口苦口干,无腹胀腹痛,无恶心呕吐,纳寐可,溲色略黄,大便微溏。其舌淡红,苔薄白腻,脉弦。

查体:神志清晰,全身皮肤无明显黄染,无瘀点瘀斑,全身浅表淋巴结未扪及肿大,巩膜轻微黄染,蜘蛛痣(一),肝掌(一);腹平软,全腹无压痛、反跳痛、肌卫,腹部未触及明显包块,腹壁静脉无显露,肝脾肋下未及,肝区叩痛(一),麦氏征(一),莫氏征(一),移动性浊音(一);双下肢无肿。

实验室检查:PT16.3 秒;肝功能:ALB 32 g/L,AKP 140 IU/L,ALT 46 IU/L,AST 63 IU/L,DBIL 35.6 μmol/L,GGT 116 IU/L,TBIL 152.3 μmol/L,ALB 31.9 g/L;HBV-DNA 低于检测下限。

因症情基本平复,予出院门诊继续服药调治。

(商斌仪)

参考文献

[1] 中华医学会感染病学分会肝衰竭与人工肝学组,中华医学会肝病学分会重型肝病与人工肝学组.肝衰竭诊治指南(2012 年版)[J].实用肝脏病杂志,2013.16(3):210-216.

[2] AASLD Position Paper:The Management of Acute Liver Failure:Update 2011[EB/OL].(2011-09[2011-01-02].http://www. aasld. org/practiceguidelines/Documents/AcuteLiverFailureUpdate2011.pdf. htm)

[3] Poison J, Lee W M. *American Association for the Study of Liver Diseases, AASLD position paper: the management of acute liver failure*[J]. Hepatology, 2005,41:1179-1197.

[4] Tandon B, Bernuau J, O'Grady J, et al. *Recommendation of the international association for the study of liver subcommittee on nomenclature of acute and subacute liver failure*[J]. J Gastroenterol Hepatol, 1999,14(5):403-404.

[5] Lee WM, Squires RH Jr, Nyberg SL, et al. *Acute liver failure: summary of a workshop*[J]. Hepatology, 2008,47(4):1401-1415.

[6] Escorsell Manosa A, Mas Ordeig A. *Acute on chronic liver failure*[J]. Gastroenterol Hepatol, 2010, 33(2):126-134.

[7] Ito H, Ando K, Ishikawa T, et al. *Role of TNF-alpha produced by nonantigen-specific cells in a fulminant hepatitis mouse model*[J]. J Immunol, 2009,182(1):391-397.

[8] Zhao DG, Xie Q. *A new mechanism of immune response mediated hepatocellular injury*[J]. Zhonghua Gan Zang Bing Za Zhi, 2011,2011,19(1):73-75.

[9] Schuize-Osthoff K, Bantel H. *Necrosis versus apoptosis in acetaminophen-induced hepatotoxicity*[J]. Hepatology, 2011,53(3):1070.

[10] Kotoh K, Enjoji M, Kato M, et al. *A new parameter using serum lactate dehydrogenase and alanine aminotransferase level is useful for predicting the prognosis of patients at an early stage of acute liver injury: A retrospective study*[J]. Comp Hepatol, 2008,7:6.

[11] Viriyakosol S, Kirkland T. *Knowledge of cellular receptor for bacterial endotoxin* 1995[J]. Clin Infect Dis, 1995 (suppl 2):190-195.

[12] Xing T, Li L, Cao H, et al. *Altered immune function of monocytes in different stages of patients with acute on chronic liver failure*[J]. Clin Exp Immunol, 2007,147:184-188.

[13] Langdale LA, Hoaglang V, Benz W, et al. *Suppressor of cytokine signaling expression with increasing severity of murine hepatic ischemia-reperfusion injury*[J]. J Hepatology, 2008,7:6.

［14］　孙艳玲,赵景民,周光德,等.重型肝炎发病时相及临床病理特征的研究［J］.中华实验与临床病毒学杂志,2003,17(3):270－273.

［15］　Ostapowicz G, Fontana RJ, Schiaodt FV, et al. *Results of a prospective study of acute liver failure at 17 teriary care centers in the United States*［J］. Ann Intern Med,2002,137(12):947－954.

［16］　Rockey DC, Seeff LB, Rochon J, et al. *Causality assessment in druginduced liver injury using a structured expert opinion process: comparison to the Roussel-Uclaf causality assessment method*［J］. Hepatology, 2010,51(6):2117－2126.

［17］　Liao CA, Lee C M, Wu HC, et al. *Lamivudine for the treatment of hepatitis B virus reactivation following chemotherapy for non-Hodgkin's lymphoma*［J］. Br J Haematol, 2002,116(1):166－169.

［18］　Hsu C, Hsiung CA, Su IJ, et al. *A revisit of prophylactic lamivudine for chemotherapy-associated hepatitis B reactivation in non-Hodgkin's lymphoma: a randomized trial*［J］. Hepatology, 2008,47(3):844.

［19］　Zoulim F, Perrillo R. *Hepatitis B: reflections on the current approach to antiviral therapy*［J］. J Hepatol, 2008,48 (Suppl 1):S2－S19.

［20］　Smilkstein MJ, Knapp GL, Kulig GL, et al. *Efficacy of oral N-acetylcysteine in the treatment of acetaminophen overdose. Analysis of the national multicenter study* (1976 to 1985［J］. N Engl J Med, 1988,319(24):1557－1562.

［21］　Keays R, Harrison PM, Wendon JA, et al. *Intravenous acetylcysteine in paracetamol induced fulminant hepatic failure: a prospective controlled trial*［J］. BMJ, 1991,303(6809):1026－1029.

［22］　Sato R L, Wong JJ, Sumida SM, et al. *Efficacy of superactivated charcoal administered late* (3 hours)*after acetaminophen overdose*［J］. Am J Emerg Med, 2003,21(3):189－191.

［23］　Moroni F, Fantozzi R, Masini E, et al. *A trend in the therapy of Amanita phalloides poisoning*［J］. Arch Toxicol, 1976,36(2):111－115.

［24］　Hruby K, Csomos G, Fuhrmann M, et al. *Chemotherapy of Amanita phalloides poisoning with intravenous silibinin*［J］. Hum Toxicol, 1983,2(2):183－195.

［25］　Broussard CN, Aggarwal A, lacey SR, et al. *Mushroom poisonin-from diarrhea to liver transplantation*［J］. Am J Gastroenterol, 2001,96(11):3195－3198.

［26］　Enjalbert F, Rapior S, Nouquler-soule J, et al. *Treatment of amatoxin poisoning: 20-year retrospective analysis*［J］. J Toxicol ClinToxicol, 2002,40(6):715－757.

［27］　Chen FY, Yang H, Lu B, et al. *Characterization of fecal microbial communities in patients with liver cirrhosis*［J］. Hepatology, 2011,54:562－572.

［28］　Canalese J, Gimson AE, Davis C, et al. *Controlled trial of dexamethasone and mannitol for the cerebral oedema of fulminant hepatic failure*［J］. Gut, 1982,23(7):625－629.

［29］　Nath F, Galbraith S. *The effect of mannital on cerebral white matter water content*［J］. J Neurosurg, 1986,65(1):41－43.

［30］　Rakela J, Mosley JW, Edward VM, et al. *A double-blinded, randomized trial of hydrocortisone in acute hepatic failure. The Acute Hepatic Failure Study Group*［J］. Dig Dis Sci, 1991, 36(9):1223－1228.

［31］　Jalan R, Older Damink SW, Deutz NE, et al. *Moderate hypothermia prevents cerebral hyperemia and increase in intracranial pressure in patients undergoing liver transplantation for acute liver failure*［J］. Transplantation, 2003,75(12)2034－2039.

［32］　Jalan R, Olde Damink SW, Deutz NE, et al. *Moderate hypothermia in patients with acute liver failure and uncontrolled intracranial hypertension*［J］. Gastroenterology, 2004,127(5):1338－1346.

［33］　C rdenas A, Ginès P, Marotta P, et al. *Tolvaptan, an oral vasopressin antagonist, in the treatment of hyponatremia in cirrhosis*［J］. J Hepatol, 2012,56(3):571－578.

［34］ Berl T，Quittnat-Pelletier F，Verbalis JG，et al. *Oral tolvaptan is safe and effective in chronic hyponatremia*［J］. J Am Soc Nephrol，2012,21(4):705－712.

［35］ Stravitz RT，Kramer DJ. *Management of acute liver failure*［J］. Nat Rev Gastroenterol Hepatol，2009,6(9):542－553.

［36］ Canalese J，Gimson AE，Davis C，et al. *Controlled trial of dexamethasone and mannitol for the cerebral oedema of fulminant hepatic failure*［J］. Gut，1982,23(7):625－629.

［37］ Murphy N，Auzinger G，Bernel W，et al. *The effect of hypertonic sodium chloride on intracranial pressure in patients with acute liver failure*［J］. Hepatology，2004,39(2):464－470.

［38］ Pereira SP，Rowbotham D，Fitt S，et al. *Pharmacokinetics and efficacy of oral versus intravenous mixed-micellar phylloquinone（vitamin K1）in severe acute liver disease*［J］. J Hepatol，2005,42(3):365－370.

［39］ 闫军堂,孙良明等.刘渡舟治疗肝硬化腹水十法［J］.中医杂志,2012,53(21):1820－1823.

［40］ 刘敏,李献平.关幼波治疗肝硬化腹水的经验［J］.中医药通报,2006,5(4):11－12.

［41］ 邱志济,朱建平等.朱良春好治疗肝硬化腹水临床经验和用药特色［J］.辽宁中医杂志,2001,28(8):468－469.

［42］ 周仲瑛.重症肝炎辨治述要［J］.新中医,2002,34(3):3－6.

［43］ 康俊杰,康素琼.康良石防治急黄经验［J］.中国中医急症,1994,3(1):24－25.

［44］ 李秀惠.钱英教授"截断逆挽法"治疗慢性重型肝炎的思路与方法［J］.上海中医药杂志,2007,41(1):1－4.

［45］ 张有祥,张佳发.王灵台教授诊治肝硬化腹水经验［J］.上海中医药大学学报,2002,16(1):28－29.

第十章

原 发 性 肝 癌

原发性肝癌是世界最常见的恶性肿瘤之一,发病率在恶性肿瘤中位居世界第 5 位,死亡率位居第三位,每年有 50 万到 100 万的新发病例,病死率和发病率之比高达 0.96,在我国每年约有 14 万人死于原发性肝癌,严重威胁着人们的健康及生命。对肝癌的初步认识,在我国的中医学文献中很早就有文字记载,如肝积、肥气、脾积、心积、伏梁、积聚、癥瘕、虚劳、痞气、黄疸、癖黄、血黄、黑疸、鼓胀、肝水、胁痛、肝胀等。鉴于肝癌中医病名的错综复杂,《医学原理》概言"积聚者乃癥瘕、肠蕈、伏梁、肥气、痞气、息贲、奔豚等症之总名也"对肝脏肿瘤的晚期临床表现作了细致的观察,但是当时并没有认识到该组疾病的本质。对肝癌准确的认识还是从西方尸体解剖获得的病理资料开始的。

第一节 ·〉 病因与发病机制

肝癌病因及其发病机制尚不完全清楚,目前认为其发病为多因素、多步骤、多阶段的复杂过程。其病因如下。

一、肝炎病毒感染

1. 乙型肝炎病毒感染

肝癌发生最重要的因素之一是长期的病毒感染,70%～90%的肝癌患者感染了乙肝或丙型病毒。其中 HBV(乙型肝炎病毒)对肝癌病因学中的重要作用得到公认,大量的流行病学资料和分子生物学致癌机制都支持 HBV(乙型肝炎病毒)是肝癌发生的重要因素,HBV(乙型肝炎病毒)的 X 蛋白能与肿瘤抑制基因 p53 表达的蛋白整合,肝癌细胞中发现有 HBV(乙型肝炎病毒)的 x 及 preS2/S 基因的整合。世界卫生组织指出,肝癌和 HBV(乙型肝炎病毒)的相关性高达 80%,是人类第二种已知的致癌因素。世界范围内人群中 HBsAg 携带率和肝癌发病率的地区分布几乎完全一致,不同国家与地区,以及同一地区的不同种族,肝癌发病率与 HBV 感染率呈正相关关系。在北美、西欧和澳大利亚这些肝癌低发区,HBsAg 的流行率低,为 0.2%～0.5%;而在肝癌高发区的中国、南非和热带非洲,HBsAg 流行率则高,为8%～20%。有关病例对照研究显示肝癌病例组的HBV标志阳性率(HBsAg携带率可达40%～80%)明显高于对照组(15%以下)。在南非黑种人中进行的肝癌危险因素研究表明,43%的肝癌由HBV单独引起。我国1992—1995年30个省、市、自治区流行病学调查表明,HBsAg的流行率平均为9.8%,90%以上的肝癌病例感染过HBV,对照组中也达50%～70% HBV感染是我国肝癌的一个重要病因因素。广西抚绥对12170人随访3年的队列研究显示,HBV感染者患肝癌的危险性高26.56倍。赵宁对中国乙型肝炎与肝癌关系的病例对照研究进行了Meta分析,结果表明HBV感染与肝癌关系密切,病例组HBV总感染率高达93.98%,显著高于对照组60.23%,合并危险度OR为11.19(6.01～20.87),人群归因危险度百分比PAR为85.99%,即危险性大暴露性高。中国六城市同时进行的样本量为3598人的大型肝癌危险因素研究表明,表面抗原阳性者的综合OR为12.046(5.591～25.952),核心抗原性者的OR为24.524(14.362～41.871)。

2. 丙型肝炎病毒感染

WHO公布1999年全球人群HCV(丙型肝炎病毒)的感染率大约为3%。约90%的急性丙型肝炎进展为慢性感染并导致肝硬化,所致的肝硬化有15%发展为肝癌,但目前HCV(丙型肝炎病毒)致癌的分子生物学机制尚需进一步研究。有研究显示发达国家50%以上的肝癌主要由HCV(丙型肝炎病毒)感染引起。美国研究认为美国近20年肝癌发病率上升了70%的原因是HCV(丙型肝炎病毒)感染增加所致;日本研究表明,日本全国HBV(乙型肝炎病毒)急性感染下降,但肝癌发病率和死亡率却上升,经研究后认为与第二次世界大战后输血传播的丙型肝炎感染有关,目前日本肝癌约80%由HCV(丙型肝炎病毒)引起,15%由HBV引起。我国人群中抗-HCV阳性率为3.2%,HCV(丙型肝炎病毒)是肝癌发病的一个危险因素。

3. 乙型肝炎病毒与丙型肝炎病毒重叠感染

HBV和HCV重叠感染进展为肝硬化而导致的肝癌的概率会增高,此外,HBV和HCV重叠感染在肝癌中的协同作用,受到许多科学家的高度重视。Peters的研究显示:由HBV和HCV重叠感染引起的肝硬化发生肝癌的概率为48%,高于其他组(13%),Donato在意大利进行了肝炎和肝癌关系病例对照研究的Meta分析,结果表明HBV和HCV重叠感染组的合并OR为165,比HBsAg或抗-HCV单一阳性组的OR高,且高与两者单独阳性的OR之和。中国为HBV高流行区,许多研究也证明HBV和HCV的重叠感染在肝癌的发生中有协同作用。

二、黄曲霉素

黄曲霉素是由黄曲霉菌等产生的一系列毒素,可在多种食物(主要是玉米和花生油)中产生,黄曲霉素生长繁殖最适宜的温度是30～38℃,相对湿度为80%。实验室研究证实,各类黄曲霉毒素中,以黄曲霉毒素B(AFB)致肝癌物质作用最强,是迄今所知的作用最强的致肝癌物质,具有急性毒素、致畸、诱变和致癌的生化作用。有足够证据显示黄曲霉毒素是人类的致癌剂,除HBV感染外,饮食中的黄曲霉毒素的暴露是东南亚和亚撒哈拉(非洲某些)

地区的肝癌发生的重要危险因素。实验室和流行病学研究证明,在 AFT 高水平暴露西非、莫桑比克和中国等地,存在高水平的人类 p53 基因突变,而在 AFT 低流行区,p53 基因率也低;此外,AFT 和 HBV 在肝癌的发生过程中存在交互作用。我国从 20 世纪 70 年代开始注意到黄曲霉毒素与肝癌危险性的联系,江苏海门和广西扶绥进行的 AFT 暴露水平与肝癌关系的流行病学研究表明,摄入被 AFT 污染的食物越多,肝癌发生率越高,随着血清中 AFT 蛋白复合物水平的升高,肝癌危险度有增高趋势。江苏启东进行的临床试验研究表明,化学预防剂奥替普拉(Oltipraz)能降低 AFT 转化为致癌产物的代谢过程,并增加这些致癌产物的去毒通道,从而降低 AFT 致癌的生物效应。

三、饮水污染

20 世纪 70 年代我国的苏德隆教授等根据肝癌地理分布具有不均衡性,饮用沟塘水居民比例愈大,肝癌死亡率愈高,饮用沟塘水居民要比饮用深井水居民肝癌死亡率高 5~10 倍,提出饮水污染可能是肝癌一个独立的危险因素。据中国饮用水污染状况研究报道,我国大部分地区由于卫生条件差,排泄污物处理不充分,造成一些地区的饮用水中氮和磷过量,引起水体富营养化,导致蓝绿藻大量增生,而蓝藻所产生的微囊藻毒素(MC)是一种强肝癌促进剂。连民对饮水中微囊藻毒素对人群健康影响的横断面研究同样证明,长期饮用被 MC 污染的水可能对肝有损害作用,特别是沟塘水中 MC 的高含量与肝癌的高发病率相一致。目前,由于尚未找到一种既能反映人体中微囊藻毒素的内暴露水平,又能稳定存在于体内的生物学标记物,所以精准评价人体对 MC 的早期暴露情况尚有一定困难。

四、遗传因素

20 世纪 70 年代起,遗传流行病学研究表明肝癌有家族聚集现象,肝癌与遗传的关系开始引起人们的关注。意大利的病例对照研究表明,肝癌家族史是肝癌单独的危险因素,OR 为 2.4;对中国肝癌危险因素病例对照研究的综合分析显示,有肝癌家族史的人是高危人群,亲缘关系越近,患肝癌的危险性越大,肝癌家族史和其他肝癌一致的危险因素间有交互作用。此外,染色体及分子水平上的研究显示,肝癌具有独特的 Gm 血型,高淋巴细胞姐妹染色体互换率,染色体畸变率、微核出现率、脆性部位率及 UDS 水平,证实肝癌具有遗传的生物学基础。

五、饮酒因素

有许多饮酒与肝癌有关的流行病学研究报道,多数认为过量饮酒是肝癌的危险因素之一。酒精和肝癌关系的研究表明,慢性酒精摄入能损害人的肝组织,导致肝硬化,部分发展为肝癌,动物研究还表明酒精虽然不是致癌物,但在某些实验条件下却能成为肝癌的促进剂,对酒精性肝病与 HCV 病毒交互作用的研究发现,酒精能增加肝炎病毒的复制,造成铁负荷过多及免疫抑制,加速和恶化肝的损伤程度,从而促进肝癌的发生。在 HBV 感染者中也观察到酒精引起的同样作用。

六、精神因素

恶性肿瘤在一定程度上来讲是一种心身疾病,许多流行病学调查研究发现:特殊生活史和引起的感情和精神状态与肝癌的发生可能有关,如家庭中的不幸事件、过度紧张、人际关系不协调、家庭破裂引起的长期持续紧张、绝望等都是导致肝癌重要精神心理因素。中国一项大型肝癌危险因素研究中,对精神心理因素的六个方面(性格、情绪、婚姻生活、人际关系、精神创伤和精神压抑)进行了调查,结果表明:人际关系不好、情绪不稳定、精神创伤和精神压抑均为肝癌的危险因素。个体的性格特征,如忧郁、内向、易怒、孤僻等也与肝癌发生有一定联系。据有关调查研究表明,易生气、有抑郁症、消极处世态度等因素与肝癌发生的危险性为 2.0。

七、饮食因素

饮食因素与肝癌的关系因食物的种类而不同。许多研究表明多摄入含有丰富维生素 C、胡萝卜素等具有抗氧化作用的水果、蔬菜,以及富含维生素 A 的食物是肝癌的保护因素。中国六城市大型肝癌危险因素研究调查发现,常吃腌制、熏制食品,肝癌发病的危险性升高,可能是因为这些食品中含有致癌物的原因。另外,在我国的某些湖区和海岛地区进行的有关研究表明,常吃鱼的居民肝癌危险性增高,但有研究认为鱼虾是保护因素,可能与各地水产品污染情况及程度不同有关。

八、微量元素

有研究报道,体内某些微量元素的含量与肝癌发病率有关,在肝癌高发地区广西扶绥饮用水中铜元素含量显著高于其他肝癌低发地区,而硒含量低于其他地区,选择低硒地区的肝癌高危人群,进行补硒,结果肝癌的发病率有下降趋势。

九、口服避孕药

美国对女性口服避孕药与癌症危险性的综合研究表明:口服避孕药和原发性肝癌发生有关。可能因为其激素类成分可以诱导某些与致癌物质代谢有关的酶,增进某些物质的致癌能力,促进肝癌细胞的再生。

十、有关疾病

目前有研究报道,糖尿病患者中肝癌的危险性增高,提示糖尿病可能是肝癌的一个危险因素。

综上所述,世界各地对肝癌的主要致病原因进行了大量研究,不同国家、不同种族肝癌的主要病因不尽相同,但都是多因素、多效应、多阶段和多基因致病的结果,且环境因素较遗传因素的作用更为明显。在起始阶段,由于化学、物理或生物因素的作用,是肝细胞 DNA 产生不可逆转的变化,随之进入促进发展阶段,主要改变细胞遗传信息的表达,使免疫检测不能发生作用,最终发展成肝癌。迄今为止,国内外大量研究报道的肝癌危险因素主要集中在肝炎病毒感染、黄曲霉素、饮水污染、遗传、饮酒、精神因素、饮食因素、口服避孕药和微量元素等方面(图 1)。

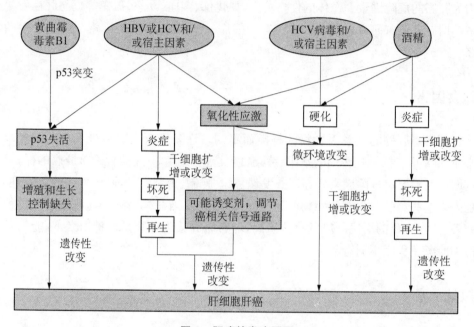

图 1　肝癌的发病原因

第二节 ·> 中医辨证施治

一、中医对肝癌的认识

传统医学对原发性肝癌的认识追溯到 2000 多年前中国的医学典籍《黄帝内经》。该书以及后来的《难经》《诸病源候论》《医学入门》等古代文献就肝癌所具有的肝区疼痛、黄疸、痞块、腹胀、出血、发热及恶病质等症状均做过详尽的描写,并指出预后之不良。从文献记载来看,肝癌根据其各个主要症状和体征,在传统医学中称谓不一,中医属"肝积""鼓胀""肥气""症瘕""黄疸"等范畴;蒙医学称之为"肝血痞"。《素问·腹中论》谓:"有病心腹满,且食不能暮食,此谓何病?对曰名鼓胀"。《灵枢·邪气脏腑病形篇》云:"微急为肥气,在胁卜,若覆杯。"《灵枢·水胀篇》云:"腹胀身皆大,大与腹胀等也,色苍黄,腹筋起,此甚候也。"隋·巢元方著的《巢氏病源候论》中记载:"诊得肝积,脉弦而细、两胁下痛,邪走心下,足胫寒、胁痛引腹……身无膏泽、喜转筋、爪甲枯黑。"《癖黄候》篇中曰:"气饮停滞,积聚成癖,因热气相搏,则郁蒸不散,故胁下满痛,而身发黄,名为癖黄。"《难经·五十六难》就有"肝之积,名曰肥气。在左或右胁下,如覆杯,有头足,久不愈,令人咳逆痎疟。"《诸病源候论·积聚病诸侯》曰:"诊得肝积,脉弦而细,两胁下痛,邪走心下。"论其病因病机,《医宗必读·积聚篇》曰:"积之成也,正气不足,而后邪气踞之。"《诸病源候论·积聚病诸侯》曰:"积聚者,由阴阳不和,脏腑虚弱,受于风邪,搏于脏腑之气所为也。"《外台秘要》云:"腹中者有物坚如石,痛如刺,昼夜喘呼,不疗之百日死"。

二、病因病机

《灵枢》云:"状人无积,虚人有之。"《医宗必读·积聚篇》指出:"积之成者,正气不足,而后邪气踞之。"肝癌的形成,系内有脏腑气虚血亏,外有六浮邪毒入侵,而致肝郁、气滞、血瘀,与邪毒交互胶结,日久而凝成积块。综合诸家的论述,肝癌的病因病机有两方,一是外因,如外感湿热之邪,饮食不洁,水谷不能正常运行,致水湿内停,日久郁而化热,湿热熏蒸,可致黄疸等。加之痞块日渐增大,复使气机壅塞,水湿难以外泄,可致腹水。另一方面是内因,如七情内伤,会导致气滞血瘀。因肝为刚脏,性喜条达,恶抑郁,情志不畅,肝气郁结,或感受外邪,气滞日久,必致血瘀,渐为肿块,留积于肝,成为肝癌。或正气虚损,邪气乘虚而入,阻滞气血水液,成湿成瘀,而成积聚,且使气血耗损,使患者陷入恶性循环。"虚、瘀、毒"是肝癌发生、发展的三大关键因素。

三、治则治法

治则治法的确立是基于对病因病机的认识,目前大多医家对于肝癌多以正虚邪实立论。《素问·刺法论》曰:"正气存内,邪不可干,邪之所凑,其气必虚。"《景岳全书》曰:"凡脾不足及虚弱失调之人,多有积聚之病。"《医宗必读》:"积之成也,正气不足,而后邪气居也。"肝癌的常见症状有纳减、乏力、消瘦、腹胀、腹泻、黑便等,都属于中医"脾虚"范畴。脾胃虚弱是肝癌的根本,健脾理气是治疗肝癌的关键,正如张仲景所说:"见肝之病,知肝传脾,当先实脾。"张元素在《治法机要》中也提到"故治积者,当先养正则积自除……但令其真气实,胃气强,积自消矣"。于尔辛从20世纪70年代开始研究以健脾理气治疗肝癌,临床与动物实验表明,健脾理气方可以抑制肿瘤增殖,诱导肿瘤凋亡,抑制端粒酶活性,上调P53的蛋白表达水平,对人体有广泛调节作用,与放疗化疗结合,能明显延长患者生存期。持同样观点的尚有钱伯文、花海兵等。王志学从瘀血立论,认为治疗原发性肝癌可根据临床症状及病程长短,采取理气活血、清泄化瘀、破血软坚、益气活血、补血活血、养阴活血、温阳活血等方法。刘嘉湘以气郁立论,认为疏通气血为治疗肝癌的基本法则。刘茂甫认为肝癌病位在肝,其本在肾,其标在瘀,提出补肾化瘀为治疗肝癌的基本治则。吴良村认为肝癌寒热错杂、虚实共存,虚证与湿热瘀毒杂现,药物使用比较多地运用清热解毒药。林盛毅以健脾疏肝、扶正散结治疗中晚期肝癌,也取得了一定的经验。上述方法有的以虚为治,有的虚实并重,从临床上看,肝癌以虚为本,首当固本,如有气郁、瘀血,湿毒,则配合理气、祛瘀及清热解毒之法。

四、辨证论治

肝癌的中医药治疗原则是辨证论治,即根据不同的证型采用不同的治则,选用不同方药。侯凤刚等通检索,查阅了新中国成立以来国内公开发行原发性肝癌的中医文献共 1005 篇。按文献入选标准进行筛选,共筛选出符合标准的文献 26 篇,并对中医证型进行了整理,共出现证名 36 个,按《中医诊断学》和《新药(中药)治疗原发性肝癌临床研究指导原则》对其进行规范性描述,并适当归纳,对无法进行规范描述、无法归纳及罕见的证型归于其他证型,共总结出 9 种证型,1344 例。其中气滞血瘀型,45 例(30.88%);肝郁脾虚型 272 例(20.24%);肝肾阴虚型,250 例(18.60%);肝胆湿热型 206 例(15.33%);肝气郁结型,137 例(10.19%);脾虚湿困型,31 例(2.31%);气阴两虚型,11 例(0.82%);湿热蕴脾型,8 例(0.60%);其他型,14 例(1.04%)。1344 例中原发性肝癌中医证型中以气滞血瘀最多见,肝郁脾虚、肝肾阴虚、肝胆湿热次之,证型共占总例数的 85.05%。

(1) 气滞血瘀证

主证:胁痛如锥刺,痛牵腰背,固定不移,入夜剧痛,食欲缺乏,恶心,脘腹胀闷,胁下痞硬,呃逆嗳气,舌苔淡白,质紫暗,舌边尤甚,呈紫斑状,脉弦涩。

治法:破瘀散结,行气解毒。

常用中草药为二棱、莪术、元胡、白屈菜、生牡蛎、猫人参、赤白芍、八月扎、广郁金、鳖甲、水蛭、肿节风、土鳖虫。

(2) 肝气郁结证

主证:右胁胀痛,坠疼,胸闷不舒,恼怒后加重,饮食减少,肝大,舌苔薄白,脉弦。

治法:疏肝解郁,理气化滞。

常用中草药有柴胡、八月扎、茯苓、赤白芍、炙草、猫人参、莪术、广郁金、生米仁、白术,生黄芪。

(3) 肝胆湿热证

主证:肝区疼痛,发热黄疸,烦躁难眠,口苦、口干,恶心作呕,纳食减少,大便干燥,小便短赤不利,肝大不平,质硬伴腹水,肝功能损害,胆红素升高,舌质红或红绛,苔黄腻,脉弦或弦滑数。

治法:清利肝胆湿热。

常用中草药有绵茵陈、焦山楂、半枝莲、白英、龙奖、蛇舌草、蒲公英、三叶青、丹皮、虎杖、川朴、莱菔子、人黄、水红花子、黄柏、猪茯苓、泽泻、水牛角、犀黄丸等。

（4）脾虚湿困证

主证：腹胀，有时腹泻。肝脏肿大，质硬不平，肝功能轻度损害，下肢水肿或有腹水。舌质淡，苔薄腻，脉滑或濡。

治法：益气、健脾、化湿。

常用中草药有菌陈、大黄、茯苓、苍术、泽泻、猪苓、姜黄、厚朴、大腹皮、白术、莱菔子。

（5）肝肾阴亏证

主证：胁肋隐痛，绵绵不休，纳少消瘦，低热盗汗，五心烦热，头晕目眩，黄疸尿赤，或腹胀如鼓，青筋暴露，呕血、便血，皮下出血。舌红少苔，脉细虚数。

治法：养血柔肝，滋阴益肾。

常用中草药有半枝莲、蛇舌草、猪茯苓、洋泻、生鳖甲、生龟板、赤白芍、丹皮、生芪、水红花子、女贞子、旱莲草、半边莲等。

总的来看，肝瘤患者病机属正虚邪实，早期即有肝郁脾虚表现，但以实为上，中期虚实夹杂，表现气滞血瘀兼有脾虚毒盛，晚期邪盛正虚，出现肝胆湿热或肝肾阴虚等，因此临床不必拘于某一分型，可根据具体情况灵活掌握。此外，对放疗后的肝癌患者，中医治疗原则是健脾理气、补养肝肾、活血化瘀、清热解毒、生津润燥、凉补气血。对化疗后的肝癌患者治疗原则是健脾理气、滋补肝肾、清补气血、解毒抗癌。

五、临床常用药物

目前肝癌治疗中经动物实验和临床验证有肯定疗效的中草药有半枝莲、白花蛇舌草、二叶青、猫爪草、猫人参、龙葵、蛇莓、莪术、肿节风、水红花子、猪茯苓、泽泻、八月扎、土鳖虫、茵陈、鳖甲、虎杖、红花、水蛭、穿山甲、当归、夏枯草、山楂、蟾酥等，以结合辨证论治选用；确定有疗效的中成药物有华蟾素片、西黄胶囊、安康欣胶囊、康莱特注射液等。

中医中药不良反应小，适合各期患者，能配合其他疗法起减毒增效的作用。活血化瘀药有抗凝与促纤溶作用，改善肿瘤患者的"高凝状态"，降低血黏度，减少纤维蛋白原，与放射治疗合用，减少纤维形成及血管闭塞等不良反应。还能增加血流、改善微循环、减少肿瘤转移、使抗癌药物和机体的免疫活性细胞容易与癌细胞接触，从而提高疗效。健脾理气药物具有提高细胞免疫功能、改善蛋白质代谢、调整肠胃消化、吸收代谢的功能，起到间接营养的作用，从而改善带瘤宿主的全身状况、阻断促进肿瘤生长的恶性循环、延长生存期。部分治疗肝癌的中草药还有间接杀灭癌细胞的作用，尤其对细胞分裂增殖较快的肿瘤细胞抑制作用更明显。

大量动物实验和临床实践证明，中药不仅能通过抑制 DNA 的合成，抑制癌细胞的分裂，还能提高机体免疫功能、改善症状，提高患者的生存质量、延长生存期。因此，对肝癌患者只要充分发挥中医药整体观与辨证论治的优势，按照辨证与辨病相结合的原则，合理地对患者进行有机辨证，就一定能获得理想的疗效，使患者最大限度地延长存活期，减轻患者痛苦，提高生存率，这是其他治疗所不能取代的。

第三节 ·> 西医治疗

一、肝癌的西医诊断标准

（一）病理学诊断标准

肝脏占位病灶或者肝外转移灶活检或手术切除组织标本,经病理组织学和（或）细胞学检查诊断为 HCC,此为金标准。

（二）临床诊断标准

在所有的实体瘤中,唯有 HCC 可采用临床诊断标准,国内、外都认可,非侵袭性、简易方便和可操作强,一般认为主要取决于三大因素,即慢性肝病背景,影像学检查结果以及血清 AFP 水平;但是学术界的认识和具体要求各有不同,常有变化,实际应用时也有误差,因此,结合我国的国情、既往的国内标准和临床实际,专家组提议宜从严掌握和联合分析,要求在同时满足以下条件中的(1)＋(2) ①两项或者(1)＋(2) ②＋(3)三项时,可以确立 HCC 的临床诊断:

(1) 具有肝硬化以及 HBV 和（或）HCV 感染（HBV 和（或）HCV 抗原阳性）的证据。

(2) 典型的 HCC 影像学特征:同期多排 CT 扫描和（或）动态对比增强 MRI 检查显示肝脏占位在动脉期快速不均质血管强化(arterial hypervascularity),而静脉期或延迟期快速洗脱(venous or delayed phase washout)。

① 如果肝脏占位直径≥2 cm,CT 和 MRI 两项影像学检查中有一项显示肝脏占位具有上述肝癌的特征,即可诊断 HCC。

② 如果肝脏占位直径为 1～2 cm,则需要 CT 和 MRI 两项影像学检查都显示肝脏占位具有上述肝癌的特征,方可诊断 HCC,以加强诊断的特异性。

(3) 血清 AFP≥400 μg/L 持续 1 个月或≥200 μg/L 持续 2 个月,并能排除其他原因引起的 AFP 升高,包括妊娠、生殖系胚胎源性肿瘤、活动性肝病及继发性肝癌等。

（三）肝癌的病理学分型

病理组织学和（或）细胞学检查是肝癌的诊断金标准的依据,但是在进行病理学诊断时仍然必须重视与临床证据相结合,全面了解患者的 HBV/HCV 感染情况、血清 AFP 和其他肿瘤标志物的检测结果以及肝占位的影像学特征等情况。目前,基于基因组学、蛋白组学和代谢酶学等现代分子生物学新技术的检查手段正在建立和应用,将具有更高的特异性和准确性,并可能有助于预测肿瘤对治疗反应、转移复发倾向以及预后。在病理诊断时,应明确以下三种主要病理类型以及注意到其他少见类型癌。

1. 肝细胞癌（HCC）

占原发性肝癌的 90% 以上，是最常见的一种病理类型。

（1）大体分型

可分为结节型，巨块型和弥漫型；也可以参考中国肝癌病理研究协作组 1977 年制定的"五大型六亚型"分类。对瘤体直径＜1 cm 称为微小癌，1～3 cm 称为小肝癌，3～5 cm 称为中肝癌，5～10 cm 称为大肝癌，＞10 cm 称为巨块型肝癌，而全肝散在分布小癌灶（类似肝硬化结节）称为弥漫型肝癌。目前，我国的小肝癌标准是：单个癌结节最大直径≤3 cm；多个癌结节数目不超过 2 个，其最大直径总和≤3 cm。小肝癌除了体积小，多以单结节性、膨胀性生长为主，与周围肝组织的分界清楚或有包膜形成，具有生长较慢、恶性程度较低、发生转移的可能性小以及预后较好等特点。

（2）组织学特点

以梁索状排列为主，癌细胞呈多边形，细胞质嗜酸性，细胞核圆形，梁索之间衬覆血窦，也可出现多种细胞学和组织学上的特殊类型，若出现假腺管结构可类似肝内胆管癌和转移性腺癌，需要注意鉴别。癌细胞的分化程度，可以采用经典的 Edmondson-Steiner 肝癌四级分级法，或分为好、中、差三级。

（3）代表性免疫组化标志物

肝细胞抗原（Hep Par1）示细胞质阳性，多克隆性癌胚抗原（pCEA）示细胞膜毛细胆管阳性，CD34 示肝窦微血管弥漫性分布，磷脂酰肌醇蛋白-3（GPC-3）通常在 HCC 癌细胞的细胞质内表达。对于小病灶的肝活检组织病理学检查，应由经验丰富的病理学家实施和评估；可以进行 GPC-3，热休克蛋白 70（HSP）和谷氨酰胺合成酶（GS）染色，如 3 项中有 2 项阳性可以诊断为 HCC。

2. 肝内胆管癌（ICC）

较少见，起源于胆管二级分支以远肝内胆管上皮细胞，一般仅占原发性肝癌的≤5%。

（1）大体分型

可分为结节型、管周浸润型、结节浸润型和管内生长型。

（2）组织学特点

以腺癌结构为主，癌细胞排列成类似胆管的腺腔状，但腺腔内无胆汁却分泌黏液。癌细胞呈立方形或低柱状，细胞质淡染，胞质透明，纤维间质丰富，即癌细胞周围含有较多的纤维组织。也可出现多种细胞学和组织学上的特殊类型，若出现梁索状排列可类似肝细胞癌，需要注意鉴别。癌细胞分化程度可分为好、中、差三级。

（3）代表性的标志物

免疫组化检查细胞角蛋白 19（CK19）和粘糖蛋白-1（MUC-1），可显示细胞质阳性。

3. 混合型肝癌

即 HCC-ICC 混合型肝癌，比较少见，在一个肝肿瘤结节内，同时存在 HCC 和 ICC 两种成分，二者混杂分布，界限不清，分别表达各自的免疫组化标志物。

4. 其他类型

原发性肝癌中还有些少见类型肝癌，如透明细胞型、巨细胞型、硬化型和肝纤维板层癌

(fibrolamellar carcinoma of liver，FLC)等。其中，FLC 为 HCC 的一种特殊和少见的组织学亚型；其特点是多见于 35 岁以下的年轻患者，通常没有乙型肝炎病毒感染及肝硬化背景，恶性程度较 HCC 低，且肿瘤常较局限，因此本病通常可有手术切除的机会，预后较好。肿瘤大多位于肝左叶，常为单个，境界清晰，边缘呈扇形质地硬，剖面见纤维间隔横贯瘤体；镜下可见：瘤细胞呈巢团状，部分呈相互吻合的瘤细胞索，周围有致密的纤维组织呈板层样包绕，瘤细胞较大，呈立方形或多角形，胞质丰富，呈强嗜酸性，核仁明显，瘤组织内血窦丰富。

（四）肝癌的分期(表 17)

表 17　HCC 的 BCLC 分期

期别	PS 评分	肿瘤状态		肝功能状态
		肿瘤数目	肿瘤大小	
0 期:极早期	0	单个	<2 cm	没有门静脉高压
A 期:早期	0	单个	任何	Child-Pugh A-B
		3 个以内	<3 cm	Child-Pugh A-B
B 期:中期	0	多结节肿瘤	任何	Child-Pugh A-B
C 期:进展期	1~2	门脉侵犯或 N1、M1	任何	Child-Pugh A-B
D 期:终末期	3~4	任何	任何	Child-Pugh C

二、肝癌的治疗

（一）外科治疗

肝癌的手术治疗主要包括肝切除术和肝移植术。

1. 肝切除术

（1）肝切除术的基本原则

① 彻底性：最大限度地完整切除肿瘤，使切缘无残留肿瘤；

② 安全性：最大限度地保留正常肝组织，降低手术死亡率及手术并发症。术前的选择和评估、手术细节的改进及术后复发转移的防治等是中晚期肝癌手术治疗的关键点。在术前应对肝功能储备进行全面评价，通常采用 Child-Pugh 分级和 ICG 清除试验等综合评价肝实质功能，采用 CT 和(或)MRI 去计算余肝的体积。余肝体积须占标准肝体积的 40% 以上，才可保证手术安全。

（2）肝切除术方法分类

肝切除术包括根治性切除和姑息性切除。一般认为，根据手术完善程度，可将肝癌根治切除标准分为 3 级。其中，Ⅰ 级标准：完整切除肉眼所见肿瘤，切缘无残癌。Ⅱ 级标准：在 Ⅰ 级标准基础上增加 4 项条件：

① 肿瘤数目≤2 个；

② 无门脉主干及一级分支、总肝管及一级分支、肝静脉主干及下腔静脉癌栓；

③ 无肝门淋巴结转移；

④ 无肝外转移。

Ⅲ级标准：在Ⅱ级标准基础上，增加术后随访结果的阴性条件，即术前血清 AFP 增高者，术后 2 个月内 AFP 应降至正常和影像学检查未见肿瘤残存。

2. 肝移植术

(1) 肝移植术的选择标准

目前，在我国对于肝癌进行肝移植手术多是作为补充治疗，用于无法手术切除、不能进行或微波消融和 TACE 治疗以及肝功能不能耐受的患者。关于肝移植适应证，国际上主要采用米兰(Milan)标准，还有美国加州大学旧金山分校(UCSF)标准和匹兹堡(Pittsburgh)改良 TNM 标准。米兰(Milan)标准：1996 年，由意大利 Mazzaferro 等提出。具体标准：单个肿瘤直径不超过 5 cm；多发肿瘤数目≤3 个、最大直径≤3 cm；不伴有血管及淋巴结的侵犯。1998 年，美国器官分配网(UNOS)开始采用 Milan 标准(加 MELD/PELD 评分，又称 UNOS 标准)作为筛选肝癌肝移植受体的主要依据，Milan 标准逐渐成为世界上应用最广泛的肝癌肝移植筛选标准。国内标准：现在我国尚无统一标准，已有多家单位和学者陆续提出了不同的标准，包括杭州标准、上海复旦标准、华西标准和三亚共识等。各家标准对于无大血管侵犯、淋巴结转移及肝外转移的要求都比较一致，但是对于肿瘤的大小和数目的要求不尽相同。上述国内的标准扩大了肝癌肝移植的适应证范围，可使更多的肝癌患者因肝移植手术受益，并未明显降低术后累积生存率和无瘤生存率，可能更为符合我国国情和患者的实际情况。但有待于规范的多中心协作研究以支持和证明，从而获得高级别的循证医学证据达到公认和统一。

(二) 局部消融治疗

局部消融治疗是借助医学影像技术的引导对肿瘤靶向定位，局部采用物理或化学的方法直接杀灭肿瘤组织一类治疗手段。主要包括射频消融(RFA)、微波消融(MWA)、冷冻治疗(Cryoablation)、高功率超声聚焦消融(HIFU)以及无水乙醇注射治疗(PEI)；具有微创、安全、简便和易于多次施行的特点。而影像引导技术包括 US、CT 和 MRI，而治疗途径有经皮、经腹腔镜手术和经开腹手术三种。

1. 适应证

通常适用于单发肿瘤，最大径≤5 cm；或肿瘤数目≤3 个，且最大直径≤3 cm。无血管、胆管和邻近器官侵犯以及远处转移。肝功能分级为 Child-Pugh A 或 B 级，或经内科护肝治疗达到该标准。有时，对于不能手术切除的直径>5 cm 的单发肿瘤，或最大直径>3 cm 的多发肿瘤，局部消融可以作为姑息性综合治疗的一部分，但是需要严格掌握。

2. 常见消融治疗方法

(1) 射频消融(adio frequency ablation，RFA)：是肝癌微创治疗的代表性治疗方式，也是应用最广泛的热消融手段；其精髓是对肿瘤整体进行精准灭活并尽量减少正常肝组织损伤，其优点是操作方便，可以避免开腹手术，住院时间短，疗效确切，花费相对较低。对于小肝癌患者，RFA 的远期疗效与肝移植和肝切除相似，且优于单纯的肝动脉栓塞 (transcatheter arterial embotization, TAE 或 transcatherter arterial chemoembolization, TACE)治疗。

(2) 微波消融(Microwave ablation, MWA)：我国常用的热消融方法，在局部疗效、并发症发生率以及远期生存方面与 RFA 相比都无显著性差异。现在的 MWA 技术也能一次性灭活肿瘤。血供丰富的肿瘤，可先凝固阻断肿瘤主要滋养血管，再灭活肿瘤，可以提高疗效。建立温度监控系统可以调控有效热场范围，保证凝固效果。

(3) 无水乙醇注射(ercutaneous ethanol injection, PEI)：适用于直径≤3 cm 以内的小肝癌及复发小肝癌的治疗。对>3 cm 以上不适合手术的肝癌或复发灶，也可起到姑息治疗的作用。临床上，有的癌灶贴近肝门、胆囊及胃肠道组织，热消融治疗(RFA 和 MWA)可能容易造成损伤；此时，可以考虑采用 PEI 或 PEI 与热消融并用，以防止并发症发生。

RFA 与 MWA 都是通过热效应使得局部肿瘤组织细胞坏死。MWA 导入的能量可能较大，消融的范围相对更大，不过两者之间无论是在局部疗效和并发症，还是生存率方面都无显著性差异。消融治疗后应定期观察病灶坏死的情况，如有病灶残留，应积极治疗，提高消融治疗的疗效。

通常认为，如果患者能够耐受解剖性肝切除，应首选外科切除，可以同时清除相应肝段或肝叶的微小转移灶，有效地防止术后复发。因此，外科治疗仍是≤5 cm 的肝癌治疗首选，对于同时满足局部手术治疗和消融治疗指征的≤5 cm 肝癌，在有条件时还是进行手术治疗，而局部消融可作为手术切除之外的另一种治疗选择。对于 2～3 个癌灶位于不同区域、肝功能差不能进行切除手术者，包括肝功能 Child-Pugh B 级或经保肝治疗后可达 B 级者，可以考虑局部消融治疗。对于肝脏深部或中央型≤3 cm 的肝癌，局部消融可以达到手术切除疗效，获得微创下根治性消融，可以优先选择；对于 3～5 cm 的肝癌，通过选择适宜的仪器针具、掌握合理的消融技术和积累一定的治疗经验等，可以提高治疗效果。一般认为，局部消融后多数患者还需要采用综合性辅助治疗。

(三) 肝动脉介入治疗

1. 适用人群

(1) 不能手术切除的中晚期原发性肝癌患者；

(2) 可以手术切除，但由于其他原因(如高龄、严重肝硬化等)不能或不愿接受手术的患者。对于上述患者，介入治疗可以作为非手术治疗中的首选方法。

2. 适应证

TACE 的主要适应证为不能手术切除的中晚期 HCC，无肝肾功能严重障碍，包括：

(1) 巨块型肝癌，肿瘤占整个肝脏的比例<70%；

(2) 多发结节型肝癌；

(3) 门静脉主干未完全阻塞，或虽完全阻塞但肝动脉与门静脉间代偿性侧支血管形成；

(4) 外科手术失败或术后复发者；

(5) 肝功能分级(Child-Pugh)A 或 B 级，ECOG 评分 0～2 分；

（6）肝肿瘤破裂出血及肝动脉-门静脉分流造成门静脉高压出血；

（7）肿瘤占全肝比例≥70％癌灶，如果肝功能基本正常，可考虑采用少量碘油乳剂分次栓塞；

（8）外周血白细胞和血小板显著减少，白细胞＜3.0×10^9/L（非绝对禁忌，如脾功能亢进者，与化疗性白细胞减少有所不同），血小板＜60×10^9/L。

3. 操作程序要点和分类

基本操作：肝动脉造影，通常采用 Seldinger 方法，经皮穿刺股动脉插管，导管置于腹腔干或肝总动脉造影，造影图像采集应包括动脉期、实质期及静脉期；应做肠系膜上动脉造影、注意寻找侧枝供血。

根据治疗操作的不同分类如下。

（1）肝动脉灌注化疗（TAI）：仔细分析造影表现，明确肿瘤的部位、大小、数目以及供血动脉后，超选择插管至肿瘤供血动脉内给予灌注化疗，常用化疗药物有阿霉素（ADM）或表柔比星（EADM）、顺铂（PDD）、5-氟尿嘧啶（5-Fu）、羟基喜树碱（HCPT）以及丝裂霉素（MMC）等。

（2）肝动脉栓塞（TAE）：临床上常用，应尽可能采取插管，并且注意选择合适的栓塞剂。一般采用超液化乙碘油与化疗药物充分混合成乳剂，碘油用量应根据肿瘤的大小、血供情况、肿瘤供血动脉的多寡酌情掌握，也可以选用其他栓塞剂，如吸收性明胶海棉、永久性颗粒和微球等。对于肝癌合并动静脉瘘者，应该注意首先要有效地栓堵动静脉瘘，再进行针对肿瘤的 TAE，以防止引起肺栓塞等严重并发症和保证抗肿瘤 TAE 的效果；对于重度动静脉瘘者，一般主张仅采取 TAI 治疗。

（3）肝动脉栓塞化疗（TACE）：同时进行肝动脉灌注化疗（TAI）和肝动脉栓塞（TAE）治疗，以提高疗效。TACE 作为一线非根治性治疗，国内临床上最常用。TACE 治疗 HCC 主要是基于肝癌和正常肝组织血供的差异，即95％～99％的肝癌血供来自肝动脉，而正常肝组织血供的70％～75％来自门静脉，肝动脉血供仅占20％～25％。TACE 能有效阻断肝癌的动脉供血，同时持续释放高浓度的化疗药物打击肿瘤，使其缺血坏死并缩小，而对正常肝组织影响较小。循证医学证据业已表明 TACE 能有效控制肝癌生长，明显延长患者生存期，使肝癌患者获益，已成为不能手术切除的中晚期肝癌首选和最有效的治疗方法。

影响 TACE 远期疗效的主要因素包括肝硬化程度、肝功能状态和肿瘤情况（大小、分级、病理类型、门静脉癌栓以及动静脉瘘等）。此外，TACE 治疗本身有一定局限性，主要表现如下。

① 由于栓塞不彻底和肿瘤侧支血管建立等原因，TACE 常难以使肿瘤达到病理上完全坏死；

② TACE 治疗后由于肿瘤组织缺血和缺氧，残存肿瘤的缺氧诱导因子（HIF）水平升高，从而使血管内皮生长因子（VEGF）高表达。这些因素可导致肝内肿瘤复发和远处转移。

4. TACE 术后常见不良反应

栓塞后综合征是 TACE 治疗的最常见不良反应，主要表现为发热、疼痛、恶心和呕吐等。发热、疼痛的发生原因是肝动脉被栓塞后引起局部组织缺血、坏死，而恶心、呕吐主要与化疗药物有关。此外,还有穿刺部位出血、白细胞下降、一过性肝功能异常、肾功能损害以及排尿困难等其他常见不良反应。一般来说,介入治疗术后的不良反应会持续5～7天,经对症治疗后大多数患者可以完全恢复。

(四) 放射治疗

放疗是恶性肿瘤的基本治疗手段之一,但在20世纪90年代以前,由于放疗的效果较差,且对肝脏损伤较大,因此对HCC患者较少进行放疗。90年代中期之后,现代精确放疗技术发展迅速,包括三维适形放疗(3-dimensional conformal radiation therapy,3DCRT)、调强适形放疗(intensity modulated radiation therapy,IMRT)和立体定向放疗(Stereotactic Radiotherapy,SBRT)等日益成熟和广泛应用,为采用放疗手段治疗肝癌提供了新的机会。国内、外学者已经陆续报告采用现代精确放疗技术治疗不能手术切除的HCC的临床实践和研究,对于经过选择的HCC患者,放疗后3年生存率可达25%～30%。一般认为对于下述肝癌患者可考虑放疗:肿瘤局限,因肝功能不佳不能进行手术切除;或肿瘤位于重要解剖结构,在技术上无法切除;或患者拒绝手术。另外,对已发生远处转移的患者有时可行姑息治疗,以控制疼痛或缓解压迫等。

1. 肝癌的放疗指征

主要适用于:

(1) 一般情况好,肝功能Child-Pugh A-B级,单个病灶。

(2) 手术后有残留病灶者。

(3) 需要肝脏局部肿瘤处理,否则会产生严重的并发症,如肝门的梗阻,门静脉和肝静脉的瘤栓。

(4) 远处转移灶的姑息治疗,如淋巴结转移、肾上腺转移以及骨转移时,可以减轻患者的症状,改善生活质量。

2. 放疗的并发症

放疗的并发症包括急性期(放疗期间)不良反应及放疗后期(4个月内)的肝损伤。

(1) 急性期(放疗期间)不良反应

① 厌食、恶心、呕吐,较严重的有上消化道出血,特别是放射野累及较大体积的十二指肠、空肠和胃的患者;

② 急性肝功能损害:表现为胆红素上升,血清ALT上升;

③ 骨髓抑制,特别是在大体积的肝脏受照的患者,或伴脾功能亢进的患者。

(2) 放疗的后期损伤

主要是放射诱导的肝(radiation induced liver disease,RILD),RILD是一种严重的放射并发症,一旦发生,70%以上的患者可在短期内死于肝衰竭。

(五) 分子靶向药物治疗

已知肝癌的发病机制十分复杂,其发生、发展和转移与多种基因的突变、细胞信号传导通路和新生血管增生异常等密切相关,其中存在着多个关键性环节,正是进行分子靶向治疗的理论基础和重要的潜在靶点。分子靶向药物治疗在控制 HCC 的肿瘤增殖、预防和延缓复发转移以及提高患者的生活质量等方面具有独特的优势。近年来，应用分子靶向药物治疗 HCC 已成为新的研究热点，受到高度的关注和重视。

索拉非尼是一种口服的多靶点、多激酶抑制剂，既可通过抑制血管内皮生长因子受体（VEGFR）和血小板源性生长因子受体（PDGFR）阻断肿瘤血管生成，又可通过阻断 Raf/MEK/ERK 信号传导通路抑制肿瘤细胞增殖，从而发挥双重抑制、多靶点阻断的抗 HCC 作用。多项国际多中心Ⅲ期临床研究证明，索拉非尼能够延缓 HCC 的进展，明显延长晚期患者生存期，且安全性较好；同时，不同的地域、不同的基线水平和不同的预后因素的 HCC 患者应用索拉非尼治疗都有临床获益，疗效相似。目前，索拉非尼已相继获得欧洲 EMEA、美国 FDA 和我国 SFDA 等批准，用于治疗不能手术切除和远处转移的 HCC。其常规用法为 400 mg，一天两次，口服；应用时需注意对肝功能的影响，要求患者肝功能为 Child-PughA 或相对较好的 B 级；肝功能情况良好、分期较早、及早用药者的获益更大。索拉非尼与肝动脉介入治疗或系统化疗联合应用，可使患者更多地获益，已有一些临床观察和研究证实；至于与其他治疗方法（手术、射频消融和放疗等）联合应用，正在进行研究。其他新的分子靶向药物，采用单药或是联合手术、介入治疗和系统化疗等手段治疗肝癌的临床试验也正在陆续开展。

（六）系统化疗（全身化疗）

三氧化二砷（As_2O_3，亚砷酸）是中药砒霜的主要成分，我国学者首创应用其注射液（亚砷酸注射液）治疗早幼粒细胞白血病，取得了重大突破。2004 年，国内多中心协作临床研究的结果表明采用亚砷酸注射液治疗中晚期原发性肝癌具有一定的姑息治疗作用，可以控制病情进展，改善患者生活质量、减轻癌痛和延长生存期，同时不良反应较轻，患者的耐受性较好。因此，亚砷酸注射液已经获得国家食品药品监督管理局（SFDA）批准增加晚期肝癌的适应证，成为第一个通过多中心临床研究证明有效而获得批准治疗肝癌的系统化疗药物。在临床应用时，应注意选择适当的患者，注意积极防治不良反应，特别是肝肾毒性。

（七）FOLFOX 方案

近年来，奥沙利铂（OXA）等新一代的化疗药物相继问世和应用，使得胃肠癌化疗进步明显，预后显著改善，推动和启发了肝癌化疗的研究，使肝癌不适合系统化疗的传统观念受到挑战和质疑。国内外已进行了一系列的临床观察和Ⅱ期研究，均提示含 OXA 的方案治疗肝癌有效，客观有效率有所提高，能够控制病情发展，减轻症状，可能延长生存，因而广受重视。2010 年 FOLFOX4 方案与单药 ADM 对照用于不适于手术或局部治疗的晚期肝癌患者姑息性化疗的国际多中心Ⅲ期临床研究（EACH 研究）结果已经公布，已证明含 OXA 的联合化疗可以为晚期 HCC 患者带来较好的客观疗效、控制病情和生存获益，且安全性好。该项研究得到了国际国内学术界的高度重视，改变了晚期 HCC 系统化疗长期缺乏标准方案的现状，引起肝癌治疗观念的重大变革。

目前认为,HCC是对含OXA等新型化疗方案具有一定敏感性的肿瘤。对于没有禁忌证的晚期HCC患者,系统化疗明显优于一般性支持治疗,不失为一种可以选择的治疗方法。

三、肝癌多学科综合治疗模式的建议

由于HCC的特殊性,多发生在有慢性肝病或者肝硬化疾病的基础上,高度恶性和复杂难治,特别强调多学科规范化的综合治疗;并且在此基础上,提倡针对不同的患者或者同一患者的不同阶段实施个体化治疗。国内有学者提出,可以依据肝癌患者的体力状况和ECOG评分系统,分为ECOG为0～2分和3～4分两大类采取不同的治疗策略。

第四节 ◆〉名家经验介绍

肝癌因其病情复杂,虚实互见,来势急骤,变化多端而成为难治重证。沪上名老中医顾丕荣主任医师运用三辨三法,重视三忌三要,在临床治疗中获得较为满意的疗效,兹介绍如下。

(一)三辨三法的运用

癌之形成多由体气先虚,而后邪毒凑之,导致气滞血瘀,聚浊酿毒,相互搏结所致。故在治疗过程中,早期宜攻中寓补,中期宜攻补兼施,晚期宜补中寓攻。因人因病灵活应用,方可克敌制胜。所用药物不论补泻消散,尽量选用具有抗癌作用之品,则疗效更显著。

1. 辨虚扶正以抗癌

前人有"养正则积自消"之论,临床应首先辨明气血阴阳亏损之侧重,以施"损者益之,虚者补之"之治法,以冀生化气血,调和阴阳,促进人体之免疫机能,增强自身抗癌作用之目的。况且肿瘤多缘于正气亏损,故治疗当突出扶正固本。肝癌之发现常属中晚期,因而更宜早补峻补。扶正以却邪,又为祛邪创造必要条件。

(1)气虚

症见神倦懒动,语声低怯,眩晕自汗,面色㿠白,舌淡、苔薄,脉虚。宜选用人参、党参、太子参、黄芪、白术、山药、甘草等。黄芪宜生用,用量30～60 g;党参或太子参可用20～30 g。如防其壅气,则加莱菔子或地骷髅。清·傅青主已将人参与莱菔子同用,补消兼施。且莱菔子也是一味抗癌良药。

(2)阳虚

不仅常有气虚见症,更有形寒怕冷,面色惨淡,大便溏薄或完谷不化,舌淡胖、苔白滑,脉沉迟无力。宜用肉桂、淫羊藿、补骨脂、五加皮、韭菜子等。

(3)血虚

症见眩晕乏力,心悸少寐,爪甲无华,舌淡无荣,脉细。常选用当归、白芍、熟地黄、丹参等。

（4）阴虚

症见午后发热，虚烦少寐，盗汗遗精，头晕目涩，口干舌燥，舌红少津、苔少或剥，脉细数。可选用天冬、麦冬、沙参、玉竹、女贞子、旱莲草、鳖甲、龟板等。

其他如百合、白扁豆、豌豆、桑寄生、续断、杜仲、大豆、核桃枝（夹）、薜荔果、胡麻仁等均具有较好抗癌作用和扶正功能，可随证选用。

2. 辨证祛邪以制癌

祛邪之目的在于化积除癌。包括行气散结、活血消肿、化痰软坚、虫类搜剔、清热解毒等法。《黄帝内经》云："坚者消之，客者除之""结者散之，留者攻之"俟邪去正自安。

（1）气滞

症见脘腹胀满或气体攻痛，嗳气或矢气则稍舒，舌苔白或薄腻，脉弦。宜选用木香、乌药、香附、小茴香、枳壳、八月札、郁金、莪术等。

（2）湿痰郁阻

症见胸脘痞闷，恶心呕吐，大便溏薄，肢肿腹大，舌苔腻或黄，脉濡软或缓滑。可选用厚朴、枳壳、茯苓、猪苓、土茯苓、车前草、生半夏、生薏苡仁、鲜南星、石菖蒲、瓜蒌、薤白、芋艿、瞿麦、石苇叶、山慈菇、黄药子等。

（3）血瘀

症见痛有定处，按之有块，压之痛甚，或如针刺，舌紫暗或有瘀斑，脉迟涩。常选用乳香、没药、桃仁、红花、延胡索、大黄、川芎、三七、石见穿、肿节风、蜂房、蟾蜍皮、守宫、牡丹皮、柞木、铁树叶、虎杖、姜黄、天葵子、鬼箭羽等。不少清热解毒之品，也是抗癌的重要组成部分。如重楼、半枝莲、半边莲、白英、蒲公英、鱼腥草、败酱草、紫草、牛黄、青黛、龙葵、野葡萄根等均可供临床酌情选用。因肿瘤多由邪毒致病，而邪毒每易化火，所以选用苦辛寒凉之品清之开之。

3. 辨病选药以治癌

肿瘤发病部位和性质以及个体差异有不同，根据肝癌发病个别情况，选其适应药物甚为重要。如莪术、虎杖、石见穿、鳖甲、龟板、蟾蜍皮、八月札、猫人参、凤尾草、夏枯草、郁金、姜黄、铁树叶、龙胆草、熊胆、牛黄等为肝癌治疗中常选药物。其中以莪术、鳖甲、八月札、石见穿、夏枯草、虎杖、猫人参等选用概率最高。

（二）三忌三要的运用

肿瘤除采用合理的中西医各法治疗外，认真采用三忌三要，运用得当，对提高药物治疗效果很有帮助。

1. 三忌

（1）忌破血

在祛邪化积治疗过程中，宜活血不宜破血。通过临床观察发现，施用破血之品，如三棱、穿山甲、土鳖虫、水蛭等药物，对肿瘤虽有消坚止痛作用，但用之过久或用量太大，每易导致肿瘤扩散或转移。盖破血之品，能促使瘀毒在脉络中随波逐流，到处窜动，易使邪毒累及他脏。

实践证明此类药物应慎用少用为好,更不宜久用。否则虽能取效于一时,但预后多不良。

（2）忌烟酒

烟之危害,人人皆知。前人早有"耗血损气"之诫。近代更发现吸烟者不仅损体折寿,且香烟中的焦油(明显致癌物质)除对肺癌有直接作用外,还能导致喉癌、鼻咽癌、食道癌、胰腺癌、膀胱癌等多种恶性肿瘤的发病危险。包括肝癌在内的肿瘤患者吸之,犹如抱薪救火,自速其亡。酒之危害也不逊于香烟。酒辛热有毒(烈性酒更甚),扁鹊谓其"过饮腐肠烂胃,溃髓蒸筋,伤神夺寿"。李东垣明确指出"酒火热有毒",现代药物学认为酿酒之主要成分:醇,对肝脏有直接损害作用。饮酒入胃,先走肝胆二经。肝癌患者饮之,煽动内风相火,风得火势,火借风威,易致昏迷、抽搐、失血等险证。

（3）忌讳医

"讳疾忌医"自古有之,现代仍不乏其人。农村仍存在"信巫不信医"的封建迷信陋习,或半信半疑,边医边巫。在患肿瘤之后不是积极接受中西医科学治疗,而是偏信于庸医邪说,从而贻误病机。

2. 三要

（1）要勤于食疗

"园蔬胜珍馐"对肿瘤患者尤为重要。多食新鲜绿色或黄色蔬菜及胡萝卜、白萝卜、薏苡仁、白扁豆、百合、海带、紫草和菌类中的猴头菇、银耳、香菇、松蕈等,也可食用蛤类(软体动物)、鱼翅、龟、鳖及硬壳果实等。

（2）要善自摄养

肿瘤患者常因忧思惊恐而导致病情恶化。早在《灵枢》中已认识到"告之以其败,语之以其善,导之以其所便,开之以其所苦"。务使患者心情旷达,乐观安详,树立战胜疾病的信念,以及家属妥帖的身心护理等,均是肝癌治疗过程中不可忽视的重要环节。

（3）要坚持练功

《黄帝内经》谓"百病皆生于气",气为血帅,血为气母。只要病情许可,就要坚持锻炼,以期促进气血流畅,阴阳调和,增进新陈代谢,达到匡正祛邪之目的。

第五节 ▷ 典型案例分析

夏某,男,40岁。患肝炎2年,初诊为慢性肝炎。1980年春初检查AFP 530,经某大医院确诊为肝癌。住院化疗2个月,AFP又上升至4000,改服中草药也未果。同年10月13日前来本院肝病门诊。症见肝区微痛,微胀,精神委顿,舌淡红,苔黄腻,脉弦滑。肝功能示:TBTL 51.3 μmol/L,SGPT正常。此乃早年肝受邪伤,初病在气,久病入络,络痹血瘀,与湿热邪毒凝搏成癥,结于右肋下。治当补肝健脾,化滞解毒,以抗其癌。方用炒党参、焦白术、生黄芪、当归、炒白芍、茯苓、薏苡仁、枳壳、厚朴、黄芩、八月札、郁金、猫人参、鳖甲、牡蛎、蟾蜍皮、莱菔子、白花蛇舌草、茵陈等,随症加减服药30剂(用时停服西药),查AFP下降至182,精神渐振,然口干舌燥,乃瘀毒化火之象,前方加麦冬、天花粉,又服30剂,AFP恢复正

常。症状明显改善。仍以前方出入,服药至 1981 年 12 月,查火箭电泳正常,凝血转阴性,B
超检查示未见明显块团。随访 5 年身体健康正常。

（卓蕴慧）

参考文献

［1］于尔辛.肝癌的健脾理气方治疗［J］.中国肿瘤,2000,9(8):344.

［2］王昌俊,陈伟.钱伯文治疗原发性肝癌经验［J］.中医杂志,1999,49(8):460－461.

［3］花海兵,胡燕姣.中晚期肝癌四大症状皆宜从肆论治［J］.浙江中医杂志,1996,(12):555－556.

［4］王志学.活血化瘀七法治疗原发性肝癌［J］.中医药研究,1999,15(5):30－31.

［5］高虹.刘嘉湘教授辨治肝癌经验［J］.辽宁中医杂志,1997,24(6):248－249.

［6］郑清莲,刘茂甫.刘茂甫教授用补肾化痰法治疗中、晚期肝癌的经验［J］.中国中医药科技,1995,2(2):
35－36.

［7］叶蕾.吴良村治疗原发性肝癌帕床经验拾贝［J］.四川中医,2002,20(4):7－8.

下篇

肝病免疫学进展

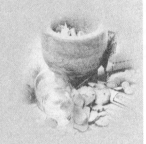

第一章

肝脏的免疫学特征

第一节 ▶ 肝脏的免疫功能

肝脏不仅是机体最大的消化与代谢器官,也是机体重要的防御器官,它作为机体免疫系统的重要组成部分,实时抵御外来抗原的攻击。肝脏在机体免疫中的重要作用正在逐渐被人们发现和认识。

肝脏内的免疫系统包括天然免疫和特异性免疫两个组成部分。其中肝脏的组织结构、功能特点对肝脏的免疫功能具有重要意义。肝脏具有肝主动脉和门静脉双重血管供应。每分钟大约有人体血液总量的 30% 流经肝脏,每 24 小时就携带着 10^8 个外周血淋巴细胞通过小叶间动脉或门静脉终末支进入肝实质,然后穿过肝窦状隙,通过中央静脉离开肝脏实质。窦状隙中血流不规则运动和滞留等因素加强了淋巴细胞和抗原呈递细胞之间的接触,促进了淋巴细胞的渗出。同时,肝窦内皮细胞层的窗孔也有利于淋巴细胞的渗出和迁移,有利于与细胞外基质、星形细胞和肝细胞等更多地接触。

肝脏细胞中有 $60\%\sim80\%$ 的细胞为肝细胞,其余的非实质细胞多种多样,包括肝窦内皮细胞、库普弗细胞、胆管细胞、星形细胞和肝内淋巴细胞。肝内淋巴细胞大量分布在肝实质和门静脉内。人体肝脏包含大约 10^{10} 个淋巴细胞,包括天然免疫(NK、NKT 淋巴细胞)和特异性免疫系统的淋巴细胞(T、B 淋巴细胞)亚群,后者还包括 NKT 淋巴细胞和 TCRγδT 淋巴细胞。

1. 肝脏单核-巨噬细胞系统

单核吞噬细胞系统包括循环中的单核细胞和组织中固定的巨噬细胞,其中肝脏的库普弗细胞占 78% 左右,其余由肺泡巨噬细胞、肠、脾、淋巴结、骨髓和结缔组织中的巨噬细胞等。库普弗细胞位于肝血窦腔内,具有变形运动和活跃的吞噬功能,还具有处理和传递抗原、调节机体免疫应答等作用,属单核吞噬细胞系统主要成员,是清除细菌及其毒素从而拮抗感染的重要防御细胞,同时也通过释放各种炎症介质,在内毒素性肝损伤的发生中发挥主导作用。巨噬细胞是人体重要的炎症调控细胞,主要分为 M1 型和 M2 型。M1 型称为经典激活型巨噬细胞,介导机体的炎症、防御反应;M2 型称为替代激活型巨噬细胞,参与抗炎和介导组织损伤修复的作用。M2 型具有对抗 M1 型的作用,对损伤组织的修复以及恢复内环境稳态都起到至关重要的作用,两者在适当的条件下可以相互转化。

2. 肝脏是补体系统蛋白质产生的主要场所

体内多种组织细胞均能合成补体蛋白,其中肝细胞和巨噬细胞是补体的主要产生细胞。肝脏(主要是肝细胞)是血浆中补体成分生物合成的主要场所,包括:经典途径中的 C1r/s,C2,C4,Cbp;旁路途径中的 C3 和 B 因子;凝集素途径的甘露聚糖结合凝集素;甘露聚糖结合凝集素相关血清蛋白酶 1-3 和甘露聚糖结合凝集素相关血清蛋白 19;补体系统的终极成分 C5,C6,C8 和 C9。

3. 肝脏是处理抗原和调节免疫反应的重要场所

肝脏具有独特的免疫耐受性,可能是由于其与众不同的构造使经常在淋巴系统中被活化的细胞也能在肝细胞中被活化。正常情况下,组成血管的内皮细胞发挥物理屏障的作用,阻碍初始 T 细胞〔(native T cells),未被活化〕访问周围组织,初始 T 细胞在通过内皮与器官中的细胞发生作用之前必须被特异的抗原提呈细胞(antigen presenting cell,APC)激活。最近研究发现肝脏是一个特例,肝细胞能够发挥 APC 的功能,不必依赖淋巴系统而独立激活 T 细胞。

第二节 ·❯ 慢性乙型病毒性肝炎与免疫

从免疫学观点分析病毒性肝炎,病毒感染只是始动或激发因素,而自身免疫却是病变持续和加重的原因。慢性乙型肝炎病毒(hepatitis B virus,HBV)感染的特征,是进展性的肝脏炎症损伤和病毒持续。病毒和宿主免疫反应导致慢性 HBV 疾病进展的机制还不清楚,但这一过程相关的因素包括:异常的天然免疫反应、HBV 特异性 T 细胞对宿主的抵抗反应和病毒与宿主之间的相互作用。

1. HBV 对宿主免疫反应的影响

母婴传播引起的新生儿耐受是 HBV 持续感染的原因之一。新生儿耐受可能是由 e 抗原(HBeAg)诱导产生的。在转基因小鼠中,HBeAg 能穿过胎盘介导新生小鼠产生免疫耐受。成年人感染后不完全的免疫应答也可以导致慢性 HBV 感染,但其中的机制还不清楚,可能有很多因素参与其中,例如,感染时的病毒量、表位突变导致 B 细胞和 T 细胞不能被激活、病毒蛋白特异性抑制获得性免疫反应等。普遍认为 HBV 本身并不会破坏肝细胞,导致肝细胞损伤是由于机体针对 HBV 的免疫反应。

2. HBeAg 下调机体对 HBV 的免疫监视

HBeAg 可能起着免疫调节作用,它能通过 Fas 介导的凋亡途径清除 HBeAg 和 HBcAg 特异性的 Th1 细胞。这种情况被认为发生于垂直传播,HBeAg 通过胎盘传给婴儿,建立起免疫耐受。早期临床研究发现,不能产生 HBeAg 的突变株常常发生急性加重的乙型肝炎,提示 HBeAg 导致机体免疫耐受。近年研究者在 HBeAg 导致免疫耐受的动物模型中发现 HBeAg 特异性 T 淋巴细胞的反应性低下。

3. 慢性 HBV 感染中的细胞免疫反应

（1）自然杀伤细胞（NK 细胞）

慢性乙型肝炎时机体内肝脏 NK 的细胞毒作用是正常的甚至是增强的，而其以分泌 IFN-r 和 TNF-a 形式介导的免疫调节作用受到损伤。我国学者田志刚等研究发现，CHB 患者肝脏内 NK 细胞抑制性受体 NKG2A 表达上升，而其他受体如抑制性受体 CD158a，CD158b，KIR2DL3，KIR3DL1 和激活性受体 NKG2D，NKG2C，NKp30，NKp46 等与健康对照组无显著性差异，通过阻断 NKG2A 与其配体的作用可以增强对 HBV 的清除此外，还有一些具有抑制功能的分子（比如 Tim-3）表达的上调，也影响了 NK 细胞的功能。

（2）自然杀伤 T 细胞（NKT 细胞）

目前，研究已经证实 HBV 感染时肝脏内 NKT 细胞发挥抗病毒作用。HBV 感染时，肝脏内存在的大量 NKT 细胞一方面可以接受 CD1d 细胞提呈的脂类抗原而活化，而这些脂类抗原来源于 HBV 及亚病毒颗粒中的糖脂肪及磷脂；另外在病毒诱导产生的细胞因子作用下，NKT 细胞可以间接地被活化。活化的 NKT 细胞通过两个方面来发挥抗 HBV 的作用，一方面通过其分泌的细胞因子；另一方面通过活化其他淋巴细胞。Kakimi 等在研究中发现，在注射 α-GalCer 24 小时的 HBV 转基因小鼠的肝内可检测到 IFN-γ 和 IFN-α/b，HBV 的复制被终止。这种现象与肝内 NKT 细胞的迅速消失和激活的 NK 细胞向肝内短暂的募集相关。

我国学者侯金林等人研究发现，CHB 患者外周血 I 型 NKT 细胞（iNKT）数量减少，但其 IFN-γ 和 IL-4 的表达水平正常，使用替比夫定抗病毒治疗，发现随着病毒载量降低，iNKT 的数量明显增加。

（3）树突细胞（DC）

DC 是具有最强提呈抗原功能的专职抗原提呈细胞（anti 原 gen-pressenting cell，APC）。DC 作为专职 APC 具有如下特点：

① 能有效地活化未致敏（naive）T 细胞；

② 能高水平地表达 MHCII 类分子；

③ 可表达参与抗原摄取和转运的特殊膜受体；

④ 能有效摄取和处理抗原，然后迁移至 T 细胞区；

⑤ 抗原提呈效率高，少量抗原和少量 DC 即足以激活 T 细胞。

因此，DC 是机体免疫应答的主要启动者，在免疫应答的诱导中发挥关键的作用。

研究证实，慢性乙型肝炎（chronic hepatitis B，CHB）患者外周血 DC 中可检测到 HBV-DNA 基因片段，且 DC 的成熟及功能均出现异常，其功能缺陷将导致抗原无法被有效地提呈给 CD4＋辅助性 T 淋巴细胞（Th）和 CD8＋细胞毒 T 淋巴细胞（CTLs），从而导致其激活特异性抗病毒免疫反应，特别是细胞免疫反应的能力低下。此外，研究发现 CHB 患者外周血 DC 表面 HLA-DR、CD83 和 CD86 表达水平低于正常对照，DC 刺激 T 淋巴细胞增殖的能力亦低于正常对照，并且在混合淋巴细胞反应（MLR）的反应上清液及纯的 DC 培养上清液中患者 IL-12 水平下降，而一氧化氮（NO）水平却升高。

（4）CD8＋T 细胞

CD8＋T 细胞是清除 HBV 的主要效应细胞，研究发现，CD8＋T 细胞数量与 HBV-

DNA 滴度成正相关,但其细胞毒作用随着 HBV-DNA 滴度的升高而下降,而与血清 ALT 水平没有明显相关性,且慢性 HBV 感染患者体内的细胞毒性 T 淋巴细胞反应很弱,提示 CD8+T 淋巴细胞是清除 HBV 的主要 T 淋巴细胞亚群,但并不是引起肝脏炎症的主要细胞,因为并没有发现 CD8+T 淋巴细胞的升高与 ALT 水平有相关性。研究发现,CHB 患者外周血 CD8+T 细胞高表达 Tim-3 分子抑制了 HBV 特异性 CTL 功能,阻断 Tim-3 通路可以促进表达 IFN-γ 的 HBV 特异性 CTL 增殖,增强抗病毒效应。

　　(5) CD4+T 细胞

　　目前认为,幼稚 CD4+T 淋巴细胞可以分化为 Th1、Th2、Th17 和调节性 T 淋巴细胞(T regulatory cell, Treg) 4 个主要的功能成熟的亚群,分别通过不同的转录途径和特征性的细胞因子执行不同的生物学功能。

　　大量的研究结果表明,Th1/Th2 失衡是 HBV 感染慢性化的重要因素之一。在 HBV 感染的慢性化进程中,Th1/Th2 类细胞因子分泌紊乱,特别是 Th1 型细胞因子的产生降低,致使针对 HBV 的细胞毒性 T 淋巴细胞反应和 B 细胞功能低下,导致 HBV 持续感染。与健康人相比,CHB 患者外周血 CD4+CD25+T 淋巴细胞比例升高,且与 HBV-DNA 载量相关。也有报道显示,肝脏内 CD4+CD25+T 淋巴细胞、FOXP3+细胞的比例与肝脏损伤程度呈正相关。近年研究发现,CHB 患者肝脏切片中聚集大量的 Th17 细胞,从慢性肝炎发展为慢加急性肝衰竭时无论是外周血还是肝组织内,与对照组相比 Th17 细胞均明显升高,且发现 Th17 细胞的增加与血清 HBV-DNA 滴度、ALT 水平、组织学活性指数成正相关,提示 Th17 细胞可能是导致慢性 HBV 感染者肝脏损伤的主导者,但 Th17 细胞介导慢性乙型肝炎肝脏损伤的具体机制尚未分确切。

　　研究发现,存在一种特殊的辅助性 T 细胞——滤泡性辅助性 T 细胞(follicular helper T cells, Tfh),定位于淋巴滤泡,主要功能为辅助 B 细胞参与体液免疫。Tfh 细胞属于 CD4 阳性 T 细胞亚群,表达 CXCR5、PD-1、ICOS、Bcl-6、IL-21 等表面分子。研究发现,CD4+CD25+Tfh 细胞参与了 HBV 相关的免疫反应,CD4+CD25+Tfh 细胞的高表达是 CHB 患者免疫激活状态的一个标志。

第三节 ▶ 丙型病毒性肝炎与免疫

　　长期以来,人们普遍认为丙型病毒性肝炎(HCV)感染后,机体对 HCV 不容易清除、肝脏病变慢性化的原因除与病毒本身的因素以外,更主要与机体细胞免疫功能有关。

　　研究发现,丙型肝炎患者体内的 NKT 细胞、IL-4 明显低于健康人群,健康人群外周血经 HCV 作用后其 NKT 细胞的比例低于作用前,提示患者体内 HCV 是使 NKT 细胞含量减少的一个重要因素。HCV 感染时,HCV 的包装糖蛋白 E 能激活 NK 表面的 CD81,而 CD81 在肝脏内又反过来抑制 NK 的功能,这可能是肝脏病毒清除缺失及感染慢性化的机制之一,因此,CD1d/NKT 和糖蛋白 E2/CD81 之间的相互作用,在 HCV 免疫发病机制中发挥着重要的作用。此外,研究发现 HCV 感染时,被感染肝细胞周围的炎性细胞和胆管细胞上调 CD1d 表达,而肝细胞表面只要少量的 CD1d 就能被 CD1d 反应性的 T 细胞识别,CD161+CD56+/−NKT 亚型识别提呈的脂质抗原,从而正向或负向调节炎性应答反应。由于肝内固有的 Th1 型 CD1d 反应性 T 细胞的监视,被病毒感染的肝细胞能有效处理 CD1d 递呈的抗原,这一功能有助于急性期病毒的清除,但在慢性感染时则会产生肝脏损害。

第四节　非酒精性脂肪肝病与免疫

非酒精性脂肪肝病(nonalcoholic fatty liver disease,NAFLD)是一种无过量饮酒史的以肝实质细胞脂肪变性和脂肪贮积为特征的临床病理综合征。NAFLD 的发病机制至今尚不完全清楚。已有学者注意到库普弗细胞参与 NAFLD 的发病机制,高脂饮食诱导的非酒精性脂肪性肝炎大鼠肝脏库普弗细胞活化,数量增加,并且产生多种促炎因子和 ROS,从而损伤肝细胞。此外,库普弗细胞抗原递呈功能的效应可引起及加重肝脏炎症反应。

随着对 NAFLD 研究的深入,发现 NKT 细胞及 Th1 细胞因子与 Th2 细胞因子平衡在 NAFLD 的发病中起重要作用。多种 NAFLD 模型小鼠的肝脏 NKT 细胞数量下降,且通过不同方法增加 NKT 细胞数量后能有效降低 NAFLD 模型小鼠肝脏脂肪含量。当肝脏 NKT 细胞减少,及肝脏持续暴露于某刺激与促炎细胞因子(TNF-α、INF-γ)下时,Th2 细胞因子分泌相对不足及 Th1 极化,导致慢性炎症及肝脏的胰岛素抵抗。研究发现,高脂饮食诱导的小鼠 NAFLD 的过程中,小鼠肝内 Treg 细胞数量随肝脏脂肪变性加重而逐渐下降。但 Treg 细胞对 ROS 诱导的细胞凋亡的易感机制仍不清楚。研究表明,瘦素可通过瘦素受体结合于 CD4+CD25+T 调节细胞及 CD4+CD25−效应 T 细胞,结合后两种细胞中瘦素及瘦素受体均上调。但是,在 T 调节细胞中瘦素受体介导的信号途径无应答或低反应性;而在效应 T 细胞中,可使 Th1 细胞极化(即增加 IFN-γ 的释放,减少 IL-4 的释放),以及上调促炎细胞因子(TNF-α 等)的分泌,从而进一步激活瘦素产物的激活,起到促炎作用。故在肝脂肪变及 NAFLD 的患者血清中,瘦素及 TNF-α 的水平上调。

第五节　自身免疫性肝炎与免疫

自身免疫性肝炎(autoimmune hepatitis,AIH)是一种器官特异性自身免疫性疾病,以肝组织内 T 淋巴细胞浸润、高免疫球蛋白血症、血清自身抗体阳性、具有人类白细胞抗原遗传背景、常伴发其他自身免疫性疾病和对免疫抑制治疗有效为特征。

AIH 以缺乏对肝细胞抗原的免疫耐受为特征,并最终导致由自身反应性 T 细胞介导的肝实质细胞损伤。在免疫发病机制方面,T 细胞起着至关重要的作用,且 CD4+和 CD8+T 细胞均参与了由 NK 细胞及 γδT 细胞介导的免疫反应。AIH 患者中,Treg 细胞的数目下降、功能减弱,表明了 Treg 细胞的缺乏是 AIH 发病基础。研究显示,5% 的 T 细胞在 AIH 患者肝脏内浸润,这类 T 细胞包括分泌 IL-17 的 CD4+(经典 Th17 细胞)和 CD8+T 细胞

（也称为 Tc17 细胞）。

此外，免疫调节缺陷还涉及效应细胞固有的外周耐受机制。AIH 患者的 Tregs 细胞在对 CD4 和 CD8 效应细胞的增殖调控中出现障碍，人体局部的 Tregs 缺陷可能是导致 AIH 免疫调节障碍的主要原因。最新的研究发现，AIH 患者 T 细胞表面的抑制性受体 T 细胞免疫球蛋白黏蛋白 3（T cell immunoglobulin and mucin protein 3，Tim-3）的数量减少，而 Tim-3 与 Tregs 表达的半乳凝素 9（galectin-9，Gal9）结合可诱导效应细胞的凋亡，致使 AIH 的免疫调节受损。另有报道，CD4＋CD25＋Tregs 和 Th17 之间的相互影响在 AIH 的发病机制中起重要作用。Tregs 表达的胞外三磷酸核苷双磷酸水解酶 CD39 可作为 Tregs 的表面标志来筛选 Tregs 细胞，CD39＋Tregs 缺陷可能导致 AIH 的免疫调节功能受损。AIH 患者 CD39＋Tregs 表现为 CD127、IFN-γ 及 IL-17 增加为特征的促炎症特性，提示 AIH 的免疫调节缺陷不仅由于 Tregs 数量和功能的下降，而且更在于 Tregs 转换成效应细胞的增加，使 AIH 的免疫调节受损。

第六节 ·〉 肝纤维化与免疫

肝脏纤维化是威胁人类健康的重大疾病。长期饮酒、脂肪肝和慢性病毒性肝炎感染是可能引起肝脏纤维化的三个重要原因。肝脏发生纤维化是许多慢性肝病发展的终末状态，严重的肝脏纤维化将导致肝硬化甚至肝癌（hepatocellular carcinoma，HCC）的发生。肝脏纤维化过程中有许多细胞参与，包括肝脏实质细胞与非实质细胞。肝脏是重要的免疫器官，存在大量的固有免疫细胞，这些细胞在肝纤维化过程中起到至关重要的作用

巨噬细胞通过表面的模式识别受体（pattern recognition receptor，PRRs），与病原相关的分子模式（pathogen-associated molecular patterns，PAMPs）相结合而被激活，直接或间接地参与了纤维化的发生、进展和逆转。在肝纤维化、肝硬化患者体内，肝脏 MCP-1 的表达增高，渗出的巨噬细胞具有 CCR2 依赖性。巨噬细胞分泌的 CC 趋化因子配体 1（CC chemokine ligand 1，CCL-1）和 CC 趋化因子巨噬细胞炎症蛋白（macrophage inflammatory protein，MIP）也都具有相同的作用，CCL1 与细胞表面的趋化因子受体 CCR8，MIP-1α/MIP-1β 及其受体 CCR1、CCR5 相结合，趋化炎症细胞聚集到损伤的肝脏组织周围，促进肝纤维化的发展。

在肝纤维化进程中，活化的 NK 细胞则通过脱颗粒对 HSC 起直接杀伤或诱导凋亡作用，缓解或逆转肝纤维化，在肝纤维化的早期起明显作用。而激活后的 HSC 在肝纤维化的中晚期不但能产生 TGF-β 抑制肝 NK 细胞的活化程度，还能产生细胞因子信号抑制因子（suppressor of cytokine signalingl，SOCS1），对抗 IFN- 的抑制作用。IFN-γ 主要由活化的 NK 细胞产生，对活化的 HSC 有明显的抑制作用。

在 HBV 感染后，病毒介导肝细胞表达自身抗原 CDld 复合物，使肝细胞表面杀伤细胞受体的配体表达增加。这些配体与 TCR 及 NKG2D 结合后使 NKT 细胞激活，分泌 IL-4、IL-3 等多种促炎反应细胞因子，进一步活化 HSC，促使肝纤维化的发生。

第七节 ▷ 原发性胆汁性肝硬化与免疫

原发性胆汁性肝硬化(primary biliary cirrhosis，PBC)是一种原因不明、慢性进行性胆汁淤积性肝病，可能与自身免疫有关。现已证实 PBC 患者肝组织和外周血中存在自身反应性淋巴细胞，肝脏浸润的 T 淋巴细胞受体与抗线粒体抗体拥有共同的抗原表位。

研究表明 PBC 患者 CD3＋CD4＋T 百分率升高，CD3＋CD8＋ 降低，CD4/CD8 比例显著升高，说明 PBC 患者 T 细胞免疫失衡。PBC 的动物模型显示在病变发生早期 CD4－F 淋巴细胞浸润在胆管周围，随着病变持续发展，CD8＋T 淋巴细胞也在胆管周围浸润，说明 CD4＋和 CD8＋T 淋巴细胞协同作用导致病变持续发展。HLA-DR 是淋巴细胞晚期的活化标志，PBC 患者 CD3＋T 细胞 HLA-R＋细胞明显低于正常对照组，T 细胞活化功能降低，致使抑制性 T 淋巴细胞不能发挥其抑制效应，从而导致 B 淋巴细胞增加及活化，产生大量自身抗体，导致疾病的发生。PBC 患者的 B 淋巴细胞较健康人有明显增高，提示 B 淋巴细胞在 PBC 的发病机制中起到重要作用。PBC 患者 NK 细胞数量与对照组相比明显减少，提示具有调节功能的 NK 细胞选择性减少，不能有效调控自身免疫反应，导致 B 细胞淋巴母细胞化，产生过多自身抗体，可能为其发病的主要原因之一。

第八节 ▷ 肝硬化与免疫

肝硬化患者具有很多肝硬化相关免疫功能缺陷综合征，导致机体从循环中清除细胞因子、细菌和内毒素等能力降低。正常肝脏的网状内皮系统拥有全身90％以上网状内皮细胞，如库普弗细胞，这些对于肝脏维持正常的防御功能非常重要。肝硬化患者网状内皮系统受损，网状内皮细胞减少，导致进入血液循环的细菌和内毒素大大增加。同时很多肝硬化患者的单核细胞运动能力、细菌吞噬能力及杀菌能力等功能大大降低。

乙肝或丙肝病毒感染机体后，主要的病理表现特征是肝内散在的炎性坏死并伴有纤维瘢痕形成，进一步可发展为肝硬化和肝癌。研究发现，在肝纤维化进一步发展为肝硬化的特征是 NKT 细胞高表达 2 型促纤维化细胞因子 IL-4 和 IL-13，并高表达 CD1d。在体外通过 CD1d 限制性的活化健康志愿者 NKT 细胞能够诱导出 IL-4 和 IL-13，进一步证实 NKT 细胞可以通过诱导 2 型细胞因子的产生加重肝纤维化转变为肝硬化。据报道，CHB 后肝硬化患者血清 TNF-α 水平显著高于健康人群，提示血清 TNF-α 水平与肝硬化及乙型肝炎病情关系密切。乙型肝炎后肝硬化组血清 IL-6、IL-8 水平较正常对照组显著升高，而且患病时间越长、病情越重，升高越显著，其机制可能是增多的内毒素使 TNF-α 分泌增多，继而使 IL-6 和 IL-8 分泌增多，因此，TNF-α、IL-6 和 IL-8 水平在一定程度上反映了肝硬化患者的病情。

第九节 ·> 重症肝炎与免疫

重症肝炎是临床常见的疾病,患者可出现消化道出血、内毒素血症、自发性腹膜炎、肝性脑病、中毒性鼓肠,甚至败血症等。肝脏是肠道黏膜免疫系统的组成部分,重症肝病时免疫球蛋白A(IgA)经常沉积在肝脏,对重症肝炎死亡患者IgA免疫组化染色发现,重症肝炎组肝细胞呈大片状阳性,明显强于对照组,说明重症肝炎时体液免疫功能增强。

重型乙型肝炎发病机制复杂,病理生理学过程主要表现为局部微循环障碍、肝细胞短期内大量坏死和凋亡。发生重症化时,宿主免疫应答发生较大的变化,对肝功能衰竭的发生和发展起重要作用。肝脏内及系统炎症因子对免疫应答起正反馈作用,但是过多的细胞因子会对机体造成损害。慢加急性肝功能衰竭、败血症患者与稳定的肝硬化患者相比,TNF-α分泌减少、单核细胞人类白细胞抗原(HLA)-DR表达水平明显下调、白细胞介素(IL)6、IL-10分泌增加。与慢性乙型肝炎患者相比,肝衰竭时肝内细胞因子IFN-γ及TNF-α表达水平增加,IFNγ增加与CD4+和CD8+T淋巴细胞的募集相关,TNF-α增加与库普弗细胞的增加相关。许多研究者分析了肝功能衰竭时TNF-α、IL-1、IL-10、IL-6的表达水平。鉴于其与疾病的相关性,一些研究者建议,细胞因子的水平可以作为评价预后及预测生存率的指标。

研究者应用肝功能衰竭动物模型进行研究,发现在乙型肝炎慢加急性肝功能衰竭过程中天然免疫、适应性免疫起重要作用,包括自然杀伤细胞(NK)、自然杀伤T淋巴细胞(NKT)、单核巨噬细胞系统、嗜碱性粒细胞、T淋巴细胞、B淋巴细胞、内皮细胞及凝血系统、神经体液调节系统。在乙型肝炎重症化时,产生大量细胞因子并上调HLA-DR及Toll样受体(toll like receptor,TLR)4的表达进而影响适应性免疫阶段。关于NK细胞及NKT细胞在各种化学物质诱导的重症化模型中的作用已有报道。NK活化后产生大量的IFN-γ,并可通过多种途径杀伤肝细胞。NK在病毒感染模型及乙型肝炎重症化中的作用已有报道。嗜碱性粒细胞、嗜酸性粒细胞、肝窦内皮细胞在非乙型肝炎导致的重型肝炎中也有许多研究。

第十节 ·> 肝脏肿瘤免疫

肿瘤可以看作是一种免疫性疾病,即病理性的免疫耐受疾病。肝癌患者既存在着系统免疫缺陷,肿瘤局部也存在抑制抗瘤效应发挥的因素。系统免疫缺陷主要表现为以下方面:①抑制性T细胞增加、辅助性T细胞减少;②自然杀伤细胞数量和活性明显下降;③白介素2(IL-2)产生能力低下,可溶性IL-2受体表达水平明显增高;④淋巴因子激活的杀伤细胞(LAK)活性降低;⑤肿瘤坏死因子α(TNF-α)和白介素1(IL-1)水平增高,在肝癌术后复发的患者尤为明显。

关于肝癌局部免疫状况的研究比较少,有研究表明肝癌患者肝组织中CD83阳性DC数目明显少于肝硬化患者,在癌结节中甚至检测不到 CD83 阳性 DC 的表达。通过超声引导经皮肝脏穿刺活检检测病灶局部免疫细胞分布情况,发现肝痛病灶局部有不同程度免疫细胞浸润,主要为 T 淋巴细胞、K 细胞和巨噬细胞,浸润程度依次为被膜下＞癌周组织＞癌组织,提示肝癌组织内免疫活性细胞浸润程度低下。关于肝癌的免疫逃逸机制目前尚不十分明了,但涉及免疫反应的多环节、多因素、多过程这一点是肯定的。与其他恶性肿瘤类似,包含被动与主动逃逸两方面。DC 在逃逸机制中发挥了重要作用,有关的内容如下:①肝癌患者中升高的甲胎蛋白可以引起 DC 凋亡、使 DC 分泌的 IL-12 与 TNF-α 明显减少,从而引起DC 功能缺失;②肝癌患者中升高的 IL-10 可以抑制树突状细胞的产生,引起 DC 表面 HLA-DR、CD80 以及 CD86 等分子表达下降,从而导致 DC 功能下降。

　　在肝癌免疫中 NKT 细胞也发挥重要的作用。研究表明,原发性肝细胞癌的患鼠肝内的 NKT 细胞增加,同时 CD8＋/CD4＋淋巴细胞比率也升高,这与 NKT 细胞和 CD8＋/CD4＋淋巴细胞是通过分泌 IFN-γ 发挥抗肿瘤作用有关。

(李　曼)

参考文献

[1] 叶胜龙,汤钊猷,余业勤.原发性肝癌(第 2 版)[M].上海:上海科学技术出版社,1999:382－396.

[2] 利利,向晓星.Kupffer 细胞在非酒精性脂肪性肝病发病机制中的作用[J].临床肝胆病杂志,2011,27(8):873－876.

[3] Liberal R, Grant CR, Mieli-Vergani G, et al. *Autoimmune hepatitis: a comprehensive review*[J]. J Autoimmun 2013;41:126－139.

[4] Liberal R, Grant CR, Holder BS, et al. *The impaired immune regulation of autoimmune hepatitis is linked to a defective galectin-9/tim-3 pathway*[J]. Hepatology 2012;56:677－686.

[5] Muratori L, Longhi MS. *The interplay between regulatory and effector T cells in autoimmune hepatitis: Implications for innovative treatment strategies*[J]. J Autoimmun 2013;46:74－80.

[6] Grant CR, Liberal R, Holder BS, et al. *Dysfunctional CD39 (POS) regulatory T cells and aberrant control of T helper type 17 cells in autoimmune hepatitis*[J]. Hepatology 2013 Jun 20. (*Epub ahead of print*).

[7] 谭文凯,周宇.固有免疫免疫细胞在肝纤维化发生中的作用[J].实用肝脏病杂志,2013,16(4):372－374.

[8] Seki E, De Minicis S, Gwak GY, et al. *CCR1 and CCR5 promote hepatic fibrosis in mice*[J]. J Clin Invest,2009,119(7):1858－1870.

[9] Jeong W.,Park O.,Wang L.,et al. *Suppression of innate immunity (NK cells and IFN-g) in the late stages of liver injury*[J]. Hepatology 2011,53:1342－1351.

[10] Jin Z, Sun R, Wei H, et al. *Accelerated liver fibrosis in hepatitis B virus transgenic mice: involvement of natural killer T cells*[J]. Hepatology,2011,53(1):219－229.

[11] 郭桐生,毛远丽,丛玉隆.肝硬化免疫机制和感染的研究进展[J].中华临床医师杂志(电子版),2013,7(16):7554－7556.

[12] Kaneko Y, Koseki H, Kanno M. Taniguchi M. *Requirement for Valpha14 NKT cells in IL-12-mediated rejection of tumors*[J]. Science 1997;278:1623－1626

[13] 郭礼和.肿瘤免疫耐受—肿瘤细胞的免疫学特性[J].中国细胞生物学学报,2012,34(7):732－734.

第二章
肝病免疫治疗进展

第一节 ·〉 慢性乙型肝炎的免疫治疗

HBV 感染的自然过程和结局与感染者的年龄、病毒载量以及机体的免疫状态等有关，而机体抗病毒的免疫应答是决定疾病转归以及治疗效果的关键因素。近年研究表明 HBV 感染的控制和清除依赖于机体免疫状态，其感染慢性化与机体针对 HBV 的特异性免疫，特别是细胞免疫缺陷或功能低下相关，但现有抗 HBV 药物尚无法恢复细胞的免疫功能以至很难清除病毒。因此，增强或恢复机体针对 HBV 的特异性免疫，尤其是通过细胞免疫的治疗策略能够最终消除 HBV 的慢性感染可能会成为未来慢性 HBV 感染治疗的研究焦点。免疫治疗策略通过激发和增强机体的免疫功能，以控制和清除病毒，有望成为彻底征服慢性 HBV 感染的有效方法。研究者发现，慢性乙型肝炎患者接受 HBV 自愈者的骨髓移植后得到治愈，证实免疫治疗具有有效性。目前，慢性乙型肝炎的免疫治疗日益受到重视并已成为研究的热点。

一、以细胞因子为基础的免疫治疗

在机体抗病毒的免疫反应中有多种细胞因子参与，其中粒细胞集落刺激因子（G-CSF）、巨噬细胞集落刺激因子（M-CSF）、粒细胞-巨噬细胞集落刺激因子（GM-CSF）、干扰素-α（IFN-α）及白细胞介素-2（IL-2）在感染性疾病治疗中的辅助作用，受到越来越多的重视。在病毒特异性 CTL 的过继性回输中，研究者发现 IL-2 对效应 T 细胞的存在和增殖起关键作用。近年来，随着 IFN-α 重组高纯度细胞因子的研制成功，使其在临床上治疗乙型肝炎中取得了良好效果。干扰素是目前公认治疗慢性乙型肝炎的重要药物，具有增强清除病毒的免疫功能和直接抑制病毒的作用。干扰素治疗慢性乙型肝炎已经 30 余年。既往研究已经证实，干扰素治疗慢性乙型肝炎在相对确定的疗程内患者的病毒抑制率和 HBeAg 消失率或血清学转换率较高，停药后复发率较低。取得持续应答的患者可改善远期预后，减少肝硬化和肝细胞癌的发生率，提高生存率。

二、胸腺素 α1 治疗乙肝

免疫调节治疗是慢性乙型肝炎治疗的重要手段之一，但目前尚缺乏乙型肝炎特异性免疫治疗方法。胸腺肽 α1 (Tα1)是由人工合成的 28 个氨基酸组成的多肽，用于慢性乙型肝炎的治疗，其主要机制是提高 T 细胞分化成熟能力，抑制 T 细胞的凋亡，促进 Th1 细胞因子的释放，增加肝细胞 MHC-1 类分子的表达等。临床研究显示，应用胸腺素 α1 治疗 6 个月，可以使约 20%~30%患者出现 HBeAg 血清转换。目前的研究样本量较小，需要开展大样本研究进一步证实。

三、以疫苗为基础的免疫治疗

1. 疫苗疗法

治疗性疫苗是通过某种途径来弥补或激发机体的免疫反应，达到清除病毒的目的。核酸疫苗又称 DNA 疫苗，它不仅可诱导体液免疫应答，而且能诱导强烈的细胞免疫应答。据报道，应用前 S1、前 S2 和 S 抗原组分疫苗，能够引发慢性 HBV 携带者针对 HBsAg 的 CD4＋T 淋巴细胞应答，但未能介导 Th1 细胞因子分泌和病毒特异性 CD8＋T 淋巴细胞应答。另报道，采用 HBV 核心区细胞毒性 T 淋巴细胞(CTL)结合表位第 18~27 氨基酸、破伤风毒素以及棕榈酸分子制备成治疗性疫苗，Ⅰ期临床试验结果显示该疫苗安全，并能活化抗原特异性 CTL，其水平与急性自限性肝炎的 CTL 相当，但对慢性肝炎患者的研究发现，该疫苗只激发低水平的 CTL 应答，不能有效清除病毒或降低 HBV-DNA 水平。我国目前有两种治疗性疫苗在临床试验中，分别是闻玉梅院士研究的免疫复合物治疗性疫苗，以及吴玉章等研发的多肽治疗性疫苗。因此，通过疫苗治疗慢性乙型肝炎仍有待进一步的研究。

2. 生物免疫乙肝疫苗三联疗法

生物免疫乙肝疫苗三联疗法是通过局部皮下注射大剂量的乙肝疫苗＋粒细胞巨噬细胞集落刺激因子(GM-CSF)＋卡介菌多糖核酸，来诱导皮下未成熟的树突状细胞(DC)的成熟，增强其抗原提呈作用，使其恢复传递 HBV 感染信息给下一级免疫细胞的功能，打破免疫系统对乙肝病毒的免疫耐受，重新启动对 HBV 的识别，调动免疫系统对抗 HBV，达到抑制病毒复制，促进表面抗体和 e 抗体的产生，促进 e 抗原/抗体的血清转换，最后清除病毒。

四、以免疫效应细胞为基础的免疫治疗

在机体抗病毒感染的特异性免疫反应中，细胞免疫起重要作用。有研究证明，在病毒慢性感染者的机体内，特异性 T 细胞的杀伤活性非常弱，甚至处于"无能"状态，产生"耐受性"。回输具有病毒特异性的 CTL 能清除体内病毒。在 HBV 转基因小鼠模型中发现，CTL 在清除病毒过程中，通过分泌 TNF-α 和 TNF-β 下调 HBVmRNA 的水平，抑制 HBV 复制，却不引起肝细胞的损伤。国外学者用一种含脂质体、T 辅助细胞和 CTL 识别位点的 HBV 疫苗

免疫动物和人,可明显增强 CTL 位点抗原性作用,增强 HBV 特异性 CTL 的产生。在 HBV 转基因鼠模型中,已证明回输病毒特异性的 CTL 能清除体内病毒。体外扩增特异性 T 细胞的过继性免疫治疗直接向患者回输功能完整的特异性 T 细胞代替慢性病毒感染者体内功能低下的 T 细胞,是个值得探索的领域。

五、以抗原递呈细胞为基础的免疫治疗

1. 抗 HBV-DC 疗法

抗 HBV-DC 疗法以乙肝病毒抗原致敏的 DC 的生物免疫疗法,即抗乙肝 DC 疗法,采用细胞集落因子诱导,激活对人体免疫有巨大作用的 DC,有效打破病毒的免疫耐受、激发 DC 细胞免疫应答、抑制病毒复制、并促进 e 抗原/抗体的血清学转换,从而达到康复治疗的目的。

2. 抗乙肝 DC 和混合 T 淋巴细胞疗法(抗 HBV-DC-MTL 疗法)

通过生物免疫技术可以获得携带有 HBV 抗原信息且功能基本正常的抗原呈递细胞:抗 HBV-DC 和 M1 型巨噬细胞(抗 HBV-MC)。同时获得具有抗 HBV 作用的混合 T 淋巴细胞(抗 HBV-MTL):含有大量 HBV 抗原特异性的 CTL、较多数量的 Th1 细胞及较高的 Th1/Th2 细胞比例、较多数量的自然杀伤 T 细胞和较少数量的调节性 T 细胞,还含有一定数量的记忆性 T 细胞。将这种抗 HBV-DC 及抗 HBV-MTL 回输后,可以使机体免疫系统重新恢复对乙肝病毒的免疫识别,同时使 T 细胞功能得到改善或恢复,从而解除对免疫系统的抑制,打破免疫耐受,重启抗乙肝病毒的免疫反应,调动免疫系统对抗乙肝病毒,达到抑制病毒复制,促进 e 抗原/抗体的血清转换,最后清除病毒而治愈。

第二节 ·〉 慢性丙型肝炎的免疫治疗

一、以细胞因子为基础的免疫治疗

慢性丙型肝炎是一种较难治愈的疾病,目前治疗丙型肝炎唯一有效的药物是 a-干扰素,在足够剂量和足够疗程时,其长期的病毒 RNA 阴转率为 20%～25%。如果联合口服利巴韦林,其长期病毒阴转率为 30%～40%。常用的干扰素有干扰素 α-2a、α-2b, C-IFN (consensus interferon,C-IFN)以及 Peg-IFN。所有干扰素均需通过与靶细胞受体结合,启动干扰素反应基因成分,产生抗病毒蛋白及多种免疫调节因子。临床研究发现,α-2b 干扰素联合利巴韦林治疗慢性丙型肝炎,促进 HCV-RNA 的阴转,临床用药安全。机制研究表明,利巴韦林能增加 T 细胞的 I 型细胞因子(IL-2、α-干扰素及 g 干扰素)反应,抑制 II 型细胞因子(IL-4、IL-5 及 IL-10)反应,利巴韦林可能促进 I 型细胞因子介导的免疫反应增加 α-干扰素对慢性丙型病毒性肝炎的疗效。

二、以免疫效应细胞为基础的免疫治疗

慢性丙型肝炎的发病机制是由于人体免疫系统存在一定缺陷,主要是细胞免疫的缺陷,表现为能够特异性地有效杀伤丙肝病毒(HCV)的细胞毒 T 细胞数目不足或质量较差,导致病毒不能被彻底清除。细胞免疫疗法即是采用特殊的方法增加人体的特异性的细胞毒 T 细胞的数目,使其能够有效地杀灭 HCV。细胞免疫疗法即是采用特殊的方法增加人体的特异性的细胞毒 T 细胞的数量,使其能够有效地杀灭 HCV。提取患者的外周血中一定数量的淋巴细胞,在体外培养,同时加入一些特异性的细胞因子,促使这些淋巴细胞转化为对 HCV 有较强杀伤作用的细胞毒 T 细胞。经培养数日后细胞即可得到充分地活化并大量增殖,数量可增加数十倍至百倍,然后再将活化的细胞回输至患者体内,有杀伤 HCV 的作用。

三、以抗原递呈细胞为基础的免疫治疗

人感染丙型肝炎的慢性化与免疫系统对丙肝病毒发生免疫耐受有关,其免疫耐受的主要原因包括以下两个方面:①慢性 HCV 感染者的专职性抗原呈递细胞如 DC、M1 型巨噬细胞(MC 或 Mφ)数量减少及功能低下,②慢性 HCV 感染者的 T 淋巴细胞亚群的数量、比例及功能失调。基于丙肝慢性化的原理,通过生物免疫技术获得携带有 HCV 抗原且功能基本正常的抗原呈递细胞:抗 HCV-DC 和抗 HCV-MC。

1. 抗 HCV-DC 疗法

以 HCV 抗原致敏的 DC 的生物免疫疗法,即抗丙肝树突状细胞疗法。通过生物免疫技术获得携带有 HCV 抗原信息,并且功能基本正常的抗原呈递细胞:抗 HCV-DC。将这种细胞回输给患者,可以打破机体免疫系统对 HCV 的免疫耐受,重新启动对 HCV 的免疫识别,调动免疫系统对抗 HCV,达到抑制病毒复制,最后清除病毒,治愈慢性 HCV 感染。该方法可以显著抑制 HCV 的复制,快速降低血液中 HCV 及其抗原的数量,是目前治疗慢性 HCV 感染的新方法之一。病毒复制活跃者需要联合干扰素和利巴韦林等抗病毒药物治疗。

2. 抗 HCV-DC-MTL 疗法

以 HCV 抗原致敏的 DC 和混合 T 淋巴细胞(MTL)的生物免疫疗法,即抗丙肝树突状细胞和混合 T 淋巴细胞疗法。通过生物免疫技术获得携带有 HCV 抗原且功能基本正常的抗 HCV-DC、抗 HCV-MC,同时获得具有抗 HCV 作用的混合 T 淋巴细胞(抗 HCV-MTL),将这种抗 HCV-DC 及抗 HCV-MTL 回输后,可以使机体免疫系统重新恢复对 HCV 的免疫识别,同时使 T 细胞功能得到改善或恢复,从而解除对免疫系统的抑制,打破免疫耐受,重启抗 HCV 的免疫反应,调动免疫系统对抗丙肝病毒,达到抑制病毒复制,最后清除病毒而获得治愈。该方法疗效优于单纯的抗 HCV-DC 疗法。

第三节 ·》 自身免疫性肝炎的免疫治疗

一、激素疗法

单用泼尼松或泼尼松联用硫唑嘌呤是治疗自身免疫性肝炎（AIH）的标准疗法，能明显缓解症状，改善生化指标异常及组织学改变，延缓病情进展并提高生存率，有效率可达80%～90%。起始剂量一般为泼尼松或泼尼松龙 20～60 mg/天，或泼尼松或泼尼松龙 15～30 mg/天联合硫唑嘌呤 1 mg/kg/天，单用硫唑嘌呤一般无效。如患者治疗有效（即血清转氨酶恢复正常或<2 倍上限水平，IgG 恢复正常，如行肝脏病理检查无活动性炎症，此时激素剂量逐步减少。文献报道泼尼松联用硫唑嘌呤能减轻其不良反应。一般认为联合疗法适用于年龄偏大伴有骨质疏松症代谢性疾病或精神症状的 AIH 患者而对年龄较轻伴有血液系统疾病的患者单用激素治疗。

二、免疫抑制剂疗法

环孢霉素 A（cyclosporin A，CyA）能减低细胞表面淋巴活性因子的表达，具有抑制 T 淋巴细胞功能的作用。有学者用 CyA（每日 2～3 mg/kg）治疗 32 例 AIH-型和 4 例 AIH-型患儿时发现所有肝脏组织学得到明显的改善提示治疗有效。他克莫司（tacrolimus FK-506）FK-506 是一种大环内酯类化合物，用机制与 CyA 相似，但免疫抑制作用强于 CyA。临床研究显示 FK-506 能降低 AIH 患者的转氨酶和胆红素水平。

三、麦考酚酸酯疗法

麦考酚酸酯（mycophenolate mofetil，MMF）是麦考酚酸的酯类衍生物，对淋巴细胞具有高度选择作用。国外学者报道，7 名标准免疫抑制剂治疗无效的 AIH-型患者采用 MMF 1 g，一天 2 次平均治疗 46 个月，发现 5 例患者的转氨酶在治疗 3 月后降为正常，临床症状好转，且无明显不良反应，从而提示 MMF 是治疗顽固性 AIH 的另一有效方法。

四、生物免疫治疗

通过生物免疫技术获得携带 AIH 患者自身肝脏组织抗原的不成熟的 DC（抗 ALD-imDC），同时获得具有抗 AIH 作用的混合 T 淋巴细胞（抗 ALD-MTL）：含有大量患者自身肝脏组织抗原特异性和非特异性的调节性 T 细胞、较多数量的 Th2 和 Th3 细胞及较低的 Th1/Th2 细胞比例、较少数量的自然杀伤 T 细胞和细胞毒性 T 淋巴细胞。将这种具有抗

ALD 作用的抗 ALD-imDC 和抗 ALD-MTL(简称抗 ALD-imDC-MTL)回输后,可以使机体免疫系统重新恢复对自身肝脏组织的免疫耐受,减轻或避免免疫系统对自身肝脏组织的免疫攻击,从而减轻或消除炎症反应,缓解病情,直至治愈。症状明显者可以联合应用非免疫抑制剂治疗。

第四节 ›› 原发性胆汁性肝硬化的免疫治疗

一、免疫抑制治疗

原发性胆汁性肝硬化(PBC)是一种自身免疫病,主要治疗策略在于调节机体免疫机能。目前有多项研究应用免疫抑制疗法治疗 PBC,包括糖皮质激素、环孢素 A、硫唑嘌呤、甲氨蝶呤等,但尚无延长 PBC 患者寿命的报道。

二、熊去氧胆酸(UDCA)

UDCA 可促进 PBC 患者肝内的胆汁从肝细胞分泌到胆小管,从而降低细胞内疏水胆酸的水平,起到保护细胞膜的作用。另外 UDCA 还具有免疫调节作用。UDCA 治疗可以明显改善患者胆汁淤积的生化指标,延缓患者门静脉高压的发生,降低食管胃底静脉曲张的发生率,可能对瘙痒有效,但对乏力和骨质疏松似乎无效。UDCA 不良反应少见,主要为腹泻。

第五节 ›› 肝硬化的免疫治疗

干细胞移植疗法是治疗肝硬化的一种新的治疗方法,将来源于脐带血、自体骨髓或自体外周血的干细胞,通过介入和局部注射等方式,使大量的干细胞定位于受损或坏死的组织器官,在局部微环境的作用下分化发育为相应的组织细胞,最终使受损或坏死的组织器官得到完全或部分修复。

采集脐带血或患者自体骨髓,或者血液成分分离机采集患者外周血单个核细胞层,通过密度梯度法提取单个核细胞,经贴壁法获得纯化的干细胞,再经培养扩增后收集(或直接收集)得到临床治疗所需要的干细胞。然后通过血管介入、局部注射、体腔注射或静脉滴注等方法将获得的干细胞输入患者体内或直接送达病灶处。根据所患疾病的不同,干细胞治疗的疗程也不相同。通常为每周一次,4 次为 1 个疗程,每个疗程间隔 3~6 个月。疗效明显者,可视病情连续治疗 2~3 个疗程。

第六节 ·> 重症肝炎的免疫治疗

重症肝炎的发病机制与免疫功能紊乱密切相关,重症肝炎早期,由于 T 淋巴细胞对 HBsAg 发生特异性超敏反应,大量 T 淋巴细胞集中在肝内被消耗,造成肝坏死与非特异性细胞免疫功能低下。

一、胸腺素 α1 疗法

胸腺素 α1 具有双向免疫调节作用。国内应用胸腺素 α1 治疗重症肝炎、提高抗感染免疫方面取得较好效果。临床研究证实,胸腺素 α1 是强有力的免疫调节剂,能降低 TNF-α、sIL-2R、IL-6、内毒素及 CD+8 含量,提高 IL-4 水平,从而减轻重症肝炎时免疫反应对肝细胞的损伤。用法:1.6 mg～3.2 mg/次,皮下注射,每日一次,病情控制后,1.6 mg/次,隔日或每周 1～2 次。

二、新鲜血浆疗法

新鲜血浆可补充补体和调理素、抗体等免疫活性物质,提高机体防御功能,预防感染,还可补充蛋白质和凝血因子,有利于肝细胞恢复及预防出血。临床研究证实,对重症肝炎倾向患者在保肝治疗基础上,输入新鲜冰冻血浆,临床疗效和凝血系列指标的好转率高于单纯保肝治疗,且转化为重症肝炎比例明显降低,说明治疗肝衰竭倾向时,输新鲜冰冻血浆可有利于疾病恢复,减少发展为重症肝炎的可能。另有报道,新鲜冰冻血浆对早、中期慢性重症肝炎患者有一定的临床疗效,晚期患者可能由于病情较重加之并发症较多,所以效果不明显。

三、联合治疗

国内学者在综合治疗的基础上加用干扰素、丹参和新鲜血浆治疗重症肝炎 150 例,发现治疗后的人血白蛋白及球蛋白、血小板水平恢复至正常水平,治疗组的肝纤维化标志物在治疗后均有下降,疗效优于综合治疗组,说明干扰素联合丹参及新鲜血浆对重症肝炎的肝功能恢复和阻止其向坏死后性肝硬化发展均有统计学意义。

四、生物免疫治疗

通过生物免疫技术获得携带有肝炎病毒抗原的不成熟的树突状细胞(imDC),同时获得大量肝炎病毒抗原特异性和非特异性的调节性 T 细胞、较多数量的 Th2 和 Th3 细胞及较低的 Th1/Th2 细胞比例、较少数量的自然杀伤 T 细胞和细胞毒性 T 淋巴细胞。将这种具有抗重症肝炎作用的 imDC 和 MTL(简称抗重症肝炎-imDC-MTL)回输后,可抑制机体免疫系统对肝炎病毒的免疫清除能力,阻止免疫系统对肝炎病毒的免疫识别,达到抑制肝炎病毒特异性的免疫反应,从而减轻或阻止肝脏细胞的炎症反应和细胞坏死,减轻或缓解重症肝炎患者的临床表现。

第七节 · 原发性肝癌的免疫治疗

一、肝癌的主动特异性免疫治疗

以血清甲胎蛋白(AFP)为靶点进行免疫治疗早在 20 世纪 70、80 年代已有开展,但抗体治疗多未成功。近年来研究显示 HLA-A2.1 和 HLA-A24 限制性 AFP 源多肽表位可被人和小鼠 T 细胞识别。临床上已开始应用溶于佐剂的多肽治疗Ⅳ期肝癌患者,结果证明 AFP 多肽表位可以在高 AFP 血清浓度肝癌患者中刺激抗原特异性 T 细胞。体外研究表明,将携带 AFP 的腺病毒转导入 DC 细胞后可有效激活 CD8＋T 细胞。应用转导 AFP 多肽的自体 DC 细胞临床试验发现,10 例Ⅲ-Ⅳ期肝癌患者中 6 例出现 AFP 特异性 T 细胞增加,进一步证实以 AFP 为疫苗的免疫活性。

目前已发现更多可作为肝癌免疫治疗的新靶点,包括 MAGE/GAGE 家族抗原、AF-20 抗原、IRS-1、aspartyl-asparaginyl-hydroxylase、p53 蛋白突变体、cyclin B1、SART1259、NY-ESO-1、Aurora-A、Glypican-3、RCAS1 等。通过肝癌基因组研究,还将确认更多新的肝癌特异性抗原,针对多靶点抗原分子发展抗肿瘤疫苗有助于防止肝癌细胞出现免疫逃逸。

二、肝癌的被动特异性免疫治疗

1. LAK 细胞免疫治疗

1982 年 Rosenberg 等发现淋巴因子激活杀伤细胞(LAK 细胞)以来,LAK 细胞治疗实体癌的作用已得到肯定,成为目前肿瘤过继性免疫治疗的一个新的有效方法。临床应用 LAK 细胞治疗原发性肝癌,治疗后患者后其外周血 CD4/CD8 比值增加、NK 细胞活性明显提高、mIL-2R 表达阳性率增高及血清 sIL-2R 含量降低,说明治疗后患者机体免疫功能得到明显提高,亦提示 LAK 细胞对肝癌患者临床免疫治疗具有积极的意义。

2. TIL 细胞免疫治疗

肿瘤浸润性淋巴细胞(tumor infiltrating lympho2cyte,TIL)细胞疗法是继淋巴因子激活的杀伤细胞(lymphokine activated killer cells,LAK)疗法之后的杀伤自体瘤细胞的又一种免疫疗法。TIL 是一种有效的抗肿瘤效应细胞,具有高效、特异、不良反应小等优点,且在体外仅需少量白细胞介素-22 (interleukin22,IL-22)就可发挥明显的抗肿瘤作用。其抗瘤效价是 LAK 细胞的 50～100 倍。TIL 细胞回输到体内,在血液及肿瘤中可存留 2 个月之久,具有巨大的潜在治疗价值。临床研究发现,经冷冻的肝癌疫苗激活的肿瘤浸润性淋巴细胞(s-TIL)治疗原发性肝癌,能明显地提高原发性肝癌患者的免疫功能和远期疗效。

3. CIK 细胞免疫治疗

肝癌在全球肿瘤相关疾病中的死因占第二位,常规方法对其治疗效果并不理想,因此急需寻找新的有效方法来治疗。细胞因子激活的杀伤细胞(cytokine induced killer, CIK)是来源于外周血中的单个核细胞在体外经过多种细胞因子的激活和一段时间培养而获得的一群异质细胞,其主要效应细胞的表面标志为 CD3+CD56+,对肿瘤细胞的杀伤作用具有高效和非 MHC 限制性的特点,是一类杀瘤活性强和抗瘤谱广的新型抗肿瘤效应细胞,是目前对肝癌过继免疫治疗的有效方法之一。

CIK 细胞的经典培养方式是在抽取患者外周血后分离单个核细胞,加入多种细胞因子诱导经过 15~20 天的扩增培养,产生大量具有高杀伤活性的 CIK 细胞,然后将这些活性细胞回输到患者体内,使其发挥抗肿瘤作用。在诱导 CIK 细胞生成的各种细胞因子中,IFN-γ诱导外周血单个核细胞上的 IL-2 受体表达增加;IL-2 可激活 T 细胞,促进细胞生长;抗 CD3单抗可刺激 T 细胞有丝分裂,促进细胞增殖。这些细胞因子的共同作用不增强了细胞毒作用(IFN-γ 和 IL-2),而且促进了效应细胞的增殖(IL-2 和抗 CD3 单抗)。

CIK 细胞的抗肿瘤作用机制主要有:①CIK 细胞通过与肿瘤细胞接触直接杀伤肿瘤细胞;②CIK 细胞可通过释放多种细胞因子抑制或杀伤肿瘤细胞;③诱导肿瘤细胞凋亡及坏死;④促进 T 细胞增殖活化。

目前针对肝癌的 CIK 细胞的动物实验和临床前期试验的相关报道都显示了 CIK 细胞良好的应用前景。动物实验表明 CIK 细胞的抗肿瘤效应远高于对照组及 LAK 细胞组。将CIK 细胞应用于肝癌的临床研究均显示,可以提高患者生活质量、延长生存期、缓解复发、降低病毒载量等作用为肝癌患者的治疗提供了一种新的途径。

4. 树突细胞(DC)免疫治疗

应用抗原提呈细胞如成熟或未成熟 DC 表达肿瘤抗原以刺激机体免疫是近年来的较新策略。其主要方法是在体外 DC 培养中加入肿瘤匀浆或纯化蛋白,或在 DC 表面贴附提取或合成的肿瘤多肽,或直接将抗原通过质粒或病毒载体导入 DC,输入体内后同时激活 CD8+和 CD4+T 细胞。近来采用 PEG 或电打孔方法直接将肿瘤和 DC 融合,融合后部分或全部肿瘤抗原转入 DC,使 DC 表达免疫活性分子。郭建巍等通过 BCGHSP70 活化 DC 以提高DC 的抗原提呈功能,从而有利于 DC 将所携带的抗原有效地提呈给 T 细胞;吴刚等应用丝裂霉素诱导胆管癌细胞凋亡,证明凋亡的肿瘤细胞能有效致敏 DC,激发出显著的杀伤性 T细胞免疫反应。

三、肝癌的被动非特异性免疫治疗

肝癌的肿瘤免疫原性较差,其不断生长正是由于肿瘤抗原的表达不足以引起有效的机体免疫反应。因此,提供肿瘤更强的免疫原性是一种治疗策略。研究发现在肝癌细胞中表达干扰素调节因子-1 (interferon regulatory factor 1, IRF-1)可诱导显著的 T 细胞抗肿瘤反应和肝癌特异性抗原 AFP,导致肿瘤生长抑制。这一结果也说明机体对于 AFP 的免疫耐受通过增强非特异性被动免疫可以解除。其他被证实有效的免疫调节基因治疗方法包括应用趋化性细胞因子 IP-10、共刺激因子 4-1BB 配体、寡核苷酸抑制 TGF-β 等。另外,被动非特异性免疫治疗也可与其他免疫治疗方法同时应用,以进一步增强抗肝癌的临床疗效。

四、肝癌的辅助免疫治疗

辅助免疫治疗的策略即在治疗前最大限度地减少肿瘤负荷,包括采取根治性肝癌切除术或肝癌减瘤切除术、肝癌无水酒精注射(TEI)、肝癌射频消融术(RFA)等方法。同时,导致肿瘤坏死或凋亡的局部治疗方法还可诱导内源性物质如热休克蛋白的释放,这些物质作为天然佐剂可刺激机体的抗肿瘤免疫反应。有研究发现 TEI 和 RFA 治疗后可出现瞬时性 DC 激活,针对肝癌肿瘤相关抗原 AFP 的特异性 CD4+ 和 CD8+T 细胞活力显著增强,提示在主动和被动免疫治疗的同时结合局部辅助治疗可同步增强肝癌免疫治疗效力。

五、溶瘤免疫疗法

JX-794 是一个牛痘病毒但不表达腺苷激酶(TK)从而确保了对肿瘤细胞的选择性(减少对正常分裂细胞的感染),并插入了人源粒细胞巨噬细胞集落刺激因子(GM-CSF)和 β-牛乳糖基因,分别用于促进机体免疫和用于测量病毒的复制情况。这个溶瘤免疫治疗不同于传统的免疫治疗,因为它不仅激活免疫还有直接的溶解肿瘤的作用。

最新报道,国外学者应用溶瘤病毒 JX-594 治疗肝癌患者的 Ⅱ 期临床随机对照试验,

比较高低两个剂量 JX-594 瘤内注射的临床疗效和安全性,并评估两者所激发的免疫反应。结果发现高低剂量组患者的中位生存期分别为 14.1 月和 6.7 月(相对危险度[HR]= 0.39,$P=0.02$)。低剂量组在影像学上的疾病控制率也达到了 46%(mRECIST 标准)。因此,溶瘤免疫疗法或是治疗肝癌的新突破。

(李 曼)

参考文献

[1] Hui CK, Lau GK. *Immune system and hepatitis B virus infection*[J]. J Clin Virol, 2005, 34 Suppl 1: S44 - S48.

[2] Bertoletti A, Gehring AJ. *The immune response during hepatitis B virus infection*[J]. J Gen Virol, 2006, 87: 1439 - 1449.

[3] Michel ml, Mancini-Bourgine M. *Therapeutic vaccination against chronic hepatitis B virus infection* [J]. J Clin Virol, 2005, 34 Suppl 1: S108 - S114.

[4] Lau GK, Suri D, Liang R, et al. *Resolution of chronic hepatitis B and Anti-HBs seroconversion in humans by adoptive transfer of immunity to hepatitis B core antigen*[J]. *Gastroenterology* 2002, 122: 614 - 624.

［5］于贤杰,王贵强.慢性 HBV 感染的免疫治疗［J］.世界华人消化杂志,2007,15(16):1835-1840.

［6］刘钦,张小帆,王召钦.注射用重组人干扰素 α1b 联合病毒唑治疗慢性丙型肝炎的临床观察［J］.中国医学创新,2010,5(7):19-20.

［7］欧强,谭德明.自身免疫性肝炎诊断与治疗［J］.世界华人消化杂志,2004,12(2):450-453.

［8］中华医学会风湿病学分会,自身免疫性肝病诊断和治疗指南［J］.中华风湿病学杂志,2011,15(8):556-558.

［9］齐晖,黄瑞芳,黄自存.重症肝炎免疫治疗与细胞因子、T 细胞亚群的调控关系［J］.广东医学,2000,21(3):205-206.

［10］雷运春,许京淑.α-1b 干扰素联合丹参及新鲜血浆治疗重症肝炎 300 例的疗效分析［J］.中国医药导报,2006,3(24):85-86.

［11］连小娟.新鲜冰冻血浆治疗重型肝炎倾向疗效观察［J］.中国临床实用医学,2010,4(12):153-154.

［12］陈宣.新鲜冷冻血浆治疗慢性重症肝炎疗效观察［J］.中国乡村医药杂志,2004,11(10):10-11.

［13］马学斌,马聪.肝癌的 CIK 细胞免疫治疗研究进展［J］.临床肝胆病杂志,2010,26(6):658-661.

［14］曲朋,周立.肝细胞肝癌免疫治疗进展［J］.细胞与分子免疫学杂志,2008,24(4):319-320.

［15］王小众,郑祥雄,林谷珍,等.LAK 细胞治疗对肝癌患者免疫功能影响的研究［J］.世界华人消化杂志,1994,2(4):221-222.

［16］曹雪涛.树突状细胞与肝癌的免疫治疗［J］.中华肝脏病杂志,2003, ll (3):133-134.

［17］Heo J, Reid T, Ruo L, et al. *Randomized dosefinding clinical trial of oncolytic immunotherapeutic vaccinia JX-594 in liver cancer*［J］. Nat Med, 2013,19:329-336.

第三章

常见免疫研究技术

第一节 ∙> 常用动物模型制备

一、化学性肝损伤模型

（一）常用药物及机制

常用小鼠或大鼠。

该模型主要是由四氯化碳（CCl_4）、D-半乳糖胺（D-Gal）、扑热息痛（APAP，对乙酰氨基酚）、醋氨酚（AAP）、硫代乙酰胺（TAA）、磷、乙硫氨酸（DL-E）、氯化镉（$CdCl_2$）、α-萘异硫酸酯（ANIT）、制黄素、乙醇等引起的小鼠或大鼠急慢性化学性肝损伤。

CCl_4 进入体内后，经肝细胞色素 P_{450} 代谢激活为有毒代谢物引起肝损伤。大剂量使用 APAP 时，因葡萄糖醛酸和硫酸结合反应的解毒途径趋于饱和，过剩的 APAP 经肝脏 P_{450} 酶系代谢成半醌类中间产物，同时，氧分子也经 P_{450} 活化成活性氧（O_2^-）两者引起肝脏 GSH 耗竭，此时，半醌类中间产物可与肝脏蛋白质和生物大分子进行共价结合，另一方面 O_2^- 也可以攻击肝细胞引起膜脂质过氧化，导致细胞坏死。D-Gal、DL-E、乙醇、$CdCl_2$ 模型引起肝脏的代谢紊乱而导致肝损伤。D-Gal 与肝细胞内 UDP 结合而形成复合物，使 UTP 耗竭，尿苷类化合物环化不能进行，致使 RNA 和蛋白质合成受阻，质膜结构蛋白质合成减少，使 UDPG-焦磷酸转移酶活性和数量下降，引起糖（包括糖原和多糖）和磷脂代谢障碍，膜损伤加重，Ca^{2+} 内流增加，最后细胞中毒死亡。致黄素、ANIT 曾广泛地应用于研究肝内胆汁淤滞及实验性胆汁性肝硬化。

（二）化学性肝损伤模型制备方法

常用小鼠或大鼠。

在给化学毒物前 $0.5 \sim 1\,h$ 给药一次或数次，正常对照组及损伤组给予相应的溶剂，阳性对照组可给相当剂量的已知药。化学毒物参考剂量：ip 0.1% CCl_4 $10\,mg/kg$；ip APAP

110～130 mg/kg；ip AAP 175 mg/kg or 500 mg/kg ig；ip D-Gal 650～800 mg/kg；DL-E 250 mg/kgig；ANIT 50～150 mg/kg ig；ip TAA 50 mg/kg；尾 iv CdCl$_2$ 3 mg/kg；ig 45％乙醇 10 mg/kg；ip 磷 5～100 mg/kg。以上药物随给药时间的延长均可造成化学性慢性肝损伤。如：以磷 1 mg/kg 给兔或豚鼠连续口服 4～6 个月可以引起肝硬化。0.5％ DL-E 连续饲养动物二个月可引起胆管增殖及结节性肝硬化，若持续给药 8～9 个月，有些动物可发生肝癌。ANIT 连续应用 4 个月，可引起胆管上皮增生，若用至 7 个月，可出现胆汁性肝硬化。10％ CCl$_4$（5 mg/kg），连续 3 个月可造成慢性肝损伤。

二、免疫性肝损伤模型

（一）常用药物及机制

免疫性肝损伤模型采用刀豆蛋白 A（ConA）、卡介苗＋脂多糖（BCG＋LPS）造模。辅助性 T 细胞（T$_H$）和巨噬细胞是 ConA 型肝损伤模型的效应细胞。当 ConA 活化 T$_H$ 细胞后刺激巨噬细胞和肝细胞共同产生大量 TNF-α 等因子。TNF-α 已被证实为细胞因子网络中介导肝损伤的终末介质，它既是细胞凋亡的正性触发因子（当 TNF-α 过量生成即充当肝细胞凋亡刺激因子），又直接损伤血管内皮细胞，还可以活化中性粒细胞促进其趋化以聚集于肝脏，释放蛋白酶或氧自由基引起肝细胞凋亡或坏死。TNF-α、IL 及内毒素可诱导非 Ca^{2+} 依赖性的 iNOS 产生大量 NO。NO 是一种新型的细胞信使分子和细胞毒性因子，高水平的 NO 导致细胞毒作用，介导免疫损伤。

BCG＋LPS 所致肝损伤机制为巨噬细胞介导的免疫性肝损伤，激活的巨噬细胞释放多种免疫效应分子如活性氮、活性氧和细胞因子等，最终导致组织严重的过氧化损伤。

（二）模型制备

常用小鼠或大鼠。

正常对照组及损伤对照组给予同体积的溶剂，阳性对照组给相当剂量的已知药。每只小鼠尾 iv BCG 1～2.5 mg 一次，可于注射前 0.5～1 h 给待测药物一次或数次，注射 BCG2d 后每只小鼠在尾 iv LPS 2.5～4ug 一次，于注射 LPS 后 12 h，处死动物，测定生化指标及做病理检查.另一种方法是给小鼠尾 iv ConA20 mg/kg 一次制作急性肝损伤模型，给小鼠尾 iv ConA15～20 mg/kg 多次制作慢性性肝损伤模型后制作肝损伤模型。

三、HBV 转基因模型

（一）HBV 全基因组转基因小鼠

小鼠没有人 HBV 入侵的受体或者其他相关的因子，因而无法感染人 HBV，但是可以通过转基因的方法将人 HBV 基因组转入小鼠胚胎干细胞，使 HBV 基因组进入小鼠体内。用这种模型研究发现,小鼠虽然不能感染人 HBV,但是小鼠的肝脏和肾脏却可以有效地复制人 HBV,能分泌 HBV 病毒,该病毒颗粒在形态学上与人血清 HBV 颗粒没有区别,并且可以像人 HBV 一样感染黑猩猩。目前已建立了部分片断序列、全长序列、超长序列的 HBV 转基因模型,随着基因转染技术的不断发展与成熟,HBV 转基因小鼠模型将成为研究 HBV 的生物学特性、病毒-宿主相互作用、HBV 感染慢性化机理研究以及开发防治 HBV 的疫苗和药物等方面的诸多问题提供更为理想的解决方案。

HBV 转基因小鼠受精卵显微注射基因转染技术基本过程为:纯化待转基因—注入受精卵雄原核—植入假孕母体—鉴定子代—建立纯系,HBV 转基因鼠就是通过受精卵显微注射法将不同长度的 HBV 基因转染到小鼠受精卵内,随机整合后经非嵌合体途径建立的小鼠品系,造成人为感染并能代代相传。鼠尾组织聚合酶链反应(PCR)筛选、Southern 印迹鉴定后,再用酶链免疫吸附法(ELISA)检测血清乙型肝炎表面抗原及 e 抗原,Southern 印迹检测血清 HBV-DNA。

(二) HBV 亚基因组转基因小鼠

应用 HBV 的某一个或多个基因可以建立 HBV 亚基因组转基因小鼠。这种 HBV 亚基因组转基因小鼠主要用于研究某一个 HBV 基因对宿主的影响,尤其是对 HBV 相关肝硬化及肝癌发生机制以及对宿主免疫系统的影响。

国内学者建立了一种可用于研究慢性乙型肝炎患者诱发肝癌的机制及 HBX 反式激活机制的人的 HBV X 基因转基因小鼠模型。

(三) HBV 转基因树鼩模型

国内学者以脂质体包被乙肝病毒 pcDNA3.1-HBx 基因,将此复合物以微量注射器注入雄性树鼩之睾丸组织中,使处理过的雄树鼩与雌性树鼩交配,在仔树鼩肝组织检测乙肝病毒 X 基因阳性(阳性率 9.09%).病理检查结果显示仔树鼩肝细胞坏死、慢性炎细胞在汇管区浸润。以精原干细胞作为载体,建立了带乙肝病毒 X 基因的树鼩转基因动物模型。

四、HBV 急性感染模型

(一) HBV 急性感染小鼠模型

采用高压水注射方法,通过尾静脉将具有复制能力的 HBV 质粒导入 BABL/cJ 小鼠体内,建立 HBV 急性感染小鼠模型,应用 real-time PCR,ELISA 等方法检测发现 HBV 基因可以在小鼠体内表达和复制,并诱导小鼠产生特异性免疫应答,其应答模式及 HBV 清除过程与人类 HBV 急性感染类似。这种模型可以用于 HBV 病毒学、免疫学以及抗病毒药物筛选等方面的研究。

(二) 急性 HBV 感染猩猩模型

Asabe 等人报道了急性感染 HBV 的九只猩猩。剂量为 $1 \sim 10^{10}$ copies/mL 的 HBV-

DNA 被接种入九只猩猩中。结果显示 HBV-DNA 达到峰值后，注入 10GE/mL 和 104GE/mL 的四个猩猩的 HBV-DNA 出现延长或持续感染状态。但是其他五个猩猩的 HBV-DNA 水平快速下降，39 周时或之前低于检测不到水平。

第二节 ·> 常用细胞模型

1986 年 Sureau 等利用电穿孔基因转移技术，将 ayw 亚型 HBV-DNA 导入体外培养的人肝癌细胞系 HepG2 细胞，获得的转染细胞系成功表达了 HBV 的全部病毒标志，HBV 的体外培养取得突破，为体外抗 HBV 药物的筛选提供了有力工具，促进了抗 HBV 药物的研究。

（一）细胞模型的制备

HepG2.2.15 是将含有 HBV 基因组的重组载体质粒 pDolT-HBV-1 转染 HepG2 细胞，经 G418 筛选后获得的一个高水平 HBV 复制的细胞克隆，该克隆能稳定、高水平地分泌 HBsAg、HBeAg 及 Dane 颗粒。HepG2.2.15 细胞携带 HBV-DNA 和 RNA 并产生多种 HBV 特异性 mRNA。免疫电镜发现 22nm 球形和杆状 HBsAg 样颗粒及 42nmDane 样颗粒，结果证实该细胞不仅能够支持 HBV-DNA 复制且支持 Dane 样颗粒的包装与分泌。

（二）细胞培养

HepG2.2.15 细胞培养在含 $10\%\sim15\%$ 胎牛血清的 DMEM 培养液中，置 37℃、5% CO_2 培养箱。待细胞长至 $50\%\sim80\%$ 融合时，以 1×10^6/mL 的密度接种于培养瓶。

第三节 ·> 常用免疫学/分子生物学实验技术

一、实时 PCR 技术

1. 原理

实时 PCR 技术是在 PCR 反应体系中加入荧光集团，利用荧光信号积累实时监测整个 PCR 进程，最后通过标准曲线对未知模板进行定量分析的方法。

2. 应用

（1）检测血清 HBV-DNA

慢性乙型肝炎抗病毒治疗的目标是抑制病毒复制、降低病毒载量，需要通过敏感的核酸定量分析检测。目前这一检测方法的敏感范围在 $10^3\sim10^6$ copies/mL，而实时 PCR 技术可将 HBV-DNA 检测的敏感范围增加到 $50\sim10^9$ copies/mL。因此，实时定量 PCR 技术诊断隐匿性乙型肝炎方面有重要意义。隐匿性乙型肝炎 HBsAg 阴性,但血或肝脏中病毒持续存在,这些病毒可被超敏 PCR 方法检测出来。超敏 PCR 技术检测献血者是否有慢性肝病有重要应用价值。

（2）乙型肝炎病毒基因型和基因序列检测

HBV 基因型影响肝病的严重程度及干扰素治疗的预后。基因序列分析可得到与病毒基因型的有关信息,例如是否有前 C 区变异,基 c 区启动子(BCP)变异和 HBV 多聚酶变异等。这一方法是分析病毒基因的金标准。其优点是可检测出新变异株,检测出抗病毒药物治疗患者未知的耐药突变株;缺点是耗时,所有相关区域都需 PCR 扩增和基因序列分析。

（3）肝内共价闭合环状 DNA（cccDNA)检测

尽管 cccDNA 在病毒持续感染及清除机制中扮演重要的角色,但很难收集到这些数据。过去研究 HBV cccDNA 通过肝活检获得肝组织,但很难获得,特别是从静止期患者中获得肝组织较难,并且缺乏敏感、特异、定量的方法。随着 PCR 技术的发展,在少量的肝组织中设计 PCR 方法定量检测 cccDNA 成为可能。近年一个特殊新方法是通过两个主要步骤来实现 cccDNA 的检测:一是通过质粒安全的脱氧核糖核酸酶降解非共价闭合环状 DNA(如所有的中间产物);二是用引物定位在松弛环状 DNA 断端,进行扩增 cccDNA,用实时 PCR 法标记探针定量检测病毒 DNA。此结果需通过定量检测一定数目细胞的 8 球蛋白基因来标化校正。

（4）表型分析

目前表型分析的方法有非载体和载体介导的两类表型分析。非载体表型分析是 PCR 扩增整个 HBV 基因,将扩增产物转染人体外肝细胞做药敏试验。载体介导的方法是 HBV 多聚酶基因或整个 HBV 基因克隆至质粒载体,再转染人细胞做药敏试验。这些方法可用来研究病毒对药物耐药和交叉耐药的情况。

二、流式细胞术

流式细胞仪(flow cytometry，FCM)是一种集激光技术、电子物理技术、光电测量技术、计算机技术、细胞表面化学技术以及单克隆抗体技术为一体的新型高科技仪器。FCM 可对细胞大小、细胞面抗原的表达等进行快速、灵活、定量、多参数的检测,而且,可同时用于检测细胞内的核酸定量、DNA 倍体、细胞周期分析,细胞因子和黏附分子等。

1. 原理

流式细胞仪主要由流动室和液流系统,激光源和光学系统,光电管和检测系统,计算机分析系统和细胞分选系统 5 部分组成,其中,流动室是仪器的核心部件。将待测标本制备成单细胞悬液,经特异性荧光染料染色后,由气压装置送入流动室,以一定的流速经过喷嘴进入激光聚焦区,流速的选择与检测的目的有关,此时,在激光束的照射下,被荧光染色的细胞产生散射光和激发荧光,其散射光信号和荧光信号经光学系统收集,由检测系统转换成为电信号,再通过模/数转换器,转换为可被计算机识别的数字信号,各种信号经计算机采集后,用相应的应用软件进行分析处理,最后,以直方图或三维图的形式显示出来。选择不同的单克隆抗体及荧光染料,可同时测定一个细胞上的多种不同的特征参数,从而可以对细胞进行分类。

2. 应用与方法

近年来,随着生物医学等相关学科的发展和免疫学研究的深入,流式细胞仪在分子免疫学、免疫生物学和免疫遗传学,免疫血液学、免疫药理学、移植免疫学、肿瘤免疫学、抗感染免疫学、临床免疫学等免疫学领域的基础学科,以及淋巴细胞及其亚群分析、淋巴细胞免疫分型、细胞因子检测等临床研究中,应用越来越广泛。

检测方法如下。

(1) 制备外周血单个核细胞(peripheral blood monocyte cells,PBMCs)

EDTA 抗凝管取新鲜血液 3 mL,用等体积 PBS 或生理盐水稀释血液;取 6 mL 淋巴细胞分离液加入 15 mL 离心管管底;吸管吸取稀释后的血液样品,沿管壁缓慢加到淋巴细胞分离液上面;室温水平离心 2000rpm/min(800 g)20 min。血浆层与分离液之间是一薄层较致密的白膜,含单个核细胞(包括淋巴细胞和单核粒细胞);吸取该层细胞置一试管中;PBS 洗细胞,800 g 离心 10 min,弃上清,400 g 离心 10 min,弃上清,重复 1～2 次,PBMCs 计数后备用。

(2) 应用流式细胞术检测胞外分子染色

PBMCs 浓度调至 2×10^6/mL,取 100 μL 浓度为 2×10^6/mL 的 PBMCs,混匀,加入细胞外相应膜分子荧光抗体,避光孵育 15～30 分钟,加入 PBS3 mL,1200rpm 离心 5 分钟,弃上清,加入 0.5 mLPBS 重悬细胞,上机检测。

(3) 应用流式细胞术检测胞内分子染色

在 PBMCs 中加入适量 Fix/perm Buffer 后,混匀,4 度孵育 30 分钟(或者室温 15～20 分钟,用公司配套的 Perm Wash Buffer 洗涤 1～2 次,加入细胞因子抗体,室温下孵育 30,用 1xPerm Wash Buffer 洗一次,倾倒后,加入适量 FACS Buffer,上机检测。

三、微样本多重蛋白定量技术(CBA)

1. 原理

CBA 是利用一系列荧光强度不同的微球,同时对样本中的多种可溶性蛋白进行分析的流式检测方法。每个 CBA 微球大小一致,具有特定的荧光强度,包被有适用于特定分析(如其他抗体或者可溶性蛋白)的特异性捕获抗体(capture antibody)。当微球和待测样品溶液混合后,微球上的特异性抗体就与样品(血清、血浆或者细胞培养液)中相应的抗原或蛋白结合,然后加入荧光标记的检测抗体,就会形成"三明治"夹心复合物。最后通过流式细胞仪对特异性目的蛋白进行检测。

2. 应用与方法

CBA 技术能够从单一样本中同时检测多种目的蛋白,操作简单,省时省力,样本需要量小,与以往的技术相比具有更高的灵敏度、更好的重复性和更宽的测量范围,从而成了多重蛋白检测领域的生力军。特别适用于一些量少的临床标本。

根据细胞因子试剂盒说明书操作,实验流程概括为以下几个步骤:制备细胞因子标准品—混合细胞因子捕获微球—如有必要,稀释待测样品—用流失细胞仪调节微球做仪器条件设置—细胞因子实验操作—获取样品—数据分析。

四、免疫组织化学

免疫组织化学(immunohistochemistry),又称免疫细胞化学(immunocytochemistry),是指显色剂标记的特异性抗体在组织细胞原位通过抗原抗体反应和组织化学的呈色反应,对相应抗原进行定性、定位、定量测定的一项技术。它把免疫反应的特异性、组织化学的可见性巧妙地结合起来,借助显微镜(包括荧光显微镜、电子显微镜)的显像和放大作用,在细胞、亚细胞水平检测各种抗原物质(如蛋白质、多肽、酶、激素、病原体以及受体等)。

1. 酶免疫组织化学

(1)原理

基本原理是先以酶标记的抗体与组织或细胞作用,然后加入酶的底物,生成有色的不溶性产物或具有一定电子密度的颗粒,通过光镜或电镜,对细胞或组织内的相应抗原进行定位或定性研究。

(2)应用和方法

酶免疫组织化学技术主要用于组织切片或其他抗原的定位检测。

检测方法:标本固定—脱水、石蜡包埋和制片—脱蜡和水化—抗原修复—细胞通透—灭活内源性过氧化物酶和生物素—血清封闭——抗孵育—切片清洗—二抗孵育—DAB 显色—复染—封片。

2. 免疫荧光组织化学

(1)原理

将已知抗体标上荧光素,以此作为探针检查细胞或组织内的相应抗原,在荧光显微镜下观察. 当抗原抗体复合物中的荧光素受激发光的照射后会发出一定波长的荧光,从而可以确定组织中的抗原定位或定量。

(2)应用和方法

免疫荧光组织化学主要用于病原体感染的早期诊断,自身抗体检测,分析淋巴细胞表面标记物质及抗原、抗体的免疫组化定位等

检测方法:冰冻切片制备—组织切片固定—血清封闭——抗孵育—切片清洗—二抗孵育复染—封片。

3. 免疫胶体金技术

(1)原理

免疫胶体金技术(Immune colloidal gold technique)是以胶体金作为示踪标志物应用于抗原抗体的一种新型的免疫标记技术,英文缩写为 GICA。胶体金是由氯金酸($HAuCl4$)在还原剂如白磷、抗坏血酸、枸橼酸钠、鞣酸等作用下,聚合成为特定大小的金颗粒,并由于静电作用成为一种稳定的胶体状态,称为胶体金。胶体金在弱碱环境下带负电荷,可与蛋白质

分子的正电荷基团形成牢固地结合,由于这种结合是静电结合,所以不影响蛋白质的生物特性。胶体金除了与蛋白质结合以外,还可以与许多其他生物大分子结合,如 SPA、PHA、ConA 等。根据胶体金的一些物理性状,如高电子密度、颗粒大小、形状及颜色反应,加上结合物的免疫和生物学特性,因而使胶体金广泛地应用于免疫学、组织学、病理学和细胞生物学等领域。

（2）应用与方法

胶体金标记技术应用范围广,除应用于光镜或电镜的免疫组化法外,更广泛地应用于各种液相免疫测定和固相免疫分析以及流式细胞术等。可用于查血、尿液或粪便,因而适合各种检查。

检测方法:制备胶体金颗粒—制备蛋白—胶体金与蛋白结合—胶体金标记蛋白的纯化—鉴定胶体金结合蛋白物的质量—检测分析。

五、原位杂交技术

1. 原理

原位杂交技术的基本原理是利用核酸分子单链之间有互补的碱基序列,将有放射性或非放射性的外源核酸(即探针)与组织、细胞或染色体上待测 DNA 或 RNA 互补配对,结合成专一的核酸杂交分子,经一定的检测手段将待测核酸在组织、细胞或染色体上的位置显示出来。为显示特定的核酸序列必须具备 3 个重要条件:组织、细胞或染色体的固定、具有能与特定片段互补的核苷酸序列(即探针)、有与探针结合的标记物。

2. 应用与方法

应用原位杂交技术,可以从细胞水平对 HBV 在 HCC 患者肝癌细胞区及癌旁肝细胞区的分布规律,以及 HBV-DNA 在细胞内的定位状况进行精细的观察,这一优点为 Southern 吸印杂交技术所不及,而且还可对保存多年的石蜡切片进行检测,故可成为回顾性研究 HBV 感染与 HCC 关系的有效手段。

工作流程如下:切片常规脱蜡至水—灭活内源性酶—暴露核酸片断—预杂交—杂交—封闭—加生物化鼠抗地高辛—SABC-DAB 显色—苏木素复染—脱水、透明、封片—显微镜下拍照。

六、免疫印迹技术

1. 蛋白质免疫印迹技术(western-blot)

（1）原理

蛋白质免疫印迹是一个用于蛋白质分析的常规技术,在电场的作用下将电泳分离的蛋白从凝胶转移至一种固相支持物,然后利用抗原-抗体的特异性反应,从蛋白混合物中检测出目标蛋白,从而定量或定性的确定正常或实验条件下细胞或组织中目标蛋白的表达情况。

（2）应用与方法

蛋白免疫印迹技术应用于检测蛋白质的特性、表达与分布及鉴定、在免疫组化中鉴定特定的抗体等领域。

检测方法：提取和制备蛋白样品—凝胶电泳分离蛋白质—western 转印—杂交和洗膜—观察结果。

2. DNA 印迹技术（southern-blot）

（1）原理

Southern 杂交是利用标记的探针（probe）与转印膜上靶 DNA 片段进行杂交的技术，检测靶 DNA 片段中是否存在与探针同源的序列。杂交过程是高度特异性的，可以根据所使用的探针（序列已知）进行特异性的靶序列检测。

（2）应用与方法

Southern 杂交主要用于对基因组 DNA 的定性和定量分析、克隆基因的酶切图谱分析、基因突变分析及限制性片段长度多态性（RFLP）等。

检测方法：制备待测 DNA 样品—琼脂糖凝胶电泳—DNA 变性—Southern 转印—膜的固定—杂交和洗膜—观察结果。

3. RNA 印迹技术（northern-blot）

（1）原理

将 RNA 变性及电泳分离后，转移到固相支持物上，用于与 DNA 探针杂交以鉴定其中特定 RNA 分子的大小与含量。基本原理与 Southern 印迹相同，但 RNA 变性方法与 DNA 不同，不能用碱变性，因为碱会导致 RNA 的水解。

（2）应用与方法

Northern 印迹主要用于组织细胞靶基因表达水平的研究以及对同一组织细胞的不同基因间的表达水平进行比较，或者对不同组织细胞间相同基因的表达水平进行比较。

检测方法：制备待 RNA 样品—琼脂糖凝胶电泳—RNA 变性—Northern 转印—膜的固定—杂交和洗膜—观察结果。

七、免疫沉淀技术

1. 原理

其基本原理是：可溶性抗原与相应抗体在有电解质存在的情况下，按适当比例所形成的可见沉淀物，据此沉淀物设计沉淀实验。当细胞在非变性条件下被裂解时，完整细胞内存在的蛋白质-蛋白质间的结合被保持下来，因此可用于检测和确定生理条件下相关的蛋白质-蛋白质相互作用。如果实验目的是检测两种特定蛋白质是否在体内存在相互作用，第二种蛋白质通常用免疫印迹方法检测；如果实验目的是发现新的结合蛋白，可以直接对胶上蛋白质进行染色来确定。免疫沉淀反应主要用于抗原或者抗体的定性检测。

2. 应用与方法

免疫沉淀技术可以与基因组技术、放射同位素技术、聚合酶链式反应、免疫印迹等实验方法相结合,对较复杂的蛋白质与 DNA/RNA 的关系和定位提供非常好的解决方法。其主要分为染色质免疫沉淀技术、蛋白质免疫沉淀技术和放射免疫沉淀技术等。

(1) 染色质免疫沉淀技术(ChIP)

染色质免疫沉淀(chromatin immunopreciprtationassay,ChIP)技术是研究体内 DNA-蛋白质相互作用的较为理想的分析手段。基于体内技术而发展起来的染色质免疫沉淀技术分析结合了抗原抗体反应的特异性和聚合酶链反应(PCR)的高灵敏性,可较真实地反映体内基因组 DNA 与蛋白质的结合状况,是目前研究体内染色质水平上基因转录调控的主要技术。用于寻找和验证与已知蛋白特异结合的 DNA 靶序列,研究基因启动子上未知蛋白质的 DNA 结合位点,用于组蛋白修饰的研究,用于 RNA 与蛋白质相互作用的研究。

细胞固定—超声破碎断裂染色质—染色质的免疫沉淀—解除交联和纯化 DNA—检测 DNA。

(2) 蛋白质免疫沉淀技术

蛋白质免疫沉淀(protein immunoprecipitation,PIP)是以抗体和抗原之间的专一性作用为基础,主要用于抗原或者抗体的定性检测,是确定蛋白质在细胞内完整生理性作用的有效方法,在检测较低表达量的蛋白表达上具有重要的意义。

主要步骤:制备蛋白质溶液—加入免疫沉淀的抗体—震荡过夜—加入 LG 琼脂糖珠—震荡后离心收集沉淀—解离蛋白质琼脂糖珠结合物—收集蛋白质。

八、酶联免疫技术(ELISA,ELISPOT)

1. 酶联免疫吸附测定(ELISA)

(1) 原理

酶联免疫吸附测定(enzyme-linked immunosorbent assay,ELISA)的基础是抗原或抗体的固相化及抗原或抗体的酶标记。结合在固相载体表面的抗原或抗体仍保持其免疫学活性,酶标记的抗原或抗体既保留其免疫学活性,又保留酶的活性。在测定时,受检标本(测定其中的抗体或抗原)与固相载体表面的抗原或抗体起反应。用洗涤的方法使固相载体上形成的抗原抗体复合物与液体中的其他物质分开。再加入酶标记的抗原或抗体,也通过反应而结合在固相载体上。此时固相上的酶量与标本中受检物质的量呈一定的比例。加入酶反应的底物后,底物被酶催化成为有色产物,产物的量与标本中受检物质的量直接相关,故可根据呈色的深浅进行定性或定量分析。

(2) 应用和方法

应用于多种病原微生物所引起的传染病、寄生虫病及非传染病等方面的免疫诊断,也应用于大分子抗原和小分子抗原的定量测定,不仅适用于临床标本的检查,也适合于血清流行病学调查。本法不仅可以用来测定抗体,而且也可用于测定体液中的循环抗原,所以也是一种早期诊断的良好方法。

双抗体夹心法是检测抗原最常用的方法,检测方法:将特异性抗体与固相载体连接,形成固相抗体—加受检标本—加酶标抗体—加底物—终止反应—观察结果。

2. 酶联免疫斑点检测技术(ELISPOT)

(1) 原理

酶联免疫斑点检测技术(enzyme-linked immunospot assay，ELISPOT)技术结合了细胞培养技术和酶联免疫吸附技术,从单细胞水平检测分泌抗体细胞(ASC)或分泌细胞因子(CK)细胞的一项细胞免疫学检测技术。技术原理是用抗体捕获培养中的细胞分泌的细胞因子,并以酶联斑点显色的方式将其表现出来。

(2) 应用与方法

ELISPOT 技术具有高灵敏度、高可信度、高通量、单细胞水平、功能性检测与低成本的优点,目前主要用于研究 Th1/Th2 的反应,疫苗研制,病毒感染的监测和治疗,肿瘤学,传染性疾病,自身免疫性疾病和器官移植。

在肝病中的应用主要有以下几个方面。

① 在 HBV 免疫中的应用:抗原表位肽的筛选,感染后细胞免疫功能的检测,判断乙肝患者在病程中所处的免疫状态(急性期、耐受期、清除期、恢复期),抗病毒治疗疗效的监测,器官移植后排斥反应的预测。

② 疫苗研究:HBV 疫苗的免疫原性,疫苗的治疗效果,疫苗的给药途径;不同患者的敏感性。抗肿瘤甲胎蛋白和热休克蛋白 DNA 疫苗和肝癌疫苗的研究。抗原表位筛选:丙肝CTL 表位;用肽库筛选 T 细胞表肽;自身免疫病研究和诊断。

③ 器官移植:肝移植免疫耐受。

检测方法:捕获性抗体包被 96 孔 ELISPOT 板—细胞接种于 ELISPOT 板—加入刺激剂—去除细胞—加入抗体—加入 AKP 或 HRP 标记的链亲和素孵育—加入 BCIP/NBT 底物显色—呈像。

九、RNA 干扰技术(RNAi)

1. 原理

双链 RNA 对基因表达的阻断作用被称为 RNA 干预(RNA interference，RNAi)。双链 RNA 经酶切后会形成很多小片段,称为小干扰 RNA (siRNA),这些小片段一旦与信使 RNA (mRNA)中的同源序列互补结合,会导致 mRNA 失去功能,即不能翻译产生蛋白质,使基因"沉默"。

2. 应用

(1) 疾病治疗

用 RNAi 来制备药物。其思路是根据病原体如病毒、细菌等的致病基因序列,以及生物体内与疾病发生相关的基因序列,设计和制备与这些基因序列有同源序列的双链 RNA,转入动植物内使有关的疾病基因"沉默"(不能表达功能),从而达到治疗的效果。

将 RNAi 技术应用于抗 HBV 治疗具有很多优势:RNAi 特异性针对病毒转录产物从而阻断病毒复制,不会激活非特异性细胞反应,将不良反应降到最小;RNAi 具有高效性,少量的 siRNA 就可达到抑制 HBVmRNA、降低病毒表达产物的作用;RNAi 可以针对病毒基因保守区发挥作用,从而限制了病毒产生逃避突变株的能力;siRNA 可以在病毒非活跃复制的情况下发挥其抑制病毒基因转录及降低蛋白表达水平的作用。

研究发现 shRNA 与拉米夫定联合作用的抗 HBV 效果较单用拉米夫定强 6 倍,比单用 shRNA 要强 3 倍,这为 RNAi 与核苷(酸)类似物联合作用抗 HBV 治疗提供了一定的依据。另外,在 HBV 野毒株和 YMDD 变异株感染细胞中,比较靶向 HBV 核心区的 shRNA 抗病毒作用差异,发现 shRNA 可以抑制 HBV 变异株复制,但较野毒株作用稍弱,提示 siRNA 可以应用于耐受拉米夫定的 HBV 耐药毒株的抗病毒治疗。

（2）干细胞与分化

研究者发现,RNAi 在表观遗传学中发挥重要作用。表观遗传学调控的一种类型是染色体的改变。通过改变染色体的形状(更紧或是更松),来决定哪一个基因表达。siRNA 在染色体形状的改变中起着非常重要的作用。

（3）研究基因功能

可通过短期的抑制干细胞某个基因的表达来得知其功能。

十、基因芯片技术

1. 原理

基因芯片(gene chip, DNA chip),又称 DNA 微列阵(DNA Microarray),是指按照预定位置固定在固相载体上很小面积内的千万个核酸分子所组成的微点阵阵列。在一定条件下,载体上的核酸分子可以与来自样品的序列互补的核酸片段杂交。如果把样品中的核酸片断进行标记,在专用的芯片阅读仪上就可以检测到杂交信号。

2. 应用和方法

基因芯片在肝脏疾病的诊断中,除了可用于肝炎病毒及其变异体的研究,还可以用于遗传代谢性肝脏疾病的筛查与基因诊断。血液中存在肝炎病毒的 DNA 或 RNA,及这些基因片断不同序列的突变体形式,因此,如果制备不同的固相 DNA 基质进行基因芯片的杂交分析,不仅可以获得基因诊断的信息,还可以获得肝炎病毒基因组突变体形成及分布的信息,探索更为合理的抗病毒治疗方案。HBV 芯片技术复式扩增整个 HBV 基因,一个高密度的 HBV 芯片可检测 200 个变异株的 151 个位点及病毒基因型。可一次分析整个 HBV 基因序列,但是和线性探针方法类似,只能分析已知病毒株,对新病毒株需设计新的芯片。

基因芯片技术主要包括四个步骤:芯片制备—样品制备—杂交反应—信号检测—结果分析。

（李　曼）

 参考文献

[1] 吴金明,林菊生,陈碧涛,等.乙型肝炎病毒基因组转基因小鼠模型的制备与鉴定[J].中华肝脏病杂志,2003,11(6):338 - 340.

［2］岳慧芬,陈茂伟,曹骥,等.乙肝病毒 X 基因转基因树鼩模型的建立和病理学研究[J].广西医科大学学报,2006,23(2):185－187.

［3］屠亚军,琦祖和,杨鹏,等.人乙型肝炎病毒 X 基因转基因小鼠模型的建立[J].中国医学科学院学报,2000,22(3):263－265.

［4］孟忠吉,李磊,李新宇,等.乙型肝炎病毒急性感染小鼠模型的建立[J].中国病毒学,2005,20(6):565－569.

［5］向维,张薛磊,丁馨,等.乙型肝炎病毒感染基因转染模型研究进展[J].国际病毒学杂志,2012,19(2):80－83.

［6］Asabe S, Wieland SF, Chattopadhyay PK, et al. *The size of the viralinoculum contributes to the outcome of hepatitis B virus infection*[J]. J Virol, 2009,83(19):9652－9662.

［7］Chen Y, Du D, Wu J, et al. *Inhibition of hepatitis B virus replication by stably expressed shRNA*[J]. Biochem Biophys Res Commun 2003,311(2):398－404.

［8］Shlomai A, Shaul Y. *Inhibition of hepatitis B virus expression and replication by RNA interference*[J]. Hepatology 2003;37(4):764－770.

［9］孔令波,佟立新,王锡育.RNA 干扰技术在抗乙型肝炎病毒感染应用中的研究进展[J].世界华人消化杂志,2009,17(13):1324－1328.